ESSAI

DE

PNEUMATOLOGIE

DU MÊME AUTEUR :

TRAITÉ DES TUMEURS DE L'ORBITE, in-8° de 580 pages. Paris, 1860. V. Masson et fils.

DE LA GLYCÉRINE, DE SES APPLICATIONS A LA MÉDECINE ET A LA CHIRURGIE, in 8° de 240 pages. Paris, 1863. Asselin.

Pour paraître prochainement :

TRAITÉ DES MALADIES CHIRURGICALES DU PÉNIS, 1 volume grand in-8° avec planches

---

Paris. — Typographie HENNUYER ET FILS, rue du Boulevard, 7.

ESSAI

DE

PNEUMATOLOGIE MÉDICALE

RECHERCHES

PHYSIOLOGIQUES, CLINIQUES ET THÉRAPEUTIQUES

SUR LES GAZ

PAR

J.-N. DEMARQUAY

CHIRURGIEN DE LA MAISON MUNICIPALE DE SANTÉ ET DU CONSEIL D'ÉTAT,
MEMBRE DE LA SOCIÉTÉ IMPÉRIALE DE CHIRURGIE,
CORRESPONDANT DES ACADÉMIES DE BELGIQUE, TURIN, MUNICH, ETC.,
OFFICIER DE LA LÉGION D'HONNEUR,
CHEVALIER DES ORDRES D'ISABELLE-LA-CATHOLIQUE
ET DE LA CONCEPTION DE PORTUGAL, ETC.

Avec Figures intercalées dans le texte

PARIS

J.-B. BAILLIÈRE ET FILS

LIBRAIRES DE L'ACADÉMIE IMPÉRIALE DE MÉDECINE

rue Hautefeuille, 19

LONDRES	NEW-YORK
HIPPOLYTE BAILLIÈRE, 219, REGENT-STREET	BAILLIÈRE BROTHERS, 440, BROADWAY

MADRID, C. BAILLY-BAILLIÈRE, CALLE DEL PRINCIPE, 11

1866

A

M. LE PROFESSEUR TROUSSEAU

Hommage respectueux de l'Auteur.

DEMARQUAY.

TABLE DES MATIÈRES

TROISIÈME PARTIE. — APPLICATION DES GAZ A LA THÉRAPEUTIQUE.

LIVRE I. — ACIDE CARBONIQUE.

LIVRE III. — AZOTE, PROTOXYDE D'AZOTE ET HYDROGÈNE.

FIN DE LA TABLE.

INTRODUCTION.

L'ouvrage que nous publions sous la dénomination d'*Essai de pneumatologie*, n'a rien de commun, que le titre, avec l'ouvrage de Combalusier, publié en 1747 et intitulé : *Pneumato-pathologia seu Tractatus de flatulentis humani corporis affectibus*. Cet ouvrage, comme son titre l'indique, ne s'occupe que de la pneumatose gastro-intestinale, et sous ce rapport, on peut encore y puiser quelques observations utiles. Dans notre Essai, nous avons pour but d'étudier les maladies dans lesquelles les gaz jouent un certain rôle, comme les pneumatoses et les emphysèmes, et de rechercher les applications que l'on peut faire des gaz à la thérapeutique. A l'époque où Priestley et Lavoisier firent leurs immortelles découvertes, l'oxygène et l'acide carbonique furent pour les médecins et les physiologistes l'objet d'observations très-curieuses et très-importantes. Les uns cherchèrent dans l'étude de ces gaz une cause nouvelle de maladies, et les autres, au contraire, des moyens nouveaux de traitement. C'est ainsi que pour Beddoës, qui s'est tant occupé de l'application des gaz à la thérapeutique, il y a des maladies avec excès d'oxygène : la phthisie, par exemple, est une maladie avec prédominance de ce gaz dans le sang. Rollo alla bien plus loin que Beddoës; il divisa les maladies en deux grandes classes : les unes avec excès d'air vital, comme le diabète; d'autres avec diminution, tel est le scorbut. Baumès, professeur à Montpellier, dans un ouvrage publié en 1798 sous la dénomination d'*Essai d'un système chimique de la science de l'homme,* classe les maladies en *oxygénèses,* en *calorinèses,* en *hydrogénèses* et en *azoténèses,* suivant que l'oxygène, le calorique, l'hydrogène ou l'azote, en plus ou en moins, ont été la cause d'un état pathologique. Fourcroy lui-même, ainsi que nous l'avons démontré dans la partie historique de l'oxygène, se livre également à une série d'hypothèses sur ce point, et, chose curieuse, tandis que ces auteurs dissertent sur l'influence des gaz comme cause pathogénique, aucun n'a l'idée de tenter une expérience pour démontrer que le sang renferme réellement du gaz à l'état de liberté ou de combinaison. Il a fallu les travaux de Magnus pour démontrer un fait sur lequel on avait, bien avant lui, fondé une foule d'hypothèses. En 1829, M. Foderé, professeur à Strasbourg, a publié également un *Essai de pneumatologie théorique et pratique.* Mais cet ouvrage, fait à un point de vue purement vitaliste, n'a rien de pratique que le nom. Ni l'observation ni l'expérimentation physiologique n'ont servi de base aux études auxquelles s'est livré l'auteur que nous venons de citer. En 1834, Baumès a écrit une brochure plus intéressante, intitulée *Traité des maladies venteuses.* Dans cet ouvrage, comme dans celui de Combalusier, il n'est question que de la pneumatose gastro-intestinale.

Tandis que la médecine se laissait, sur ce point, entraîner dans une voie hypothétique, la chirurgie, au contraire, plus sage et plus positive, observait les maladies chirurgicales dans lesquelles il y a production de gaz, et établissait sur une observation plus rigoureuse l'histoire de l'emphysème.

Si la médecine s'est fourvoyée en cherchant, sans preuves suffisantes, des causes de maladies dans l'action des gaz, il n'en fut plus de même quand elle chercha dans l'application de ceux-ci des modificateurs puissants de l'organisme malade. Nous montrerons, en faisant l'histoire de l'acide carbonique et de l'oxygène, les résultats curieux auxquels sont arrivés, en Angleterre à la suite de Priestley, en France à la suite de Lavoisier, beaucoup de médecins distingués.

Dans l'ouvrage que nous publions aujourd'hui, nous nous sommes proposé, ainsi que nous l'avons déjà dit, d'étudier d'abord les maladies dans lesquelles il y a production de gaz, et ensuite de faire connaître les recherches physiologiques et thérapeutiques que nous avons faites sur ce sujet. Le début de ces études remonte à 1856. Commencées en collaboration avec M. Leconte, pharmacien en chef de la Maison municipale de santé, elles avaient alors pour but[1] :

1° D'étudier l'action chimique et physiologique des gaz injectés dans quelques cavités closes et dans les tissus sains des animaux ; 2° de rechercher l'influence des gaz sur la réparation des tendons divisés par une section sous-cutanée, et éclairer ainsi d'une manière aussi complète que possible la théorie de la cicatrisation des plaies à la suite de ces opérations; 3° d'appliquer à la thérapeutique des plaies exposées l'action des gaz qui auraient offert des propriétés cicatrisantes manifestes.

Toutes ces recherches faites en commun ont été pu-

[1] Recherches sur les gaz : 1er Mémoire, 1859 ; 2e Mémoire, 1862.— Archives générales de médecine.

bliées dans les Comptes rendus de l'Académie des sciences, dans cette période de 1857 à 1864, et résumées avec soin dans cet ouvrage. Mais ayant poursuivi seul des recherches sur les gaz au point de vue historique, physiologique et thérapeutique, je me suis bien vite convaincu qu'il y avait là une mine féconde à explorer. Encouragé dans ces recherches par la bienveillance de plusieurs de nos maîtres et de M. Velpeau en particulier, j'ai fait tous mes efforts pour arriver à un résultat pratique. Il reste bien des sujets à éclairer, que la physiologie et la pathologie seules ne peuvent élucider sans le secours de la chimie. Espérons que de nouveaux observateurs, plus versés que moi dans l'étude des sciences physiques, reprendront ce sujet à peine ébauché. Bornons-nous, quant à présent, à signaler le plan et l'ordre que nous avons suivis dans l'exposition de nos recherches.

Notre ouvrage est divisé en deux parties : la première, physiologique et pathologique ; la seconde, physiologique et thérapeutique. Dans la première, nous traitons : 1° des gaz du sang, 2° de la pneumatose sanguine ou mieux vasculaire, 3° de la pneumatose gastro-intestinale et génito-urinaire. Nous avons cherché, par des expériences physiologiques, à élucider certains points relatifs à cette grande question. Que de fois, pendant l'exposition de ces recherches, avons-nous regretté que les gaz du sang aient été étudiés seulement au point de vue physiologique ! Il est bien certain qu'un médecin qui ferait pour les gaz du sang des recherches analogues à celles de MM. Andral et Gavarret, qui ont jeté les bases de l'hématologie, celui-là, dis-je, arriverait à des résultats intéressants. Il est bien évident que si on fait mourir par asphyxie un animal que l'on recouvre d'un enduit imperméable, on devra trouver dans son sang, aussi bien que dans celui d'un homme atteint d'un vaste érysipèle, d'une scarlatine ou d'une petite vérole confluente, des modifications profondes au point de vue des gaz du sang, oxygène, azote et acide carbonique ; car, dans ces cas, les fonctions de la peau doivent être profondément modifiées. Ce grand chapitre des pneumatoses terminé, nous avons fait une étude attentive de l'emphysème, que nous avons envisagé dans ses rapports, soit avec une lésion des voies respiratoires ou du tube digestif, soit avec une plaie ou une fracture des membres. L'emphysème par septicémie nous a particulièrement occupé. Comme dépendances de cette maladie, nous avons décrit le pneumo-thorax, le pneumo-péricarde, le pneumo-péritoine, etc., etc. Nous avons cherché, par nos expériences personnelles et par celles que nous avons publiées avec M. Leconte, à expliquer beaucoup de points difficiles à comprendre avant nos travaux.

Dans la seconde partie de notre ouvrage, consacrée à l'étude physiologique et thérapeutique des gaz, nous avons particulièrement étudié l'oxygène, l'acide carbonique, l'azote, le protoxyde d'azote et l'hydrogène, attendu que ces fluides entrent presque tous dans la composition de l'atmosphère et de l'eau, et qu'ils forment les éléments nutritifs de nos aliments. Quant à l'exposé des faits thérapeutiques relatifs à l'oxygène et à l'acide carbonique, nous avons cherché autant que possible à corroborer notre pratique par l'expérience des observateurs qui, à la fin du siècle dernier et au commencement de celui-ci, sont entrés dans la même voie que nous. Nous nous sommes également fait un devoir de rapporter les résultats pratiques obtenus par ceux de nos confrères qui ont appliqué, dans ces derniers temps, les gaz à la thérapeutique : nous citerons M. le professeur Trousseau, et nos honorables confrères Monod, Nonat, Hervé de Lavaur, Saint-Vel, Foley, etc.

Nous adressons ici, en terminant cette introduction, tous nos remercîments à MM. Lavaysse, Méric, Voelker, Flurin, Lemoine, Sicard, Cosmao-Dumenez, Poinceau, Revillod, Dubourg, R. Blache et Boucher, tous anciens élèves de la Maison de santé, pour le zèle avec lequel ils ont bien voulu nous aider dans nos nombreuses expériences. Je remercie d'une manière plus particulière mon jeune ami Cyr pour les recherches intelligentes qu'il a faites pour moi dans les ouvrages anglais, et qui m'ont été si utiles pour la rédaction de ce volume.

ESSAI
DE
PNEUMATOLOGIE HUMAINE

PREMIÈRE PARTIE
DES PNEUMATOSES

CHAPITRE I
ÉTUDE DES GAZ DU SANG A L'ÉTAT PHYSIOLOGIQUE.

L'histoire des gaz du sang a été, depuis près de deux siècles, l'objet de travaux nombreux et importants de la part des chimistes et des physiologistes. Mayow est le premier qui, vers l'an 1674, ait démontré la présence d'un fluide aériforme dans le torrent circulatoire; mais sa découverte, si importante par les déductions qui devaient en découler, ne tarda pas à tomber dans l'oubli.

Au commencement du dix-neuvième siècle, Humphry Davy fixa de nouveau l'attention sur ce sujet et obtint, « de 12 onces de sang, 1,8 pouce cube de gaz, consistant en 1,1 pouce cube d'acide carbonique, et 0,7 d'oxygène [1]. »

[1] Burdach (Traité de physiologie, t. VI, p. 84).

Quelques années plus tard, vers 1815, Vogel, en Allemagne, reconnut, de son côté, la présence de l'acide carbonique dans le sang : « J'ai introduit, dit-il, du sang de bœuf frais dans un flacon muni d'un tube recourbé et communiquant avec un vase rempli d'eau de chaux, puis placé cet appareil sous le récipient de la machine pneumatique. Dès que l'on fait le vide, le sang monte prodigieusement, et forme une écume considérable. Il se dégage dès le commencement beaucoup de gaz acide carbonique, et l'eau de chaux se trouble de suite d'une manière très-sensible. Il résulte de ce qui précède, que le sang contient de l'acide carbonique tout formé, dans son état le plus frais, et que le dégagement de cet acide n'est pas dû à la décomposition de quelques principes constituants, comme plusieurs chimistes l'avaient pensé [1]. » L'expérience de Vogel, importante à signaler ici, au point de vue historique, n'était réellement pas aussi concluante qu'il semblait le croire. Le sang dont il s'est servi n'ayant pas été, en effet, directement transporté des vaisseaux de l'animal dans l'appareil placé sous la cloche de la machine pneumatique, a dû être en contact, pendant quelques minutes au moins, avec l'air atmosphérique. Or, on sait avec quelle rapidité et avec quelle facilité le sang absorbe les gaz de l'atmosphère, rien ne prouvait donc que le gaz acide carbonique qui sortait du sang en expérience, ne fût pas le résultat de l'action de l'air sur ce liquide.

John Davy nie que le gaz acide carbonique se dé-

[1] Annales de chimie et de physique, t. XCIII, p. 74, année 1815.

gage du sang hors le cas de putréfaction, et affirme que cet acide n'existe pas dans le sang frais[1].

Mitscherlich, Gmelin, Tiedemann, etc., ne reconnaissent point non plus la présence de gaz dans le système sanguin, tandis qu'elle est admise par Brande, Hoffmann, Stevens, en Angleterre.

Comme on le voit, la question que nous traitons en ce moment a été l'objet des plus grandes controverses; il nous faut arriver à l'année 1837 pour la voir définitivement mise hors de doute par les belles expériences de Magnus[2]. Il serait beaucoup trop long de décrire ici l'appareil ingénieux employé par cet observateur pour arriver à démontrer l'existence des gaz dans le sang. Nous nous contenterons de faire remarquer que le sang dont il s'est servi, passait directement, au moyen d'un tube flexible, imperméable, de l'artère carotide primitive ou de la veine jugulaire interne de l'animal en expérimentation, suivant qu'on voulait opérer sur le sang veineux ou le sang artériel, dans l'appareil. Ce sang n'était ainsi nullement en contact avec l'air atmosphérique. Pour plus de précision même, les premières portions du sang qui traversaient le tube, n'étaient point recueillies. En opérant de cette manière, cet habile physiologiste est arrivé aux conclusions suivantes : les quantités de gaz du sang s'élèvent, en moyenne, à 1/10 et quelquefois 1/8 du volume du sang employé. Cependant, comme il le fait remarquer, ce n'est là évidem-

[1] Burdach (*op. cit.*, t. VI, p. 84).

[2] Annales de chimie et de physique, t. XLV, année 1837.

ment qu'une partie des gaz qui sont dans le sang ; car toutes les fois qu'on a recommencé l'expérience sur ce même sang, on a obtenu une nouvelle quantité de gaz, peu abondante, il est vrai, mais cependant appréciable. Cette particularité l'a même obligé, pour avoir un moyen de comparer entre eux les résultats obtenus, de laisser toujours le sang dans l'appareil avant de recueillir les gaz, pendant un temps déterminé, le même pour toutes les expériences (3 heures). Magnus reconnut, en outre, que les corps gazeux contenus dans le sang, qu'il soit artériel ou veineux, sont au nombre de trois : l'oxygène, l'azote et l'acide carbonique. Toutefois, les proportions relatives de ces gaz, les uns par rapport aux autres, dans les sangs artériel et veineux, étaient pour lui loin d'être les mêmes. Il reconnut, en effet, que dans le gaz fourni par le sang veineux, l'oxygène fait tout au plus 1/4 et souvent 1/5 de l'acide carbonique, tandis que dans le sang artériel, il se trouve au moins pour 1/3 et souvent pour 1/2. Quant au rapport qui existe entre l'azote et les gaz oxygène ou acide carbonique dans les deux espèces de sang, il n'offre rien de constant; tantôt c'est dans le sang artériel, tantôt c'est dans le sang veineux qu'il prédomine.

Ainsi les beaux travaux de Magnus démontrèrent-ils qu'il existe des gaz dans le torrent circulatoire, et que ces gaz, en proportions variables dans les deux sangs, sont formés par les éléments constitutifs de l'atmosphère. Mais d'où proviennent-ils? à quel état se trouvent-ils dans le fluide nourricier: en combinaison avec les autres éléments de ce liquide, ou à l'état de dissolution? Quel est l'usage de chacun d'eux considéré isolément? C'est ce que nous allons actuellement examiner [1].

I. *Oxygène.*—L'oxygène du sang s'y trouve en plus forte proportion que ne le croyait Magnus; les expériences de déplacement des gaz du sang par l'oxyde de carbone, récemment faites par M. Cl. Bernard, le démontrent: cet observateur a trouvé, en effet, que 100 centimètres cubes de sang veineux contiennent 8$^{c.c.}$,42 d'oxygène, et 100 centimètres cubes de sang artériel 18$^{c.c.}$,28 du même gaz. Pour l'école allemande, l'oxygène dans le sang artériel est en moyenne de 15 à 16 pour 100 en volume (Setschenow); dans le sang veineux, comme l'ont démontré Sczelkow et, en France, M. Cl. Bernard, cette quantité est extrêmement variable, selon les organes qui le fournissent et leur état d'activité; ainsi, dans le sang veineux des muscles au repos, elle est, pour le physiologiste allemand, de 5,9 pour 100.

Cet oxygène du sang provient évidemment de l'atmosphère. Il serait superflu de rappeler ici, tant elles sont connues, les expériences qui ont contribué à la démonstration de cette vérité physiologique.

Mais une fois introduit dans le torrent circulatoire, que devient ce gaz? D'après MM. Dumas, Andral et

[1] Dans cette étude des gaz du sang, j'ai emprunté au travail inédit de mon ami G. Sée, sur les anémies, plusieurs considérations intéressantes, notamment celles qui ont trait aux derniers travaux publiés en Allemagne.

Gavarret, dont l'opinion est partagée par M. Longet et presque tous les physiologistes modernes, il serait difficile d'admettre, comme l'ont prétendu quelques autres, une simple dissolution de l'oxygène dans le sang. « On sait, en effet, dit M. Longet [1], que la quantité en poids d'un gaz dissous dans l'eau est proportionnelle à la pression extérieure; or, en appliquant cette loi au cas dont il s'agit, on arriverait à cette conséquence, que le sang des habitants des régions où la pression atmosphérique n'est plus guère que de $0^m,380$, renfermerait moitié moins d'oxygène que le sang des habitants des bords de la mer, où cette pression est de 0,760. Comment admettre que les observateurs n'auraient point été frappés des profondes modifications que des variations pareilles ne manqueraient pas de produire dans le mode d'existence de ces populations? » D'un autre côté, si l'oxygène était simplement dissous dans le sang, « la pression extérieure restant la même, la quantité d'oxygène absorbée devrait croître en raison directe de la proportion de ce gaz dans le milieu où respire l'animal, tandis qu'au contraire les expériences de Lavoisier, confirmées par celles de MM. Regnault et Reiset [2], démontrent que l'absorption de l'oxygène reste la même dans une atmosphère qui contient deux et trois fois plus de ce principe que l'air commun. » Quoique le fait en discussion, la non-dissolution de l'oxygène dans le sang,

[1] Longet (Traité de physiologie, t. I, p. 582).

[2] Regnault et Reiset (Annales de chimie et de physique, 1849, 3e série, t. XXVI).

soit reconnu vrai par la généralité des physiologistes, nous croyons que les explications invoquées à son appui, sont loin de le démontrer. La première de ces explications, comme le reconnaît d'ailleurs M. Longet lui-même, peut être contestée ; car telle loi applicable aux gaz dissous dans l'eau, peut ne pas l'être pour la dissolution des gaz dans un liquide dont la composition intime est aussi complexe que celle du sang. Quant à la seconde explication, basée sur les expériences de Lavoisier, confirmée par celles de MM. Regnault et Reiset, elle n'est pas plus admissible que la première; ces expériences doivent contenir quelque source d'erreur. Il résulte, en effet, de nos recherches sur les effets physiologiques des inhalations du gaz oxygène, mélangé en plus ou moins grande quantité à l'air atmosphérique, que des personnes auxquelles on fait respirer ce mélange gazeux, éprouvent, au bout de quelques jours, des effets physiologiques très-sensibles, qui seront étudiés plus loin, et que chez des animaux portant des plaies étendues on voit ces plaies changer d'aspect à vue d'œil, sous l'influence de la respiration de ces mêmes mélanges gazeux. Or, à quoi pourraient tenir ces phénomènes, si faciles à constater, si ce n'est à l'absorption d'une plus grande quantité d'oxygène par la respiration de ces mélanges?

Depuis les intéressantes expériences de M. Dumas, les physiologistes admettent tous que l'oxygène du sang se trouve surtout combiné avec les matériaux de ce liquide. Cette combinaison ne sert, pour ainsi dire, qu'à fixer une plus forte proportion d'oxygène que ne le ferait une simple dissolution physique, et n'empêche pas cet agent d'exercer plus tard une action plus profonde sur les matériaux du sang. Les travaux de M. Dumas permettent d'affirmer que les *globules sanguins* sont l'élément sur lequel s'opère cette fixation de l'oxygène de l'air dans l'appareil circulatoire. C'est en s'appropriant ce gaz que les globules s'artérialisent, passent du violet foncé au rouge, et se conservent dans leur intégrité. Quelques chimistes modernes admettent même que l'oxygène est plus spécialement combiné avec l'hématosine des globules ou matière colorante. On connaît, dit M. Longet, « le grand rôle attribué à l'élément principal de cette matière colorante, au fer. On a supposé que ce métal existe à l'état de protoxyde dans le sang veineux, et à l'état de peroxyde dans le sang artériel. Les changements que le sang éprouverait dans les poumons seraient l'effet d'une suroxydation ; ceux qu'il subirait dans la circulation générale, et que nous allons étudier maintenant, seraient l'effet d'une réduction. » Une expérience faite par M. Cl. Bernard démontre que l'oxygène est bien combiné avec les matériaux du sang, et n'y est pas seulement à l'état de dissolution. « Dans ces expériences, dit l'éminent physiologiste, nous nous proposions d'enlever directement son oxygène au sang artériel, désireux de voir si les troubles fonctionnels de l'asphyxie en seraient la conséquence. Pour cela, nous avions eu recours à l'acide pyrogallique, réactif qui, dans un milieu alcalin, s'empare de l'oxygène, qu'il absorbe complétement. Le sang étant alcalin, l'injection d'une solution d'acide pyrogallique dans le système circulatoire semblait devoir dépouiller de leur oxygène les globules sanguins. Or, il n'en a rien été. L'acide pyrogallique injecté a été rendu par les urines, sans avoir subi d'altération, sans avoir par conséquent enlevé l'oxygène aux globules du sang. De cette impossibilité d'enlever l'oxygène des globules sanguins par l'acide pyrogallique, nous devons conclure que, dans le sang, l'oxygène n'est pas libre, qu'il ne s'y trouve pas à l'état de simple dissolution, mais enfermé dans une sorte de combinaison.[1] » Toutefois, la combinaison chimique de l'oxygène avec les globules n'est pas assez stable pour que l'oxygène ne puisse en être chassé ; ainsi l'ébullition prolongée, le vide pneumatique complet, le traitement du sang au moyen d'un autre gaz comme l'oxyde de carbone, déplacent complétement tout l'oxygène contenu dans le sang ; c'est encore M. Cl. Bernard qui, le premier, a démontré ce fait. Mais l'oxyde de carbone, d'après ce savant, fait plus encore : en même temps qu'il communique au sang une couleur d'un rouge écarlate clair, il le rend incapable de contracter une nouvelle combinaison chimique avec l'oxygène ; il faut donc que cet oxyde se combine lui-même chimiquement, et cela d'une manière plus intime que l'oxygène lui-même ; la quantité d'oxyde de carbone qui se fixe ainsi est d'ailleurs égale à celle de l'oxygène chimique. Ces

[1] Cl. Bernard (Leçons sur les liquides de l'organisme, t. I, p. 337).

lois de M. Cl. Bernard ont été vérifiées depuis par les physiologistes Lothar Meyer et Hope. Ce qui prouve encore que l'oxygène est réellement fixé dans le sang, c'est que, si on ajoute certaines substances, comme l'acide tartrique, la pénétration des globules par l'oxygène est telle, qu'il ne peut plus être chassé par aucun autre moyen ; mais ce qui le prouve mieux encore, c'est qu'il est dans cet état particulier qu'on appelle oxygène actif ou ozone. Tous les faits récents prouvent en effet qu'une partie de l'oxygène combinée avec les globules offre cette modification qu'on appelle oxygène actif ou ozone, et qu'ils présentent les mêmes propriétés que les corps ozonifères découverts en premier lieu, les sels ferreux et l'éponge de platine ; à savoir :

« 1° Les globules du sang normal ou battu, ou même ayant traversé des membranes, agissent comme ces corps ozonifères; mis en contact avec l'huile essentielle de térébenthine, ils ont le pouvoir de lui enlever l'ozone et de le transmettre aux substances facilement oxydables : ainsi à la teinture de gaïac, qui prend alors la couleur bleue ; ou à l'iodure de potassium, qui dès lors se décompose, de façon que l'iode mis à nu prend avec l'amidon la couleur bleue caractéristique (Schönbein, etc.) ;

« 2° Le sérum et les autres éléments du sang n'ont aucune influence sur les réactifs ; il n'y a que les globules rouges qui contiennent l'oxygène combiné, et par conséquent l'oxygène actif. Il n'y a donc que ces hématies qui jouissent du pouvoir d'ozoniser; toutes les découvertes modernes viennent corroborer cette activité spéciale et leur vitalité ;

« 3° Des divers éléments du globule, c'est l'hématocristalline qui paraît être le seul support de l'oxygène et de l'ozone, et dans l'hématocristalline, comme nous l'avons déjà dit plus haut, c'est particulièrement l'hématine pure, car on peut impunément en chasser la globuline ou la précipiter à l'aide d'un courant d'acide carbonique traversant le sang dilué ; rien n'est changé après cette épreuve dans les propriétés ozonifères du sang. Le sang délayé qui a passé à travers les membranes, conserve également ce privilége. »

Ainsi fixé par les globules, l'oxygène traverse avec eux les cavités gauches du cœur, les troncs artériels, leurs divisions et subdivisions, et arrive dans les capillaires ; là il abandonne ces globules, qui reprennent leur teinte violacée, et le résultat de cette séparation est de produire des transformations, des dédoublements, des combustions complètes ou incomplètes, qui se lient à la fois aux besoins de la nutrition et à la nécessité de l'élimination de matériaux devenus inutiles pour l'entretien de la vie. Des produits destinés à être expulsés de l'économie, il se fait deux parts ; l'une s'échappe par les surfaces respiratoires, et contient de l'acide carbonique, de l'azote, puis de l'eau, dont nous n'avons pas à nous occuper ici ; l'autre, que nous laisserons également de côté, s'échappe par le rein et d'autres voies d'excrétion et contient aussi, outre de l'azote, de l'acide carbonique et des traces d'oxygène libre ; de l'azote, du carbone, de l'hydrogène et de l'oxygène, engagés dans des combinaisons moins simples, et associés de manière à constituer les principes organiques immédiats de la masse excrémentielle, suivant l'expression de M. Dumas.

En résumé, des considérations précédentes nous pouvons conclure avec les physiologistes modernes, et ces conclusions ont été formulées par M. G. Sée dans son travail sur l'anémie :

« A. Les globules sont les véhicules de l'oxygène combiné et de l'ozone.

« B. Leur diminution entraîne les conséquences suivantes : 1° il se produit une altération fonctionnelle des organes qui, comme les muscles, usent le plus d'oxygène pour l'accomplissement régulier des fonctions ; 2° la sensibilité s'émousse ; 3° les centres nerveux sont perturbés, parce qu'ils n'ont plus leur excitant normal, l'oxygène ; 4° la température est abaissée, les combustions sont moins actives ; 5° les fonctions respiratoires sont profondément troublées, les besoins de respirer plus pressants et les échanges gazeux imparfaits ; 6° enfin l'innervation du cœur est troublée. »

II. *Acide carbonique.* — Les détails dans lesquels nous sommes entré précédemment expliquent assez quelle est l'origine de l'acide carbonique du sang veineux ; ce gaz résulte de la combinaison ou mieux de la combustion du carbone, dans les capillaires généraux, par l'oxygène des globules mis en liberté. Dans la plupart des traités de physiologie, on a fait dire à Lavoisier que la combustion des matériaux du sang s'opérait dans le poumon et non dans les capillaires. Ce savant n'a jamais admis une des opinions à l'exclusion de l'autre. Pour lui, l'acide carbonique se formait ou dans le poumon, ou dans le sang, et il n'adoptait nullement la doctrine spéciale que tant d'auteurs lui ont prêtée, c'est-à-dire la combustion des matériaux du sang dans le poumon, au contact de l'oxygène de l'air. Il suffit de lire son mémoire de 1789 pour vérifier l'assertion que nous émettons ici. Payons donc un juste tribut d'éloges aux immortels travaux de cet homme illustre, car ils furent le point de départ des découvertes qui ont été faites depuis sur ce sujet.

Spallanzani est le premier qui, dans un mémoire sur la respiration, démontra d'une manière précise, par des expériences sur des limaçons, que l'acide carbonique se forme dans les capillaires généraux, et qu'il est apporté tout formé par le sang veineux à la surface pulmonaire, chargée de l'exhaler en même temps qu'elle absorbe l'oxygène. Puis sont venues les expériences confirmatives de W. Edwards, de Collard de Martigny, de Müller et de Bergemann, la découverte des gaz du sang par Magnus, et enfin les expériences de Bischoff, d'où résulte que des grenouilles auxquelles on a lié et enlevé les poumons continuent d'exhaler de l'acide carbonique par la peau, acide carbonique qui ne peut provenir évidemment que de l'oxygène accumulé dans le sang par les respirations antécédentes.

Pour ces observateurs, il est incontestable que

l'acide carbonique se forme au sein de nos tissus. M. Cl. Bernard[1], reprenant cette intéressante question, n'admet nullement la transformation de l'oxygène en acide carbonique par suite du contact de ce gaz avec le carbone de nos tissus. Pour lui, cette transformation s'opère dans le sang lui-même. Quoi qu'il en soit, l'acide carbonique s'exhale à la surface pulmonaire; ce fait est incontestable. Mais dans son trajet à travers l'appareil circulatoire veineux, à quel état se trouve-t-il dans le sang? D'après la généralité des physiologistes, il y est combiné avec d'autres éléments du sang, et non en dissolution, comme le croyait Magnus. Nous avons déjà dit plus haut que l'oxygène, dans le poumon, se combinait avec le fer des globules pour former un peroxyde de fer, et que ce peroxyde, par suite de son instabilité et de l'assimilation du sang, dans les capillaires de nos tissus, se réduisait à un protoxyde dans le sang veineux. On admet que l'acide carbonique de ce dernier sang est combiné avec ce protoxyde, et forme avec lui un composé plus stable qui se dédouble dans le poumon au contact de l'air atmosphérique. Pour Setschenow, une fraction du gaz est à l'état chimique, mais la majeure partie n'est qu'à l'état de suspension, et cette quantité de gaz ainsi dissous dépasse de beaucoup la quantité d'oxygène absorbée; la raison pour ce physiologiste en est bien simple : l'eau absorbe infiniment plus d'acide carbonique que d'oxygène, et le sérum se comporte en grande partie

[1] *Op. cit.*, t. I, p. 339.

comme l'eau, c'est-à-dire dissout simplement le gaz. Setschenow admet encore que le sérum agit relativement à l'acide carbonique, comme le sang total, il en résulte que la partie chimique de l'acide carbonique ne doit pas être cherchée seulement dans les globules, comme cela a lieu pour l'oxygène, mais elle doit l'être en même temps que la portion dissoute dans le sérum lui-même. Or, la partie du sérum qui s'approprie cette portion fixe du gaz carbonique, c'est, ainsi que l'a démontré E. Fernet [1], le phosphate de soude. Divers essais avaient été faits par Lothar Meyer, avec une solution aqueuse de carbonate de soude, qui, en effet, attire chimiquement 1,087 d'acide carbonique sous forme de bicarbonate, et 0,818 sous forme de gaz dissous, mais le sang ne saurait être comparé à une solution de carbonate de soude, car la quantité de ce sel contenue dans le sang et calculée d'après la proportion du gaz carbonique combiné, est trop peu considérable pour retenir, sous forme de bicarbonate, tout l'acide carbonique que le sang peut puiser artificiellement dans une atmosphère d'acide carbonique pur; d'un autre côté, le sang artériel, qui devrait se comporter comme le sang veineux, ne renferme pas de gaz carbonique libre : on n'y trouve que 5 à 6 volumes pour 100 de gaz, quantité qui correspond uniquement au gaz chimique. Ainsi, dans le sang en circulation, il y a des conditions qui empêchent la formation permanente du bicarbonate de soude. Il faut donc qu'un autre élé-

[1] Du rôle des éléments du sang dans l'absorption. Paris, 1858.

ment contribue à retenir le gaz, c'est le phosphate de soude qui joue ce rôle (Fernet).

Nous terminerons ce paragraphe en disant quelques mots du rapport qui existe entre l'oxygène absorbé par la respiration et celui que l'on retrouve dans l'acide carbonique exhalé.

Lavoisier est le premier qui étudia ce rapport, il reconnut que l'acide carbonique exhalé par l'expiration ne représente pas tout l'oxygène inspiré. Dans un travail fait en commun avec La Place[1], il annonça « que dans un temps donné il se dégage une quantité de calorique plus grande que celle qui devrait résulter de la quantité de gaz acide carbonique qui se forme dans un temps égal par la respiration... » Plus tard, en 1785[2], il dit « que très-probablement la respiration ne se borne pas à une combustion de carbone, mais qu'elle occasionne encore la combustion d'une partie de l'hydrogène contenu dans le sang. » Enfin cette idée, très-nettement formulée dans son mémoire de 1789[3], avait dès lors pour base un fait expérimental. Cet illustre physiologiste venait, en effet, de constater que l'acide carbonique exhalé chez l'homme ou chez les animaux ne représente jamais la totalité de l'oxygène absorbé.

Plus tard, Allen et Pepys[4], expérimentant sur l'homme, crurent reconnaître que le volume de l'a-

[1] Mém. de l'Acad. des sc., 1780, p. 355.

[2] Recueil de la Société de médecine.

[3] Mém. de l'Acad. des sc., 1789, p. 570.

[4] Philosoph. Transact., 1808.

cide carbonique exhalé est égal au volume d'oxygène consommé. Ils n'admettaient donc pas qu'il y eût formation d'eau dans l'acte de la respiration.

D'après W. Edwards[1], le rapport que l'on trouve entre l'oxygène de l'acide carbonique expiré et l'oxygène total absorbé varie depuis 2/3 jusqu'à l'unité.

D'après Despretz, le rapport entre le volume de l'acide carbonique[2] exhalé et celui de l'oxygène total absorbé a varié de 0,62 à 0,78.

D'après Dulong[3], le volume total de l'oxygène consommé est également plus grand que celui de acide carbonique exhalé; il y a donc une partie de cet oxygène employée autrement qu'à former de l'acide carbonique. L'excès de volume de l'oxygène absorbé sur celui de l'acide carbonique exhalé représente, terme moyen, le 1/10 de ce dernier, et ne s'élève jamais au 1/5 pour les lapins, les cabiais, les pigeons. Au contraire, pour les chiens, les chats et la crécerelle, ce même rapport n'est jamais au-dessous de 1/4; il est presque toujours à peu près 1/3, et quelquefois 1/2.

Enfin, MM. Regnault et Reiset[4] ont également cherché à évaluer avec précision le rapport dont il s'agit. Ils ont reconnu que l'acide carbonique exhalé dans un temps donné renferme moins d'oxygène que l'animal n'en absorbe dans ce même temps.

[1] De l'influence des agents physiques sur la vie. Paris, 1824.

[2] Annal. de chim. et de phys., 2me série, t. XXVII.

[3] Annal. de chim. et de phys., 3me série, t. I.

[4] *Op. cit.*

Lavoisier avait donc annoncé un fait parfaitement exact, et il est, dès lors, permis d'admettre, avec lui, que la totalité de l'oxygène ne servant pas à brûler le carbone, une partie de ce gaz peut s'unir à l'hydrogène des matériaux organiques du sang, pour engendrer de l'eau. Cette doctrine est maintenant admise par tout le monde ; c'est celle que l'on enseigne dans les traités classiques de physiologie. MM. Regnault et Reiset ont de plus constaté, chez les animaux d'une même espèce placés dans leurs conditions habituelles d'existence, que le rapport entre l'oxygène de l'acide carbonique produit et tout l'oxygène consommé, est une quantité assez peu variable. Chez le chien, ce rapport est de 0,743 à 0,750. Chez le lapin, de 0,920 en moyenne, etc.

III. *Azote.* — L'azote du sang a été, comme l'oxygène et l'acide carbonique, démontré pour la première fois, d'une manière irréfutable, par les expériences de Magnus, qui considérait ce gaz comme dissous dans le fluide nourricier. Cette opinion est encore généralement adoptée, et l'azote, suivant l'heureuse expression de M. Longet, « se trouve là comme dans les eaux courantes qui sont en libre communication avec l'atmosphère. » Ce savant physiologiste fait remarquer, en outre, qu'on ne s'est point enquis de savoir, comme cela a été fait pour les deux gaz précédents, si l'azote est spécialement dissous dans le sérum ou dans les globules. D'après M. Fernet et Setschenow, une portion de ce gaz paraît cependant aussi être combinée chimiquement comme l'oxygène et l'acide carbonique, elle existerait surtout dans les globules. C'est là une question qui réclame de nouvelles investigations.

Quant à son origine, elle a été l'objet de controverses nombreuses, comme toutes les questions d'ailleurs qui se rattachent à l'hématologie et réclament une précision pour ainsi dire absolument mathématique dans les expériences chimiques.

On peut diviser en deux groupes les opinions qui se partagent la science à ce sujet.

Lavoisier constata que l'azote ne changeait pas sensiblement pendant la respiration, c'est-à-dire qu'il n'y avait ni absorption ni exhalation de ce gaz [1].

Dans leur travail, avons-nous dit, Allen et Pepys [2] conclurent que la quantité d'acide carbonique exhalé est, volume pour volume, égale à la quantité d'oxygène consommée, que la respiration ne paraît dégager ni hydrogène, ni aucun autre gaz; ils admettaient qu'il n'y avait ni absorption, ni exhalation d'azote.

Humphry Davy, Pfaff, Henderson admettent également que la respiration n'apporte aucun changement dans les proportions du milieu où se trouve placé l'animal en expérimentation.

Mais voici venir une série d'autres observateurs, pour lesquels les phénomènes de la respiration ne se passent pas aussi simplement.

W. Edwards [3] admet que, dans certains cas, l'azote

[1] Mém. de l'Acad. des sc. de Paris, 1789.

[2] *Op. cit.*

[3] *Op. cit.*

de l'air n'a pas subi de changement notable, et l'on peut croire, selon lui, qu'il n'y a pas exhalation apparente d'azote, les différences pouvant être attribuées aux erreurs de l'analyse. Mais, dans un grand nombre d'autres expériences faites pendant le printemps et l'été, l'excédant d'azote que l'on trouve dans l'air qui a servi à la respiration, est tel, qu'on ne saurait nier l'exhalation de ce gaz. Cet excédant surpasse beaucoup le volume des poumons; il forme une partie considérable de celui de l'animal. Il s'est élevé quelquefois au 1/5 et au 1/4 du volume total de l'oxygène consommé. Les expériences faites pendant l'hiver sur de petits oiseaux ont donné un résultat diamétralement opposé : la diminution d'azote était aussi marquée que l'excès dans les expériences faites pendant l'été. Cependant on n'a jamais observé d'absorption d'azote, soit en été, soit en hiver, sur des mammifères très-jeunes, tels que de petits cabiais. D'après ces résultats, W. Edwards pense que lorsqu'un animal respire dans l'air atmosphérique, les fonctions d'absorption et de dégagement d'azote sont simultanées; que, d'une part, il absorbe de l'azote; que, de l'autre, il en exhale. Du rapport entre les quantités d'azote absorbées et exhalées peuvent provenir trois résultats différents, suivant la constitution des individus et les circonstances dans lesquelles ils sont placés. Lorsque l'exhalation prédomine sur l'absorption, on n'a pour résultat de l'expérience que de l'exhalation; lorsque l'absorption prédomine, la différence est de l'absorption; lorsque, enfin, ces deux fonctions ont lieu dans la même proportion, on ne voit les effets ni de l'un ni de l'autre, et l'azote expiré égale l'azote inspiré.

W. Edwards interprète les phénomènes de la respiration de la manière suivante : l'oxygène qui disparaît dans la respiration, au milieu de l'air atmosphérique, est absorbé en entier; il est ensuite porté en tout ou en partie dans le torrent circulatoire. Il est remplacé par une quantité plus ou moins considérable d'acide carbonique exhalé (nous en avons indiqué plus haut les proportions) qui provient en tout ou en partie de celui qui est contenu dans la masse du sang. En outre, l'animal, respirant l'air atmosphérique, absorbe de l'azote; cet azote est porté en tout ou en partie dans la masse du sang. L'azote absorbé est remplacé par une quantité plus ou moins équivalente d'azote exhalé, qui provient, en tout ou en partie, du sang.

Despretz [1] admet qu'il y a exhalation d'azote dans la respiration des mammifères carnivores ou frugivores et dans celle des oiseaux ; la quantité en est plus grande chez les frugivores que chez les carnivores. Dans ses expériences, cet observateur a trouvé que le rapport entre le volume de l'azote exhalé et celui de l'oxygène consommé a varié de 0,10 à 0,33.

Dulong [2] admet que, dans l'acte de la respiration, il se dégage un volume d'azote toujours inférieur à

[1] Annal. de chim. et de phys., 2me série, t. XXVII.

[2] Annal. de chim. et de phys., 3me série, t. I.

l'oxygène absorbé dans les carnivores, et quelquefois, mais rarement, supérieur dans les frugivores. Dans les expériences de Dulong, le dégagement d'azote, comparé au volume de l'oxygène consommé, a varié depuis 0,00 jusqu'à 0,28.

La différence qui existe entre les résultats de Dulong et ceux de Despretz consiste en ce que, dans les premiers, le dégagement d'azote a été trouvé moindre que dans les seconds. Mais, comme le font remarquer MM. Regnault et Reiset, il est facile de reconnaître, par un raisonnement bien simple, que cette énorme exhalation d'azote, qui aurait lieu dans la respiration des animaux, est absolument impossible. En effet, la quantité d'azote exhalée pendant vingt-quatre heures, par la respiration d'un animal, serait non seulement très-supérieure à celle qui existe dans les aliments que prend l'animal dans le même temps, mais encore elle serait telle que, en négligeant même la quantité considérable d'azote qui est évacuée dans les excrétions, l'animal dégagerait en quelques jours plus d'azote qu'il n'en contient dans tout son individu.

M. Marchand[1], dans une série d'expériences sur des cochons d'Inde, s'est proposé de décider si, dans l'acte de la respiration, il y avait de l'azote dégagé ou de l'azote absorbé. Il reconnut que, dans toutes ses expériences, il y avait de l'azote exhalé, mais que la proportion en était toujours très-minime. Ainsi,

[1] Journal für praktische Chemie, t. XLIV, p. 1.

dans dix expériences sur des cochons d'Inde, il a trouvé, en désignant par 100 le volume d'acide carbonique, que le volume de l'azote exhalé était, en moyenne, de 0,94. Trois expériences faites sur un pigeon ont donné pour l'azote exhalé 0,85 en moyenne.

M. Boussingault, expérimentant sur une vache, un cheval et une tourterelle, a trouvé également que l'azote exhalé ne formait, dans tous les cas, qu'une très-petite fraction du volume de l'acide carbonique dégagé.

M. Barral[1] est arrivé au même résultat en expérimentant sur l'homme ; il a reconnu un dégagement d'azote qui s'élevait à environ 1/100 du volume de l'acide carbonique produit.

Enfin, MM. Regnault et Reiset, dans leur mémoire que nous avons déjà si souvent cité, sont arrivés aux conclusions suivantes, pour les animaux à sang chaud :

« 1° Lorsque les animaux sont soumis à leur régime alimentaire habituel, ils dégagent toujours de l'azote ; mais la quantité du gaz exhalé est très-petite ; elle ne s'élève jamais à 2/100 du poids de l'oxygène total consommé, et le plus souvent elle est moindre que 1/100.

« 2° Lorsque les animaux sont à l'inanition, ils absorbent souvent de l'azote, et la proportion de l'azote absorbé varie entre les mêmes limites que

[1] Annal. de chim. et de phys., 3me série, t. XXV.

celle de l'azote exhalé dans le cas où les animaux sont soumis à leur régime habituel. L'absorption de l'azote s'est montrée presque constamment chez les oiseaux à l'inanition, mais très-rarement chez les mammifères.

« 3° Lorsque, après avoir été pendant plusieurs jours à l'inanition, l'animal est soumis à un régime alimentaire très-différent de son régime habituel, il absorbe souvent encore de l'azote pendant quelque temps, probablement jusqu'à ce qu'il se soit fait à son nouveau régime : il rentre alors dans le cas général et dégage de l'azote. Ce fait n'a été constaté que sur des poules, qui, après avoir été plusieurs jours à l'inanition, changeaient leur régime de grain pour un régime de viande seule.

« 4° Lorsque l'animal est souffrant par suite du régime alimentaire auquel il est soumis, ou, peut-être, par d'autres causes, il absorbe encore de l'azote. Cette absorption d'azote a été constamment observée dans les expériences que nous avons faites sur un canard qui mourut peu de temps après. »

Ces conclusions de MM. Regnault et Reiset sont généralement adoptées aujourd'hui par les physiologistes. On admet donc maintenant que, dans les conditions normales, c'est-à-dire en dehors des cas pathologiques et de la circonstance d'inanition, l'animal ne fixe pas une portion de l'azote de l'air, et qu'ainsi l'azote extérieur n'entre pas dans la composition du sang. D'un autre côté, si l'on considère, comme le fait remarquer M. Longet, que la moyenne d'azote exhalé reste la même chez les animaux, d'ailleurs bien nourris, qui vivent dans l'oxygène pur, ou mieux, dans des atmosphères composées d'oxygène et d'hydrogène, on sera forcément amené à conclure que l'azote du sang doit provenir du dedans, c'est-à-dire d'un travail dépendant de l'organisme lui-même.

IV. Nous terminerons ce qui concerne les gaz du sang à l'état physiologique par quelques mots sur l'influence réciproque qu'exercent les uns sur les autres ces gaz et les sels du fluide nourricier.

Suivant M. Longet[1], le chlorure de sodium, sans cesse introduit dans le sang par l'absorption des aliments dans l'intestin, et mêlé à l'albumine, est considéré comme concourant avec elle à prévenir la dissolution des globules sanguins, favorisant, au contraire, la dissolution de certains éléments organiques et leurs métamorphoses en présence de l'oxygène.

Le phosphate de chaux est, comme on le sait, insoluble dans l'eau ; néanmoins, sa présence dans le sang est constante comme celle du précédent ; on l'y trouve à l'état liquide, tantôt libre, tantôt combiné avec des matières albumineuses. Quoique les bicarbonates alcalins et le chlorure de sodium contribuent aussi à en dissoudre une partie, c'est à l'aide de l'acide carbonique qu'il devient sensiblement soluble.

Le phosphate de soude, comme on l'a déjà vu, fa-

[1] Traité de physiologie, t. I, p. 492.

cilite l'absorption de l'acide carbonique par le sang veineux et, consécutivement, son élimination hors de l'organisme.

Enfin le carbonate de soude, dont la quantité dans le sang dépasse de beaucoup celle du phosphate de soude est réputé se décomposer facilement dans le sang lui-même, sous l'influence de l'acide lactique qui provient des métamorphoses des aliments féculents ou azotés : d'où formation de lactate de soude et dégagement d'acide carbonique.

Telles sont, en résumé, les principales particularités qui se rattachent à l'étude des gaz du sang. Nous eussions pu faire, sans doute, quelque chose de plus complet et discuter plus longuement les points controversés de cette intéressante question, mais une étude aussi étendue, outre qu'elle eût exigé la vérification des expériences nombreuses et souvent difficiles qui ont été faites depuis près d'un siècle par les physiologistes, nous eût entraîné loin du but que nous nous sommes proposé dans ce chapitre, de préparer le lecteur à l'intelligence plus facile des diverses questions qui seront traitées dans le cours de cet ouvrage.

CHAPITRE II

DE LA PNEUMATOSE SANGUINE.

On a donné, en pathologie générale, le nom de *pneumatose* (de πνευματωσις) à toute production ou accumulation de substances gazeuses dans les cavités naturelles de nos organes; nous allons nous occuper successivement : 1° de la pneumatose sanguine, 2° de la pneumatose gastro-intestinale, 3° utérine, vésicale, etc.

La pneumatose sanguine est donc l'accumulation de fluides aériformes dans le sang et dans les vaisseaux destinés à le contenir. Les faits d'introduction de l'air dans les veines, produits par les opérations que l'on pratique dans la sphère d'attraction de la poitrine, se rattachent à l'histoire de la pneumatose sanguine; mais ces faits étant très-connus, nous n'en parlerons, dans le cours de ce chapitre, que pour les rapprocher, au point de vue de la physiologie pathologique, de ceux moins bien étudiés dont nous allons essayer de retracer l'histoire [1].

La pneumatose sanguine, ainsi comprise, est une affection peu commune, mais dont il existe cependant plusieurs observations dans la science. Sa ra-

[1] On trouvera dans le remarquable travail d'Amussat, sur l'introduction de l'air dans les veines, Paris, 1839; dans le rapport de M. Bouillaud (Bull. de l'Acad. de méd., Paris, 1838, t. II, p. 82), et dans la thèse de Blandin, sur les accidents des opérations, tout ce qui est relatif à ce sujet.

reté explique pourquoi on l'a si peu étudiée jusqu'ici; elle offre cependant une assez grande importance au point de vue médico-légal, car son effet presque constant est de déterminer la mort subite.

Nous diviserons notre étude de la pneumatose sanguine en deux parties; dans la première, nous nous proposerons d'étudier tout ce qui a trait à la clinique et nous suivrons, dans l'exposition des faits et l'interprétation dont ils ont été l'objet, l'ordre chronologique dans lequel ils ont été observés. La deuxième partie sera réservée à l'examen des doctrines.

Morgagni[1] consacre une grande partie de sa cinquième lettre à étudier la mort par production de gaz dans le sang; il en rapporte deux observations.

L'une est celle d'un Éthiopien, âgé de trente ans environ, bien musclé et bien portant, si ce n'est que, dans les derniers mois, il était devenu sujet à des langueurs d'estomac; il mourut subitement après son déjeuner. A l'autopsie, pratiquée douze heures environ après la mort, on ne trouva, pour expliquer celle-ci, d'autres lésions que des gaz mêlés à un peu de sérosité, et distendant les vaisseaux sanguins qui passent sur le corps calleux, l'artère basilaire, et d'autres vaisseaux situés à la partie supérieure de la surface du cerveau.

Morgagni rapporte, dans ce cas, la mort à l'arrêt de la circulation produit par les bulles gazeuses interposées au fluide sanguin dans les vaisseaux de l'encéphale.

[1] Recherches anatomiques sur le siége et les causes des maladies (traduct. de Désormeaux et Destouet; in-8°, 1820).

Le même savant rapporte encore qu'un pêcheur de Venise, à la fin de sa quarantième année, grand, portant une hernie, sujet à des affections venteuses du ventre, ayant été pris tout à coup de ces dernières dans sa barque, y mourut subitement. A l'autopsie, qui eut lieu le lendemain de la mort, on trouva le cœur, toutes les veines du corps et une partie des artères pleins d'un sang écumeux. Le tronc de la gastro-épiploïque, qui était unique sur le cadavre, était tellement tuméfié, qu'il égalait partout la grosseur du doigt indicateur; à peine fut-il incisé, qu'il se désenfla, car il contenait beaucoup d'air avec très-peu de sang, qui était écumeux et noir. Le cœur était flasque et gros; ses ventricules contenaient du sang noir écumeux, à peine coagulé dans quelques parties; il y en avait aussi de la même nature dans l'oreillette droite, qui contenait, en outre, une concrétion plus compacte, quoique petite. Le tronc de l'artère pulmonaire était très-tuméfié, non-seulement par du sang, mais encore par du gaz. Les artères carotides, à la région du cou, et l'aorte contenaient aussi un peu de sang écumeux. Enfin, dans la cavité du crâne, les sinus et surtout les vaisseaux qui parcourent la dure-mère, étaient gorgés d'un sang noir et écumeux; et tous ceux, même les plus petits, qui rampent à travers la pie-mère, soit à la base du cerveau, soit sur le reste de la surface, soit dans les ventricules, en étaient également très-distendus. Les poumons étaient sains. La portion de l'intestin qui formait hernie, était frappée de gangrène et répandait une odeur si fétide, que Morgagni et les assistants eurent de la peine à la supporter, et se hâtèrent, pour cette raison, de terminer l'ouverture.

L'immense quantité de gaz trouvés ici à l'ouverture du corps a-t-elle été la cause de la mort? C'est ce qu'il est facile de contester; l'état de décomposition du cadavre permettrait, jusqu'à un certain point, de rapporter à une décomposition cadavérique la présence de gaz dans les vaisseaux et dans le cœur; quant à la mort, n'aurait-elle pas été plutôt déterminée par l'état d'adynamie auquel la gangrène de l'anse intestinale qui formait hernie a dû donner lieu? Quoi qu'il en soit, ce fait est très-discutable, nous ne le citons ici que pour mémoire, et parce qu'il appartient à Morgagni, qui l'a cité comme un cas de pneumatose. Le même auteur, dans sa lettre XXIV, § 6, donne l'histoire d'un vieillard qui mourut aussi inopinément, et à l'ouverture duquel on trouva, sans aucun indice de putridité, des bulles d'air dans les artères qui occupent l'intervalle des deux hémisphères du cerveau, au-dessus du corps calleux.

Longtemps avant Morgagni, comme il le rapporte d'ailleurs lui-même, on avait fait des observations analogues.

C'est ainsi que Pechlin vit sur le cadavre d'un homme qui avait enfin succombé à de grandes douleurs de ventre et à des oppressions de poitrine, non-seulement l'abdomen et l'estomac remplis d'une grande quantité d'air et distendus comme des outres, mais encore la voûte du cœur avec l'oreillette droite extrêmement développée par beaucoup d'air (elle était deux fois plus grande que dans l'état naturel, sans contenir la moindre quantité de sang); en outre, toutes les veines du corps, la coronaire même, contenaient çà et là de l'air, et montraient à l'œil nu une chose extraordinaire consistant dans la disposition alternative d'un liquide rouge et d'un fluide aériforme, comme on peut le voir dans certaines espèces de thermomètres.

Grœtz, dans sa dissertation *De hydrope pericardii*, parle d'une femme morte à la suite de lipothymies continuelles, d'angoisses, d'anxiétés, sur laquelle on ne trouva pas une seule goutte de sang dans les cavités du cœur ; mais on voyait ce viscère tout entier distendu par de l'air; on aurait dit une tympanite du cœur.

Ruysch[1] affirme avoir trouvé sur une femme morte subitement le cœur d'une grosseur étonnante, à cause de l'air dont il était rempli, sans contenir presque aucune goutte de sang, ce qui fut mis en évidence avec la pointe d'un scalpel ; en effet, en enfonçant cette pointe, le cœur s'affaissait aussi subitement que le ferait une vessie pleine d'air qu'on piquerait avec le même instrument.

Dans ces faits de Pechlin, de Grœtz, de Ruysch, on reconnaît que la mort peut être rapportée à la distension du ventricule pulmonaire par un gaz qui empê-

[1] Opera omnia, 1737 (Responsio ad Vaterium in epistolam anatomico-problematicam decimam et sextam, de viis absconditis pulmonum quibus aer respirando receptus in sanguinem penetrat, p. 9).

chait le sang veineux d'y arriver. Aussi les deux ventricules furent-ils trouvés vides de sang.

Enfin Morgagni dit encore que Valsalva avait trouvé sur un cadavre toutes les veines et le cœur distendus par de l'air; mais il ignore à quel genre de mort l'homme avait succombé.

Bichat[1] rapporte qu'il trouva chez un individu mort subitement d'une affection convulsive des muscles pectoraux, les artères et les veines, spécialement celles du cou et de la tête, remplies d'un sang écumeux mêlé de beaucoup de bulles d'air.

Nysten[2] a publié, d'après de Jaër, médecin de l'hôpital Cochin, une observation de pneumatose sanguine, que nous croyons utile de reproduire *in extenso* dans cet ouvrage; elle sert de base à cet auteur pour la discussion d'une question doctrinale digne de fixer l'attention et qui consiste à rattacher l'asthme dit essentiel à un développement de gaz dans le sang :

Un cordonnier, âgé de quarante-cinq ans, d'un embonpoint assez considérable, affecté, depuis l'âge de trente ans, d'un asthme convulsif, avait sa respiration habituellement un peu courte, surtout quand le malade se donnait du mouvement, qu'il montait un escalier, etc. Il éprouvait six à sept fois dans l'année un accès violent d'asthme, qui n'était, le plus souvent, précédé par aucun symptôme; la respiration devenait alors très-fréquente et très-pénible; il survenait des palpita-

[1] Recherches sur la vie et la mort; 2me édit., p. 286.

[2] Recherches de physiologie et de chimie pathologiques. In-8°; Paris, 1811, p. 173.

tions accompagnées d'un bruissement violent à la région du cœur; le pouls était très-fréquent, irrégulier, intermittent; le visage, rouge, animé; les yeux, vifs et saillants. Cet état durait souvent plusieurs jours et s'améliorait ensuite par degrés. Cependant la gêne de la respiration, les palpitations et l'irrégularité du pouls se prolongeaient encore quelque temps. Le malade fut transporté à l'hôpital Cochin, au commencement de l'un de ces accès, et y succomba le troisième jour. L'ouverture du cadavre fut faite douze heures après la mort; il présentait encore beaucoup de chaleur. Le ventricule aortique et le système artériel ne contenaient pas de sang, mais le ventricule et l'oreillette pulmonaire et tout le système veineux étaient gorgés tant par ce liquide que par une grande quantité de gaz qui se dégageait en grosses bulles, par les ouvertures faites aux veines et au cœur, et rendait le sang écumeux. Tous les organes furent trouvés dans leur état naturel, et les muscles très-fermes et très-rouges.

Avant d'observer ce fait intéressant, de Jaër, dit Nysten, avait plusieurs fois rencontré une quantité notable de gaz dans l'oreillette et le ventricule pulmonaire de personnes mortes d'asthme convulsif, sans lésion organique; mais l'ouverture n'ayant été faite que vingt-quatre heures après la mort, il avait pensé que ce phénomène était étranger à la maladie et ne s'était développé que depuis la mort. C'est ce qui l'engagea à procéder à l'ouverture beaucoup plus tôt dans cette dernière circonstance. Les assertions de ce médecin et l'observation qu'il a publiée semblent démontrer qu'il existe entre l'asthme essentiel et la présence du gaz dans le sang une certaine relation de cause à effet; nous nous bornons, pour le moment, à fixer l'attention du lecteur sur cette idée, que nous discuterons plus loin; mais il est à regretter que de Jaër ne se soit point expliqué sur ce qu'il appelle un asthme convulsif.

M. le docteur Rérolle [1] a publié deux cas de pneumatose sanguine qu'il a eu occasion d'observer dans le cours de ses études. Ses observations sont suivies d'expériences qu'il a pratiquées sur des chiens, dans le but de rechercher l'origine des gaz de la pneumatose. Pour vérifier la doctrine de cet auteur, nous avons répété ses expériences ; nous exposerons également plus loin les résultats que nous avons obtenus ; contentons-nous pour le moment de donner la relation abrégée des deux faits qu'il a observés : le premier est celui d'un jeune homme de quinze ans, convalescent d'une fièvre inflammatoire continue avec céphalalgie très-vive, fièvre pendant laquelle il avait eu des épistaxis fréquentes. Ce jeune homme se disposait à sortir de l'hôpital, lorsque, à minuit, il est trouvé baigné dans son sang, dont il avait perdu une énorme quantité. Le tamponnement des fosses nasales l'arracha à une mort instantanée; mais il succomba quatre jours après, avec un œdème général et dans un état d'anémie et d'anéantissement des plus prononcés. A l'autopsie, pratiquée dix-huit heures après la mort, voici ce que l'on constata : « Le cadavre, parfaitement conservé, ne présente pas le moindre indice de putréfaction commençante. Il est facile de constater l'œdème général qu'on avait remarqué

[1] Thèse inaugurale, Paris, 1832, n° 129.

pendant la vie ; il existe dans presque tous les organes ; après le poumon, c'est dans le tissu cellulaire qu'il est le plus marqué. Dans le ventricule et l'oreillette du côté droit, on trouve un caillot peu consistant, moins coloré que dans l'état normal ; ce caillot est emphysémateux ; les cellules qui y sont creusées sont peu volumineuses, mais en grand nombre. Un petit caillot de même nature se remarque dans l'oreillette gauche. Les veines caves, sous-clavières, axillaires, jugulaires internes, ainsi que les veines iliaques et fémorales, présentent dans plusieurs points de leur étendue des bulles assez nombreuses, mais très-petites ; elles sont séparées entre elles par des gouttelettes d'un sang moins noir [1] que dans l'état normal. Cette disposition est plus marquée dans les veines d'un petit calibre ; elles présentent l'aspect d'un thermomètre à esprit-de-vin dans lequel on a fait pénétrer, bulle par bulle, un fluide aériforme. En incisant les vaisseaux, le gaz s'échappe mêlé avec du sang. »

La deuxième observation publiée par M. Rérolle [2] est relative à un jeune homme qui, ayant subi l'amputation de la cuisse, mourut deux jours après une hémorrhagie des plus abondantes. A l'autopsie, on trouva quelques bulles gazeuses dans la veine iliaque correspondant au membre amputé ; on trouva également quelques rares bulles, toutes petites, dans les autres parties du système veineux. Ces bulles

[1] Peut-être parce qu'il a eu le contact du gaz.

[2] *Op. cit.*

étaient plus nombreuses et plus apparentes dans les rameaux que dans les troncs veineux ; l'état de conservation du cadavre ne permettait pas d'attribuer ces gaz à un commencement de putréfaction.

Ollivier (d'Angers)[1], dans un travail publié en 1838, sur les morts subites, rapporte trois cas dans lesquels la mort paraît avoir été occasionnée par la présence de gaz dans le sang :

Un enfant était atteint depuis plusieurs jours de la rougeole, et tout annonçait un rétablissement prochain, quand il éprouva tout à coup, sans aucun symptôme précurseur, un sentiment de défaillance extraordinaire ; il s'écrie qu'il meurt, et, en effet, il expira à l'instant même. A l'autopsie, on trouva le cœur et les vaisseaux qui y aboutissent distendus par un fluide gazeux ; les parois de l'organe étaient emphysémateuses et les cavités vides de sang. Quelques heures après la mort, l'emphysème s'était particulièrement étendu dans le tissu cellulaire sous-cutané du tronc ; du reste, aucune altération d'organe ; il n'existait pas le moindre signe de putréfaction.

Le même auteur a observé exactement les mêmes phénomènes sur le cadavre d'un homme robuste qui mourut subitement peu d'instants après s'être couché en parfaite santé. L'emphysème général ne se développa chez ce dernier que douze heures après la mort ; il n'y avait non plus aucun commencement de décomposition putride.

[1] Arch. gén. de méd., 1838.

Le dernier cas est le suivant :

Une jeune fille de vingt-deux ans, convalescente d'une fièvre continue qui avait débuté dans les premiers jours du mois de décembre, et se trouvant assez bien portante, le 24 au matin de ce même mois, pour se disposer à aller au bal, mourut subitement à cinq heures de l'après-midi, après n'avoir éprouvé dans la journée qu'un peu de faiblesse qui l'obligea à s'étendre sur son lit. A l'autopsie, pratiquée le lendemain par une température de 3 à 4 degrés au-dessous de zéro, les docteurs West et Ollivier constatèrent ce qui suit : pâleur générale du cadavre ; nul amaigrissement ; rigidité du tronc et des membres ; aucun signe de putréfaction commençante ; le ventre est affaissé, non météorisé ; aucune trace de violences extérieures ; le visage est calme ; aucun liquide ne s'est écoulé de la bouche ou du nez. Le cerveau et ses membranes ne présentent aucune trace d'altération ; les vaisseaux ne contiennent que peu de sang mêlé de bulles gazeuses. Ce liquide n'offrit rien de particulier sous le rapport de sa couleur, de sa liquidité et des autres caractères physiques. La substance cérébrale est assez ferme, sans injection notable ; il en est de même du cervelet et de la moelle allongée ; un peu de sérosité limpide dans les ventricules latéraux. Tous les organes du ventre sont à l'état sain ; l'estomac et les intestins contiennent peu de gaz. L'utérus et ses dépendances sont aussi à l'état normal. Les poumons, parfaitement sains, n'offrent qu'un peu d'infiltration séro-sanguinolente dans leur partie postérieure ; résultat évident de la congestion mécanique qui a suivi la mort. Les plèvres ne renferment qu'une petite quantité de sérosité sanguinolente. Les cavités droites du cœur sont très-distendues, comme insufflées, de telle sorte qu'en les frappant avec le manche d'un scalpel, elles résonnent comme tous les organes creux gonflés d'air ; rien de semblable dans les cavités gauches, qui ne contiennent pas de sang. Les parois de l'oreillette et du ventricule droit furent à peine incisées, qu'elles s'affaissèrent, et nous vîmes que ces cavités ne contenaient qu'une très grande quantité de sérosité sanguinolente, à grosses bulles, plus rouge que le sang qui s'était écoulé des vaisseaux déjà ouverts. En détachant le cœur, dont le tissu n'était aucunement emphysémateux, il s'écoula des veines pulmonaires un sang noir, liquide, non spumeux, ne présentant, comme celui des vaisseaux cérébraux, aucune altération appréciable dans ses diverses qualités physiques. L'artère pulmonaire contenait une assez grande quantité de sang écumeux.

Des cas nombreux de mort subite survenue chez des femmes enceintes ou en couches, cas dans lesquels on a trouvé à l'autopsie des bulles d'air dans le système veineux, ont été également publiés par divers auteurs. Tantôt la mort est survenue après avoir été précédée de métrorrhagie, tantôt elle a eu lieu en dehors de cette circonstance.

Baudelocque rapporte que sur deux femmes mortes d'hémorrhagie utérine après l'accouchement, et qui furent ouvertes cinq ou six heures seulement après la mort, il a été trouvé des gaz dans le cœur et les gros vaisseaux.

M. le docteur Hervieux, dans un travail récent [1], rapporte, d'après le docteur Bessens, une observation de mort subite à la suite d'injection d'eau chlorurée dans la matrice, avec présence de gaz dans les veines et les cavités droites du cœur. Il s'agit, dans ce cas, d'une femme de trente-cinq ans, mère de trois enfants, et qui, atteinte d'une hémorrhagie utérine au

[1] De la présence des gaz dans le système circulatoire des femmes en couches. (Union médicale, numéros des 13 et 14 février 1864.)

cinquième mois d'une nouvelle grossesse, avorte le 10 octobre 1841 ; hémorrhagies répétées par rétention du placenta. Trois injections d'eau chlorurée dans la journée du 15 octobre, avec la précaution de priver la seringue des bulles d'air qu'elle pouvait contenir. Nouvelle hémorrhagie dans la nuit du 16 au 17 ; nouvelle injection d'eau chlorurée pratiquée avec le même soin que les précédentes. Aussitôt après, la malade se dresse sur son séant, les bras étendus, en criant : « J'étouffe ! » Mouvements convulsifs, état syncopal et mort soudaine, trois minutes après l'injection. A l'autopsie, le cœur, ouvert sous l'eau, laisse échapper une grande quantité de gaz ; celui-ci était surtout contenu dans les cavités droites. La veine cave inférieure et les différents vaisseaux qui s'insèrent au cœur contenaient aussi quelques bulles de fluide gazeux.

M. Moynier[1], dans un travail publié en 1858, raconte que le professeur Simpson a vu la mort arriver peu d'heures après la délivrance, à la suite d'hémorrhagies et d'alternatives de contraction et de relâchement de l'utérus ; on constata que l'air avait pénétré dans les veines de cet organe. Cet auteur rapporte, en outre, que le docteur Lever a vu trois cas dans lesquels il y eut hémorrhagie et mort peu d'heures après le travail. Dans tous ces cas, on trouva de l'air dans les veines de l'utérus et des autres parties du corps. Quant à la mort subite survenue dans

[1] Des morts subites. Paris, 1858.

l'état puerpéral, sans qu'on pût la rapporter au fait de l'hémorrhagie, elle a été observée également plusieurs fois. Les docteurs Henry Cordier et La Corbière en ont rapporté des exemples. Il en est de même du docteur Taylor, qui aurait vu une femme de trente ans, en travail pour mettre au monde son troisième enfant, mourir subitement pendant la rupture des membranes ; à l'autopsie, on trouva l'oreillette droite mince, transparente et distendue par de l'air. M. Moynier nous apprend encore, d'après le docteur Birmingham, qu'une jeune fille de vingt-deux ans, primipare, ayant perdu peu de sang, et paraissant aller parfaitement, se plaignit au bout de six heures d'oppression et de faiblesse, et expira en moins d'une heure. A l'autopsie faite cinquante heures après la mort, on trouva de l'air dans le cœur et les veines utérines[1].

Le docteur Lionnet, de Corbeil, a publié, en 1845, une observation analogue à la précédente, mais dans laquelle la mort a encore été plus rapide. Une jeune femme de vingt-sept ans, de taille ordinaire, fraîche, grasse, bien portante, mais très-impressionnable et sujette à des attaques d'hystérie, était au huitième mois de sa quatrième grossesse, lorsque, à la suite d'une grande frayeur, elle devint très-pâle, perdit à l'instant l'usage même de la parole ; la sage-femme qui devait l'accoucher lui fit prendre un bain de pieds, puis un bain entier, et l'aphonie persistant, le

[1] Moynier (*op. cit.*, p. 178).

docteur Lionnet fut appelé trois ou quatre heures après l'accident. Les mouvements et l'intelligence étaient libres ; la malade avait conservé sa gaieté et se faisait comprendre par signes ou en écrivant. Une saignée copieuse n'ayant pas ramené la voix au bout de cinq à six jours, on appliqua un large sinapisme à la région cervico-dorsale. La douleur fut si vive, qu'elle occasionna des mouvements convulsifs, mais cette fois la parole fut recouvrée. La grossesse continua sa marche naturelle ; les douleurs se déclarèrent vingt-trois jours après ; mais la jeune femme était pâle et faible. L'accouchement fut naturel ; l'enfant naquit mort. Trois heures après la délivrance, qui n'avait été suivie d'aucune hémorrhagie sérieuse, la malade était d'une pâleur extrême ; elle faisait à chaque instant des efforts de vomissement et respirait avec difficulté ; la vulve laissait échapper un petit suintement séreux. On introduisit la main dans la cavité utérine ; elle contenait peu de caillots : on y fit une injection froide. Pour cela, la malade fut placée sur un plan horizontal, l'aorte comprimée, non-seulement pour arrêter l'hémorrhagie, en supposant qu'elle eût lieu par rupture, mais surtout pour favoriser l'afflux du sang vers le cerveau et vers le cœur, dont les battements étaient irréguliers. On plongea les mains dans de l'eau chaude sinapisée ; on administra des boissons cordiales, une potion stimulante éthérée ; on fit extérieurement usage de l'ammoniaque et de frictions chaudes ; la malade se plaignait toujours d'étouffer : « De l'air ! de l'air ! disait-elle, ou je vais mourir ! » Et elle expira. A l'autopsie, on trouva dans le cœur quelques bulles d'air mêlées à une petite quantité de sang, plus abondantes à droite qu'à gauche ; il y avait aussi quelques bulles de gaz dans les veines cérébrales [1].

Le docteur Wintrich a vu chez une femme en couches l'expulsion de l'enfant et le décollement partiel du placenta être suivis de mouvements convulsifs de suffocation. A l'autopsie, on trouva de l'air dans le système veineux.

Des faits analogues ont été publiés à une époque plus récente par MM. Smith, de Wilchurch et Walfords.

En 1864, M. Hervieux [2] a rapporté un fait de métrorrhagie puerpérale suivie de pneumatose sanguine, très-bien observée, et qui a fait faire un grand pas à la question qui nous occupe. Cet observateur est le premier qui ait pris le soin de recueillir les gaz trouvés à l'autopsie et de les faire analyser.

Le 10 juillet 1863, une fille de vingt-deux ans, enceinte pour la seconde fois, entre à l'hospice de la Maternité et y accouche le même jour d'un enfant du sexe masculin. Expulsion du fœtus ; délivrance naturelle. Pas le moindre accident jusqu'au 20 juillet. Cette femme, d'une bonne santé antérieure et d'une forte constitution, se proposait et avait été désignée pour remplir les fonctions de nourrice. Le 20 juillet, les lochies ayant présenté une grande fétidité, on prescrit une injection dans l'utérus avec une infusion de camomille. Cette injection

[1] Journal de chirurgie de Malgaigne, 1845, t. III.
[2] *Op. cit.*

est confiée à une aide sage-femme et pratiquée avec tous les soins désirables. La seringue à injection, une fois chargée, est soigneusement privée d'air; on s'assure que le piston, remplissant exactement le calibre du corps de pompe, ne laisse passer au-dessous de lui aucune partie du liquide situé au-dessus. Le col utérin, étant encore largement ouvert, permet l'introduction libre de l'extrémité libre de la canule. La manœuvre est donc aussi simple, aussi méthodique que possible; elle ne donne lieu à aucune douleur appréciable. Le liquide injecté revient en exhalant une odeur infecte. Jusqu'au lendemain 21 juillet, point d'accidents, mais la fétidité des lochies persistant, on prescrit une nouvelle injection, laquelle est pratiquée à sept heures du soir avec le même liquide et les mêmes précautions que la veille. Cette injection est suivie d'un frisson avec claquement des dents, d'une perte de sang liquide, sans aucun mélange de caillots, et dont la quantité est évaluée approximativement à 750 grammes. Le seigle ergoté est administré et l'hémorrhagie ne tarde pas à s'arrêter. Dans le cours de cette même soirée, la malade, s'étant prise de querelle avec une de ses voisines pour un motif des plus insignifiants, se livre à tous les transports de la plus violente colère. Dans un état d'agitation impossible à décrire, elle pousse des cris effrayants qui mettent en émoi toute la maison. Les conseils, les remontrances, les prières des personnes qui s'empressent autour d'elle, rien ne peut la calmer. Cette colère effrénée prenant les proportions d'une crise nerveuse grave, on fait passer la malade dans les salles de l'infirmerie. L'opium est administré sous forme pilulaire, mais ce sédatif reste sans effet, et à minuit et demi la malade expire, en proie au paroxysme de la fureur la plus désordonnée.

Le 23 juillet, trente heures après la mort, M. Hervieux procède à l'autopsie. Le cadavre est frais, bien conservé, sans trace de putréfaction. Sachant que, dans certains cas de mort subite, après hémorrhagie utérine, on avait trouvé des gaz dans les cavités du cœur et dans les gros troncs vasculaires, ce médecin apporte un soin tout particulier à l'ouverture des cavités thoracique et abdominale. Les organes pectoraux étant mis à découvert, on constate que le volume du cœur paraît plus considérable que dans l'état normal; que cet organe est arrondi et comme distendu, qu'il cède facilement à la pression du doigt, mais qu'il revient à sa forme primitive, comme s'il contenait un fluide élastique. En présence de cette possibilité, on dissèque avec les précautions les plus minutieuses tous les vaisseaux qui émanent du cœur ou qui aboutissent, et sur chacun d'eux on applique deux ligatures dans l'intervalle desquelles on pratique ensuite la section du vaisseau. Le cœur est ainsi détaché de ses connexions sans avoir perdu une molécule des fluides qu'il pouvait contenir. — Les poumons sont parfaitement sains et ne présentent aucune trace d'emphysème et de congestion. — La masse intestinale ayant été écartée par une dissection attentive, on découvre le tronc de la veine cave inférieure, qui apparaît distendue comme par une injection anatomique; mais en touchant du doigt sa paroi externe, il est facile de sentir que cette distension est produite, selon toute apparence, par un corps gazeux. L'intention de cet observateur était de détacher la veine cave, comme on avait détaché le cœur, c'est-à-dire après avoir lié toutes les branches qui se rendent à ce tronc veineux. Malheureusement, le sujet étant réclamé, et l'heure de l'inhumation approchant, il ne put se livrer à la dissection longue et laborieuse qu'aurait nécessitée une telle opération. La pointe du scalpel ayant été portée sur la veine cave, le gaz qu'elle renfermait s'en dégagea en produisant un léger sifflement. Il n'avait pas la moindre odeur. Après la sortie du fluide aériforme, les parois de la veine s'affaissèrent complétement. Ouvert plus largement, le vaisseau laissa échapper un liquide noirâtre et spumeux, évidemment constitué par un mélange de sang et de gaz. Il importe de remarquer, dit M. Hervieux, que la distension de la veine cave par le fluide gazeux avait lieu dans toute son étendue, qu'elle commençait à l'oreillette droite pour s'arrêter au point où la veine cave reçoit les iliaques primitives. Celles-ci ne contenaient pas de gaz ; le sang qu'on y rencontrait n'était pas écumeux. Il en était de même des veines utéro-ovariques. La veine cave supérieure et toutes les veines qui y aboutissent, sous-clavières, jugulaires, etc., ne présentaient non plus aucune trace de gaz. Quant à l'utérus, il n'offrait nul vestige d'inflammation ou de suppuration. Le col, un peu mou et friable, était ecchymosé, mais ne contenait aucun point purulent. Après avoir lavé à plusieurs reprises la face interne de l'utérus, on aperçoit sur la partie de cette face qui correspond au fond de l'organe deux petites érosions, chacune du diamètre d'une tête d'épingle ; érosions auxquelles adhéraient encore de petits caillots d'un rouge vif par lesquels avait dû se faire l'hémorrhagie survenue dans la soirée du 21 juillet. Les trompes et les ovaires étaient dans un état d'intégrité parfaite. La boîte crânienne n'a pu être ouverte.

Le cœur est ensuite placé dans un seau, immédiatement au-dessous d'une éprouvette plongeant dans le liquide. Une incision sur le ventricule droit, qui est de beaucoup le plus distendu, de grosses bulles de gaz se dégagent et vont se loger dans la partie supérieure de l'éprouvette. Le ventricule gauche, incisé à son tour, fournit quelques bulles de gaz, mais en quantité beaucoup moindre que les cavités droites.

Le gaz reçu dans l'éprouvette est transvasé dans un flacon et confié, pour être analysé, à un chimiste distingué de l'École normale, M. Desleonet. Le résultat de l'analyse a été que 100 parties de gaz contenaient :

Oxygène.	7
Acide carbonique.	11
Azote.	82
Total.	100

Ces gaz sont, comme on le voit, ceux du sang ; leurs proportions relatives se rapprochent beaucoup de celles qu'on trouve dans le sang veineux pendant la vie. Nous verrons dans la deuxième partie de ce chapitre les conséquences que l'on a fait découler de cette analyse pour l'interprétation des phénomènes de physiologie pathologique qui se rattachent à l'étude de la pneumatose sanguine, survenant à la suite de métrorrhagies puerpérales.

Pour terminer l'exposition des faits et l'historique de la question, nous rapporterons une dernière observation appartenant à M. Durand-Fardel et communiquée par lui à l'Académie de médecine, dans la séance du 9 décembre 1851 [1].

Une dame de cinquante-six ans, d'une taille assez élevée, d'un embonpoint considérable, était venue à Vichy, accompagnant son mari, affecté de gravelle. Cette dame, en apparence très-bien portante, et qui se plaignait seulement quelquefois, non pas de palpitations de cœur, mais d'un peu de peine à respirer, voulut, comme beaucoup de personnes, prendre des bains et obtint une autorisation du médecin qui soignait son mari. Le 20 juillet, elle se rendit à l'établissement pour y prendre son second bain, à huit heures du matin. Elle était bien portante la veille, avait dîné comme d'habitude, avait bien dormi; elle avait eu seulement la respiration assez courte; elle fut même obligée de rester assise avant d'entrer au bain; une demi-heure après elle demanda à en sortir; elle se trouvait mal à l'aise, et lorsqu'elle se leva de sa baignoire pour changer de linge, elle parut agitée, se plaignit d'oppression; puis elle en sortit, se laissa choir sur une chaise, la respiration haletante, ne pouvant plus parler. Lorsque M. Durand-Fardel arriva, cinq minutes après, elle était morte. La face était parfaitement décolorée, la tête retombant sur la poitrine et vacillante, les lèvres violacées, les traits calmes, sans

[1] Durand-Fardel (Bull. de l'Acad. 1851-52, t. XVII, p. 214).

déviations, sans écume aux lèvres, les membres flasques et insensibles; absence complète du pouls et des bruits du cœur; pupilles dilatées et immobiles; conjonctives insensibles au toucher, etc. Bien que cet état laissât peu de doutes sur la cessation de la vie, la veine médiane basilique fut largement ouverte, et il s'en écoula en bavant un peu de sang, *non pas noir, mais violacé,* spumeux, c'est-à-dire accompagné de bulles de gaz d'inégal volume qui sortaient en même temps de la veine. Pendant plus d'un quart d'heure, M. Durand se livra à des tentatives inutiles, titillant la luette, portant de l'ammoniaque sur la pituitaire, etc. Pendant ce temps, il examinait la sortie du sang spumeux qui continuait à s'opérer de temps en temps sous l'influence des pressions exercées de bas en haut sur l'avant-bras. Une fois, ce jet s'élança avec force et persista pendant cinq ou six secondes, comme s'il eût été chassé par une bulle de gaz qui se serait dilatée dans l'intérieur du vaisseau; une petite quantité d'écume blanche se montrait alors aux lèvres.— A l'autopsie, pratiquée vingt-deux heures après la mort, voici ce qui fut constaté : pas de traces de putréfaction; quelques vergetures seulement sur les parties déclives du tronc et des membres; cœur très-volumineux ; cavités droites distendues par du sang entièrement liquide, violacé plutôt que noirâtre, comme sirupeux, très-spumeux. Les bulles de gaz qu'il renfermait étaient, les unes, très-nombreuses, grosses comme des têtes d'épingles; d'autres, plus rares, comme un pois. Lorsqu'on pressait sur le trajet des deux veines caves, le sang qui affluait dans l'oreillette droite était écumeux comme de l'eau de savon; les parois des cavités droites du cœur offraient une coloration violacée superficielle; cavités gauches absolument vides de sang et non colorées; ventricule gauche considérablement hypertrophié; pas d'altération des orifices du cœur, non plus que de l'aorte; tout le système veineux abdominal gorgé d'un sang violacé et spumeux, ou du moins des bulles nombreuses de gaz dans le sang de la veine splénique et de la veine porte. Poumons remplissant la poitrine, présentant un petit nombre d'adhérences, sans aucune trace d'emphysème. Coloration un peu rougeâtre au dehors, plus foncée intérieurement, où ils offraient les traces d'une congestion sanguine assez considérable, sans infiltration de sang; engouement spumeux, médiocrement abondant aux parties déclives; un peu de mucus blanchâtre et spumeux dans les bronches. Du côté des organes abdominaux, congestion sanguine assez considérable du foie, de la rate, des reins, et injection des veines de l'épiploon et du mésentère; épiploon fortement graisseux; estomac assez volumineux, contenant un demi-verre environ de mucus clair et incolore. Les intestins ne furent pas ouverts. Quantité moyenne de bile noirâtre et sirupeuse dans la vésicule; même degré de congestion sanguine de l'encéphale que pour les autres organes; un peu de sang liquide non spumeux dans les sinus de la dure-mère; cerveau et origine de la moelle épinière un peu injectés de sang; pas de gaz dans les vaisseaux.

Tels sont à peu près, dans leur ordre chronologique, les cas de pneumatose sanguine que nos recherches bibliographiques nous aient permis de rencontrer; nous allons essayer maintenant d'interpréter ces faits dans leur ensemble, d'expliquer les conditions qui régissent la production de la pneumatose sanguine et ses effets, ou, en d'autres termes, de rechercher l'origine des gaz trouvés dans le sang des individus dont les observations viennent d'être rapportées, les causes qui prédisposent à leur développement, la manière dont ils déterminent la mort; c'est ce qui fera l'objet des considérations suivantes.

Les causes qui déterminent la présence de gaz dans le sang sont assez difficiles à préciser; en rapprochant cependant tous les faits précédents, et en les examinant dans leur ensemble, on est frappé du nombre relativement considérable des cas où la mort est survenue chez des individus sujets à des accès de dyspnée, ou, chez d'autres, à la suite d'hémorrhagies abondantes et répétées, et particulièrement de métrorrhagies consécutives à l'accouchement. Ces causes semblent donc prédisposer à la pneumatose. Elles ne sont toutefois pas les seules; car on a vu la mort subite avec présence de gaz dans le sang, arriver chez un enfant atteint d'une rougeole à marche régulière (Ollivier d'Angers), chez lequel rien ne pouvait faire prévoir une issue funeste; on a vu ce même accident survenir chez des personnes en parfaite santé; on l'a vu enfin plusieurs fois chez des femmes en couches, sans qu'il y ait eu métrorrhagie.

Avant de rechercher par quel mécanisme est déterminée dans ces différentes circonstances la pneumatose du sang, nous devons d'abord exclure toute idée de décomposition de ce liquide ou des tissus des vaisseaux qui le contiennent, dans le temps qui s'est écoulé entre la mort et l'autopsie cadavérique. Cette doctrine de la décomposition du sang *post mortem* mise en avant par Moreau, le père, pour expliquer la présence des gaz trouvés, à l'autopsie, dans les vaisseaux de femmes mortes subitement après l'accouchement, ne nous paraît pas admissible. En effet, dans la plupart des faits que nous avons rapportés, nous avons vu les médecins qui les ont publiés dire que les sujets ne présentaient aucune trace de décomposition cadavérique. Dans tous ces cas l'autopsie a généralement été pratiquée peu de temps après la mort, huit, dix, vingt, trente heures au plus, quelquefois cinq ou six heures seulement. Or, n'est-il pas d'observation journalière qu'en dehors des maladies putrides, ou d'une température très-élevée de l'atmosphère, les cadavres se conservent bien plus longtemps sans s'altérer? D'ailleurs, si ces gaz étaient le produit d'une décomposition cadavérique, ne les rencontrerait-on pas plus souvent dans les autopsies? Enfin, en dehors de toute autre lésion, à quelle cause anatomique rapporter la sensation de suffocation constamment éprouvée par les malades au moment de la mort, et la rapidité de cette mort coïncidant avec la présence de gaz dans le cœur et les gros vaisseaux, si ce n'est à ces gaz eux-mêmes? Ces raisons sont, il nous semble, péremptoires, et nous espérons qu'il ne viendra maintenant à l'idée d'aucun de nos lecteurs de considérer les gaz en question comme le produit d'une décomposition du sang postérieure à la mort.

Etudions maintenant l'influence de certains troubles de la respiration, de la dyspnée sur la pneumatose.

Ces névroses de l'appareil respiratoire, maladies encore aujourd'hui si peu connues dans leur essence, constituent-elles une cause de la production de gaz dans le sang, ou ne seraient-elles pas plutôt un effet de la présence de ces gaz, qui, en reparaissant à des périodes déterminées, produiraient les accès. Cette question mérite d'être discutée. Certains faits observés chez l'homme, et les expériences pratiquées sur les animaux militent en faveur de cette hypothèse formulée pour la première fois par Nysten. En effet, la mort de la femme dont parle H. Grœtz avait été précédée de lipothymies, d'angoisses et des tourments de la suffocation; le malade du docteur de Jaër était asthmatique, et cet observateur dit avoir plusieurs fois rencontré une quantité notable de gaz dans le ventricule et l'oreillette de personnes mortes d'asthme convulsif; le malade dont parle Pechlin était sujet à des angoisses de poitrine; enfin, la dame dont M. Durand-Fardel a publié l'histoire se plaignait quelquefois de difficultés à respirer. D'autre part, d'après les expériences de Nysten, les injections, dans la veine jugulaire, d'un gaz non délétère, lorsqu'elles ne sont pas assez fortes pour produire la distension rapide du ventricule pulmonaire, donnent lieu à une orthopnée considérable, à des palpitations et à l'irrégularité du pouls, comme dans l'asthme convulsif. De Jaër, qui assista à ces expériences, trouva le plus grand rapport entre les résultats qu'elles présentaient relativement aux fonctions du cœur et des poumons et les symptômes des malades qui avaient succombé à un asthme essentiel dans le cœur desquels il trouva un gaz abondant.

En admettant, d'après les faits mentionnés plus haut, que la mort ait lieu à la suite de troubles graves du côté de la respiration, et que ces troubles soient déterminés par la présence de gaz dans le sang, il reste à déterminer comment ce gaz a pu se manifester dans le torrent circulatoire. Il n'y a que deux hypothèses pour expliquer le fait : ou bien, dans des conditions qui ne sont point encore déterminées, l'air passerait des vésicules pulmonaires dans le torrent circulatoire, ou, ce qui n'est pas plus démontré, par suite de circonstances tout à fait inconnues, les éléments du sang seraient insuffisants à dissoudre les gaz qui se trouvent normalement dans ce liquide ou qui s'y trouveraient en trop grande quantité ; en présence de ces faits qui demandent le contrôle du temps et de l'observation, l'hypothèse est permise ; mais peut-on admettre avec de Jaër, cité par Nysten, que l'asthme essentiel, qui naît sous l'influence d'une cause morale, et disparaît souvent aussi vite qu'il est venu, soit lié dans quelques cas à la présence de gaz dans le sang. C'est là, à notre sens, une opinion que rien ne justifie. Ce que l'on peut dire dans l'état actuel de la science, c'est que l'on a vu mourir un certain nombre d'individus avec des troubles graves de la respiration, et à l'autopsie on a manifestement constaté une grande quantité de gaz dans le sang.

Passons actuellement au deuxième ordre de causes que nous avons signalé ; l'influence des grandes hémorrhagies. Ici deux ordres de faits sont à distinguer :

Ceux où il y a eu mort subite, ou mieux une mort rapide, à la suite de métrorrhagies chez des femmes en couches ;

Ceux où elle a eu lieu à la suite d'hémorrhagies, mais en dehors de l'état puerpéral.

L'influence de la métrorrhagie sur la pneumatose sanguine a été très-bien discutée dans le mémoire récent de M. Hervieux ; aussi emprunterons-nous à cet observateur une partie des réflexions qu'il a présentées sur ce sujet.

La pénétration des gaz dans le sang par les sinus utérins, comme déterminant la pneumatose sanguine à la suite de métrorrhagie, est la théorie à laquelle se sont ralliés le plus grand nombre des auteurs qui ont étudié la question.

« En 1808, Le Gallois, dans le cours d'une longue suite d'expériences sur les animaux vivants, avait vu trois fois l'air pénétrer dans le système sanguin par les veines utérines et occasionner instantanément la mort des femelles[1]. » Nous avons précédemment cité le fait du professeur Simpson ; celui de Berry, de Birmingham, et signalé les trois cas du docteur Lever, où l'on trouve de l'air dans les veines utérines.

Amussat chercha à expliquer la pneumatose sanguine dans l'état puerpéral, par les mouvements respiratoires qui se font sentir jusque sur l'utérus à l'aide du flux et du reflux des intestins. « Si les vaisseaux de ses parois sont encore béants, on conçoit, dit-il, que l'aspiration de l'air puisse avoir lieu, comme au cou ; dès qu'une bulle est entrée, un grand nombre d'autres peuvent pénétrer rapidement et produire les mêmes phénomènes qu'au cou[2]. »

[1] Hervieux (*op. cit.*).

[2] Amussat (Recherches sur l'introduction du sang dans les veines, p. 241).

La condition d'être béants à laquelle sont soumis les sinus utérins après l'accouchement, permet de comprendre que, dans quelques cas, l'air puisse pénétrer dans ces sinus, témoins, d'ailleurs, les expériences de Le Gallois et les faits des auteurs précités. Quant à la théorie d'Amussat sur l'aspiration, elle est sans doute fort séduisante, mais elle n'a d'autre valeur que celle d'être une ingénieuse conception de l'esprit. Il est, en effet, parfaitement démontré, depuis les recherches de Bérard sur la pénétration de l'air dans les veines, que l'aspiration du thorax ne s'exerce guère sur le système veineux au delà des anneaux fibreux du diaphragme. Et d'ailleurs, cette théorie n'est nullement nécessaire pour expliquer l'introduction de l'air dans les sinus de la matrice, du moment que, dans les quelques heures qui suivent l'accouchement, leurs orifices béants sont en contact avec l'air que contient l'utérus encore dilaté. Mais, si la pneumatose par introduction de l'air dans les veines utérines a été observée quelquefois et peut être facilement expliquée sans invoquer la théorie de l'aspiration d'Amussat, elle est relativement rare, et elle ne saurait être admise en thèse générale. En effet, dans l'immense majorité des observations, il n'existait pas une bulle de gaz dans les sinus utérins; de plus, s'il est facile de comprendre, dans certains cas, la pénétration de l'air par ces sinus béants, immédiatement après l'accouchement, il est difficile, comme le fait remarquer M. Hervieux, d'admettre cette pénétration chez les malades qui ont franchi la première période de l'état puerpéral, malades dont le nombre est relativement assez considérable. Enfin, comment, dans la même hypothèse, expliquer la présence de ces gaz dans le cœur gauche et les artères, comme on l'a constaté plusieurs fois?

Et puis, si les gaz trouvés à l'autopsie provenaient toujours d'une introduction d'air dans les veines, ils devraient présenter la composition chimique de l'air atmosphérique; or, dans le fait de M. Hervieux, ils avaient la composition chimique des gaz du sang.

Une objection sérieuse peut être faite à la théorie de M. Hervieux. 1° Il n'a été fait qu'une seule analyse, et on ne peut point conclure d'une manière générale que la composition donnée par cette expérience sera toujours la composition des gaz trouvés après la mort. 2° Cette composition elle-même n'a pas toute la valeur qu'on pourrait lui attribuer, car, si l'on fait passer de l'air atmosphérique dans du sang veineux, le sang change de couleur, l'air atmosphérique perd une partie de son oxygène et prend une composition qui se rapproche de celle indiquée par le gaz examiné par M. Hervieux; ce gaz pourrait donc avoir été introduit mécaniquement et avoir changé de composition par son contact avec le sang veineux.

En résumé, la pneumatose sanguine peut, lorsqu'elle survient dans les premières heures qui suivent l'accouchement, dépendre d'une introduction de l'air dans les veines. Mais ces cas sont les plus rares, et, lorsqu'elle arrive après deux, trois, quatre jours, elle doit dépendre d'autres conditions.

L'hypothèse de l'introduction de l'air par les vaisseaux pulmonaires a été aussi invoquée pour rendre compte du mécanisme de l'affection que nous étudions.

Méry[1] exprimait dès l'an 1707, d'après les expériences faites sur les animaux vivants, l'opinion que l'air atmosphérique pouvait passer en nature, des dernières ramifications bronchiques dans les veines pulmonaires et de là, dans les artères, se mêler intimement au sang. Bichat adoptait la même doctrine. Le docteur Rerolle[2] qui, dans sa thèse inaugurale, rapporte deux observations de pneumatose que nous avons résumées plus haut, se partage entre la théorie de l'introduction de l'air par les veines pulmonaires et celle de la pénétration par les veines utérines. Son travail est basé non-seulement sur les faits cliniques, mais encore, avons-nous dit plus haut, sur des expériences faites sur des chiens. Il faisait périr ces animaux en leur ouvrant les veines crurales. Les deux premières expériences ont été pratiquées à l'air libre, et, à l'autopsie, l'expérimentateur trouva du gaz dans les cavités du cœur, les gros troncs veineux, et surtout les petites veines. La troisième expérience a été pratiquée sous l'eau ; elle a fourni les mêmes résultats.

Les expériences que nous avons faites pour vérifier les propositions principales avancées par ce médecin, ne nous ont pas conduit aux même conclu-

[1] Mém. de l'Acad. des sc., 1707.

[2] Thèses de Paris, 1832.

sions ; nous ferons ressortir plus loin les motifs de notre divergence.

Ces expériences sont au nombre de quatre :

1re EXPÉRIENCE. — Le 18 avril, l'artère carotide primitive gauche d'un chien de taille moyenne, après avoir été préalablement dénudée dans une étendue de 2 centimètres environ, est ouverte dans la moitié de la lumière du vaisseau : le sang jaillit à 1 mètre de distance environ. Un stylet est promené de temps en temps sur la plaie artérielle et introduit dans l'artère, pour empêcher la formation d'un caillot obturateur et l'arrêt de l'écoulement sanguin. Au bout de trois minutes, la respiration commence à se ralentir ; quatorze minutes après le début de l'opération, déjection des urines et des matières fécales, convulsions des muscles locomoteurs ; enfin résolution complète de l'animal, arrêt définitif de l'écoulement de sang, et mort dix-neuf minutes après l'ouverture de l'artère.

L'autopsie est pratiquée immédiatement après la mort ; la dissection est commencée par les veines crurales, iliaques et leurs branches afférentes, puis continuée en remontant vers le cœur. Les veines mésentériques, rénales, cave inférieure, dans l'abdomen, ne contiennent pas une seule bulle de gaz ; il en est de même du système de la veine porte. En ouvrant la cavité thoracique, l'élève qui pratiquait devant nous l'autopsie pique, par mégarde, la veine cave inférieure au niveau du diaphragme ; celle-ci se vide presque entièrement du sang qu'elle contenait. La veine cave supérieure, les veines pulmonaires, les veines jugulaires et leurs branches afférentes sont successivement disséquées. On y trouve çà et là quelques bulles de gaz disséminées ; on en trouve aussi quelques-unes dans les veines du cerveau. Les poumons sont exsangues et complétement affaissés ; ils ne crépitent nullement sous le doigt qui les presse ; leur parenchyme est comme carnifié ; on dirait, par l'aspect qu'ils offrent, des poumons d'enfant qui n'a jamais respiré. Jetés dans l'eau, ils surnagent incomplétement. Les cavités du cœur sont successivement ouvertes; chacun des ventricules contient un caillot sanguin; ces caillots ne sont nullement emphysémateux.

Après cette expérience, nous crûmes un instant à la présence de l'air dans le système veineux des chiens qui périssent d'hémorrhagie; mais, après les trois expériences suivantes, où nous n'avons pas trouvé une seule bulle, nous dûmes changer d'avis. Il est probable que, chez ce premier animal, les gaz s'étaient introduits dans la veine cave après la mort, par suite de la piqûre qui a été faite par notre aide, au niveau du diaphragme. Cette expérience doit donc être considérée comme très-douteuse, sinon complétement rejetée. Cependant il n'était pas inutile de la rapporter ici; elle prouve avec quelle facilité on peut se méprendre dans les recherches physiologiques de ce genre.

2me EXPÉRIENCE. — Le 20 avril, l'artère fémorale d'un chien noir, de taille moyenne, est mise à nu et ouverte dans la moitié de la lumière du vaisseau. Le sang jaillit avec une force considérable, et un aide muni d'un stylet s'oppose à la formation d'un caillot obturateur. Au bout de treize minutes, l'hémorrhagie s'arrête pour ne plus reparaître, malgré tous les efforts tentés pour la reproduire. L'animal pousse quelques cris plaintifs et meurt dix minutes après l'arrêt de l'écoulement sanguin, c'est-à-dire vingt-trois minutes après le début de l'opération. Cette fois, l'autopsie est faite avec un soin minutieux; il n'est pas coupé, dans la dissection, une seule veinule, qu'un fil à ligature n'y soit placé avant la section. Tout le système veineux des membres inférieurs, de l'abdomen, du thorax, des membres supérieurs, du cou et de l'encéphale est mis à nu; il n'y existe pas une seule bulle de gaz; les cavités cardiaques contiennent des caillots comme dans le cas précédent. Ces caillots ne sont point emphysémateux. Tous les tissus sont remarquablement décolorés; les poumons sont complétement affaissés et présentent exactement les mêmes particularités que chez l'animal qui a fait l'objet de notre première expérience.

Ici il n'existait donc pas une seule bulle de gaz dans le système sanguin. Le lecteur remarquera qu'il n'y a pas eu cette fois de piqûre ou de déchirure veineuse commise par la maladresse de l'opérateur qui a pratiqué la dissection; que, au contraire, avant de couper les veinules qu'on ne pouvait respecter pour enlever les masses de tissu cellulo-graisseux qui entourent les troncs vasculaires, on a eu soin de les isoler et de les lier entre le cœur et la section.

3me EXPÉRIENCE. — Le 25 mai, les vaisseaux fémoraux des deux côtés, artère et veine, sont dénudés sur un jeune chien de taille moyenne, dans une étendue de 2 centimètres environ, puis, comme dans la troisième expérience de Rérolle, l'animal, les pattes de devant solidement liées ensemble, est plongé dans un bain d'eau tiède, où on lui ouvre la veine crurale gauche; un aide surveille attentivement l'écoulement sanguin, qui s'arrête au bout de huit minutes; la veine crurale droite est alors ouverte, également sous l'eau; le sang en coule avec abondance, mais il s'arrête au bout de douze minutes; on ouvre alors l'artère crurale gauche; l'animal, après avoir eu quelques convulsions des muscles locomoteurs, succombe au bout de trente-quatre minutes. Avant de le retirer de la cuve où il est placé, deux sondes cannelées sont posées entre le cœur et les plaies faites aux vaisseaux, de manière à comprimer ces derniers et à empêcher l'air de s'y introduire; immédiatement après la sortie de l'animal, on les lie des deux côtés. L'autopsie est ensuite pratiquée, en ayant soin, comme dans l'expérience précédente, de lier toutes les veinules avant de les couper; le système veineux est mis à nu dans toute son étendue. Ici on aperçoit à travers les parois des gros vaisseaux veineux des vésicules arrondies, que l'on fait cheminer, au moyen du manche du scalpel, de la périphérie vers le cœur; ces vésicules ressemblent assez à des bulles d'air. Des ligatures sont ensuite posées sur la veine cave inférieure, près du diaphragme, sur la veine cave supérieure, les veines pulmonaires, l'artère pulmonaire et l'aorte; puis des incisions sont pratiquées entre ces ligatures et la périphérie, et les viscères, séparés des parties auxquelles ils tiennent, sont transportés sous l'eau. Les oreillettes et les ventricules, les veines caves et l'aorte, l'artère pulmonaire et les veines du même nom, sont ouverts successivement : il ne s'en dégage pas la moindre bulle de gaz; seulement, à la surface de l'eau, on voit des vésicules graisseuses jaunâtres, qui ne sont autres que celles vues par transparence dans les veines de l'animal. Les poumons sont exsangues et affaissés; coupés, ils laissent dégager quelques bulles fines et peu abondantes de gaz.

4me EXPÉRIENCE. — Dans notre quatrième expérience, nous avons procédé exactement de la même manière; seulement, pour faire périr l'animal après avoir ouvert les deux veines crurales sous l'eau, il fallut ouvrir non-seulement une, mais les deux artères crurales. Le cœur ouvert, ainsi que les gros vaisseaux, comme dans l'expérience précédente, ne laissa dégager la moindre bulle gazeuse.

Il ressort de ces expériences que, chez les animaux qui périssent d'hémorrhagie, il n'y a point, comme le pensait M. Rérolle, présence de gaz dans le sang.

Les résultats obtenus par cet expérimentateur, les erreurs qu'il nous semble avoir commises, tiennent probablement à ce qu'il n'a pas pris le soin de lier les vaisseaux immédiatement après la mort des animaux, et à ce que l'air s'y est introduit, c'est ce qui ressort du moins de notre première expérience, où, la veine cave inférieure ayant été blessée à l'autopsie, on a trouvé des bulles gazeuses dans le système veineux de la partie supérieure du corps.

Des considérations dans lesquelles nous sommes entré, il résulte que, si l'on rencontre quelquefois chez l'homme mort d'hémorrhagie, des gaz dans le système sanguin, ceux-ci ne doivent pas toujours être considérés comme le résultat de la déplétion du système vasculaire, mais quelquefois comme une lésion spéciale du fluide sanguin survenue sous l'influence d'une autre cause. Cette cause, elle siége probablement dans le sang lui-même; c'est peut-être une altération de ce fluide, altération qui détermine généralement des hémorrhagies, quelquefois la pneumatose, d'autres fois l'hémorrhagie et la pneumatose simultanément. En d'autres termes, les gaz de la pneumatose ne sont point dus toujours à un phénomène mécanique d'introduction de l'air par les veines ou par la voie pulmonaire, mais à la mise en liberté des gaz normaux du sang, à un développement spontané de gaz dans le torrent circulatoire. Cette doctrine, à laquelle on arrive par exclusion, offre, dit M. Hervieux, l'avantage d'être applicable sans tiraillements, sans effort, à tous les cas sans exception. C'est celle qu'admet ce médecin; c'est aussi celle qui avait été admise dans ces derniers temps par M. Durand-Fardel; c'est aussi celle à laquelle nous serions disposé à nous rallier nous-même. Mais dans une étude aussi délicate que celle-là, où l'on peut rencontrer tant de causes d'erreurs, nous pensons qu'il faut être réservé avant de conclure; nous espérons que les faits consignés dans ce travail attireront l'attention sur ce sujet, si intéressant au point de vue physiologique et médico-légal.

Les gaz de la pneumatose, comme le démontrent les faits consignés plus haut, occupent plus particulièrement le système veineux; on les a surtout rencontrés dans le ventricule et l'oreillette droits, l'artère pulmonaire, les veines caves supérieure et inférieure et leurs branches afférentes. Le système artériel en contient cependant aussi quelquefois : c'est ainsi qu'on en a trouvé dans le ventricule et l'oreillette gauche, les artères de la tête et du cou.

Quant à la manière dont arrive la mort, elle a été expliquée de différentes façons; et, comme le font remarquer les auteurs du *Compendium de chirurgie*, aucune des hypothèses émises à ce sujet n'est absolument satisfaisante. Bichat admettait que les fonctions du cerveau sont enrayées parce que des bulles d'air, au lieu de sang pur, abordent cet organe. Pour Nysten, les cavités droites du cœur sont paralysées par la distension que leur fait subir l'air qu'elles renferment. D'après M. Mercier, l'air contenu dans l'artère pulmonaire et ses ramifications donne au sang avec lequel il se mélange, une viscosité, une spumosité qui s'opposent à ce qu'il puisse circuler librement dans les capillaires pulmonaires. Enfin, pour Gerdy, l'air, ne pouvant plus sortir du cœur, est obligé de passer dans l'artère pulmonaire, d'interrompre entièrement, et dans une étendue considérable, par sa présence, le cours du sang, et de priver les poumons, et peut-être d'autres organes comme le cœur même, de la quantité de sang indispensable à la vie.

S'il nous était permis de formuler une opinion sur ce point, les théories de Nysten et de M. Mercier sont celles qui nous paraissent le plus rationnelles. Le sang mêlé d'une grande quantité d'air, distendant le ventricule droit, paralyse son action ; l'artère pulmonaire distendue par du sang aéré ne réagit plus sur ce liquide pour le faire cheminer dans les capillaires pulmonaires. D'un autre côté, le ventricule gauche, comprimé par le ventricule droit, est plus ou moins troublé dans son action ; il cesse d'envoyer au cerveau le sang nécessaire à son excitation ; la mort arrive donc à la fois par arrêt de la circulation cérébrale et par arrêt de la circulation pulmonaire.

CHAPITRE III

PNEUMATOSE GASTRO-INTESTINALE.

I. La pneumatose gastro-intestinale désigne le météorisme et la tympanite. Le premier est constitué par le développement des gaz intestinaux qui distendent modérément l'abdomen, surtout aux hypochondres. Le météorisme s'observe dans diverses maladies, dans la fièvre typhoïde, dont il est un symptôme. Quand la quantité des gaz et la tension des parois abdominales sont telles, que la percussion donne un son analogue à celui d'un tambour, la pneumatose prend le nom de tympanite, et, bien qu'elle soit généralement le symptôme d'une autre affection, elle semble constituer, par ses effets morbides, une maladie particulière, grave quelquefois.

II. *Siége et nature des gaz du tube digestif.* — L'estomac, pendant la digestion stomacale, ne renferme ordinairement pas de gaz. Les expériences physiologiques faites sur les animaux le démontrent et autorisent à conclure au même résultat pour l'homme. En ouvrant sous l'eau l'estomac d'un supplicié, on ne recueille généralement pas de gaz, quelques bulles exceptées pourtant. Les éructations sont rares pendant le repas; mais dans l'intervalle des repas, l'estomac est quelquefois distendu par des gaz qui donnent à la percussion un son clair, le son stomacal. C'est un état morbide passager, source de pénibles sensations, et que les éructations soulagent et font cesser.

Les gaz occupent ordinairement l'iléon, le cœcum, le côlon, et surtout le côlon transverse; sous l'influence de certaines conditions morbides, les différentes parties du tube digestif sont le siége de productions gazeuses. Dans l'hystérie, l'estomac est parfois distendu par des gaz dont l'abondance est telle, qu'ils provoquent des éructations pendant plus d'une heure. Quelquefois, dans cette affection, les gaz se trouvent emprisonnés entre deux coarctations spasmodiques de l'intestin. La portion intermédiaire distendue simule une tumeur rénittente, tumeur qui suit les déplacements de la masse intestinale, ou qui, en changeant de place, suivant la mobilité du spasme, occupe des portions différentes de l'intestin.

Les gaz que l'analyse démontre dans le tube digestif sont au nombre de six : l'azote, l'acide carbonique, l'hydrogène, l'oxygène, l'hydrogène carboné et l'hydrogène sulfuré. Van Helmont [1] avait entrevu la nature de ces gaz, en remarquant que ceux qui viennent de l'estomac éteignent la flamme d'une bougie, et que ceux qui sont rendus par l'anus brûlent en irisant la flamme. Jurine [2], en 1789, avait constaté la présence de l'azote, de l'acide carbonique, des hydrogènes sulfuré et carboné. Vauquelin [3] avait retrouvé ces

[1] Ortus medicinæ, in-4°, p. 431. Amstelod., 1652.

[2] Mémoires de la Société de médecine, t. X, p. 77.

[3] Mémoires du Muséum, 1817, t. III, p. 279.

quatre gaz dans le tube digestif de l'éléphant mort, en 1817, au Jardin des Plantes. Les analyses de Magendie et de M. Chevreul [1], faites sur les suppliciés, ont donné les résultats suivants : l'oxygène n'a été rencontré que dans l'estomac et chez un seul supplicié ; l'acide carbonique et l'hydrogène dominaient dans l'intestin grêle et le gros intestin. L'azote s'y trouvait aussi dans une forte proportion. Il se rencontrait également dans l'estomac, ainsi que l'acide carbonique, dont la quantité allait en augmentant de l'estomac au rectum. Jurine avait donné une proportion inverse. L'hydrogène proto-carboné figure seulement parmi les gaz du gros intestin, dans l'analyse de M. Chevreul.

Elle n'a révélé des traces d'hydrogène sulfuré que dans la dernière portion de cet intestin. Voici, dans leurs détails, les résultats de l'analyse faite par M. Chevreul des gaz contenus dans le tube digestif de trois suppliciés. Chez un seul, l'estomac en contenait une quantité suffisante pour l'analyse. Il y avait sur 100 parties :

Oxygène	11,00
Acide carbonique	14,00
Hydrogène pur	3,55
Azote	71,45
	100,00

Chez un sujet de vingt-quatre ans, qui, deux heures avant son supplice, avait mangé du pain et

[1] Magendie, Précis élémentaire de physiologie, t. II, p. 89 et suiv.

du fromage de Gruyère et bu de l'eau rougie, l'intestin grêle contenait, sur 100 parties :

Acide carbonique..	24,39
Hydrogène pur	55,53
Azote	20,08
	100,00

Le gros intestin, sur 100 parties :

Acide carbonique..	43,50
Hydrogène carboné et quelques traces de l'hydrogène sulfuré	5,47
Azote	51,03
	100,00

Chez un autre sujet de vingt-trois ans, ayant fait le même repas et exécuté en même temps que le premier, l'intestin grêle offrait sur 100 parties :

Acide carbonique..	40,00
Hydrogène pur..	51,15
Azote..	8,85
	100,00

Le gros intestin, sur 100 parties :

Acide carbonique..	70,00
Hydrogène pur et hydrogène carboné.	11,60
Azote..	18,40
	100,00

Le troisième supplicié, âgé de vingt-huit ans, avait mangé, quatre heures avant son exécution, du pain, du bœuf, des lentilles, et avait bu un verre de vin rouge. L'analyse fournit pour l'intestin grêle :

Acide carbonique.	25,00
Hydrogène pur	8,40
Azote	66,60
	100,00

Pour le cœcum :

Acide carbonique.	12,50
Hydrogène pur.	7,50
Hydrogène carboné.	12,50
Azote.	67,50
	100,00

Pour le rectum :

Acide carbonique.	42,86
Hydrogène carboné.	11,18
Azote.	45,96
Quelques traces d'hydrogène sulfuré.	
	100,00

Constatés par l'analyse chez des sujets frappés de mort violente, ces résultats sont-ils l'exacte expression du développement des gaz dans l'état de santé? Les proportions de ceux-ci ne sont-elles pas altérées par les conditions qui nous échappent; c'est ce que la divergence de ces analyses nous conduit à admettre.

Le tableau suivant [1] met en relief le siége et les proportions de ces différents gaz.

[1] Béclard (Traité de physiologie, p. 133; 4me édit., 1862).

SUR 100 PARTIES.	ESTOMAC. Chevreul et Magendie.	INTESTIN GRÊLE. Chevreul et Magendie.	GROS INTESTIN. Chevreul et Magendie.	GAZ rendus par l'anus. Marchaud.
Azote.	71,45	20,08	51,03	14,00
Oxygène.	11,00	»	»	»
Acide carbonique. .	14.00	24,39	43,50	44,50
Hydrogène	3,55	55,53	»	25,00
Hydrogène carboné.	»	»	5,47	15,50
Hydrogène sulfuré .	»	»	»	1,00

Les résultats des recherches de M. Chevillot [1] sur les gaz de l'estomac et des intestins de l'homme à l'*état de maladie* doivent être accueillis avec une extrême réserve. Suivant la remarque de P. Bérard [2], « cet auteur, qui se proposait de traiter des gaz du tube digestif dans les différentes maladies de l'homme, n'a par le fait étudié que les gaz des cadavres de gens ayant succombé à diverses affections, ce qui est fort différent. »

De ses longues et patientes recherches, M. Chevillot tire les conclusions suivantes :

« 1° Que dans l'état de maladie, on n'a rencontré que trois espèces de gaz dans le tube digestif de l'homme ;

« 2° Que l'azote se trouve en plus grande quantité chez l'homme mort de maladie que chez l'homme sain; ce qui, dans plusieurs cas, est l'inverse pour l'acide carbonique ;

[1] Recherches sur les gaz de l'estomac et des intestins de l'homme, à l'état de maladie ; Thèses de Paris, 1833.

[2] Cours de physiologie, 1849; t. II, p. 484.

« 3° Que le gaz carbonique va généralement en augmentant dans le tube digestif de l'homme à l'état de maladie, à la température de 11 à 21 degrés, et qu'il va en diminuant à celle de 2 à 3 degrés;

« 4° Que chez les sujets adultes, la quantité de gaz hydrogène est plus considérable à la température de 11 à 16 degrés qu'à celle de 1 à 6, tandis que l'inverse a lieu, chez les vieillards, dans les mêmes conditions de température;

« 5° Enfin, que l'hydrogène est plus abondant dans l'intestin grêle que dans l'estomac et le gros intestin, et que, par conséquent, il ne va pas en augmentant vers ce dernier, comme on l'avait dit jusqu'à présent. »

Nous le répétons encore, le résultat de toutes ces analyses aurait besoin d'être vérifié de nouveau. L'état des cadavres sur lesquels ces gaz ont été recueillis et la nature des maladies doivent avoir une grande influence sur leur composition.

III. *Origine des gaz du tube digestif.* — L'origine des gaz du tube digestif est encore une question obscure qui touche à la physiologie et à la pathologie. Ces gaz, qui se produisent depuis le pylore jusqu'à l'anus, pendant le travail de la digestion, comme dans l'état de jeûne, proviennent-ils des matières ingérées, des produits sécrétés, ou sont-ils sécrétés ou exhalés eux-mêmes par la muqueuse intestinale ? La sécrétion gazeuse de l'intestin n'a pas été démontrée; elle n'est admise que par induction. Comme la peau et la vessie natatoire des poissons, la membrane intestinale exhalerait des gaz. Ceux-ci auraient leur source dans le sang. Or, ainsi que nous l'avons démontré, le sang renferme, à l'état de dissolution, de l'oxygène, de l'acide carbonique et de l'azote. Deux de ces gaz se rencontrent dans toute l'étendue du tube digestif; l'oxygène ne se trouve que dans l'estomac. L'hydrogène et les hydrogènes carboné et sulfuré n'existant pas dans le sang, il faut les rapporter à une autre source. La nature différente des gaz suivant les différentes portions du tube digestif s'accorde mal avec la théorie de la sécrétion ou de l'exhalation. Tout en restreignant l'importance du fait, on ne peut en nier complétement l'existence; et, dans ces cas de tympanite rapidement développée qu'offre l'hystérie, on incline fortement et naturellement à rapporter à la sécrétion la production des gaz.

L'hydrogène pur et les hydrogènes carboné et sulfuré ne peuvent non plus provenir du dehors, l'atmosphère ne pourrait les fournir, comme aussi l'acide carbonique, dans les proportions que présentent ces gaz dans l'intestin. L'oxygène et l'acide carbonique contenus dans l'estomac ne semblent pas dus à l'air qui y aurait pénétré avec les aliments et les boissons, car pendant la digestion l'estomac ne renferme pas de gaz. Ce n'est qu'accidentellement que de l'air arrive dans les intestins, par le fait de la déglutition.

Des matières recueillies dans l'intestin et laissées quelque temps dans une étuve, à la température du corps, donnent les mêmes gaz que ceux qu'on retrouve dans l'intestin[1]. D'après Magendie[2], et d'après Leuret et Lassaigne[3], il se dégage des gaz par le fait de la réaction du chyme avec la bile et le suc pancréatique. Si, après avoir ouvert le ventre d'un animal, on comprend entre deux ligatures une portion de l'intestin grêle, cette portion se distend par la pression des gaz qui s'y développent. Suivant Leuret et Lassaigne, le fait ne se produirait plus dans l'iléon. A l'état normal comme à l'état pathologique, les gaz du tube digestif proviennent souvent des réactions qu'exercent les unes sur les autres les matières qui y sont contenues. L'origine de chacun de ces gaz est loin d'être déterminée d'une manière précise. On ne peut, à cet égard, arriver qu'à des inductions et à des probabilités. Les fermentations organiques, dont il faut exclure la fermentation alcoolique, qui ne semble pas se produire dans les voies digestives, donnent naissance à de l'hydrogène et à de l'acide carbonique. Les acides du suc gastrique, en présence des carbonates des aliments, dégagent de l'acide carbonique. La décomposition des sulfates au contact des matières organiques explique les traces d'hydrogène sulfuré que présente le gros intestin. L'origine de l'hydrogène carboné qui s'y rencontre est beaucoup plus obscure.

[1] Chevillot (Recherches sur les gaz de l'estomac et des intestins de l'homme, à l'état de maladie. Thèse, 1833).

[2] Précis élémentaire de physiologie, t. II, p. 118.

[3] Recherches physiolog. et chim. sur la digestion, 1825, p. 152.

Certains aliments dégagent, à la suite des réactions qui se passent dans le tube digestif, plus de gaz que d'autres, et ce dégagement, variable suivant les prédispositions individuelles, peut augmenter jusqu'à produire un état morbide que favorisent des causes diverses dont l'action est directe sur la membrane gastro-intestinale, ou indirecte par l'intermédiaire du système nerveux.

Les sécrétions intestinales, le mucus, la bile, le suc pancréatique peuvent-ils, sans le concours des aliments, dégager des gaz par leurs propres réactions? On est porté à le croire en présence du météorisme que l'on constate dans des maladies où l'abstinence est prolongée. Le fait n'est pas démontré; il serait établi, si l'on avait reconnu l'existence de gaz dans le tube digestif des enfants mort-nés. La présence de gaz chez le fœtus ne repose que sur des assertions comme celle de Baumès [1] : « Des enfants viennent quelquefois au monde avec des gaz ou des vents, en assez grande quantité, dans les voies gastriques. Le ventre est ballonné; ces gaz se font ordinairement jour par l'anus, avec, avant ou après l'issue du méconium. »

IV. *Etiologie.* — Les causes de la pneumatose gastro-intestinale sont très-nombreuses; elles varient suivant que le météorisme et la tympanite sont idiopathiques ou symptomatiques; elles sont prédisposantes ou déterminantes.

[1] Traité des maladies venteuses, p. 13. Paris, 1837; in-8°.

Les causes prédisposantes sont le tempérament nerveux et toutes les influences physiques et morales qui le mettent en jeu ; des névroses générales comme l'hystérie et l'hypocondrie ; des névroses locales, comme la gastralgie et l'entéralgie ; la chloro-anémie, où les manifestations nerveuses sont fréquentes et diverses. Dans les affections nerveuses où le gonflement abdominal est souvent si rapide et si prononcé, les gaz proviennent, sans doute, d'une modification morbide des sécrétions, sous l'influence des troubles nerveux dont sont affectés le pneumo-gastrique et le grand sympathique. L'action des causes prédisposantes est marquée surtout dans la tympanite idiopathique. Dans cette forme, les causes déterminantes sont : la déglutition de l'air qui peut pénétrer avec un liquide comme dans l'action de humer, ou seul par un mode particulier de déglutition dont beaucoup de personnes ont la faculté, et qui peut être employé pour simuler une tympanite réelle ; l'ingestion de certains aliments, comme les choux, les fèves, les haricots, les pois, les lentilles, les navets, les raves, les betteraves, les châtaignes, les fruits rouges, les raisins, les fécules, la gélatine, etc., etc. ; l'ingestion de certains médicaments, des purgatifs, des drastiques surtout, ainsi que Sydenham en rapporte un exemple frappant chez une femme hydropique[1]. Cette cause appartient à la tympanite idiopathique, parce que la mem-

[1] T. Sydenham (trad. par Jault, 1816 ; t. II, p. 214, 215).

brane muqueuse intestinale est saine, mais elle forme la transition à la tympanite symptomatique où la muqueuse est lésée par un agent venu du dehors. Dans cette forme, en effet, les causes proviennent d'une altération des membranes du tube digestif ou d'un obstacle mécanique situé sur le trajet de celui-ci. D'après Fodéré[1], les poisons caustiques tels que l'arsenic, le sublimé corrosif, le vert-de-gris, etc., quoique ingérés en petite quantité et ne contenant aucun gaz, en produisent cependant avec promptitude d'énormes dégagements. Des affections générales avec lésions spéciales du tube digestif, comme la dothiénentérie, la dyssenterie, le choléra, comptent le météorisme au nombre de leurs symptômes.

Les causes dues à des obstacles qui s'opposent à la libre sortie des matières et des gaz contenus dans l'intestin, peuvent être divisées suivant que ces obstacles proviennent d'altérations primitives des membranes intestinales ou qu'ils siégent à l'intérieur ou à l'extérieur du conduit, avec ou sans lésions consécutives de ses parois. L'hypertrophie du tissu cellulaire sous-muqueux de l'intestin, les brides cicatricielles qui succèdent quelquefois à l'entérite chronique, les polypes, les tumeurs cancéreuses, sont autant de causes de flatuosités et de tympanite. La gangrène d'une portion du tube alimentaire détermine également le météorisme. Les autres obstacles siégeant

[1] Essai théorique et pratique de pneumatologie humaine, p. 51. Strasbourg, 1829, in-8°.

à l'intérieur de l'intestin sont des corps étrangers venus du dehors, des concrétions, des amas de matières fécales, des pelotons de vers, l'invagination intestinale. Les obstacles extérieurement situés appartiennent aux nombreuses variétés de l'étranglement interne. Loin de s'exclure, ces diverses causes peuvent se réunir et s'aggraver en se groupant. Un obstacle venu du dehors complique une lésion de l'intestin, comme dans un cas de distension mortelle des intestins par les gaz, rapporté par Moreau (de Vitry-le-Français), où sept noyaux de cerises avaient obstrué le tube digestif, précédemment affecté de rétrécissement[1].

V. *Symptomatologie.* — La pneumatose gastro-intestinale se complique des symptômes des affections auxquelles elle est liée. En éliminant ces derniers signes, il en reste un certain nombre d'autres qui lui appartiennent en propre, et qui, lorsqu'elle atteint un certain degré, qu'elle soit idiopathique ou symptomatique, constituent une maladie qui possède ainsi sa symptomatologie et réclame un traitement particulier.

Le développement morbide des gaz dans le tube digestif produit des effets mécaniques et se traduit par des signes extérieurs, des symptômes généraux et des troubles sympathiques. L'abdomen est distendu à l'épigastre et vers les hypochondres, et présente vers l'ombilic une forme arrondie et saillante. L'accumu-

[1] Bibliothèque médicale, août 1817.

lation plus grande des gaz dans le côlon transverse, la résistance moindre des parois abdominales, à la partie antérieure, expliquent la forme que prend le ventre. Le caractère de cette dilatation est de rester constamment la même, quelle que soit l'attitude du malade. Si la tympanite n'est pas trop prononcée, on voit se dessiner sous la peau des bosselures, lorsque l'intestin entre en contraction. Si, au contraire, la distension est extrême, la tympanite simule l'ascite. Les gaz contenus entre deux coarctations de l'intestin produisent une tumeur ovoïde, arrondie, rénitente, qui soulève la paroi abdominale. Ces tuméfactions circonscrites sont mobiles et changent d'elles-mêmes de place.

La forme que prend le ventre dans certains cas de tympanite liée à une maladie chirurgicale, comme un étranglement interne ou une hernie, peut indiquer jusqu'à un certain point le siége de l'obstacle. La forme du ventre indiquera si l'accumulation du gaz a plus particulièrement lieu dans l'intestin grêle ou le gros intestin.

La palpation fait juger de la résistance élastique de ces tumeurs gazeuses; elle y détermine du gargouillement, si des liquides y sont mêlés aux gaz. La résistance des parois abdominales varie avec le développement des gaz ou le degré de la tympanite. La douleur à la pression est un signe douteux, en ce qu'il appartient surtout aux maladies qui produisent la pneumatose.

La percussion fournit le signe caractéristique, le

son clair, tympanique, dont l'intensité est proportionnelle à la tension et à l'accumulation des gaz. Si ceux-ci sont mêlés à des liquides dans l'intestin, elle donne un son humorique également caractéristique. La percussion, en limitant l'étendue de la sonorité, permet de reconnaître l'étendue véritable de la pneumatose et de soupçonner, par la matité qu'elle rencontre en un point de l'intestin, la nature de l'obstacle dont la tympanite est le symptôme.

La distension du tube digestif occasionne une sensation incommode de gêne, de plénitude et de tension. Il en résulte des effets mécaniques sur les organes voisins qui sont déplacés et dont les fonctions sont entravées. Le refoulement du diaphragme et des poumons détermine une gêne plus ou moins notable de la respiration qui peut être portée jusqu'à la suffocation. La tympanite, qui siége dans le gros intestin, refoule en haut et en arrière la rate et le foie, déplacements que la percussion permet de reconnaître. Les fonctions de la vessie, de l'utérus et du rectum sont troublées également par cette pneumatose, dont la durée est quelquefois longue, ainsi qu'on l'observe dans l'hystérie. Les fibres musculaires du rectum sont alors paralysées, comme celles de la vessie et de l'utérus, et il se produit à la fois de l'aménorrhée, de la rétention d'urine et une constipation opiniâtre.

Le développement des gaz provoque des douleurs sourdes ou aiguës, offrant même des alternatives d'exacerbation et de rémission. Ordinairement bornées aux points de l'abdomen qu'occupent les gaz, ces douleurs s'irradient quelquefois vers d'autres points. Des malades affectés de pneumatose intestinale accusent parfois des douleurs vives, comme des points névralgiques, en d'autres parties du corps. D'après l'opinion des anciens auteurs, elles seraient des irradiations sympathiques. Les douleurs abdominales de la pneumatose restent souvent fixées au même endroit; d'autres fois elles sont mobiles, se déplacent avec les gaz et disparaissent quand ceux-ci ont été résorbés, ou bien se sont échappés au dehors, en forçant l'obstacle qui s'opposait à leur émission, obstacle physiologique ou pathologique : contraction des sphincters, spasme ou inertie des fibres musculaires intestinales, corps étranger, rétrécissement organique.

Les symptômes généraux propres à la tympanite sont d'autant plus prononcés que le développement des gaz a été plus rapide et plus considérable. La fièvre n'est jamais qu'un symptôme des maladies liées à cette pneumatose, affection essentiellement apyrétique par elle-même. Le malade éprouve de l'anxiété, de la dyspnée portée quelquefois très-loin, des sueurs froides et un état syncopal qui se traduit par la petitesse et la fréquence du pouls, aussi bien que par son irrégularité.

VI. *Diagnostic.* — Le diagnostic de la tympanite gastro-intestinale est généralement facile. Les borborygmes, le gargouillement, les contractions de l'intestin dessinées sous la peau, la sonorité de l'abdomen indiquent suffisamment la présence des gaz. La percussion, en donnant une résonnance tympanique, empêche de confondre les tumeurs gazeuses avec les tumeurs cancéreuses du foie et des intestins qui, comme elles, distendent la paroi abdominale. Quand cette distension est très prononcée, la tympanite ne saurait non plus être confondue avec la grossesse et l'ascite. Outre les signes propres à la grossesse, on remarque que la tumeur se montre d'abord à l'hypogastre et s'élève successivement vers l'ombilic. La forme globuleuse du ventre et la sonorité qui en occupe la partie supérieure et antérieure, caractérisent la pneumatose; joignez à cela les autres symptômes généraux de l'affection qui la produit (hystérie, chloro-anémie, etc.). Dans l'ascite, outre la sensation de fluctuation, on obtient, en percutant, une matité qui commence au niveau du liquide. La forme du ventre n'est plus la même, elle est aplatie quelquefois en avant, les flancs débordent de chaque côté, et la ligne blanche n'est soulevée que quand l'épanchement est devenu très-abondant. Invariable dans la tympanite, quelle que soit l'attitude, la forme varie dans l'ascite suivant les déplacements que le changement de position imprime à l'épanchement péritonéal. Dans l'hydropisie enkystée de l'ovaire, le changement d'attitude ne produit pas de changements de rapports entre la sonorité et la matité; mais tandis que celle-ci répond à l'ovaire malade, et que celle-là se trouve dans le côté opposé, dans la tympanite, il n'y a qu'une sonorité exagérée. Cette sonorité exagérée du ventre peut induire en erreur dans certaines circonstances. Ainsi, dans quelques cas particuliers de kystes de l'ovaire enflammés, il peut se faire dans la poche ovarique une accumulation de gaz telle, que l'on peut croire à une tympanite; c'est ce qui m'est arrivé plusieurs fois à la suite d'injections iodées dans des kystes ovariens. La mort a toujours été la conséquence de ces inflammations de mauvaise nature. La grossesse extra-utérine peut aussi induire en erreur. En effet, j'ai vu une malheureuse femme affectée d'une grossesse extra-utérine, sur laquelle on avait pratiqué des ponctions exploratrices. Une inflammation violente et de mauvaise nature s'empara de la poche fœtale; il se développa une grande quantité de gaz, et, sans les renseignements précis donnés par cette femme, il eût été impossible de reconnaître le siége du mal, tant la tympanite était grande [1].

S'il est aisé de reconnaître la tympanite, il l'est moins de décider si elle est idiopathique ou symptomatique, et de spécifier la cause à laquelle elle doit être rapportée. Ce diagnostic que l'étiologie vient éclairer est plus facile pour la tympanite idiopathique. On admettra volontiers celle-ci, en considérant l'invasion plus ou moins brusque, et le rapide développement des accidents après l'ingestion de certains aliments, chez une personne qui n'offre pas d'état morbide défini; on prendra en grande considération l'influence du système nerveux. Dans l'hystérie,

[1] Union médicale 1855.

le gonflement de l'abdomen est presque aussi fréquent avant ou après que pendant les accès; il accompagne aussi bien la forme convulsive que la forme non convulsive. La longue durée de la pneumatose du gros intestin, qui détermine des accidents de rétention d'urine, d'aménorrhée et de constipation, pourrait en imposer, à un examen superficiel, pour un rétrécissement organique, si l'on ne tenait compte de l'hystérie, qui seule alors en est la cause.

Pour reconnaître que la tympanite est symptomatique, il suffit quelquefois de l'ajouter aux autres signes que le malade présente, et dont la réunion permet de diagnostiquer ou de soupçonner l'affection dont l'importance prime souvent celle de la pneumatose qui n'en est qu'un élément et un effet. La percussion, en donnant une sonorité exagérée, et à la limite inférieure une matité en un point de l'intestin, permet de diagnostiquer un obstacle mécanique ou un rétrécissement organique. La sonorité et la mobilité des tumeurs gazeuses qui se forment entre deux coarctations de l'intestin, les font aisément distinguer des tumeurs solides. Il est cependant des circonstances qui rendent le diagnostic obscur, et, en éloignant l'idée des tumeurs gazeuses de l'intestin, permettent de les méconnaître. Tel est le fait rapporté par Van Swieten [1]. Un malade, deux mois avant sa mort, avait éprouvé à la jambe gauche une grande douleur suivie d'un œdème, açcompagné de

[1] Comment. de Boërhaave, t. II, p. 739. — Combalusier : Pneumopathologie.

froid et de lividité des doigts du pied et de menace de gangrène. Ces accidents furent attribués, par Van Swieten, à la compression de la veine iliaque, par un abcès caché dont il ne pouvait préciser le siége. A la suite d'une abondante émission de gaz, la pâleur et l'enflure de la jambe diminuèrent, et, dans l'espace de deux jours, l'œdème disparut progressivement et complétement. « Le cadavre ayant été ouvert, on ne découvrit aucun amas de pus dans les grandes cavités du corps; on trouva seulement, dans le bas ventre, l'intestin côlon si distendu par les vents, qu'il n'était point au-dessous, mais au-dessus de l'estomac. La partie de cet intestin qui est placée dans le côté gauche, en descendant de la rate vers les intestins grêles et derrière eux, était si resserrée, qu'elle avait à peine la grosseur d'un pouce ; mais dans l'endroit où il sort de cette cavité, de cette position, et reparaît en avant, on le voyait encore enflé. D'où il paraît très-vraisemblable que cette portion du côlon, prodigieusement distendue par les vents, en comprimant la veine iliaque gauche, avait produit la tumeur de la jambe du même côté, que l'expulsion de ces vents fit disparaître. J'avoue que si je n'avais vu tout cela dans un cadavre, j'aurais eu bien de la peine à croire que des vents pussent comprimer une veine si considérable, de manière à occasionner un état aussi voisin de la gangrène. »

VII. *Marche, durée, terminaison, pronostic.* — La marche, la durée, la terminaison de la tympanite gastro-intestinale entrent difficilement dans le cadre d'une description générale. Elles n'offrent rien de fixe et rien de constant, influencées qu'elles sont par les maladies auxquelles la pneumatose est liée. Le développement de gaz, très-rapide dans l'hystérie, est lent, au contraire, dans d'autres cas ; les symptômes qu'ils produisent varient beaucoup, présentant dans leur régularité des alternatives de recrudescence et de rémission. Suivant Chomel [1], « chez quelques sujets, on a vu plusieurs pneumatoses se remplacer successivement ; l'emphysème du tissu pulmonaire, par exemple, succéder à l'accumulation de gaz dans l'estomac ou dans les intestins, et celle-ci reparaître quand l'autre se dissipait. »

Certaines pneumatoses, sous l'influence de la disposition qui les entretient, récidivent avec une extrême facilité. La durée, souvent très-courte dans la pneumatose idiopathique, est d'autres fois très-longue, comme dans la pneumatose du gros intestin chez les hystériques. « Il n'est pas rare, dit M. Briquet [2], de voir des jeunes filles prises de tympanite pendant six mois, un an, être astreintes à faire extraire les urines, matin et soir, par la sonde. »

La maladie, la lésion, qui déterminent la tympanite, décident ordinairement aussi de sa terminaison. Dans quelques rares circonstances, celle-ci peut devenir funeste par le fait même de la distension gazeuse, soit qu'elle amène une compression trop forte et trop prolongée sur des viscères importants, soit qu'elle

[1] Répertoire des sciences médicales, t. XXV, p. 132.

[2] Traité clinique et thérapeutique de l'hystérie, 1859 ; in-8°, p. 487.

produise une déchirure des parois de l'intestin.

Le pronostic de la tympanite intestinale ne comporte pas non plus de considérations générales. Son importance, nulle dans les cas de pneumatose idiopathique s'efface, lorsque la collection gazeuse n'est qu'un signe qui éclaire la nature plus ou moins grave de la lésion qui la produit.

VIII. *Altérations anatomiques.* — A l'autopsie, la présence des gaz se constate par la distension quelquefois uniforme, quelquefois inégale, de l'estomac et des intestins. Ils s'échappent avec bruit par la ponction. Ordinairement, ces grandes collections gazeuses sont formées d'hydrogène et d'acide carbonique. D'autres gaz constituent avec ceux-ci des mélanges où entrent également des principes qui échappent à l'analyse et que leur odeur spéciale révèle suffisamment. Ce n'est pas à l'hydrogène sulfuré et au sulfhydrate d'ammoniaque seulement que les gaz intestinaux doivent d'être odorants. Certaines conditions modifient la nature même de ces principes. Une alimentation presque exclusivement composée de matières animales donne lieu à la formation de gaz très-fétides. La fétidité des gaz s'observe dans un grand nombre de maladies. « Dans les fièvres bilieuses, écrit M. Gérardin [1], les rapports et les flatuosités ont une odeur d'œufs pourris; dans les fièvres adynamiques, les vents et les autres excrétions ont une odeur putride et cadavérique; dans les dyssenteries

[1] Recherches physiologiques sur les gaz intestinaux, p. 49; Thèses de Paris, n° 15 (1814).

épidémiques, l'odeur gangréneuse des vents et des excrétions alvines annonce la mortification de l'intestin. »

L'autopsie permet de vérifier les déplacements que la tympanite imprime aux viscères situés dans le ventre et dans la poitrine, déplacements reconnus par les divers moyens d'exploration pendant la vie, et qui peuvent être portés fort loin. Combalusier [1] rapporte un cas où le développement excessif des gaz intestinaux avait chassé l'utérus du bassin et l'avait précipité entre les lèvres de la vulve.

Outre les obstacles étrangers ou les lésions organiques que le scalpel découvre, il montre aussi les altérations que, sous l'influence de la collection gazeuse, l'intestin a subies. Il peut acquérir des dimensions énormes quand la stase des gaz a été prolongée; on a vu le côlon égaler le volume de la cuisse d'un adulte [2], le cœcum, celui de la tête d'un homme [3]. Les parois de l'intestin sont uniformément distendues ou d'une manière inégale, selon le degré variable de résistance qu'offrent ses différents points. Quand la distension est brusque et de peu de durée, les parois intestinales sont amincies; elles sont, au contraire, épaissies si la dilatation a été lente et prolongée. On les a trouvées affaiblies en certains points et même rompues; cette rupture est la conséquence du ramollissement ou de l'ulcération de l'intestin. La déchi-

[1] Pneumo-pathologie, p. 185.
[2] Mém. de l'Acad. des sc.; 1715, p. 238.
[3] Haller (Élém. de physiol., t. VII, p. 184).

rure du côlon a été observée, non-seulement chez l'homme, mais aussi chez le cheval. L'éraillement des tuniques intestinales permet aux gaz de s'infiltrer dans leur épaisseur. Combalusier[1] en rapporte une observation intéressante empruntée à Duverney : « A l'ouverture d'un cadavre, une portion considérable des intestins était relevée de plusieurs tumeurs de la membrane externe, enflées comme une vessie, et plus ou moins éminentes, dont les unes étaient plus larges, les autres plus étroites, et quelques-unes, faites en forme d'anneaux, embrassaient toute la circonférence du canal et lui donnaient une plus grande épaisseur. Elles avaient toutes la couleur naturelle des intestins ; au reste, ces tumeurs, examinées au dehors et superficiellement, parurent remplies d'une matière blanchâtre, et, comprimées par le doigt, elles résistèrent et firent le même bruit que des vésicules pleines d'air. On les ouvrit, et l'intérieur présenta des cellules blanches, vides de liqueur, desséchées et assez semblables à la ruche de miel. L'intestin ayant été renversé, la face interne offrit à la vue des tumeurs de la même forme, de la même grandeur, et, en pareil nombre, qui, par leur situation, répondaient exactement à celles du dehors. Quelques-unes étaient si fort enflées, qu'elles bouchaient entièrement la cavité du canal. Il est évident que toutes ces tumeurs étaient de vraies emphysèmes. »

[1] Pneumo-pathologie, t. I, p. 151.

IX. *Traitement.* — Les indications du traitement de la pneumatose intestinale sont variées et s'adressent au fluide et à l'organe qui le renferme, à la disposition qui entretient le développement des gaz et aux causes qui les produisent. Il y a à en arrêter la formation, à réduire le volume de ceux qui sont déjà formés, à en prévenir le développement ultérieur, à rendre à l'intestin sa faculté contractile souvent perdue, à donner issue aux gaz par les voies naturelles ou par une voie artificiellement créée. Le traitement se divise en médical et chirurgical.

Les substances absorbantes, qui doivent ce nom à la propriété qu'elles ont d'absorber les gaz lorsqu'on les met en contact dans un récipient, sont journellement employées dans la pneumatose intestinale. Ce sont : la magnésie calcinée, les mélanges de magnésie et de carbonate de chaux, la poudre de charbon végétal. Dans une affection où la quantité de gaz est sujette à de grandes et promptes variations, sans qu'aucun moyen ait été employé, sans qu'aucune cause appréciable explique ces modifications, il est bien difficile de faire la part qui revient au médicament. « Je dois à la vérité de dire, écrivait Chomel [1], que, dans les récipients vivants, tels que l'estomac et les intestins, l'effet absorbant, plus difficile à constater sans doute, ne m'a paru ni constant, ni bien manifeste ; que, chez le plus grand nombre des sujets, l'ingestion de la magnésie et du charbon n'a été suivie d'aucun effet appréciable

[1] Des dyspepsies, 1857, p. 254.

dans le volume et la sonorité du ventre, et que, dès lors, on a droit de se demander quelle part ont eue ces poudres dans la diminution des gaz, observée par exception chez quelques individus. » L'action neutralisante de l'ammoniaque sur l'acide carbonique qui distend le rumen des animaux pris d'indigestion gazeuse, fournit à la médecine vétérinaire un moyen efficacement employé [1]. Cette médication mérite de passer dans la thérapeutique de l'homme, dont la pneumatose intestinale est due, en grande partie, au gaz acide carbonique. « Certes, on conçoit ce qu'auraient d'utile des potions ammoniacales ou des lavements de même nature dans le traitement de certains météorismes [2]. » La glace, les aliments et les boissons glacées ont, sur les gaz contenus dans la première partie du tube digestif, une action condensatrice limitée d'ailleurs, et diminuant à mesure que l'équilibre s'établit entre la température des parties et celle des substances ingérées. Mais la glace a une autre action, indirecte sur les fluides gazeux, directe sur le tube digestif, qu'elle stimule ; elle agit surtout comme tonique. C'est également à titre de toniques et de stimulants que les infusions, les extraits, les teintures de plantes de la famille des labiées, des ombellifères, sont usités dans le traitement des flatulences : ce sont l'anis, le fenouil, la sauge, la menthe, l'angélique, la badiane, la cascarille, etc., l'anisette

[1] Hurtrel d'Arboval (Dictionn. de méd. et de chir. vétérinaire, t. II, p. 420).

[2] Trousseau et Pidoux (Traité de thérapeutique, t. I, *Ammoniaque*).

de Hollande, la liqueur de la grande Chartreuse. Les infusions de ces plantes aromatiques s'emploient aussi en lavements, en fomentations sur l'abdomen. Dans quelques cas de tympanites succédant à l'opération de la hernie étranglée, je me suis bien trouvé de l'opium et de la belladone à doses fractionnées. Depuis quelque temps, j'ai eu recours, à l'exemple d'Odier, de Genève, à l'eau oxygénée pour combattre la pneumatose intestinale chez quelques femmes nerveuses; les résultats que j'ai obtenus m'autorisent à penser que, dans quelques cas de dyspepsie flatulente, on pourra retirer quelques avantages de ce médicament. Les frictions prolongées sur le ventre, l'application de compresses très-froides, de glace renfermée dans une vessie, les lavements froids, paraissent utiles dans la pneumatose idiopathique, lorsque la distension gazeuse occupe le gros intestin. Dans d'autres circonstances variables comme les dispositions individuelles des malades, l'application de flanelles chaudes, sèches ou imbibées d'une décoction aromatique, semble donner de meilleurs résultats.

La tympanite, due au développement des gaz qui suit l'ingestion de certaines substances, nécessite quelquefois l'emploi de vomi-purgatifs. Les purgatifs résineux sont indiqués dans les pneumatoses idiopathique et symptomatique, lorsqu'on peut espérer, par ce moyen, modifier, franchir, déplacer l'obstacle que l'exploration a démontré ou laissé soupçonner. Dans l'une et l'autre espèce de pneumatose, on peut, suivant les indications, introduire dans le rectum une grosse sonde, qu'on y laisse un certain temps, en engageant le malade à varier ses attitudes sur les côtés et sur le ventre même, pour favoriser l'émission des gaz. Ce moyen, assez infidèle, soit que les ouvertures de la sonde soient bouchées par des matières ou par la paroi intestinale, soit que l'extrémité n'atteigne pas le point où existe la collection gazeuse, procure néanmoins quelquefois un notable soulagement.

Le traitement chirurgical se résume dans la ponction de l'intestin. Transportée de la pratique vétérinaire, où elle donne des résultats décisifs, à la médecine humaine, elle a été très-diversement appréciée, blâmée et rejetée, approuvée et conseillée. Dans une excellente thèse à laquelle nous empruntons beaucoup, M. Labric [1] conclut, après discussion, en faveur de la ponction. Applicable aux différents cas de tympanite, elle ne doit être tentée que lorsque la médication appropriée à la cause probable de la tympanite s'est montrée inefficace, et que la distension détermine des troubles dont la gravité peut inquiéter. L'opération est curative et palliative. Dans les tympanites idiopathiques ou symptomatiques, quand toutefois l'obstacle peut être surmonté par la contraction intestinale, la ponction soulage et concourt à la guérison. Elle est simplement palliative dans les cas où existe un obstacle infranchissable.

« Elle donne comme résultat immédiat, écrit

[1] De la ponction abdominale dans la tympanite; Thèses de Paris, 1852.

M. Labric, l'évacuation des gaz contenus dans le tube digestif, et par la suite l'affaissement du ventre, la cessation des troubles qui résultent de la distension extrême de l'abdomen et le soulagement du malade. Mais ce n'est pas à ce seul résultat qu'on arrive, on peut encore obtenir la contraction intestinale. En effet, la distension extrême de l'intestin par l'accumulation des gaz devient pour lui une cause d'impuissance; il ne peut réagir avec énergie, sous l'influence des médicaments, et par conséquent ne peut chasser les gaz qui le distendent. On rendra à cet intestin toute sa puissance contractile en enlevant une partie de ces gaz. Les muscles des parois abdominales et le diaphragme, soumis à une distension considérable, étant peut-être aussi frappés d'inertie, la ponction fera encore disparaître cet état. » L'expulsion des matières fécales par l'anus, immédiatement après la ponction, démontre le fait du retour de la puissance contractile de l'intestin à la suite de l'émission des gaz.

La crainte de provoquer la péritonite a fait rejeter la ponction; mais elle n'est pas justifiée par les faits. La piqûre du péritoine pariétal ne saurait avoir plus d'importance que dans l'ascite, où la paracentèse est sans inconvénient. La piqûre intestinale ne disposerait à la péritonite que si, à la suite d'une opération mal faite, les liquides et les gaz passaient de l'intestin dans la cavité de la séreuse. L'acupuncture pourrait exposer à ce danger. En effet, si, dans un intestin qui n'est pas malade, les fibres musculaires, en vertu de leur contractilité, se resserrent sur l'aiguille qui les traverse; dans un intestin dont la contractilité est perdue par la distension qu'il subit, les gaz peuvent s'échapper jusqu'à ce que la diminution de leur tension ait rétabli cette contractilité. Dans l'acupuncture encore, les piqûres de la paroi abdominale et de l'intestin ne se correspondant pas nécessairement, les gaz pourraient s'épancher dans le péritoine jusqu'à ce que l'intestin eût recouvré sa contractilité. Le trocart, en permettant un passage direct et facile du contenu de l'intestin au dehors, met complétement à l'abri de cet accident.

Le trocart explorateur, substitué par Levrat [1] à l'acupuncture, doit être seul désormais usité. Dans des cas où la ponction ne put empêcher des accidents mortels de suivre leur cours, l'autopsie ne permit pas de retrouver toujours la piqûre intestinale, ne révéla pas de péritonite ou permit de la rapporter à d'autres et plus graves lésions que cette piqûre. Dans un fait rapporté par M. Maisonneuve [2], où la ponction avait procuré du soulagement et ramené le mouvement péristaltique, la lésion du gros intestin rendait compte de la péritonite, et la plaie résultant de la ponction était déjà cicatrisée.

Il n'existe pas de lieu d'élection pour cette opération ; il faut s'assurer que le point qu'on ponctionne est bien sonore, et, autant que possible, ponctionner sur la ligne médiane ou dans une portion aponévro-

[1] Bulletin de la Société médicale d'émulation, 1823 (janvier).

[2] Thèse n° 101, 1835.

tique pour éviter toute hémorrhagie et la présence de tissus épais à traverser. La peau pourrait être préalablement incisée, comme on le fait pour la ponction de la plèvre, et, en médecine vétérinaire, pour la ponction abdominale. Le point le plus saillant de l'abdomen sera choisi de préférence; les circonvolutions intestinales qui se dessinent quelquefois sous la peau serviront à guider la main du chirurgien.

Le trocart sera enfoncé perpendiculairement à la surface abdominale, afin que la canule puisse suivre aisément les déplacements que l'intestin éprouve à mesure qu'il se vide et s'affaisse. La sortie brusque des gaz est quelquefois interrompue par les matières intestinales qui obstruent la canule; pour la désobstruer, il faut réintroduire l'aiguille même du trocart ou un stylet fin. Les gaz ne s'échappent parfois qu'avec une certaine lenteur, empêchés qu'ils sont par les circonvolutions intestinales de communiquer librement avec la canule. Il convient de la fixer et de la laisser à demeure pendant plusieurs heures pour attendre que la contractilité, en se réveillant dans tout l'intestin, chasse les gaz au contact de la canule, et pour servir à leur évacuation dans le cas où leur renouvellement serait prompt à se produire. Des pressions modérées, exercées avec les mains, ou avec un bandage de corps graduellement serré, aident à la sortie des gaz. La canule, laissée à demeure, est une pratique usitée en médecine vétérinaire, et qui, chez l'homme, d'après Levrat, ne donne lieu à aucun accident, pourvu que le séjour de l'instrument ne dépasse pas quelques heures. La piqûre abdominale sera recouverte d'un morceau de diachylon et un bandage de corps maintiendra l'abdomen, en le comprimant légèrement. J'ai employé assez souvent la ponction de l'intestin avec un trocart filiforme pour donner issue aux gaz. Mes résultats n'ont point été aussi heureux que ceux qui ont été signalés par MM. Monod et Labric, ou bien je n'ai pu faire sortir qu'une quantité insuffisante de gaz, et, dans ce cas, mon opération a été sans effet, ou bien, après avoir donné issue à une grande quantité de gaz, la maladie subsistant, ceux-ci se sont reproduits. Il faut donc s'adresser à la cause du mal, si c'est possible, et ne pas oublier que la pneumatose intestinale est le plus souvent un symptôme : toutefois, mes ponctions intestinales ne m'ont point paru avoir été suivies d'effets fâcheux.

CHAPITRE IV

PNEUMATOSES DES VOIES GÉNITALES ET URINAIRES.

Des gaz dont la nature est peu connue se développent dans la cavité de l'utérus, dans des circonstances spéciales. Leur quantité est très-variable; quand elle est assez grande pour distendre l'organe, cette distension prend le nom de physométrie, de tympanite utérine, de grossesse venteuse, et, suivant que les gaz existent seuls ou coexistent avec l'hydrométrie, la physométrie est dite sèche ou humide.

L'existence de la physométrie hors l'état de gestation est un fait que tendent à démontrer non-seulement les observations de Mauriceau, Delamotte, Baudelocque et Capuron, mais les exemples plus récents cités par Lisfranc [1], Colombat [2], M. Tessier (de Lyon) [3], M. de Scanzoni [4]. Les anciens auteurs accordaient au tempérament nerveux, à l'hystérie, une influence sur le développement de la tympanite utérine, que les faits mieux interprétés et mieux étudiés, ont été loin de confirmer. La physométrie est une affection symptomatique qui, pour se produire, exige trois

[1] Clinique chirurgicale, t. III, p. 321.

[2] Traité complet des maladies des femmes, 1838, 1842.

[3] Gazette médicale de Paris, 1844, p. 1 et suiv.

[4] Traité pratique des maladies des organes sexuels de la femme (traduction française). Paris, 1858, in-8°, p. 166.

conditions : la présence dans l'utérus d'un corps organique donnant lieu, par sa décomposition, à la formation du gaz, l'oblitération de l'orifice utérin et l'altération des parois utérines qui en permet la dilatation.

L'occlusion de l'utérus peut être déterminée par l'adhésion des lèvres du col, par un simple rétrécissement, par une flexion, un fibroïde, un polype, un pessaire ou un tampon. Les sécrétions utérines, lorsqu'elles sont abondantes surtout, donnent naissance à des gaz par le fait de leur rétention. Dans une observation de M. de Scanzoni [1], « chez une femme âgée d'environ trente ans, affectée d'un fibroïde de la grosseur d'un œuf de poule, situé près de l'orifice utérin interne, dans l'utérus de laquelle (elle n'avait que rarement une menstruation peu abondante) il s'amassait de temps en temps une grande quantité de mucosité, après douze ou vingt-quatre heures de contractions douloureuses, il en sortait 300 à 600 grammes, avec un bruit très-fort, rappelant tout à fait celui d'un flatus. » L'accumulation dans la cavité utérine des produits sécrétés par elle, alors qu'aucun obstacle n'existe du côté du col, donne lieu à des gaz qui s'échappent au dehors, à mesure qu'ils se forment. Chez une femme affectée de métrite interne, et qui venait d'avoir ses règles, « le spéculum, d'après l'observation d'Aran [2], nous montra ce jour-là le col très-volumineux, exulcéré au pourtour de l'orifice, et celui-ci entr'ouvert, donnant issue à un

[1] Loc. cit., p. 169.
[2] Maladies de l'utérus. Paris, 1858, in-8°, p. 449.

mucus purulent, presque semblable à du pus phlegmoneux; on voyait ce liquide sourdre du col à mesure qu'on l'essuyait avec un pinceau, et de temps en temps de petites bulles de gaz s'échappaient avec le muco-pus. La sonde utérine pénétra librement dans la cavité utérine... » Mon ami le docteur Lecointe m'a communiqué une observation récente que je publie ici intégralement.

Mme X**, âgée de vingt-six ans, d'une constitution sèche, maigre, mais grande et bien conformée, a toujours été régulièrement réglée, quoique douloureusement : elle s'est mariée à vingt-trois ans.

Les premières années de son mariage ont été pénibles; des retards, puis des pertes et enfin des ovarites successives, ont apporté des empêchements à son *grand* et *extrême* désir d'avoir des enfants.

En septembre 1861, elle devint grosse, et accoucha, le 17 juillet, d'un enfant bien portant. Les mois, suspendus pendant le cours de la gestation, reprirent leur marche régulière, et rien ne faisait supposer une affection de l'utérus, ni de ses annexes, lorsqu'en juin 1863 elle se plaignit de grossir et de sentir une grosseur dans le ventre. Appelé auprès d'elle, je constatai, grâce à la souplesse des parois abdominales et à la maigreur, une tumeur en forme de poire, s'élevant de 12 centimètres au-dessus du pubis, la grosse extrémité tournée en haut, et la pointe plongeant dans le bassin.

L'examen au toucher me fit reconnaître qu'il n'existait dans le bassin rien autre chose que la matrice développée, présentant son col légèrement entr'ouvert, comme chez les femmes qui ont déjà été mères.

Les mois jusqu'alors s'étaient montrés régulièrement : dans l'intervalle des époques, nulle hémorrhagie ; mais il restait à se prononcer sur la cause probable de ce développement utérin, et comme l'état général était bon, je laissai entrevoir l'espérance d'une nouvelle grossesse, malgré la persistance du flux cataménial.

Je cessai pendant quelques mois de voir cette jeune femme, qui habite près de Paris ; mais j'appris par sa famille que son ventre s'était développé, que, dans le courant du mois d'août, elle avait senti *remuer*, mais qu'elle continuait à voir chaque mois.

Au mois de septembre, je la vis de nouveau ; la percussion abdominale limitait parfaitement l'utérus normalement développé, et s'élevant d'un travers de doigt au-dessus de l'ombilic.

Cette jeune femme sentait parfaitement remuer ; mais les mouvements étaient plus faibles, disait-elle, qu'à son premier enfant.

Je ne pratiquai ni l'auscultation fœtale, ni le toucher, et, malgré la persistance des règles, je crus fermement à une grossesse.

Quant à la percussion de l'utérus, très-facilement délimité, comme je l'ai dit, elle ne m'offrit rien de particulier ; elle fut pratiquée avec soin, mais nullement avec la préoccupation d'une tympanite utérine, et je ne trouvai pas cette sonorité particulière relatée dans les ouvrages d'accouchement, et sur laquelle je me permettrai d'élever un doute, si le médecin n'est pas prévenu et si la percussion n'est faite qu'avec ménagement.

Pendant les mois d'octobre, de novembre et de décembre, je ne revis cette dame que dans le monde, habillée et présentant l'ensemble extérieur d'une femme qui approche du terme ; seulement elle ne grossissait pas beaucoup, disait-elle, et son ventre ne lui présentait que l'ampleur qu'il avait à sept mois, lors de sa première grossesse.

Dans les derniers jours de décembre, elle fut prise des prodromes d'une fièvre scarlatine, et, dans un effort de vomissement, elle sentit un léger craquement dans le bas-ventre, puis son ventre s'affaissa rapidement ; elle crut à la rupture des membranes, mais, sur la chemise, elle ne trouva que quelques gouttes de sang.

Je fus appelé, et je constatai avec étonnement que tous symptômes de grossesse avaient disparu, l'abdomen étant complétement plat, et je restai en présence d'une scarlatine qui suivit son cours ordinaire, mais qui eut cependant des complications graves de pleurésie avec épanchement, puis, plus tard, d'ascite.

Mais là s'arrête l'observation de la tympanite utérine. Ainsi, développement utérin bien délimité, percussion mate de l'organe, sentiment et mouvement fœtal chez une femme déjà mère, dénoûment à neuf mois ; mais ce n'était qu'une grossesse *éolienne*.

La physométrie est ordinairement liée à certaines conditions de la gestation et de la parturition. Elle résulte de la décomposition d'une môle ou d'un fœtus, d'un débris de placenta, d'un caillot sanguin qui bouche l'orifice du col, de la rétention et de l'altération des lochies. L'hydrométrie qui coexiste avec elle reconnaît des causes analogues.

La symptomatologie varie suivant la rapidité ou la lenteur du développement de la tympanite utérine, suivant qu'elle s'offre seule ou compliquée d'hydrométrie. Ordinairement il existe un sentiment de plénitude dans le bassin et dans l'abdomen, sans douleur notable, bien que la pression révèle un peu de sensibilité. La forme du ventre rappelle celle que la grossesse lui imprime ; la tumeur globuleuse, comme l'utérus au troisième ou au quatrième mois de la grossesse, s'élève parfois même au-dessus de l'ombilic. Par la palpation on a la sensation d'une vessie pleine d'air que l'on comprime. La percussion donne un son tympanique, dont la limite est la ligne courbe à convexité supérieure qui dessine le fond de la matrice. Le son clair se retrouve jusqu'au-dessus du pubis. Le toucher vaginal, en même temps qu'il permet parfois d'atteindre et de reconnaître l'obstacle qui retient les gaz, donne la sensation d'une tumeur volumineuse et légère, impression que le toucher rectal complète, en démontrant l'ampliation et l'élasticité du corps de la matrice.

La physométrie n'est qu'une incommodité dans certains cas, et ne détermine alors aucun symptôme général. Si le développement de l'utérus est considérable, s'il s'est fait rapidement, il peut en résulter un état de malaise et de la dyspnée. Le développement plus lent de la tumeur simule les progrès d'une grossesse; la suppression des menstrues, les vomissements, les appétits bizarres induisent les femmes en erreur. Par une ressemblance dernière, les malades, au bout de plusieurs mois, sont quelquefois prises de douleurs simulant celles de l'accouchement, partant des reins et de l'ombilic et se dirigeant vers l'excavation pelvienne, douleurs suivies de l'expulsion bruyante d'une grande quantité de gaz par le vagin, qui fait cesser la distension de l'abdomen. Après cette expulsion, la tympanite peut se reproduire plus ou moins vite, avec le même volume ou dans de moindres proportions, à des époques variables et pendant un temps indéterminé. Dans un cas cité par M. Tessier (de Lyon), où il ne sortit ni caillot, ni môle, ni aucun corps étranger après la brusque expulsion d'un gaz très-fétide, la tympanite se reproduisit, mais à un moindre degré. « Depuis trois ans que cette première expulsion a eu lieu (ajoute l'observation), bien que la malade ne se soit jamais trouvée en état de gestation, le ventre s'est souvent ballonné de nouveau pour s'affaisser au bout de quelques jours par la sortie d'une certaine quantité de fluides gazeux. » L'utérus, dans d'autres circonstances, ne se vide jamais complétement; mais à des intervalles variables, une certaine quantité de gaz est expulsée par le vagin. Le soulagement qui en résulte cesse à mesure que de nouveaux gaz distendent l'utérus en remplaçant ceux qui ont été émis.

Quand la tympanite est accompagnée de l'accumulation d'un liquide, les symptômes généraux sont plus prononcés et les symptômes locaux sont modifiés. La douleur plus vive s'irradie dans l'abdomen, les lombes et les cuisses. Le mouvement fébrile, quelquefois intense, accuse les effets produits sur l'économie par la décomposition du corps étranger contenu dans l'utérus. Les gaz qui sortent du vagin ont une odeur fétide, ainsi que le liquide brunâtre qui parfois accompagne leur émission. La percussion et la palpation font reconnaître l'accumulation gazeuse. La matité à la partie inférieure de la tumeur décèle un liquide, et elle est d'autant plus marquée que celui-ci est plus abondant. En imprimant à la malade certains mouvements, on détermine un gargouillement qui annonce le mélange des gaz et d'un liquide.

Le diagnostic de la physométrie n'offre pas de difficultés sérieuses. Un examen superficiel peut seul exposer à la méconnaître et à la confondre avec une grossesse. Le son tympanique la caractérise nettement et la distingue de la grossesse, de l'ascite, de l'hydrométrie, de l'engorgement du corps de la matrice, de la dilatation de la vessie par l'urine. Dans les cas où la physométrie a succédé à une grossesse, le son tympanique, le bruit d'un liquide se mouvant dans des gaz, le fait même d'un accouchement récent éclairent le diagnostic.

Le pronostic de la physométrie est celui des affections même qui la déterminent. Peu grave par elle-même, elle n'a comme symptôme que la valeur des causes qui la produisent.

Le traitement en est simple : des pressions méthodiques sur l'utérus, des bains, des fumigations et des injections émollientes et narcotiques, des onctions sur le col utérin avec de l'extrait de belladone pour favoriser l'expulsion des gaz dans les cas qui simulent la grossesse. Ces moyens divers échouent le plus souvent, et quelquefois l'utérus expulse brusquement de lui-même les gaz qui le distendaient. L'indication capitale, que la physométrie soit liée ou non à l'hydrométrie, est d'enlever la cause qui donne lieu à l'accumulation gazeuse. Il faut dilater artificiellement le col, au moyen de l'éponge préparée, enlever le pessaire, extraire le caillot ou les débris de placenta, extirper le polype, donner issue à la môle ou au fœtus décomposé, et favoriser l'expulsion des gaz et des liquides par les procédés divers dont la chirurgie dispose. Après l'expulsion des gaz, il convient d'établir une compression méthodique de l'abdomen, pour s'opposer au développement de l'utérus, et pour en combattre l'inertie, d'avoir recours à l'administration des toniques et du seigle ergoté.

Si la tympanite utérine est une affection rare, les collections de gaz dans les kystes de l'ovaire sont plus communes et tout à fait accidentelles. Ces gaz proviennent quelquefois de la décomposition du contenu du kyste, ainsi que M. de Scanzoni [1] en rapporte un exemple. J'ai observé plusieurs fois un développement exagéré de gaz dans les kystes de l'ovaire, soit à la suite d'une simple ponction d'un kyste multiloculaire, soit à la suite d'injection iodée, lorsqu'une inflammation de mauvaise nature s'empare de la tumeur ovarique à la suite de ces opérations. Rien ne serait plus aisé, dans des cas de ce genre, que de recueillir les gaz pour les analyser. D'autres fois, le kyste, qui rendait un son mat à la percussion, donne une résonnance tympanique qui explique le passage des gaz intestinaux à la suite d'une communication accidentelle établie entre la tumeur et l'intestin.

Les gaz qui s'échappent par la vulve ne proviennent pas tous de l'utérus. Ils peuvent venir également de la vessie et du vagin. La largeur du vagin,

[1] *Loc. cit.*, p. 372.

la laxité de ses parois, après l'accouchement, chez certaines femmes, l'usage de pessaires volumineux, viennent favoriser l'introduction de l'air atmosphérique qui, dilaté par la chaleur du conduit, s'échappe avec un certain bruit, suivant que les mouvements et les attitudes relâchent ou resserrent les parois du vagin. « J'ai vu une jeune dame qui m'avait dit rendre des gaz par la vulve en marchant (rapporte Aran [1]), et, toute recherche faite, j'ai pu me convaincre qu'une seringue de mauvaise fabrication injectait dans le vagin une certaine quantité d'air qui restait emprisonnée dans les replis de ce canal, et s'en échappait pendant les mouvements brusques ou pendant les efforts, en faisant entendre un bruit particulier. » L'ulcération de la paroi recto-vaginale permet aux gaz intestinaux de passer dans le vagin. Les matières fécales s'engagent aussi par la fistule dont l'exploration directe détermine la situation. Chez la femme, comme chez l'homme, des gaz contenus dans la vessie peuvent être rendus avec bruit par l'urèthre.

La *pneumatose vésicale* provient de l'introduction de l'air atmosphérique, du dégagement de gaz formés dans la vessie même, plus souvent d'une communication avec un point de l'intestin. L'air peut pénétrer dans la vessie au moyen d'une sonde placée dans l'urèthre. La décomposition du sang et des liquides retenus dans la vessie peut donner naissance à des

[1] *Loc. cit.*, p. 127.

gaz dont l'analyse ne serait pas sans intérêt. L'année dernière, j'ai donné des soins à un malheureux homme qui était affecté de calcul vésical et d'une tumeur fongueuse de la vessie. Celle-ci, frappée partiellement de gangrène, avait donné lieu à une grande quantité de gaz qui s'échappaient par la sonde chaque fois que l'on sondait le malade. M. Ségalas a fait la même observation. L'odeur caractéristique qu'ils répandent fait reconnaître les gaz intestinaux qui pénètrent par une ulcération dans le réservoir urinaire. Ces divers gaz, quelle que soit leur origine, sont ordinairement émis avec les urines, mais quelquefois ils s'accumulent dans la vessie qu'ils distendent, et déterminent du ténesme vésical qui ne cesse qu'après l'expulsion par les contractions de la poche de cette masse gazeuse. Dans un cas rapporté par M. Civiale [1], à la suite d'un abcès des parois vésicales ou recto-vésicales ouvert dans le rectum, « il était résulté de ce foyer, entre le rectum et la vessie, une communication qui permettait, mais seulement d'une manière accidentelle et temporaire, le passage de l'urine par l'anus, et celui des gaz intestinaux par la verge. Il me fut impossible de découvrir le point où existait cette communication. »

Cette communication entre la vessie et l'intestin observée dans le cancer de la vessie n'est pas rare non plus dans les cas d'abcès des parois de cet organe. Elle s'établit entre la vessie et le rectum, ou l'S ilia-

[1] Traité pratique sur les maladies des organes génito-urinaires. Paris, 1860; in-8°, t. III, p. 68.

que ou quelque autre point du tube intestinal[1]. Qu'il survienne une communication de la vessie avec l'intestin, soit à la suite d'un abcès ou d'un cancer de cet organe, c'est ce que l'on voit très-souvent; mais, il y a peu de temps, j'ai été consulté par un homme bien portant en apparence, et qui depuis huit ans rend des gaz par la vessie, à la suite d'une communication de l'intestin rectum avec cet organe, sans que l'on puisse s'expliquer l'origine de cette communication. Lorsque les digestions sont mauvaises et qu'il y a production d'une plus grande quantité de gaz, il rend par la vessie et l'urèthre un peu de matière fécale; alors la vessie s'irrite, et le malade souffre beaucoup, ce qui arrive encore quand la vessie est trop distendue par les gaz : ceux-ci ont absolument l'odeur des gaz rendus par l'anus.

[1] Aug. Mercier (Gazette médicale de Paris, 1836).

CHAPITRE V

DES COLLECTIONS GAZEUSES OBSERVÉES DANS CERTAINS ABCÈS PÉRIABDOMINAUX.

Les abcès dont nous allons parler, avec production de gaz, d'après la définition que nous avons donnée de la pneumatose, ne devraient pas être mentionnés ici, mais bien dans le chapitre suivant, où nous traiterons de l'emphysème; mais, au point de vue clinique, il est important de les rapprocher des kystes de l'ovaire, avec production de gaz, ou des grossesses extra-utérines, dans lesquelles, par suite de circonstances spéciales, on peut trouver une résonnance à la percussion qui peut induire en erreur le praticien non prévenu. J'en dirai autant de l'hématocèle utérine avec altération du sang et production de gaz.

Les abcès qui proviennent des perforations vésicales ou uréthrales sont essentiellement gangréneux, et laissent échapper, avec un liquide d'une odeur urineuse pénétrante, qui entraîne parfois des graviers et des calculs, une certaine quantité de gaz formés par la décomposition putride. Ces abcès se rencontrent dans les mêmes régions que les abcès stercoraux, à l'hypogastre et au périnée. Quand l'abcès, avant son ouverture à la peau, s'est déjà vidé en partie dans l'intestin, le pus est plus ou moins séreux, grisâtre et fétide, comme les gaz qui s'en exhalent,

Dans les abcès de la fosse iliaque qui proviennent de la pérityphlite, le pus est mêlé à des gaz, à des matières fécales, à des lombrics, à des corps étrangers venant de l'intestin, tels que des noyaux, des pepins de fruits, à des lambeaux de muscles et de tissu cellulaire mortifiés. Cette communication des abcès des fosses iliaques avec le gros intestin est assez fréquente. Elle est plus facile à droite qu'à gauche, parce que le pus est généralement en contact avec la face postérieure du cœcum et du côlon ascendant qui, n'étant pas recouverte de péritoine, oppose une plus faible résistance à la perforation. Les collections gazeuses qui accompagnent les abcès des fosses iliaques ne proviennent pas seulement de l'intestin ; évidemment la gangrène, qui est un des caractères des abcès stercoraux, contribue au développement d'une partie de ces gaz. Dans certains cas même, dans de vastes abcès phlegmoneux, dont les parois arrivent difficilement au contact, c'est à l'introduction de l'air atmosphérique qu'il faut attribuer la collection gazeuse rencontrée dans leur foyer et l'altération des produits sécrétés, source de nouveaux et graves accidents. « Il est incontestable, selon M. Grisolle [1], qu'il y a des abcès iliaques dont les parois, habituellement béantes, permettent à l'air atmosphérique de pénétrer dans le foyer. Je l'ai souvent constaté dans les abcès symptomatiques de la carie vertébrale, et mon ami, le docteur Jacquemier,

[1] Histoire des tumeurs phlegmoneuses des fosses iliaques (Archives générales de médecine, 1839, t. IV, p. 156).

m'a dit l'avoir observé deux fois dans des abcès phlegmoneux consécutifs aux couches. Chez ces deux malades, après avoir vidé le foyer purulent, on ne voyait pas celui-ci revenir sur lui-même ; il restait, au contraire, largement béant, ce dont on pouvait se convaincre aisément en introduisant le doigt dans sa cavité. L'air, par conséquent, y pénétrait avec facilité, et la percussion, pratiquée sur la paroi antérieure de l'abcès, donnait un son tympanique fort remarquable. Ces deux femmes succombèrent épuisées par la longueur et l'abondance de la suppuration. »

L'odeur fétide et stercorale du pus et des gaz contenus dans un abcès n'annonce pas d'une manière certaine la communication du foyer avec un point de l'intestin. Comme les abcès profonds des parois abdominales, mais plus rarement qu'eux, les abcès des fosses iliaques répandent une odeur fétide, rappelant quelquefois celle des matières fécales. Aucune perforation intestinale n'existe cependant ; le voisinage de l'intestin est la seule cause de cette odeur toute particulière que prend le pus. Il est assez difficile d'expliquer comment il se fait que cette odeur caractérise les abcès profonds des parois abdominales, tandis que le pus des abcès de la fosse iliaque est le plus ordinairement blanc, bien lié et tout à fait inodore. « Il semble même, dit M. Grisolle, que le pus devrait contracter d'autant plus facilement l'odeur stercorale, qu'il est toujours assez rapproché de l'intestin et le plus souvent même en contact immédiat avec ses parois ; mais l'examen des faits ne confirme nullement cette opinion. » Suivant M. Chassaignac [1], le voisinage du péritoine peut donner lieu à la fétidité de l'abcès. La présence des gaz dans l'abcès des parois abdominales n'implique pas non plus l'existence d'une communication du foyer avec la cavité intestinale. Dans une observation intéressante rapportée par cet auteur, chez un malade qui avait offert les signes d'une vive inflammation de la fosse iliaque, se montrait, dans la paroi antérieure de l'abdomen, du côté droit, à peu de distance de l'ombilic, une tumeur du volume d'un œuf, mais régulièrement arrondie, et qui était le siége d'une fluctuation un peu équivoque, en raison d'un mélange de gaz et de liquides, en même temps qu'elle donnait à la percussion un son clair et tympanique. « Lorsque j'eus fait ma première incision (ajoute l'observateur), il s'échappa par la plaie un grand nombre de bulles de gaz très-fétides, qui m'auraient conduit à penser que j'avais ouvert l'intestin, s'il n'était pas survenu immédiatement après une abondante quantité de pus (1 demi-litre environ)... Je n'ai pas revu ce malade ; mais j'ai appris depuis, par M. Vernois, qu'il avait parfaitement guéri. »

Dans le plus grand nombre des cas, la présence d'une collection gazeuse dans un abcès développé aux environs de l'intestin annonce une perforation du tube intestinal. A l'abcès périnéphrique, d'après M. Trousseau [2], peut succéder un phlegmon lom-

[1] Traité pratique de la suppuration. Paris, 1859, in-8°, t. II, p. 356.

[2] Union médicale, 1865, p. 58, t. Ier.

baire étendu et, en même temps que ces collections purulentes qui décollent les tissus de la région lombaire, un emphysème qui envahit la région dorsale. « Deux fois j'ai eu occasion d'observer cette complication ; les abcès furent ouverts, et l'incision donna issue à du pus et à des gaz fétides. Dans l'une de ces observations, il y avait communication du foyer purulent avec l'intestin ; le malade rendait du pus avec les matières fécales, et, lors de l'incision de l'abcès, il s'était écoulé des matières jaunâtres qui, certainement, provenaient de l'intestin [1]. » Si les rapports du côlon avec les abcès périnéphriques expliquent ces graves complications, les mêmes rapports qui existent entre ceux-ci et les organes sécréteurs et excréteurs de l'urine rendent compte des désordres analogues qui se produisent à la suite d'une perforation d'un point de l'appareil urinaire. L'infiltration étendue qui en résulte, en même temps qu'elle aggrave la maladie et en précipite la marche, imprime à la tumeur des caractères particuliers. La gangrène ne tarde pas à s'y développer, et en pressant sur la tumeur, on perçoit une crépitation plus ou moins profonde due aux gaz qui se sont développés ou infiltrés dans le tissu cellulaire. Parmi les abcès périnéphriques que j'ai eu occasion d'observer, il s'en est trouvé deux dans lesquels j'ai trouvé à l'ouverture une certaine quantité de gaz. Bien qu'il n'y eût point de communication avec l'intestin, l'inflammation de mauvaise nature qui avait donné lieu à l'abcès était la cause du mal. Les deux malades sont morts.

DEUXIÈME PARTIE

DE L'EMPHYSÈME

CHAPITRE I

DE L'EMPHYSÈME EN GÉNÉRAL.

Le mot emphysème (du substantif grec εμφυσημα, qui lui-même dérive de εν φυσαω, qui veut dire souffler dedans), doit être appliqué à la désignation de différents états causés par l'introduction de gaz dans les tissus de l'économie, qui n'en contiennent pas normalement.

Cette définition s'applique assez mal à un des états désignés sous le nom d'emphysème qui se présentent le plus fréquemment à l'observation des médecins; nous voulons parler de l'emphysème vésiculaire du poumon. En effet, les vésicules pulmonaires ont pour destination de recevoir l'air inspiré et de servir d'intermédiaire dans le grand acte de la pneumatose. Devenues emphysémateuses, comme on dit, elles continuent toujours à contenir de l'air; seulement, cet air cesse de communiquer librement, soit avec la ramification bronchique, dont la lumière est fermée, soit avec les capillaires sanguins qui n'arrivent plus jusqu'à elles. Cédant à l'effort de l'air inspiré, elles ont subi une dilatation avec amincissement de leurs parois. Pour nous, l'emphysème commence alors seulement que l'effort de l'air inspiré a été assez puissant pour dépasser la limite de résistance de l'enveloppe de la vésicule et pour s'épancher dans le tissu cellulaire intervésiculaire. Nous ne voyons, dans l'état vulgairement désigné sous le nom d'emphysème vésiculaire, qu'un état pathologique analogue à celui qui est désigné sous le nom de *dilatation bronchique*. Nous ne sommes pas assez autorisé pour lui enlever le nom séculaire, mais impropre, à notre avis, d'emphysème vésiculaire, et lui donner celui de dilatation vésiculaire; mais seulement, bien que devant nous occuper dans ce travail de toutes les formes de l'emphysème, nous ne parlerons cependant pas de celle à laquelle je viens de faire allusion.

Il est encore d'autres formes d'emphysème auxquelles ce terme s'applique mal. Le mot emphysème, qui signifie, comme nous l'avons dit, insufflation, présuppose nécessairement, pour produire la lésion, une force active saisissable et tangible. Or, cette force n'est pas appréciable dans certaines formes d'emphysème, dont les gaz naissent spontanément, soit par septicémie, soit par suite d'un trouble considérable du système nerveux. Cependant, comme dans ces cas, la lésion, une fois produite, ressemble en tous points à celle de l'emphysème de l'origine la plus pure, nous continuerons à les désigner sous le nom d'emphysème, que nous ferons suivre de l'adjectif *faux*, dénommant, par contre, du nom d'emphysème *vrai* toutes les autres formes.

Bien que nous devions nous occuper dans ce travail principalement de l'emphysème *traumatique*, cependant nous ne nous servirons pas de cette expression qualificative, qui ne nous semble pas assez générale. En effet, il est certaines espèces d'emphysèmes que l'on ne fait pas rentrer dans l'emphysème traumatique et qui cependant doivent trouver place dans notre description : tel est l'emphysème consécutif aux efforts d'expulsion dans l'accouchement et aux quintes de toux de la coqueluche. Ici le mécanisme de l'emphysème est identique à celui de l'emphysème traumatique ; seulement la cause, au lieu de venir du dehors, procède de l'individu lui-même.

L'emphysème est *partiel* ou bien *généralisé*, ou *général.*

L'emphysème partiel est celui qui ne s'étend pas au delà d'un certain rayon de son point d'origine.

L'emphysème généralisé est celui qui, se propageant de proche en proche, finit par envahir tout le corps ou la presque totalité du corps. Deux régions seulement, à cause de leur structure anatomique particulière, opposent une résistance invincible à leur envahissement par les gaz : ce sont les régions plantaire et palmaire.

L'emphysème général est celui qui, sans avoir un point particulier d'origine, se développe simultanément dans toutes les régions : tel est l'emphysème par septicémie ou bien consécutif à un grand ébranlement nerveux.

Ces préliminaires étant posés, il importe tout d'abord de rechercher quelles sont les causes prochaines de l'emphysème.

Nous avons déjà dit que ce phénomène résultait de l'infiltration de gaz dans les tissus de l'économie. La question est donc celle-ci : D'où proviennent ces gaz ?

Leur origine peut être rattachée à quatre sources différentes :

1° Ils proviennent du dehors et pénètrent les tissus par effraction de l'enveloppe accessible du corps et en vertu d'un mécanisme que nous ferons connaître plus tard ;

2° Ils proviennent de l'intérieur et résultent de l'infiltration des gaz normalement contenus dans certains organes, à travers une solution de continuité des parois de ces organes ;

3° Ils se développent spontanément dans le cours de certaines maladies septicémiques et gangréneuses et semblent résulter alors d'une sorte de fermentation putride ;

4° Enfin, il existe dans la science quelques exemples d'emphysèmes ne pouvant être rattachés à aucune des trois origines précédemment signalées. On les considère comme résultant de l'exhalation des gaz normaux du sang, par suite d'un trouble nerveux.

Le mode de production des emphysèmes faux ou spontanés échappe entièrement à nos moyens d'investigation actuels ; il est le résultat du fonctionnement de forces insaisissables dont nous pouvons seulement signaler l'effet alors qu'il est accompli.

Pour les emphysèmes vrais, il nous est au contraire facile d'en expliquer la formation et, par conséquent, de signaler les conditions nécessaires à leur développement. Ces conditions sont au nombre de trois, savoir :

Solution de continuité de la paroi en contact avec le gaz qui doit pénétrer par cette porte d'entrée ;

Existence d'une force capable de faire pénétrer et cheminer le gaz dans l'épaisseur des tissus ;

Enfin, entrée étroite et trajet sinueux de la plaie pour s'opposer à la sortie des gaz introduits.

Nous n'avons pas besoin d'insister sur la démonstration de la nécessité d'une solution de continuité pour la production d'un emphysème vrai ; la chose est évidente par elle-même.

Quant à la nécessité d'une force particulière pour la pénétration des gaz, elle n'est pas moins évidente ; sans cela, en effet, toute plaie extérieure devrait nécessairement se compliquer d'emphysème. Cette force peut être indépendante de l'individu lui-même ou bien résider en lui. Le premier mode est propre à une première classe d'emphysèmes vrais, que nous appellerons artificiels et dans laquelle nous rangeons l'emphysème expérimental et l'emphysème simulé pour lequel le trompeur réclame presque toujours l'assistance d'un camarade. L'insufflation des animaux de boucherie est le type de l'emphysème ainsi produit. Le second mode est particulier à une seconde classe d'emphysèmes vrais que nous appellerons pathologiques. Dans cette classe, la force qui produit l'emphysème émane de l'organe blessé lui-même ou des organes qui sont ses accessoires. C'est ainsi, par exemple, que, dans le cas de blessure du poumon par un fragment de côte fracturée, l'emphysème est produit par le fonctionnement de l'appareil respiratoire. A chaque inspiration, l'air s'introduit dans les bronches, attiré par le soulèvement des parois costales et l'abaissement du diaphragme; trouvant une issue dans la solution de continuité du poumon, il s'échappe par cette sortie et passe dans le tissu cellulaire des parois thoraciques; il s'échappe en plus grande abondance, si le patient fait un effort quelconque; la glotte se ferme en effet, la poitrine se rétrécit, l'air comprimé s'enfuit par le point où il rencontre le moins de résistance, c'est-à-dire la déchirure du poumon.

La force qui produit l'emphysème agit de trois manières, suivant son point d'application :

Par *vis à tergo* ou insufflation, lorsque le point d'application est à l'entrée de la solution de continuité. Dans les emphysèmes artificiels, les choses se passent toujours ainsi; il en est de même aussi dans une infinité d'emphysèmes pathologiques. L'exemple cité plus haut pourrait aussi être rapporté comme exemple d'emphysème par *vis à tergo* ou insufflation.

Par compression, lorsque le point d'application est sur le trajet de la solution de continuité. Comme exemple de ce mode, nous citerons l'emphysème qui accompagne certaines plaies simples, situées principalement sur les parois costales ou à la racine des membres. En effet, les muscles de la région blessée, étant relâchés, peuvent permettre l'accès de l'air dans le trajet de la plaie; puis, venant à se contracter, ils compriment l'air ainsi introduit, qui, trouvant quelque difficulté à sortir, à cause de la sinuosité de la plaie, passe dans le tissu cellulaire environnant.

Enfin, par aspiration, lorsque le point d'application de la force est au fond de la plaie. Ainsi, dans l'exemple que nous avons déjà cité d'emphysème par fracture de côte, il y a bien aspiration de l'air du poumon à travers la déchirure de cet organe, par soulèvement des parois costales. C'est encore suivant ce mode que se produit l'emphysème dans les fractures avec plaie des membres. En effet, les lésions des parties molles sont alors considérables. Les gaînes des muscles et des tendons peuvent être ouvertes; ceux-ci, déchirés en partie ou en totalité; alors dans leurs mouvements de retrait ou de relâchement, ils agissent à la façon d'un piston qui s'élève et s'abaisse, et de la sorte ils *aspirent* quelques bulles d'air, ou même une notable quantité de ce fluide.

L'insufflation, la compression et l'aspiration n'agissent pas toujours isolément pour produire l'emphysème; quelquefois ils se prêtent assistance et s'unissent deux à deux. Ainsi, dans l'emphysème des fractures avec plaie, l'air s'introduit par aspiration dans le foyer de la fracture; mais c'est ensuite par compression qu'il passe du foyer de la fracture dans le tissu cellulaire circonvoisin..., etc.

Nous avons jusqu'ici parlé des deux premières conditions nécessaires à la production de l'emphysème, à savoir : une plaie en contact avec un gaz, et une force capable de faire pénétrer ce gaz à travers la plaie. Il nous reste à dire quelques mots de la troisième condition : la nécessité d'un obstacle à la sortie du gaz une fois introduit.

Lorsque la force, qui fait pénétrer le gaz dans l'épaisseur des tissus, agit d'une façon constante, comme, par exemple, dans l'insufflation artificielle, il est bien clair que de nouvelles quantités de gaz étant continuellement poussées, celui-ci, loin de s'échapper, s'épanche au contraire de proche en proche et finit par envahir tout le corps. Mais, le plus souvent, il n'en est pas ainsi, et la force qui fait pénétrer le gaz est intermittente; il s'ensuit que le gaz, entraîné pendant l'action de cette force, s'échapperait tout entier pendant son repos, chassé par l'élasticité des tissus distendus, s'il n'y avait aucun obstacle pour s'opposer à sa sortie. Il en est ainsi toutes les fois que l'ouverture de la plaie est nette et large et que son trajet est rectiligne; mais, au contraire, si l'ouverture de la plaie est petite, si son trajet est sinueux, ce sont autant de difficultés qui s'opposent à la libre circulation du gaz; dès lors il pourra bien s'en échapper quelques bulles, mais la plus grande partie restera dans la plaie et passera dans les tissus ambiants lorsque la force impulsive entrera de nouveau en action.

Voilà donc bien établies les conditions de pénétration des gaz dans les parties qui n'en contiennent pas normalement.

Ces gaz étant introduits dans l'économie, où donc se portent-ils ? Ils se portent toujours là où ils rencontrent le moins de résistance. Or, de tous les tissus du corps, le tissu cellulaire étant le plus lâche, le plus facile à distendre, tant à cause de sa structure propre que par sa continuité, il s'ensuit que c'est ce tissu qui est exclusivement le siége de l'emphysème. Les gaz commencent par envahir les aréoles qui avoisinent leur point d'entrée ; ils s'y accumulent, ils les distendent jusqu'à ce que leur membrane d'enveloppe, réagissant en vertu de son élasticité, les chasse dans les aréoles contiguës ; bientôt celles ci, distendues à leur tour, se comportent de la même manière, et voilà comment, par suite de la continuité du tissu cellulaire, l'emphysème se généralise, en supposant, bien entendu, que les gaz continuent à être poussés dans la plaie avec la même force. S'introduisent-ils par les parties profondes ? étant comprimés par le poids des viscères, leur membrane d'enveloppe, les contractions musculaires ; étant, en outre, toujours poussés par *vis à tergo*, ils gagnent le tissu cellulaire sous-cutané, et alors s'épanchent dans un rayon proportionnel à leur abondance. Dans le cas où leur introduction continue, ils envahissent toute la surface du corps qu'ils rendent méconnaissable par la distension qu'ils produisent. Il n'y a, ainsi que nous l'avons déjà dit, que deux régions qui ne se laissent pas pénétrer par eux : ce sont les régions palmaire et plantaire, dont les cloisonnements fibreux, qui relient la peau aux aponévroses, servent de remparts contre leur envahissement.

L'emphysème, une fois produit, est des plus faciles à reconnaître. Il s'étend en nappe et ne se montre que exceptionnellement sous forme de tumeur. Ces exceptions proviennent de cas qui ne sont pas de véritables emphysèmes, mais qu'on a l'habitude de rapporter à leur description : nous voulons parler de certaines tumeurs aériennes de la tête et d'abcès développés dans le voisinage de cavités naturelles qui contiennent des gaz, et dans lesquelles ils s'ouvrent, ce qui permet le passage des gaz de la cavité naturelle dans la cavité morbide. Dès lors, l'emphysème se montre sous forme de tumeur, limitée par les parois de la cavité accidentelle. Les cas d'abcès emphysémateux ne sont pas très-rares.

On reconnaît la nature des tumeurs aériennes à la sonorité qu'elles donnent à la percussion, et celle des abcès gazeux au gargouillement que la recherche de la fluctuation y produit. Nous reviendrons, du reste, sur ce sujet, lorsque nous nous occuperons de chaque emphysème en particulier.

Nous disons donc que l'emphysème affecte la forme d'une surface plane. Il n'occasionne à la peau aucun changement de couleur ou de température. Lorsqu'il est partiel et très-limité, il ne s'accompagne d'aucune déformation de la partie qu'il occupe ; lorsqu'il est plus considérable, et qu'il s'étend, par exemple, à une région entière, ou à tout un membre, ceux-ci, alors, sont tuméfiés ; la peau qui les recouvre est distendue de telle sorte, que ses rides, ses plis naturels, ses fossettes ont entièrement disparu ; enfin, lorsqu'il est général ou généralisé, il communique au corps un volume relativement énorme. L'épaisseur de certaines parties est quadruplée ou quintuplée ; le tronc prend la forme d'un tonneau ; les membres, le cou se joignent à lui sans ligne de démarcation distincte ; la peau du cou est amenée sur le même plan que celle de la face, laquelle est distendue au point de ne pas permettre l'ouverture des yeux et de la bouche ; l'individu est entièrement méconnaissable.

Le signe pathognomonique de l'emphysème est la crépitation. C'est une sensation perceptible à l'aide de l'oreille, mais surtout du toucher, et qui a pour cause le passage du gaz d'une aréole dans une autre. On détermine ce passage et, par conséquent, la crépitation en touchant doucement du bout des doigts la partie emphysémateuse. Alors, en même temps que les doigts éprouvent la sensation d'un léger déplacement, l'oreille perçoit un petit bruit fin et sec, assez analogue à celui qu'on détermine en froissant quelques cheveux, à l'entrée du conduit auditif. Il n'est pas possible de confondre la crépitation emphysémateuse avec la crépitation, soit des fractures, soit des caillots sanguins, soit des gaînes synoviales enflammées. La manière de percevoir ces crépitations, leurs caractères propres, leur siége particulier, leurs symptômes concomitants, empêcheront tout observateur attentif de tomber dans l'erreur. D'ailleurs, nous insisterons plus tard sur la manière d'établir le diagnostic.

Nous avons dit que la crépitation était le signe pathognomonique de l'emphysème. Il est, en effet, constant, et la présence dans le tissu cellulaire seulement de quelques bulles de gaz suffit pour le faire constater.

Un autre signe de l'emphysème est la sonorité à la percussion de la partie envahie par le gaz. L'intensité de la sonorité est en raison directe de la quantité de gaz épanché. A son maximum dans les grands emphysèmes, on ne la perçoit plus dans les petits ; elle exige, pour être constatée, une certaine tension des téguments par l'accumulation des gaz sous-jacents.

Si l'on ponctionne, à l'aide d'une lancette, la peau qui recouvre un emphysème, aussitôt l'élasticité de cette membrane entre en action, réagit contre le gaz qui la distend, le comprime et le chasse à travers l'ouverture pratiquée, avec une violence en rapport avec la distension qu'elle subissait. Le courant de gaz peut être assez fort pour éteindre la flamme d'une bougie placée sur son trajet.

Tels sont les symptômes physiques de l'emphysème; les symptômes fonctionnels sont nuls ou à peu près. L'emphysème par lui-même n'est pas douloureux et il ne s'accompagne pas de fièvre. C'est seulement dans les cas où il a atteint un volume considérable, que, par la compression qu'il exerce sur les parties sous-jacentes et par les modifications qu'il apporte à la circulation capillaire, il gêne les fonctions des parties envahies. Alors, il donne lieu à quelques symptômes variables suivant son siége, et que nous signalerons dans la description de chaque emphysème en particulier.

Nous arrivons à la question du diagnostic. Cette question est double, ainsi qu'on va le voir.

De tout ce que nous avons dit jusqu'ici sur le mode et les conditions de production de l'emphysème, il résulte évidemment que ce phénomène n'a pas une existence spéciale et indépendante, qu'il ne constitue pas par lui-même une maladie, en un mot, qu'il n'est qu'un symptôme d'une autre lésion toujours préexistante. En effet, il est ici consécutif à une fracture des sinus frontaux, là à une rupture de quelques vésicules pulmonaires, ou bien à une plaie pénétrante de poitrine, ou bien encore à une fracture de côtes ou à une fracture compliquée des membres, etc.

Ce n'est donc pas tout que de reconnaître l'emphysème chez un malade; il faut encore rechercher la lésion d'où ce symptôme procède.

L'emphysème a des signes tellement particuliers, tellement faciles à constater, que le diagnostic n'en est jamais obscur. Comme apparence extérieure, il n'y a guère que l'œdème qui lui ressemble, et encore de très-loin. Dans les deux cas, il y a bien augmentation de volume des régions envahies, distension de la peau, effacement de ses rides et de ses plis, etc. Mais tandis que, dans l'emphysème, la peau est comme transparente à l'œil, elle est, au contraire, plus opaque dans l'œdème. Si, en outre, on touche une partie emphysémateuse, les doigts perçoivent d'abord une sensation de rénitence très-marquée, puis déterminent la crépitation caractéristique de l'emphysème. Dans l'œdème, au contraire, il n'y a rénitence ni crépitation ; les doigts ne constatent que de l'empâtement, et, si on les appuie suffisamment, laissent, sur la région explorée, leur impression, qui persiste pendant quelque temps. En outre, dans l'emphysème, il y a de la sonorité, tandis que dans l'œdème, il y a, au contraire, une matité complète. Enfin, si on ponctionne un emphysème, on donne issue à un gaz, tandis que la même opération pratiquée sur un œdème détermine la sortie d'un liquide.

Reviendrons-nous sur la confusion possible de l'emphysème avec une fracture, avec l'aï, avec les épanchements sanguins?

Pour qu'il y ait doute, il faut que l'on ait affaire à un emphysème extrêmement restreint, et encore le seul symptôme commun à ces divers états morbides est la crépitation.

Pour percevoir la crépitation d'une fracture, on imprime des mouvements aux deux fragments de l'os fracturé. Pour cela l'application des deux mains est indispensable, et la crépitation ne se produit pas sous le doigt explorateur. En outre, cette crépitation est dure et saccadée; sa recherche est toujours douloureuse.

Dans l'emphysème, au contraire, les doigts d'une seule main suffisent pour constater la crépitation, qu'ils perçoivent clairement au-dessous d'eux, à chaque pression légère qu'ils exercent. Cette crépitation, en outre, est fine et sèche, et sa recherche ne cause aucune douleur au patient.

La crépitation de l'emphysème est donc toujours très-facile à distinguer de celle de la fracture.

Dans bien des cas, fracture et emphysème coexistent; on n'en reconnaît pas moins bien l'une et l'autre lésion, et même en l'absence de tout signe caractéristique, l'emphysème est souvent l'indice de la fracture, ainsi que nous le verrons plus tard, à propos de l'emphysème des régions palpébrales, maxillaires, etc.

Dans l'aï et la crépitation douloureuse des tendons, la crépitation ne se produit qu'à certaines régions particulières et toujours les mêmes: la partie antérieure et inférieure de l'avant-bras, pour le membre supérieur, et la partie inférieure et externe de la jambe pour le membre inférieur, siége que n'occupe jamais l'emphysème partiel. En outre, c'est le patient lui-même qui vous donne la représentation de cette crépitation, par le mouvement de flexion et d'extension de la main et du pied, qu'il exécute à vos ordres, tandis que vos doigts sont simplement appliqués sur une des régions précédemment signalées.

Enfin, la crépitation des tendons donne tout à fait la sensation que procure la fécule de pomme de terre pressée entre les doigts.

On ne confondra pas davantage l'emphysème avec un épanchement sanguin. D'abord, tous les épanchements sanguins ne donnent pas lieu à de la crépitation. Il faut pour cela qu'il y ait dans leur intérieur formation de caillots d'une densité voulue ; c'est alors l'écrasement de ces caillots au moyen des doigts explorateurs qui produit la crépitation. Celle-ci est molle et flasque ; elle est très-limitée, et son intensité diminue à mesure que l'écrasement des caillots est plus avancé. Il faut une pression assez forte pour la déterminer. En outre, la partie qui en est le siége offre une tumeur avec changement de couleur à la peau, traces de contusion et empâtement profond.

Rien de semblable dans l'emphysème.

La notion de l'emphysème est donc bien déterminée ; mais, comme nous l'avons déjà dit, le praticien ne doit pas s'en tenir là ; il faut qu'il remonte au diagnostic de la lésion qui a déterminé l'emphysème.

Dans bien des cas, le diagnostic est facile, lorsque, par exemple, il y a une plaie extérieure, ou bien fracture évidente, etc. Mais, cependant, il n'en est pas toujours ainsi. La lésion est profonde et masquée : alors, l'observation de l'emphysème lui-même, de son point d'émergence, des phases de son accroissement aideront à la reconnaître. On remontera ainsi des effets à la cause.

Dans des cas douteux, on pourrait recourir, pour éclairer le diagnostic, à l'analyse des gaz épanchés ; ce moyen n'a pas encore été appliqué, que nous sachions.

Un homme est apporté à l'hôpital, offrant une tuméfaction énorme de la face et du cou, s'accompagnant de crépitation emphysémateuse. Le gonflement de la langue est considérable, et rend l'examen de la gorge très-difficile ; cependant M. Gubler parvient à découvrir une ulcération de nature gangréneuse à la paroi postérieure du pharynx. Cet homme étant ouvrier en crin, on diagnostique une affection charbonneuse ; bientôt l'emphysème devient général, et le malade succombe, offrant tous les symptômes d'un empoisonnement septicémique.

Pour M. Gubler, l'emphysème, dans ce cas, résulte de la décomposition des liquides de l'économie ; c'est ce que nous sommes convenus d'appeler un emphysème faux. M. Morel-Lavallée, analysant ce fait, n'y voit qu'un emphysème vrai, simple et ordinaire, ayant pour cause l'introduction, à travers l'ulcération du pharynx, de l'air inspiré avec effort par suite de la gêne apportée à son passage par le gonflement des parties.

Notre but, en le rapportant, n'est pas de vouloir expliquer sa nature, mais simplement de démontrer que l'analyse des gaz faite pendant la vie aurait parfaitement éclairé le diagnostic.

L'étude du pronostic de l'emphysème est, comme celle du diagnostic, également complexe.

La présence de gaz dans le tissu cellulaire du corps exerce-t-elle un effet nuisible sur l'économie?

Quel est le pronostic de l'emphysème dégagé de la lésion qu'il complique?

L'emphysème peut-il servir à établir le pronostic de cette lésion, et influe-t-il sur lui ?

Nous allons successivement passer en revue ces trois questions.

Depuis Monro qui, le premier, semble s'être préoccupé de l'influence de l'air sur les tissus divisés, les idées ont beaucoup varié quant au plus ou moins de gravité de la présence de cet air. Il est à remarquer que les chirurgiens du siècle dernier et du commencement du nôtre en craignaient beaucoup le contact ; on est en droit, du moins, de faire cette supposition, en jugeant les opérations sérieuses qu'ils pratiquaient pour lui donner issue, ou arrêter les progrès de son infiltration. Hewson, dans ce but, ne craignait pas d'ouvrir la poitrine. Desault et Choppart agissaient de même ; Boyer préconisait le même traitement.

Les opérations par la méthode sous-cutanée sont encore une preuve de la crainte que l'on avait du contact des gaz et de l'air en particulier, avec les surfaces saignantes. Ces craintes sont aujourd'hui en grande partie dissipées lorsqu'il s'agit du contact momentané ou accidentel de l'air, et nous croyons avoir participé beaucoup à les bannir par les expériences nombreuses que nous avons faites sur l'action physiologique des gaz. Nous avons, sur ce sujet, publié, avec la collaboration de M. Leconte, trois mémoires, dans lesquels nous avons fait connaître les résultats que nous avions obtenus touchant :

1° L'action chimique et physiologique des gaz injectés dans les tissus sains des animaux ;

2° L'influence des gaz sur la réparation des tendons divisés par la section sous-cutanée ;

3° L'application à la thérapeutique des plaies exposées, des gaz offrant des propriétés cicatrisantes prononcées.

C'est du premier de ces mémoires qu'il importe de rappeler ici les conclusions, comme se rapportant spécialement au sujet que nous traitons en ce moment. Les gaz que nous avons injectés sont : l'air, l'oxygène, l'acide carbonique, l'azote et l'hydrogène. Nos expériences ont toutes été faites sur des lapins vigoureux et sur des chiens, et les injections poussées dans le tissu cellulaire de ces animaux, ou dans leur cavité abdominale. Or, jamais nous n'avons vu l'air, l'azote, l'oxygène, l'acide carbonique et l'hydrogène produire un effet nuisible ; cependant les gaz mettaient trois à quatre semaines à disparaître. La distension, produite par leur accumulation, n'a déterminé même aucun dérangement apparent dans les fonctions de ces animaux.

« Chose remarquable, l'acide carbonique, qui est nuisible, lorsqu'il est introduit dans l'économie par la respiration, ne détermine aucun accident lorsqu'il est introduit dans le tissu cellulaire sous-cutané, ou dans le péritoine, même en très-grande quantité. Presque toujours, vers les derniers moments de l'injection de l'acide carbonique dans le péritoine, l'animal pousse des cris aigus; mais la sensation douloureuse disparaît rapidement et l'animal n'éprouve aucun phénomène d'intoxication, bien qu'il expire en quarante-cinq minutes deux à trois litres d'acide carbonique, quantité bien plus que suffisante pour l'asphyxier, si le gaz avait été introduit dans le poumon par la respiration.

« M. Claude Bernard a démontré aussi, dans ses

leçons au Collége de France, que l'acide sulfhydrique, qui, inspiré même en petite quantité, tue si rapidement les animaux, peut être impunément injecté dans les veines, en quantité assez notable et expulsé par les poumons [1]. »

Bien que l'introduction de gaz dans les veines ne soit pas de notre sujet, nous croyons cependant devoir en dire deux mots pour expliquer le fait de M. Cl. Bernard, qui semble, au premier abord, doublement prodigieux. Il est, en effet, admis que l'introduction de l'air dans les veines détermine la mort; or, s'il en est ainsi pour l'introduction de l'air, à plus forte raison la mort devrait-elle suivre l'injection dans les veines d'un gaz aussi délétère que l'acide sulfhydrique. C'est, en effet, ce qui aurait lieu, si l'on n'avait soin de prendre la précaution de ne pousser, à la fois, qu'une très-petite quantité de gaz, et d'une façon très-lente. De cette manière, la colonne sanguine n'étant pas divisée par une brusque irruption de gaz, la circulation et l'hématose continuent à se faire. En outre, l'élimination de l'hydrogène sulfuré étant très-rapide, il ne s'en trouve jamais, dans l'économie, une assez grande quantité pour déterminer une action toxique. Cette action se produit, au contraire, lorsqu'on injecte d'un seul coup une certaine quantité d'hydrogène sulfuré.

Ayant repris les expériences de M. Cl. Bernard, mais, au lieu de faire l'injection de gaz dans les vais-

[1] Mémoire sur l'étude des gaz injectés, etc. (Arch. génér. de méd., 1859.)

seaux, la pratiquant dans le tissu cellulaire, le péritoine et le rectum, nous sommes arrivé à des résultats constants dans ces trois alternatives, mais variables seulement suivant la quantité de gaz injectée.

Nos expériences, faites sur des lapins, sont au nombre de quatorze. Nous avons constaté que l'absorption de l'hydrogène sulfuré est très-rapide, puisque son élimination commence vingt-cinq secondes, en moyenne, après l'injection, ainsi que l'on s'en assure en mettant sous les naseaux de l'animal un papier imbibé d'une solution d'acétate de plomb qui noircit aussitôt que le gaz apparaît dans l'air expiré ; que cette exhalation se fait par les bronches, et que le passage de l'hydrogène sulfuré détermine, sur toute l'étendue de la muqueuse respiratoire, une congestion inflammatoire des plus vives. Ce dernier phénomène explique l'action thérapeutique des eaux sulfureuses dans certaines maladies des voies aériennes.

Quant à l'action toxique de l'hydrogène sulfuré injecté dans les tissus, on jugera des conditions de son intensité et de sa rapidité par le tableau suivant :

Nos des expériences.	Quantité de gaz injectée.		Mort au bout de :
1	50 centilitres	. . . . . .	2 minutes.
2	50 —	. . . .	2 —
3	10 —	. . . .	3 —
4	40 —	en trois fois.	Accidents toxiques (guérison).
5	40 —	. . . .	2 minutes.
6	20 —	. . . .	5 —
7	10 —	. . . .	3 —
8	40 —	. . . .	3 —
9	40 —	. . . .	3 —
10	40 —	. . . .	1 1/2 —

Nos des expériences.	Quantité de gaz injectée.	Mort au bout de :
11	20 centilitres.	3 minutes.
12	20 —	2 1/2 —
13	10 —	Accidents légers (guérison).
14	10 —	10 minutes [1].

Nous avons expérimenté de la même manière le gaz de l'éclairage, sans jamais déterminer le moindre accident.

L'infiltration des gaz intestinaux dans le tissu cellulaire est tout aussi innocente. J'ai été à même d'observer un cas de ce genre que, du reste, je rapporterai plus loin au sujet de l'emphysème consécutif aux blessures de l'intestin, et dans lequel il n'y eut aucun symptôme particulier.

Après l'exposition des faits que nous venons de rapporter, nous croyons pouvoir conclure : que *la présence des gaz dans le tissu cellulaire du corps n'exerce d'effet nuisible sur l'économie qu'autant qu'ils ont une action délétère*. L'air est 99 fois sur 100 le fluide gazeux qui constitue l'emphysème; comme il est bien avéré qu'il n'a rien de délétère, il en résulte que le *pronostic de l'emphysème, dégagé de la lésion qu'il complique, n'est généralement pas grave*. Nous ne connaissons qu'un exemple de mort, qu'il faille attribuer à l'emphysème lui-même, et encore offre-t-il matière à discussion. Quand celle-ci arrive, elle est le fait de la lésion primitive. Il est en effet bien con-

[1] Pour toute cette question de l'hydrogène sulfuré, consulter la note que j'ai communiquée à l'Académie des sciences et publiée dans la *Gazette médicale* et l'*Union médicale* (avril 1865).

staté que les gaz non toxiques, introduits dans le tissu cellulaire, n'ont aucune action fâcheuse; leur présence se manifeste seulement lorsqu'ils sont accumulés en très-grande quantité ; et alors ils ne font que gêner la respiration et la circulation capillaire. Ils n'apportent donc qu'une complication mécanique, et on la fait cesser au moyen de quelques ponctions.

Ceci ne signifie pas qu'il ne faille tenir aucun compte de l'emphysème. Dans bien des cas, il est une source d'indices précieux pour établir le pronostic de l'état pathologique dont il fait partie. Il fut un temps, et nous n'en sommes encore pas bien loin, où sa présence était regardée comme le signe certain d'une terminaison fatale. C'est à l'emphysème des fractures compliquées des membres que nous faisons en ce moment allusion. Aujourd'hui, bien que l'on soit un peu revenu sur la rigueur de cet arrêt, on n'en considère pas moins la présence de gaz dans le foyer d'une fracture comme un signe fâcheux, en tant qu'il indique toujours des désordres profonds.

De même quelques bulles gazeuses se montrant au milieu d'un état typhoïde ou gangréneux... devront faire porter un pronostic très-grave, car elles seront l'indice d'une modification des liquides de l'économie et d'une décomposition générale. Pour l'emphysème de poitrine, son étendue indique souvent celle de la lésion.

Nous pourrions multiplier davantage les exemples qui démontrent que *l'emphysème peut servir à établir le pronostic de la lésion qu'il complique* ; mais comme nous devons revenir sur ce point, à propos de chaque espèce en particulier, nous n'insisterons pas davantage en ce moment.

Pour terminer ce qui a rapport au pronostic général de l'emphysème, il nous reste à rechercher si cette complication modifie le pronostic de la lésion primitive. Déjà, en 1812, J. Bell, traitant de l'emphysème traumatique général ou partiel, survenant après une fracture de côtes, une plaie pénétrante de poitrine, ou résultant d'une affection pulmonaire, sans regarder la présence de l'air dans le tissu cellulaire comme extrêmement innocente, disait, à ce sujet, que le danger n'était pas en rapport avec la gravité apparente des symptômes qui, dans les circonstances même les plus alarmantes, disparaissaient avec rapidité. Aujourd'hui il nous est permis d'être plus affirmatif que ne l'était John Bell, et de dire que non-seulement les symptômes les plus alarmants disparaissent avec rapidité, mais encore que la persistance de l'emphysème, pendant un certain temps, n'empêche pas de se faire la réparation de la lésion primitive.

Depuis longtemps on savait que la présence de l'air dans le foyer d'une fracture de côte, par exemple, n'était pas un obstacle à la consolidation de cette fracture; mais on ignorait cependant si cette consolidation s'opérait aussi rapidement alors que quand il n'y avait pas de gaz épanché. Bien que nous n'ayons pas fait d'expériences touchant l'influence de l'air et d'autres gaz sur la consolidation des fractures, cependant nous croyons pouvoir étendre à cet ordre de lésion les résultats auxquels nous sommes arrivé en étudiant cette influence sur la réparation des tendons divisés par la méthode sous-cutanée. C'est le sujet du deuxième mémoire que nous avons publié avec M. Leconte [1]. « Toutes nos expériences ont été faites sur des lapins, dont le tissu cellulaire très-lâche permettait d'introduire facilement les gaz que nous voulions mettre en contact avec la plaie.

« Notre procédé opératoire était fort simple : nous pratiquions la ténotomie avec le plus grand soin, en tirant convenablement la peau, de façon à détruire le parallélisme de la plaie de la peau, et de celle du tendon ; nous nous servions d'un ténotome très-petit et une grande habitude de ces opérations nous permettait d'éviter les vaisseaux et, par suite, les hémorrhagies ; car toutes les fois que ces accidents se produisaient, nous étions obligés d'abandonner l'animal, en raison des phénomènes pathologiques qui venaient compliquer la plaie.

« Afin de rendre nos résultats aussi comparables que possible, nous faisions la section des deux tendons d'Achille sur le même animal ; la plaie extérieure était immédiatement fermée avec du collodion, et, tandis que l'une des plaies était abandonnée à elle-même, nous placions l'autre au contact du gaz que nous voulions expérimenter. A cet effet, nous introduisions sous la peau, à une distance convenable de la plaie, un petit trocart fixé à une vessie de caoutchouc

[1] Recherches sur les gaz. Réparation des tendons dans les ténotomies sous-cutanées, sous l'influence de l'air, de l'oxygène, de l'hydrogène et de l'acide carbonique (Archives de médecine, 1862).

contenant le gaz, qu'il suffisait de comprimer, pour distendre légèrement le tissu cellulaire et mettre la plaie du tendon en contact avec le gaz, qui était renouvelé toutes les vingt-quatre heures [1]. »

C'est surtout l'action de l'air sur la solution de continuité sous-cutanée qui doit être prise en considération, car c'est presque toujours ce gaz qui constitue l'emphysème. Or, il résulte de nos expériences sur les injections d'air renouvelées chaque jour dans les ténotomies, que ces injections sont absolument sans action sur la durée de la réparation des tendons.

Comparant la marche des ténotomies avec injections d'air à celle des ténotomies sans injection d'aucune sorte, nous avons constaté que, dans les deux cas, l'aspect des plaies restait le même, que l'épanchement de la lymphe plastique, son organisation, sa transformation en tendon se faisaient de la même manière et dans le même laps de temps, environ vingt jours. On trouvera plus loin l'explication de ce phénomène essentiellement lié aux modifications subies par l'air ainsi injecté

Bien plus, les injections d'acide carbonique activent la réparation des tendons, au point que nous avons vu cette réparation être complète quinze jours après le début de l'expérience. Il est vrai que nous sommes arrivé à des résultats absolument opposés en expérimentant l'oxygène et l'hydrogène. L'oxygène retarde l'organisation des tendons ; son action stimulante trop énergique détermine une congestion très-vive

[1] Mémoire cité.

des veines, qui sont gonflées de sang noir; la lymphe plastique reste longtemps molle et se concrète difficilement; enfin la réparation du tendon n'est complète qu'au bout de quarante à cinquante jours.

Les phénomènes de réparation sont encore bien plus longs avec l'hydrogène, puisque après six mois d'expérimentation il nous est arrivé de n'en trouver nulle trace.

Des faits que nous venons d'exposer, il résulte que des gaz, mis en contact avec une solution de continuité, les uns n'influencent en rien la réparation, d'autres ont une action adjuvante, d'autres, au contraire, mettent un obstacle plus ou moins grand à cette réparation.

Comme parmi ces gaz l'air atmosphérique est le seul dont il faille tenir compte dans la pratique usuelle, il en résulte que l'emphysème n'a qu'une influence secondaire sur le pronostic de la lésion primitive qu'il accompagne. Le fait a toujours été admis pour les fractures de côtes, dont la consolidation s'opère très-bien malgré la présence d'un emphysème. Par contre on refuse cette innocuité à l'air infiltré dans le foyer d'une fracture comminutive des membres. Pourquoi donc l'air aurait-il dans ces deux cas en apparence analogues, une action si différente? C'est que, dit-on, en passant par les poumons il a perdu ses qualités nuisibles.

Peut-on, après nos expériences, se contenter aujourd'hui de cette explication? Est-ce de l'air inspiré que nous avons insufflé entre les bouts de tendons divisés? Pour se rendre compte du phénomène, il faut se rappeler deux choses, 1° les modifications que subit l'air en traversant les poumons et pendant son séjour dans le tissu cellulaire, où, ainsi que nous le verrons plus loin, il éprouve un changement profond ; 2° dans les fractures comminutives des membres avec introduction de l'air, le traumatisme et le contact permanent de l'air avec le foyer de la fracture qui devient une plaie exposée.

Les faits ont été évidemment mal interprétés jusqu'ici. Nous ne nions pas la gravité des fractures des membres compliquées de plaies et d'emphysème ; mais « que cet emphysème soit une affection très-grave, pouvant promptement entraîner la mort [1], » voilà ce que nous nions ; nous ne saurions admettre que ce soit à la présence de quelques bulles d'air qu'il faille attribuer la série de symptômes graves des fractures compliquées; n'a-t-on pas vu du reste guérir de ces fractures?

Que l'on ne pense pas que ce soit là une discussion sans importance. En effet, la gravité de l'emphysème admise, le chirurgien doit nécessairement porter un pronostic excessivement sérieux, et agir de suite pour prévenir les accidents faussement attribués, selon nous, à l'emphysème et qu'il considère comme inévitables. Au contraire, s'il n'accorde aucune action malfaisante particulière à l'emphysème, tout en sachant qu'il accompagne surtout les fractures avec désordres profonds et causés par un traumatisme vio-

[1] Th. Boureau.

lent, son pronostic ne cessera pas d'être grave, mais il attendra, pour agir, la manifestation des premiers accidents et ainsi il courra la chance d'éviter peut-être une opération et de conserver un membre au blessé.

Notre conviction, basée du reste sur plusieurs faits cliniques que nous avons observés et aussi sur les nombreuses expériences que nous avons faites et desquelles la parfaite innocuité de l'air infiltré dans les tissus est toujours ressortie, notre conviction est que *l'emphysème peut servir à établir le pronostic de la lésion qu'il complique, mais qu'il n'influe en rien sur lui.*

La marche de l'emphysème peut être divisée en trois périodes : période d'accroissement ; période d'état ; période de décroissance. La période d'accroissement est en rapport avec la persistance de la lésion, cause de l'emphysème. Or cette persistance varie suivant la lésion ; elle sera courte, par exemple, dans un cas d'emphysème par déchirure de la muqueuse du sinus frontal à la suite d'une fracture des parois de ce sinus. En effet, un épanchement sanguin et fibrineux se forme promptement entre les lèvres de la muqueuse déchirée, et le passage de l'air des fosses nasales dans le foyer de la fracture se trouve aussitôt interrompu.

Au contraire, cette période sera longue dans le cas de rupture de vésicules pulmonaires à la suite des quintes de toux de la coqueluche, par exemple. Le bouchon plastique n'a pas le temps de se former et de se solidifier dans l'intervalle de deux quintes ; à chaque secousse, il est détruit et donne passage à de nouvelles quantités d'air qui, poussant celles déjà épanchées, arrivent à produire un emphysème généralisé.

La période d'état est courte; il est évident en effet que, du moment où l'emphysème ne s'accroît plus, il doit tendre à décroître. Cependant, dans les premiers temps, cette décroissance est tellement peu marquée, qu'il semble même qu'elle n'ait pas lieu. C'est donc petit à petit qu'elle s'opère.

Quant à la durée de l'emphysème, elle est excessivement variable ; elle dépend surtout de la quantité de gaz épanché, toute communication avec la source de gaz étant interceptée. L'emphysème des fractures, qui est ordinairement très-restreint, se perçoit pendant trois, cinq, dix et quelquefois quinze jours. Lorsqu'il est intense, comme on détermine la sortie du gaz à l'aide de mouchetures, il est difficile de dire quelle aurait été sa durée [1].

Dans nos expériences sur les lapins, expériences dans lesquelles nous insufflions des gaz dans leur tissu cellulaire, bien que l'on retirât de ces gaz à différentes périodes de l'expérience, l'emphysème était cependant perceptible de trois semaines à un mois.

A part peut-être une observation, rapportée par Méry, nous ne connaissons pas un fait dans lequel la

[1] La question de la résorption des gaz et des mélanges qu'ils subissent au sein de l'organisme est une question qui n'avait jamais été bien étudiée avant les travaux que mon ami M. Leconte et moi avons publiés sur ce sujet. C'est donc aux analyses de cet habile chimiste que nous devons les notions que nous avons longuement développées ailleurs et que nous allons résumer ici.

mort doive être attribuée à l'emphysème lui-même.

Toujours lorsqu'elle survient, il doit y avoir une lésion viscérale capable de l'expliquer.

L'emphysème disparaît par résorption des gaz qui le constituent. Nos expériences ont mis entièrement à jour la façon curieuse dont cette résorption s'opère. Avant nous, Davy, ayant analysé des gaz provenant de pneumo-thorax, et, ayant constaté que ces gaz présentaient de grandes différences avec la composition de l'air, s'était inquiété de savoir ce que devenait l'air injecté dans la plèvre d'un animal en bonne santé, et avait reconnu que la proportion des gaz élémentaires de l'air ne tardait pas à varier. MM. Bouley et Clément avaient reconnu aussi que l'air introduit sous la peau d'un chien se comportait de même. Pour nous, nous avons fait nos expériences avec l'air d'abord, puis après, avec chacun des gaz qui le composent, savoir : oxygène, azote, acide carbonique, et enfin l'hydrogène. Des faits observés nous avons été amenés à conclure :

Que tous ces gaz sont résorbés après un temps plus ou moins long et avec une rapidité qui varie depuis quarante-cinq minutes (acide carbonique) jusqu'à plusieurs semaines (azote). La rapidité de résorption s'est toujours présentée dans l'ordre suivant : acide carbonique, oxygène, hydrogène, air et azote ;

Qu'un gaz quelconque, injecté dans le tissu cellulaire ou dans le péritoine, détermine constamment une exhalation des gaz que renferment le sang et les tissus ;

Qu'il se produit, après l'injection des gaz, des mélanges plus faciles à résorber que le gaz le moins résorbable qui y est contenu; de telle sorte que la résorption ne commence que quand il est déjà mêlé en certaines proportions avec les autres gaz exhalés;

Que, de tous les gaz injectés, l'hydrogène est celui qui détermine l'exhalation la plus considérable des gaz du sang, à ce point que quand l'hydrogène a déjà disparu du mélange, l'animal conserve encore le volume qu'il présentait au moment de l'injection; ce qui pourrait faire croire à la non-absorption de l'hydrogène, si l'analyse chimique ne venait éclairer le phénomène;

Que la rapidité d'absorption et d'exhalation au dehors des gaz injectés dans les tissus des animaux vivants est en raison *composée* de leur solubilité dans le sang et de la quantité que l'air atmosphérique renferme de ces gaz;

Que l'exhalation des gaz du sang, pour se mêler au gaz injecté, est en raison composée de la solubilité de ces gaz dans le sang, de la quantité qui en existe dans l'atmosphère et dans le mélange gazeux [1].

Voyons plus en détail ce qui se passe avec l'air.

Dès qu'il est introduit dans le tissu cellulaire, il est modifié dans sa composition; ces modifications portent sur tous ses éléments, mais principalement sur l'oxygène et l'acide carbonique.

L'oxygène diminue d'une façon à peu près progres-

[1] Des gaz injectés dans les tissus des animaux vivants (Archives de médecine, 1859), par MM. Demarquay et Leconte.

sive pendant les premières vingt-quatre heures qui suivent l'injection, après quoi sa proportion reste à peu près constante dans le mélange où il existe, dans la proportion de 5 pour 100 environ.

En même temps que l'oxygène disparaît, l'acide carbonique apparaît en quantité notable. Cette quantité oscille entre 0,96 et 4,80 pour 100, et n'est pas en rapport avec celle qui résulterait de la transformation de l'oxygène disparu en acide carbonique.

Pour l'azote, sa proportion reste à peu près la même dans le mélange; en vérité, cette proportion paraît augmenter; mais cette augmentation est plutôt apparente que réelle, et semble résulter surtout de la diminution de l'oxygène.

Les gaz résultant de l'injection de l'air n'ont disparu qu'après trois ou quatre semaines.

Il était intéressant de savoir si l'air épanché dans le tissu cellulaire de l'homme subit les mêmes transformations que celui qui est injecté dans le tissu cellulaire des lapins. Nous avons constaté qu'il en était ainsi par une série d'analyses de gaz retirés du tissu cellulaire d'un homme chez lequel un emphysème très-intense se développa à la suite d'une fracture de côte. On trouvera plus loin les détails de cette observation; nous allons rapporter seulement ici les résultats donnés par les analyses du gaz retiré à différents intervalles. Il était recueilli à l'aide d'un trocart explorateur très-fin, fixé à une vessie de caoutchouc dans laquelle on pratiquait exactement le vide. L'analyse était faite immédiatement sur le mercure; l'acide carbonique était absorbé par la potasse, l'oxygène par la solution alcaline d'acide pyrogallique. Le gaz non absorbé était considéré comme de l'azote. Nous nous sommes assurés, du reste, qu'il ne renfermait pas de gaz combustible.

Composition de 100 volumes de gaz.

JOURS DE L'ACCIDENT.	OXYGÈNE.	ACIDE CARBONIQUE	AZOTE.
Quatrième. . .	2,54	6,35	91,11
Cinquième. . .	5,08	4,66	90,26
Sixième. . . .	6 60	4,24	90,16
Septième.. . .	6,07	3,73	90,20
Neuvième. . .	9,39	1,40	89,21
Onzième.. . .	11,04	»	88,89

D'après ces expériences on voit que, dans l'emphysème de l'homme, l'air atmosphérique se modifie exactement de la même manière que dans nos expériences sur les animaux. Il y a d'abord absorption d'oxygène, exhalation d'acide carbonique, qui semble indépendante de l'oxygène disparu. L'azote forme à lui seul les neuf dixièmes du mélange, l'oxygène augmente et l'acide carbonique disparaît.

Si l'on fait abstraction de l'azote, on voit que l'oxygène et l'acide carbonique des gaz de l'emphysème se rapprochent beaucoup des rapports de ces gaz extraits du sang à l'aide du procédé imaginé par M. Cl. Bernard, procédé qui, à raison de l'emploi de l'oxyde de carbone, s'oppose à la transformation ultérieure de l'oxygène en acide carbonique.

Nos nombres s'éloignent au contraire très-notablement de ceux obtenus par Magnus pour les gaz du sang; mais il faut remarquer que, dans le procédé de Magnus, une partie de l'oxygène se transformait, pendant l'expérience, en acide carbonique, qui domine toujours de 2 à 5 fois l'oxygène, même dans les gaz du sang artériel[1].

Nous arrivons au traitement de l'emphysème. Ce traitement sera nul dans la grande majorité des cas. On devra intervenir seulement alors que l'épanchement prendra des proportions considérables. Deux indications se présentent :

1° Faire disparaître l'emphysème lui-même, ainsi que les accidents qu'il occasionne ;

2° Empêcher le retour de l'emphysème en détruisant sa cause.

On remplira la première de ces indications à l'aide de simples mouchetures et de ponctions. Quant aux moyens de remplir la seconde, ils varient suivant chaque variété d'emphysème; nous les indiquerons donc à propos de chacun d'eux étudié séparément.

[1] Communication faite à l'Académie des sciences, séance du 20 janvier 1862, par MM. Demarquay et Leconte.

CHAPITRE II

DES EMPHYSÈMES EN PARTICULIER.

Nous diviserons, comme nous l'avons dit plus haut, les emphysèmes en deux grandes classes :

1° Les emphysèmes vrais, résultant de l'action d'une force physique saisissable, et formés par l'épanchement de gaz venus de l'extérieur ou existant normalement dans la cavité de certains organes ;

2° Les emphysèmes faux, résultant de l'action d'une force chimique ou vitale, intangible, et formés par l'épanchement *spontané* de gaz créés de toute pièce, ou existant en dissolution dans le sang.

DES EMPHYSÈMES VRAIS.

La classe des emphysèmes vrais est la plus nombreuse et renferme les espèces que l'on observe ordinairement. Nous étudierons chaque variété de chaque espèce, en passant successivement en revue les appareils dont les lésions sont capables de lui donner naissance.

Le tableau suivant fera connaître la marche que nous allons suivre :

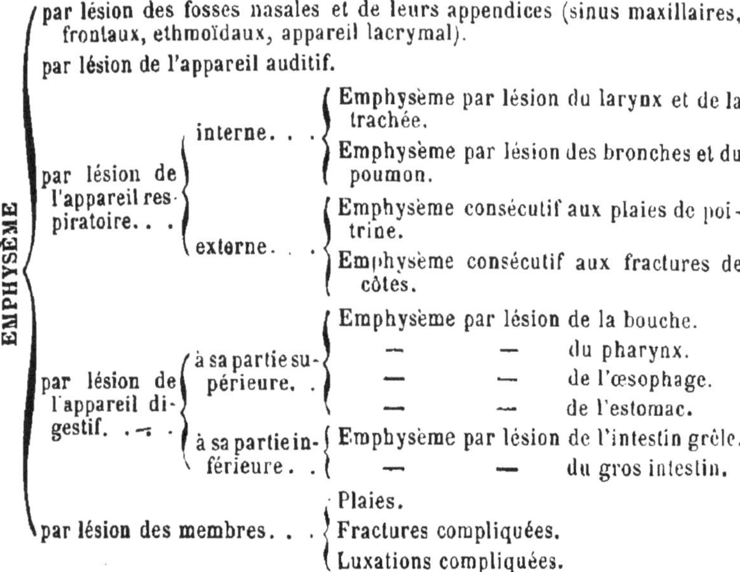

EMPHYSÈME
- par lésion des fosses nasales et de leurs appendices (sinus maxillaires, frontaux, ethmoïdaux, appareil lacrymal).
- par lésion de l'appareil auditif.
- par lésion de l'appareil respiratoire. . .
  - interne. . .
    - Emphysème par lésion du larynx et de la trachée.
    - Emphysème par lésion des bronches et du poumon.
  - externe. . .
    - Emphysème consécutif aux plaies de poitrine.
    - Emphysème consécutif aux fractures de côtes.
- par lésion de l'appareil digestif. . . .
  - à sa partie supérieure. .
    - Emphysème par lésion de la bouche.
    - — — du pharynx.
    - — — de l'œsophage.
    - — — de l'estomac.
  - à sa partie inférieure. .
    - Emphysème par lésion de l'intestin grêle.
    - — — du gros intestin.
- par lésion des membres. . .
  - Plaies.
  - Fractures compliquées.
  - Luxations compliquées.

§ 1. Emphysème par lésion des fosses nasales et de leurs appendices (sinus maxillaires, frontaux, ethmoïdaux, appareil lacrymal).

Il n'est pas rare de voir les lésions des fosses nasales et de leurs appendices s'accompagner d'emphysème. Ce sont principalement les fractures du squelette de ces parties qui donnent lieu à ce symptôme. Pour qu'il se produise, il faut qu'il y ait, en même temps que fracture, déchirure de la muqueuse pituitaire. Une simple solution de continuité de la muqueuse, sans lésion des os, peut aussi donner lieu à de l'emphysème; cela se voit principalement dans les ruptures de l'appareil lacrymal[1] et à la suite des opérations qui se pratiquent sur cet appareil.

Voici, par ordre de fréquence, les fractures qui se compliquent le plus souvent d'emphysème :

[1] Voir Mackensie.

Viennent, en première ligne, les fractures des os propres du nez, puis celles des sinus maxillaires, des sinus frontaux et des os unguis.

Le gaz infiltré est toujours de l'air atmosphérique. La cause de sa pénétration est dans l'effort que fait le malade alors qu'il se mouche. L'observation suivante montre parfaitement ce mécanisme. « Un coup de poing appliqué sur l'œil gauche d'un employé de Bicêtre, qui vint me consulter en 1848, avait rompu le sac lacrymal; il se produisit aussitôt un emphysème énorme de toute la paroi antérieure de l'orbite. Dans le but de me montrer comment il faisait à volonté passer de l'air dans la tumeur, le malade se moucha fortement, en comprimant les narines; instantanément les paupières et le pourtour de l'orbite grossirent et devinrent d'un bleu noir ecchymotique, comme si on avait poussé dans ces tissus une injection colorée. » (Desmares, *Traité des maladies des yeux*, t. Ier, p. 241.)

Le besoin de se moucher ne se faisant sentir qu'à des intervalles plus ou moins éloignés, on doit penser, *à priori*, que l'emphysème par lésion des fosses nasales ne sera jamais bien considérable. C'est, en effet, ce qui arrive. Les premières bulles d'air se montrent là où existe la solution de continuité; jamais elles ne s'étendent au loin ; il est très-rare qu'elles descendent plus bas que le rebord de la mâchoire inférieure, et qu'elles remontent du côté du crâne.

L'emphysème occupe les paupières, les joues, les tempes et quelquefois le tissu cellulaire de l'orbite. Ce dernier cas est rare, mais il a cependant été bien constaté. M. Desmares [1], parlant d'un malade qui présentait ce symptôme, dit : « Aussitôt que le malade pressait son nez entre ses doigts, pour se moucher, et que l'air était poussé dans le canal nasal, on voyait l'œil gauche, projeté en avant dans une étendue de 1 centimètre et demi au moins, poussé par l'air qui s'introduisait en arrière du globe, à chaque effort du malade pour se moucher. Dès que la compression des narines cessait, le globe reprenait sa place et se trouvait au niveau de son congénère. En même temps qu'il était poussé en avant, l'œil était dirigé de haut en bas, de dehors en dedans et il y avait de la diplopie. Lorsque l'on cachait l'autre œil, à ce moment, la vision double cessait immédiatement, et l'image perçue était unique et distincte ; elle se déplaçait seulement et suivait la direction de l'organe. »

L'emphysème consécutif aux lésions des fosses nasales et de leurs appendices peut donc envahir le tissu cellulaire intra-orbitaire et déterminer de l'exophthalmie. Il défigure le malade par le gonflement qu'il occasionne. Les mouvements de la mâchoire sont gênés par la distension du tissu cellulaire de la joue, et l'ouverture des paupières envahies est impossible. Il est ordinairement limité au seul côté de la face qui est le siége de la lésion.

L'observation suivante, que nous empruntons au mémoire sur l'emphysème de M. Morel-Lavallée,

[1] Annales d'oculistique, t. XIV, p. 97.

offre un type du genre dont nous nous occupons en ce moment.

Le 26 juillet 1861 est entré dans mon service, à l'hôpital Necker, salle Saint-Pierre, n° 31, Joseph-Louis Chapal, âgé de trente-six ans, plombier, rue du Chemin de Fer, 30, quatorzième arrondissement. Constitution moyenne. Le 15 de ce mois, en manœuvrant une grue, il avait reçu un choc sur le côté droit de la face ; une abondante épistaxis avait eu lieu, uniquement par la narine correspondante. Les deux paupières ne se gonflèrent pas immédiatement, selon le blessé, mais après la suppression de cette épistaxis, soit que la présence du sang ait momentanément fermé la communication accidentelle de la fosse nasale avec le tissu cellulaire palbébral, soit que, plus vraisemblablement peut-être, grâce à la lenteur du développement de l'emphysème, la tuméfaction ait échappé à son début ; la joue n'avait pas tardé non plus à se tuméfier.

27 juillet. Le gonflement des paupières ne leur permet pas encore de s'ouvrir spontanément ; ce n'est qu'en les écartant avec les doigts qu'on parvient à découvrir le globe oculaire, d'ailleurs parfaitement sain. Ce gonflement est dû tout entier à un emphysème des plus caractérisés ; l'air s'y déplace avec crépitation sous la pression des doigts ; ce phénomène se montre ici avec une netteté frappante. La pression fait refluer l'air d'une paupière dans l'autre, et, si l'on comprime cette dernière à son tour, le gaz repasse dans celle qui s'était vidée et affaissée sous le doigt, et la développe de proche en proche, avec crépitation, et en dessinant à travers la peau des cellules polyédriques, dont on pourrait compter et mesurer les facettes. A chaque cellule qui se déplisse, la crépitation se produit ; on voit et on sent la bulle marcher. Chaque paupière se gonfle ainsi par une pression alternative, comme si on y injectait de l'air, et rappelle un lobule pulmonaire qu'on insuffle. L'emphysème ne se réduit qu'en passant d'une paupière

dans l'autre, et sans qu'on aperçoive la moindre diminution dans la masse d'air extravasée ; le fluide ne ressort pas par l'ouverture d'entrée. Par la pression des paupières, il se forme sur le sac lacrymal, et au-dessus, dans la direction du canal nasal, une tumeur du volume d'un haricot, sans changement de couleur à la peau et non crépitante ; c'est un épanchement d'air dans un décollement très-circonscrit.

Limité en dedans et en haut par la base de l'orbite, l'emphysème s'étend en dehors jusqu'à l'oreille, et, en bas, sur la joue, jusqu'à la symphise du menton.

29 juillet. L'emphysème a disparu de la joue, mais s'étend encore jusqu'à l'oreille.

30. La paupière supérieure seule est encore un peu tuméfiée, bien qu'il n'y ait plus ni crépitation, ni douleur. Le malade sort.

C'est principalement à cause de la description détaillée des symptômes physiques de l'emphysème de la face que nous avons rapporté cette observation.

Le diagnostic de l'emphysème de la face est des plus faciles. Dans certains cas douteux, où les autres signes manquent, l'emphysème, reconnu, peut servir à bien établir la nature et le siége de la lésion dont il procède. Pour cela, on engage le malade à souffler, tout en tenant fermées la bouche et l'ouverture des fosses nasales ; on voit alors l'emphysème augmenter de volume, et on peut, à coup sûr, affirmer que là où se produit le gonflement par suite de l'effort, existe la solution de continuité recherchée. L'épreuve contraire peut encore faire reconnaître le siége de cette solution de continuité. Cette épreuve consiste à comprimer l'air infiltré; là où il s'échappera par suite de la compression, existera la lésion.

L'emphysème consécutif aux lésions des fosses nasales et de leurs appendices n'offre par lui-même aucune gravité et ne paraît pas avoir d'influence fâcheuse sur ces lésions. Ces affirmations sont également vraies, même alors qu'il occupe le tissu cellulaire intrà-orbitaire. Souvent, en effet, certains maquignons le développent fort innocemment pour les vieux chevaux, chez ces animaux qui ont les yeux trop enfoncés dans l'orbite. A cet effet, ils pratiquent une petite incision sous la paupière; puis, à l'aide d'un chalumeau, ils y insufflent de l'air, lequel enfle les tissus et fait ressortir le globe de l'œil. On a même vu des conscrits recourir à ce coupable moyen pour produire chez eux l'exophthalmie.

La marche de l'emphysème est variable. Il peut survenir immédiatement après l'accident ou bien plusieurs heures après celui-ci. Les conditions de sa production sont souvent très-transitoires : on voit un caillot, bientôt remplacé par une cicatrice, fermer la déchirure de la muqueuse. Par contre aussi, cette ouverture peut persister longtemps, et même, exceptionnellement, rester fistuleuse. Il résulte de là que la durée de l'emphysème de la face est variable; qu'en général, il est de courte durée, mais qu'il peut quelquefois persister de vingt à trente jours. Il se termine par résolution; le fait exceptionnel que nous allons rapporter tout à l'heure, ne doit pas infirmer cette règle générale.

Le traitement de l'emphysème de la face consiste, la plupart du temps, à recommander au malade de s'abstenir de tout effort d'expiration. C'est seulement dans le cas où le gonflement des paupières serait par trop considérable que l'on pratiquerait quelques ponctions, à différents intervalles, jusqu'à guérison de la lésion primitive.

Nous ajouterons ici à l'histoire de l'emphysème consécutif aux lésions des fosses nasales et de leurs dépendances, telle que nous venons de l'exposer d'après les faits journellement observés, le récit de cas exceptionnels se rapportant toujours à notre sujet et les réflexions qu'ils nous ont inspirées.

Jusqu'ici nous avons vu l'emphysème siéger dans le tissu cellulaire sous-cutané. Cela présuppose (comme l'air pénètre des parties profondes dans les parties superficielles) la déchirure de la muqueuse, la fracture du squelette et au moins encore la déchirure du périoste. Or, si, par hypothèse, le périoste, au lieu d'être déchiré au niveau de la fracture, était simplement décollé dans une certaine étendue, qu'arriverait-il ? N'est-il pas évident que l'air ne passerait plus dans le tissu cellulaire sous-cutané, mais que, pour peu que l'ouverture d'entrée fût étroite et anfractueuse, il séjournerait sous forme de collection entre l'os dénudé et le périoste ? Que si, toujours par hypothèse, de violents efforts d'expiration se renouvelaient souvent, l'air, fortement comprimé, ne pourra-t-il pas décoller (si la région s'y prête) le périoste dans une nouvelle étendue, par conséquent s'accumuler en quantité plus grande et déterminer un accroissement de la tumeur? Enfin, la solution de continuité de la muqueuse et de l'os fracturé ne peut-elle pas se terminer par une fistule, soit à cause du passage des gaz, soit pour tout autre motif? On aura alors une tumeur aérienne, permanente, susceptible d'être réduite, mais se reproduisant au moindre effort, dans laquelle bientôt, à la limite du décollement périostal, se développeront des ostéophytes circulaires, tout aussi bien qu'on les voit survenir autour de l'épanchement sanguin du cephalæmatome.

Le lecteur appréciera si les choses n'ont pas dû se passer ainsi dans les observations que nous allons transcrire ici, et dans une autre de même nature, mais se rapportant à l'emphysème par lésion de l'oreille et de ses dépendances, et que nous ferons connaître un peu plus loin. La première nous montre la formation de la tumeur aérienne et son existence précaire; car la fistule ne se produit pas et la terminaison a lieu par soudure des fragments de la fracture et résolution de la tumeur. La seconde, au contraire, sans nous faire assister à la phase de formation, nous montre le fait accompli.

Le 26 mars 1862, est entré dans mon service à l'hôpital Beaujon, pavillon 2, lit 16. Louis Thomas, âgé de seize ans, d'une forte complexion, maçon, rue de la Tour, 4. Le jour même, il était tombé d'un deuxième étage. Il perdit connaissance; on le coucha. En revenant à lui, au bout de deux heures, il eut un vomissement de sang, et un crachement de sang abondant, qui ne reparurent plus; mais il moucha du sang pendant les huit jours suivants.

Le lendemain de l'entrée du blessé, je constatai sur le front, à gauche, une tumeur du volume et de la forme de la moitié d'un gros œuf, coupé suivant son axe, tumeur molle, fluctuante, sans caillots appréciables. Le doigt, en la déprimant, sentait une fracture dirigée d'avant en arrière, d'environ 3 centimètres de long, située sur la bosse frontale, commençant à l'œil, et allant se terminer sous le cuir chevelu. On la suivait nettement à l'aide d'un très-notable enfoncement du fragment interne. C'était donc une fracture de la paroi externe du sinus frontal. Deux jours après, je notai du gargouillement dans la tumeur. M'avait-il échappé d'abord, ou l'air ne s'était-il introduit que plus tard sous le décollement? Mon travail était en ce moment même sur le métier, et le soin que je devais mettre à la recherche de l'emphysème fera peut-être pencher vers la deuxième hypothèse.

Le liquide séro-sanguin probablement se résorba peu à peu, et, à mesure, le gargouillement changeait de timbre ; sur la fin, alors que la présence du liquide ne se révélait que par le gargouillement même, c'était comme un bruit parcheminé. Ce symptôme existait encore le 8 avril, mais on ne le trouva plus le lendemain.

Ainsi fracture du sinus frontal avec écoulement sanguin et écoulement aérien, avec hémorrhagie et emphysème [1].

Nous ne rapporterons pas le reste de l'observation, qui n'a plus de rapport avec notre sujet. Le malade sortit guéri le 9 mai suivant.

Nous arrivons à notre second fait. Il nous paraît si intéressant, que, malgré la longueur de sa narration, nous n'en retrancherons rien. Il est dû à M. Jarjavay, et nous l'extrayons de notre traité des tumeurs de l'orbite.

[1] M. Morel-Lavallée, Mémoire sur l'emphysème traumatique (Gazette médicale, 1864).

Le 7 du mois de septembre 1850 entra à l'hospice des Cliniques (où M. Jarjavay remplaçait alors, en sa qualité d'agrégé, M. le professeur J. Cloquet) un malade âgé de vingt-cinq ans, nommé Aimé Rayé, pour y être traité d'une tumeur située sur la région latérale droite du crâne. C'est un homme dont le système musculaire est peu développé ; il est maigre, et a vécu au milieu des privations dans la Bourgogne, où il a quelque temps mendié son pain. Dès l'âge de neuf ans environ, il a eu des douleurs sourdes dans la région frontale, douleurs qui l'empêchaient de porter une coiffure, quelque légère qu'elle fût. Plusieurs fois, après avoir tenté de se couvrir la tête, il a été obligé, vers le soir, de se coucher sans avoir pris son repas, ou bien de vomir les matières qu'il avait prises, s'il avait eu l'imprudence de manger. Ces douleurs n'étaient point permanentes, mais elles se renouvelaient à des intervalles inégaux, laissant au malade la faculté de travailler, de porter même d'assez lourds fardeaux. A l'âge de dix-huit ans, Rayé fit une chute d'un grenier à foin sur le sol, et resta sans connaissance pendant quelques jours ; il guérit néanmoins au bout d'un mois, époque à laquelle il remplit les fonctions de domestique. Du sang était, dit-il, sorti par la bouche ; il ne peut donner aucun autre renseignement précis sur son état, ni sur le traitement qu'on lui a fait suivre ; toujours est-il qu'il n'avait pas de plaie au front et que, plus tard, il ne présentait aucune trace qui annonçât une lésion traumatique récente ou ancienne dans la région aujourd'hui affectée. Depuis cet accident, l'odorat a été perdu et ne s'est jamais rétabli. Néanmoins, les forces étant revenues, le malade s'est livré à ses occupations habituelles, malgré quelques migraines dont il a eu à souffrir de temps à autre. Ce n'est que vers le mois de décembre 1849 que les douleurs, devenues plus vives, ont appelé son attention sur l'apophyse orbitaire externe. Cette partie était manifestement plus volumineuse, et sur elle s'est alors développée une tumeur molle, sans changement de couleur à la peau, qui paraissait surajoutée et qui n'a pas cessé de grossir peu à peu pendant tout l'hiver.

Au mois de juin 1850, en même temps que cette tumeur se développait du côté de la partie supérieure de la tête, l'œil droit est devenu plus proéminent et s'est abaissé au-dessous du niveau de l'œil gauche. Quelques troubles de la vision se sont manifestés dans le dernier été et se sont dissipés. Les douleurs étant cependant devenues plus fortes et gravatives, en même temps que l'apophyse orbitaire externe et la tumeur crânienne augmentaient de volume, le malade a été forcé de cesser son travail, et s'est résolu à quitter son pays pour venir à Paris demander les secours de l'art. Voici ce qu'il a présenté à l'observation :

Une tumeur oblongue s'étend depuis la queue du sourcil droit jusque vers l'angle supérieur de l'occipital. Elle est uniforme, sans chaleur, sans changement de couleur à la peau, offre une résistance très-grande et résonne sous la percussion sur tous les points de la périphérie. Mesurée d'avant en arrière, le mètre appliqué sur sa convexité, elle a 23 centimètres ; elle en présente 21 dans sa plus grande largeur. A sa base, on constate, par le toucher, sous la peau, des pointes osseuses, séparées les unes des autres par des intervalles anguleux, ressemblant assez bien à une série d'apophyses coronoïdes ; ces dents sont très-prononcées au niveau du frontal ; elles sont petites vers la partie postérieure et supérieure de la tumeur. Une plaque osseuse se trouve détachée des os du crâne dans la partie antérieure et inférieure. Partout ailleurs, le doigt constate que les téguments sont souples, amincis, sans parcelles osseuses dans leur épaisseur.

L'apophyse orbitaire externe est aussi grosse qu'une noix ; les paupières paraissent abaissées ; l'œil droit a été repoussé au-dessous du niveau de celui du côté opposé. C'est de l'apophyse orbitaire externe et de la moitié externe de l'arcade sourcilière que semble partir la tumeur dont il vient d'être question. Vers la ligne médiane du front, l'os frontal ne présente en effet aucune altération dans sa forme.

La pression avec les doigts ne cause aucune douleur dans cette poche cutanée qui se laisse déprimer et revient bien vite à sa forme première ; mais le malade sent comme un poids dans la partie tuméfiée, et parfois il est pris d'étourdissements. Il raconte que, deux fois, au moyen d'une compression qu'il avait exercée avec son poing, sur la tumeur, il avait pu la faire disparaître en grande partie. M. Jarjavay a lui-même obtenu cet affaissement de la tumeur et noté les sensations remarquables qu'il éprouve au moment où la compression est faite. Il lui semble sentir, pour employer son langage, *quelque chose qui court* dans l'apophyse orbitaire externe, puis profondément dans la face, au niveau de l'os malaire du côté droit. De là, ce courant gagne la partie antérieure du cou, où il cause un certain chatouillement : presque aussitôt, suffocation, toux violente, rougeur de la face et larmoiement. Deux fois répétée, cette exploration a donné lieu deux fois aux mêmes phénomènes. A chaque fois, quand la compression était faite brusquement et avec force, l'angoisse, qui avait son siége dans la poitrine, était si grande, que le patient se débattait sous les mains des aides. Cet état pénible diminuait ou cessait entièrement, quand la pression était rendue moins forte ou quand le malade ouvrait largement la bouche ; sans doute parce qu'alors les gaz, trouvant une libre issue, n'étaient pas refoulés en aussi grande quantité et avec autant de force vers la cavité thoracique. L'auscultation, pratiquée pendant cet examen sur la racine du nez, permettait de percevoir un sifflement dont l'intensité était variable suivant le degré de pression. Le même phénomène avait lieu au niveau de l'apophyse orbitaire externe, mais à un moindre degré. Si l'on recommandait au malade de se moucher, l'oreille étant encore appliqnée sur la partie inférieure de la région frontale, on percevait le même sifflement, et parfois des craquements rares, comme ceux que donnerait un râle muqueux. Cependant la tumeur ne se développait pas alors d'une manière très-sensible.

L'exploration des fosses nasales faite avec une sonde permet de constater qu'aucune tumeur n'existe dans ces cavités. Les gaz qui viennent de la poitrine passent librement dans la fosse nasale droite, tandis que la narine gauche est fermée par une pression faite avec le doigt sur l'aile correspondante du nez ; ils ne passent qu'en produisant un sifflement dans la fosse nasale gauche, les mêmes précautions étant prises à l'égard de la narine droite. Rien n'apparaît dans le fond de la gorge ; mais le doigt, introduit derrière le voile du palais, touche, vers la partie supérieure du bord externe de l'orifice postérieur de la fosse nasale gauche, une tuméfaction dure, comme osseuse, non limitée du côté de la voûte pharyngienne.

Le sens de l'odorat est aboli ; la sensibilité tactile de la membrane pituitaire est conservée. L'ouïe est intacte ; les saveurs sont intégralement perçues ; mais certaines substances, tels que le fromage, le beurre, paraissent moins sapides, moins agréables que autrefois. Le malade fait remonter la perte de l'odorat à l'époque de la chute dont il a été question. D'ailleurs, l'appétit est bon, les digestions sont régulières et faciles. Rayé ne se plaint de rien, s'il n'était sujet à des étourdissements et n'éprouvait une sensation à peu près constante de poids dans la partie antérieure et latérale droite du crâne.

Deux jours après l'entrée du malade à l'hôpital, une ponction est pratiquée avec un trocart explorateur. A peine la tige métallique est-elle ôtée de la canule, que des gaz s'échappent par ce conduit et qu'on voit la peau se déprimer. La pression sur la tumeur établit un courant de gaz rapide, que l'on peut percevoir avec la main. Immédiatement après cette opération, les parties molles tégumentaires s'adaptent aux parties dures sous-jacentes et en dessinent les saillies et les anfractuosités ; les dents osseuses limitent une large excavation, sur laquelle on sent une série de dépressions et d'éminences mamillaires.

Le 10 septembre, quarante-huit heures après cette ponction, la peau est de nouveau soulevée ; des efforts avaient été faits plusieurs fois dans la journée du 9 pour se moucher. Le 11, les mêmes efforts ayant été renouvelés, la tumeur est presque aussi volumineuse, la peau presque aussi tendue qu'au moment de l'entrée du malade à l'hôpital. Les jours suivants, la santé de Rayé n'est altérée que par une inflammation de l'amygdale gauche et des piliers correspondants, laquelle se développe le 12 septembre et disparaît complétement au bout de trois jours, sous l'influence d'une application de sangsues au niveau de l'angle gauche de la mâchoire inférieure et de gargarismes astringents.

Le 20 septembre, nouvelle ponction ; même résultat que le 9 Le malade évitant de se moucher avec force, la tumeur ne reparaît pas les jours suivants ; cependant des douleurs se font sentir de temps à autre dans la partie affectée. Au bout de six jours, la peau est déjà adhérente du côté du sommet de la tête ; l'angle orbitaire externe est manifestement moins volumineux ; les pointes osseuses se sont rapprochées des os dont elles s'élèvent. Ce retrait s'effectue d'une manière uniforme du 26 septembre au 8 octobre, et la peau est collée aux parties sous-jacentes dans les deux tiers supérieurs de l'étendue qu'occupait la tumeur. Rayé, ne souffrant plus, veut partir ; il quitte la Clinique le 8 octobre.

Le malade rentre à l'hôpital et l'observation est reprise le 3 novembre suivant. A cette époque, la peau est un peu soulevée au-dessus de la queue du sourcil droit ; les deux paupières sont toujours déprimées, ainsi que l'œil ; mais la tumeur n'est grosse que comme un petit œuf. Elle présente, d'ailleurs, tous les caractères des tumeurs déjà observées et qui s'étaient produites par deux fois. Le malade s'était plusieurs fois, dans l'intervalle de temps où nous l'avions perdu de vue, mouché avec force. Nouvelle ponction ; issue du gaz et application des téguments sur les parties profondes. Les saillies osseuses qui soulèvent encore la peau sont manifestement moindres et affaissées.

Le 10, Rayé s'étant livré à des travaux pénibles aux environs de Paris, la tumeur reparaît; une incision de un centimètre d'étendue est pratiquée près de la racine des cheveux, vers la tempe, au-dessus des saillies osseuses de l'apophyse orbitaire externe et en arrière de la branche antérieure de l'artère temporale, dont on voit les battements. Introduction, entre les lèvres de cette petite plaie, d'une plaque double, sorte de bouton de chemise analogue à celui qu'employait Dupuytren dans le traitement de la grenouillette. La tige qui réunit les deux plaques, dont l'une reste au dehors, est canaliculée et donne issue au gaz, que l'on fait sortir aisément au moyen d'une compression légère. Le but que se proposait M. Jarjavay était d'éviter le retour de la tumeur en ouvrant aux gaz une issue artificielle et en favorisant l'établissement d'une fistule, qui serait devenue plus tard, pour ces gaz, une voie de sortie permanente; mais ce but ne fut pas atteint, au moins de la façon dont l'avait espéré notre confrère. Une inflammation très-vive s'étant emparée de toute la poche, il se forma un vaste abcès, que M. Jarjavay fut forcé d'ouvrir au moyen d'une incision faite à la partie la plus déclive, au voisinage du sourcil. Le bouton à deux têtes dut alors être supprimé; il était, d'ailleurs, devenu complétement inutile.

A la suite de cette dernière opération, l'abcès se détergea, la peau se recolla, les lamelles osseuses, autrefois déjetées en dehors, parurent se rapprocher de la table interne, et le malade guérit en conservant toutefois une fistule du sinus frontal, par laquelle, chose remarquable, il ne s'échappe ni air, ni gaz d'aucune sorte. Il semble donc que le sinus a cessé de communiquer avec les fosses nasales et qu'il s'est fait, probablement par propagation de l'inflammation, une oblitération complète des voies normales.

§ 2. Emphysème par lésion de l'appareil auditif.

Les épanchements d'air consécutifs aux lésions de l'appareil auditif sont excessivement rares. La science en renferme à peine quelques exemples. Ils affectent la forme de tumeur et non pas d'infiltration.

La cause anatomique de ces épanchements est une perforation des cellules mastoïdiennes. Ces cellules, en effet, communiquent avec l'oreille moyenne, qui, elle-même, est en rapport, par la trompe d'Eustache, avec le pharynx, de sorte que, lorsqu'elles sont ouvertes, l'air qui circule dans les voies respiratoires supérieures a libre accès pour pénétrer jusque sous les tissus péricrâniens. C'est ce qui se produit principalement dans les expirations un peu brusques, tels que l'éternument, l'action de se moucher, etc...; alors l'air, poussé violemment, vient se heurter contre le péricrâne, qu'il décolle dans une certaine étendue, qui augmente à chaque effort nouveau jusqu'à production d'une tumeur plus ou moins volumineuse occupant la région latérale du crâne. Lorsqu'elle existe depuis un certain temps, elle offre les caractères suivants : située en arrière de l'oreille, elle s'étend en haut vers le pariétal, ou bien en arrière sur l'occipital, ou bien en avant sur le temporal. Si elle est volumineuse, elle recouvre à la fois une plus ou moins grande quantité de la face externe de ces os. Elle est élastique, indolente, rénitente et sans changement de couleur à la peau ; en partie réductible sous la pression, elle se distend au contraire considérablement, si l'on ordonne au malade de souffler en tenant la bouche et les narines fermées. Sa consistance n'est pas partout la même. L'élasticité que nous avons déjà signalée se montre au centre surtout ; à la périphérie, au contraire, on constate un cercle d'aspérités et d'éminences mamillaires qui la circonscrivent de toutes parts. Ces irrégularités sont surtout sensibles lorsqu'on a préalablement produit l'affaissement de la tumeur ; on les sent alors nettement se dessiner sous le cuir chevelu. La compression de la tumeur donne lieu à certains symptômes; d'abord la sensation d'un courant d'air qui se produit principalement à travers l'oreille externe si la membrane du tympan est ouverte, sinon dans le pharynx ; en outre, le malade éprouve un grand malaise, caractérisé par une pesanteur insolite, suivie d'abattement, d'énervation et d'inaptitude au travail.

Si l'on percute cette tumeur, elle rend un son clair et tympanique ; si l'on y enfonce un trocart, elle laisse échapper un fluide gazeux dont l'écoulement continue jusqu'à son affaissement. Ce fluide gazeux offre tous les caractères de l'air atmosphérique. La tumeur vidée ne tarde pas à se remplir de nouveau, surtout si le sujet fait quelque effort ; la persistance du tympan favorise la réplétion de la tumeur ; néanmoins sa perforation n'empêche pas celle-là de s'accomplir quand même, aussi croyons-nous la destruction du tympan, qui a été proposée comme moyen curatif, tout à fait insuffisante pour donner un bon résultat.

Les causes occasionnelles du développement de

ces tumeurs sont extrêmement obscures. Dans un cas, une tumeur semblable se développa à la suite d'une chute sur les pieds d'un lieu élevé, ce qui porte à admettre une fracture du rocher par contre-coup et avec persistance de la fissure osseuse ainsi produite. Dans d'autres cas, la tumeur se développa petit à petit et insidieusement.

Le diagnostic de ces tumeurs est extrêmement facile, tant en raison de leur siége spécial que des signes caractéristiques qu'elles présentent.

Le pronostic a une certaine gravité en raison des inconvénients qu'occasionne leur présence et des dangers qu'entraîne leur cure.

Loin de tendre jamais à disparaître spontanément, elles sont plutôt disposées à s'accroître. On a proposé, comme moyen curatif, la destruction du tympan, avec l'idée théorique que l'air, amené dans l'oreille moyenne par la trompe d'Eustache, s'échapperait préférablement par cette nouvelle issue, au lieu de s'engager dans les cellules mastoïdiennes et sous le péricrâne. Mais nous rapporterons un peu plus loin une observation dans laquelle la déchirure du tympan n'a pas empêché la tumeur de se former et de persister, en dépit de cette issue entièrement insuffisante.

Les ponctions simples amènent un affaissement momentané de la tumeur, qui ne tarde pas à se reproduire. La grande tendance de cette tumeur à se reformer nous porte à croire que l'inflammation produite par des injections irritantes serait insuffisante pour amener une adhérence solide. Il faut que le sac suppure, et, pour ce, deux procédés s'offrent au chirurgien, l'incision et le séton. Tous deux ont été appliqués et ont été suivis de succès.

Nous allons compléter notre description des tumeurs emphysémateuses consécutives aux lésions du rocher par le récit d'observations.

La *Revue médico-chirurgicale* (janvier 1854) rapporte le fait suivant, d'après le docteur Balassa, professeur à la Clinique chirurgicale de l'Université royale de Pesth :

Le nommé Emeri Csolz, garçon de moulin à Ketskaner, se présenta le 7 janvier 1853, à la Clinique, pour une tumeur située à la moitié droite du crâne et offrant une fois et demie le volume du poing. Cette lésion avait commencé à se développer sans douleur dans la région temporale, il y a cinq ans; beaucoup plus tard survint une tumeur analogue sur l'os pariétal; cette tumeur augmentant, un médecin l'ouvrit, il n'en sortit que du sang et de l'air, mais elle se forma de nouveau aussitôt après la cicatrisation de la plaie. La santé générale du jeune homme était bonne.

Le son tympanique à la percussion de cette tumeur ne laissait aucun doute sur la présence de l'air; mais d'où venait cet air? Les investigations de M. Balassa portèrent sur l'antre d'Higmore et la trompe d'Eustache. En effet, l'apparition de la tumeur dans la région temporale pouvait laisser croire à quelque érosion du sinus maxillaire; pour cela, il tamponna l'orifice postérieur de la fosse nasale du côté droit, puis, faisant exercer une compression méthodique sur la tumeur, il plaça en même temps, devant la narine droite, une bougie allumée, puis une plume légère suspendue à un fil; ni la plume, ni la flamme ne vacillèrent. Désirant savoir si cette tumeur n'était pas due à quelque érosion de la lamelle externe de l'apophyse mastoïde, et au passage de l'air qui vient par la trompe d'Eustache, le chirurgien appliqua son oreille sur celle du malade, en faisant exercer une compression interrompue et saccadée sur cette tumeur ; à chaque effort de pression, il entendait distinctement un bruit continu qui cessait aussitôt que cette pression était interrompue. Ce qui confirmait le diagnostic, c'est que le malade, avec un effort d'expiration un peu continu, la bouche et le nez fermés, parvenait aisément à distendre la tumeur, au plus haut degré. On ne put insuffler directement de l'air dans la trompe d'Eustache. L'examen du pharynx, avec le doigt, fit voir que, dans la partie rétro-nasale, la cavité était divisée en deux, par la cloison nasale, prolongée jusqu'à la paroi postérieure. Un examen plus détaillé montra de nombreux ostéophytes aux limites de la tumeur, et, d'autre part, des perforations multiples de l'apophyse mastoïde. Ainsi, les deux tumeurs (pariétale et temporale) étaient séparées par l'insertion semi-circulaire du muscle temporal ; la compression exercée sur l'une d'elles ne déterminait pas une plus forte distension de l'autre.

L'étiologie d'une semblable affection est empreinte de la plus grande obscurité. Quoi qu'il en soit, le diagnostic était assez évident pour guider dans le traitement. M. Balassa, ne pouvant rétrécir ou oblitérer la trompe d'Eustache, résolut de donner un libre cours à l'air, soit en perforant le tympan, soit en incisant la tumeur. S'arrêtant à cette dernière idée, il fit une ouverture large d'un pouce et demi, près du bord inférieur de la tumeur ; l'air s'échappa, la tumeur s'aplatit ; mais, pour laisser la plaie ouverte, on y fixa une canule de gutta-percha. Au bout de quelques jours, désirant amener une oblitération complète de la cavité, le chirurgien exerça sur elle une compression assez forte ; mais il survint, sous la forme d'un érysipèle, une inflammation intense, les cavités anormales se remplirent de pus, qui s'échappait par la plaie, plus tard même par la bouche, à chaque effort de toux, et enfin aussi par l'oreille; frissons violents, diarrhée, affaiblissement des forces. Après la sixième attaque fébrile, les accidents disparurent, les forces revinrent, la suppuration diminua à vue d'œil, et la plaie se ferma totalement dans la cinquième semaine, après l'opération. Les parois de la tumeur adhéraient fortement à l'os, les efforts les plus énergiques du malade ne les soulevaient pas; la destruction de la membrane du tympan ne diminua que faiblement la puissance auditive; enfin, la trompe d'Eustache parut imperméable.

Les *Actes de la Société de Lyon* (t. I, 1798) rapportent un fait observé par Lecat, en 1743, et analogue à celui que nous venons de citer. Il y est fait mention d'une tumeur siégeant à côté de l'oreille, *rendant du son comme une tymbale*, entourée d'éminences et d'enfoncements osseux et qui, ayant été ouverte, ne donna issue qu'à de l'air. L'incision de la tumeur amena une inflammation suppurative abondante et le recollement des parois.

Le malade étant mort à la suite d'autres accidents, l'autopsie, négligemment faite, n'aboutit qu'à faire voir sur le crâne *grand nombre d'éminences très-saillantes, des enfoncements, des trous, dont quelques-uns pénétraient jusque dans l'intérieur du crâne.*

Enfin, l'*Union médicale* (1863, p. 308) cite une observation de même nature due au docteur Chevance.

Il s'agit d'un homme de quarante-quatre ans, bien constitué et qui, élaguant un arbre, tomba d'une hauteur de 5 mètres, perpendiculairement sur ses pieds, sans que la tête reçût le moindre choc. Immédiatement il ressentit une douleur intense à la partie postérieure gauche de la tête, de l'éblouissement, de légers vertiges, des tintements d'oreille, de l'étourdissement qui dura plus d'une demi-heure. Pas de perte complète de connaissance. Au bout d'une heure, la douleur étant apaisée, cet homme revint chez lui, chargé d'un fagot de 25 kilogrammes. Il n'y avait aucun écoulement par l'oreille.

Les phénomènes consécutifs furent sans gravité; il y eut seulement une douleur fixe derrière la tête, à 5 centimètres du conduit auditif externe gauche et du sommet de l'apophyse mastoïde. Le blessé n'interrompit pas son travail.

Ce ne fut qu'après six semaines qu'il ressentit dans l'oreille gauche de la faiblesse de l'ouïe, puis des bourdonnements augmentant avec le vent et que le malade diminuait en mettant du coton dans son oreille. En même temps, il remarqua à la partie latérale gauche postérieure de la tête, au niveau du point douloureux, une petite bosse dure, égale, insensible, oblongue, sans changement de couleur à la peau. Pendant huit mois, les choses restent stationnaires. Après ce temps, la tumeur se développe rapidement, d'abord sur toute la moitié postérieure gauche de la tête; puis ayant franchi la ligne médiane, sur toute la région occipitale. Un médecin, consulté, pratique une première ponction, puis une seconde, quinze jours plus tard. Toutes deux ne donnent issue qu'à du vent. Le malade entre à l'hôpital.

Alors M. Chevance, après avoir constaté une tumeur élastique, indolente, résistante, tympanique, sans changement de couleur à la peau, sans chaleur, sans battements et sans fluctuation, la ponctionne et recueille trois grandes éprouvettes de gaz, qui, analysé par M. Jacquelin, pharmacien, offre tous les caractères de l'air atmosphérique. La tumeur vidée, on sent sous la peau des bosselures, insensibles, immobiles, situées à la partie postérieure gauche de la tête. Elles sont situées au-dessus et un peu en arrière de l'apophyse mastoïde.

Quand la tumeur existe, le blessé entend mieux de l'oreille gauche et souffre moins que quand elle est vide ; elle se gonfle par les efforts, s'affaisse par la compression, et en donnant la sensation d'un courant d'air par l'oreille externe; c'est en effet par le conduit auditif que l'air s'échappe; il n'en passe pas à la sortie par la trompe d'Eustache, bien qu'il en passe à l'entrée.

L'évacuation de l'air produit de l'abattement et de l'énervation, de la douleur; il semble au blessé qu'un poids énorme pèse sur sa tête; l'oreille devient dure et bourdonne; la plus petite pression sur la partie postérieure gauche du crâne est des plus douloureuses. La membrane tympanique gauche offre une large ouverture transversale.

Un séton est passé à travers la tumeur, près de sa base; l'air est évacué, et une capeline modérément serrée maintient le cuir chevelu en contact avec le crâne. Le séton est enlevé après vingt-quatre heures; il a déterminé une inflammation très-intense, avec réaction générale, céphalalgie, fièvre, gonflement énorme. Dès le troisième jour, un vaste abcès est formé; on l'ouvre à sa base; 500 grammes de pus s'écoulent, mêlés de quelques bulles gazeuses. Après quinze jours, la suppuration diminue. Tous les cheveux sont tombés; après un mois l'adhérence de la peau est complète. Les forces reviennent; le malade reprend son travail. Au bout de deux mois, la tumeur se reforme et, en quinze jours, acquiert la moitié de son volume primitif. Nouveau séton, nouvel abcès; nouvelle adhérence du cuir chevelu. Depuis, la guérison s'est maintenue, l'air n'a plus traversé le rocher. Les cheveux ont repoussé; il ne reste aujourd'hui (dix ans après) d'autre trace de la tumeur que l'existence de deux saillies bien émoussées, au-dessus de l'apophyse mastoïde gauche, entre lesquelles est un petit espace, à peine de la largeur du bout de l'index, mou, dépressible et toujours très-sensible à la pression.

§ 3. Emphysème par lésion de l'appareil respiratoire.

L'appareil respiratoire est très-compliqué ; c'est pourquoi, pour procéder avec ordre et clarté, nous le diviserons en appareil interne et en appareil externe.

1° EMPHYSÈME PAR LÉSION DE L'APPAREIL RESPIRATOIRE INTERNE.

Dans l'appareil respiratoire interne, nous étudierons l'emphysème consécutif aux lésions :

A. Du larynx et de la trachée ;

B. Des bronches et du poumon.

A. *Emphysème par lésions du larynx et de la trachée.*

Le larynx et la trachée, étant composés des mêmes éléments anatomiques, occupant une même région, remplissant (la spécialité du larynx mise à part) une fonction identique, qui est de servir de tube conducteur à l'air nécessaire à la respiration, sont exposés à des lésions de même nature et s'offrant, en général, à l'œil de l'observateur, avec des symptômes semblables. C'est pourquoi nous étudierons simultanément l'emphysème consécutif aux blessures de l'un et de l'autre organe.

Dans les deux cas, cet emphysème se présente avec les mêmes caractères.

Il est assez rare, par la raison surtout que les lésions du tube laryngo-trachéal, qui lui donnent naissance, sont rares elles-mêmes. Ces lésions sont : les plaies, les déchirures, les fractures et les ulcérations du larynx et de la trachée.

Les plaies peuvent être accidentelles, ou bien avoir été faites dans un but thérapeutique ; leur trajet établit une communication entre le tube aérien et l'air extérieur. Si ce trajet est large et direct, l'air pénètre par la plaie, à chaque inspiration, et, à l'expiration, ne trouvant sur son passage aucun obstacle, sort sans s'infiltrer dans le tissu cellulaire du cou. C'est ce qui arrive dans les opérations bien faites de laryngotomie et de trachéotomie, et aussi dans les plaies profondes transversales pratiquées sur la partie antérieure du cou, à l'aide d'un rasoir, avec une intention de suicide ou d'homicide. Rarement l'emphysème complique ces plaies. Si, au contraire, dans l'opération de la trachéotomie, on ouvre la trachée avant que les parties molles soient suffisamment débridées, ou bien si la plaie accidentelle est oblique et sinueuse, et surtout si son orifice est étroit, alors, à chaque expiration, l'air s'engagera dans la solution de continuité, en quantité d'autant plus grande que cette solution sera plus étendue, et que l'effort sera plus considérable ; mais, rencontrant dans l'étroitesse de l'orifice extérieur, ou dans l'obliquité du trajet, un obstacle à son dégagement, il s'infiltrera dans le tissu cellulaire ambiant.

L'observation suivante nous montre un bel exemple de ce mécanisme. Il s'agit d'une large plaie de la trachée; l'air y circule librement, il n'y a pas d'emphysème, mais des sutures ayant été faites, l'orifice extérieur se trouve considérablement rétréci, et l'air, n'ayant plus d'issue suffisante, produit un emphysème énorme.

L'an mil cinq cent septante-quatre, le premier jour de may, François Brize, pâtissier de monseigneur de Guise, fust blessé, à la Jeinaille, d'un coup d'épée à la gorge, coupant une partie de la trachée-artère et l'une des veines jugulaires, dont s'en suivit grand flux de sang et un sifflement par ladite trachée-artère; la plaie fust cousue et appliqués remèdes astringens, et tost après, le vent qui sortoit de la plaie, s'introduit entre le pannicule charneux et l'espace des muscles, non-seulement de la gorge, mais aussi de tout le corps (comme un mouton qu'on a soufflé pour l'écorcher), ne pouvant aucunément parler. La face étoit tellement enflée qu'on ne voyoit apparence du nez ny des yeux. Voyant tels accidens, tous les assistans iujèrent que ledit Brige avoit plus besoin d'un prêtre que d'un chirurgien, et partant l'extrême onction luy fust administrée. Le lendemain, monseigneur de Guise commanda à maistre Jean le Jeune, son chirurgien ordinaire, aller voir ledit Brige, accompagné de monsieur Bugo, médecin célèbre de madame la douairière de Guise, ensemble Jacques Girardin, maître barbier, chirurgien au lieu de Jeinaille, lesquels l'ayant veu, ledit médecin fust d'advis de laisser, n'espérant aucune guarison, et ne trouvoit le pouls des artères aucunément battre pour la grande enflure du cuir. Ledit Lejeune ne voulant laisser le malade sans luy faire quelque chose, et comme hardy opérateur, pour la bonne expérience qu'il a eue d'un vif esprit, fust d'advis d'user d'un extrême remède qui fust lui faire plusieurs scarifications assez profondes par lesquelles le sang et ventosités furent vacués. Enfin, ledit pâtissier recouvra la parole et la veüe, et fust quelque temps après du tout guari par la grâce de Dieu, et est encore vivant, faisant service à monseigneur de Guise, de son état de pâtissier [1].

On trouve dans Palfin [2] la relation d'un emphysème à la suite d'une plaie de la trachée par arme à feu.

Mais les lésions du tube laryngo-trachéal les mieux disposées pour la production de l'emphysème sont les déchirures internes de ce tube, sans plaie extérieure. L'air expiré pénètre dans l'ouverture accidentelle qui s'offre à lui, et, comme cette ouverture n'a pas d'autre issue que les mailles du tissu cellulaire, il s'y infiltre. Ces déchirures sont le résultat de la fracture d'un ou plusieurs cartilages, par suite : soit du choc d'une balle morte contre la partie antérieure du cou [3]; soit de violences exercées sur la région [4]; soit de chute dans un escalier [5]. Elles se produisent aussi quelquefois lorsque la femme fait de violents efforts pendant le travail de l'accouchement. L'emphysème obstétrical n'étant jamais mortel, on n'a pas constaté le siége de la rupture ; nous décrivons cependant cet emphysème, à propos des lésions du larynx et de la trachée. Nous en avons trouvé sept observations dans les auteurs ; trois sont rapportées par M. Menière (*Archives de médecine*, 1829) ; deux

[1] Œuvres d'Ambr. Paré.

[2] Opérations chirurgicales.

[3] Journal universel des sciences médicales, t. IX : observation de Cauin, chirurgien d'armée.

[4] The Edinburgh medical and surgical Journal, t. XVIII, p. 412.

[5] Cavasse, Thèses de Paris, 1859.

par M. Depaul (*Gazette médicale*, 1842). Nous allons transcrire les deux autres qui renferment le plus de détails.

Dans un mémoire intitulé : *De l'influence des efforts sur les organes renfermés dans la cavité thoracique*, et publié en 1820, M. Cloquet rapporte que le 7 août 1813, étant auprès d'une jeune femme primipare en travail, il vit, pendant une très-forte douleur, accompagnée d'une violente contraction de toutes les puissances respiratoires, et de cris perçants, survenir entre les muscles sterno-mastoïdiens, derrière et en haut du sternum, une tumeur crépitante qui bientôt s'étendit jusqu'à la région parotidienne, gagna la joue, les paupières, et s'étendit sur toute la poitrine, et sur la partie supérieure des bras. La jeune femme étant en danger de suffoquer, M. Cloquet fit demander Laënnec et Desormeaux ; mais pendant le temps qu'on était allé chercher ces messieurs, l'accouchement s'était naturellement terminé par l'expulsion d'un enfant mort, à tête énorme, ecchymosée dans toute la partie supérieure et présentant un pariétal enfoncé. Quant à l'emphysème, il fut décidé qu'on pratiquerait une incision de quatre lignes au-dessus du sternum. Cette plaie ayant seulement fait évacuer quelques bulles d'air, sans amener une diminution du gonflement, M. Cloquet lui donna, après deux jours, un pouce d'étendue. L'air sortit en assez grande quantité d'abord, puis ensuite petit à petit ; si bien qu'après dix-sept jours on sentait encore de la crépitation au-dessus des clavicules. La rupture de la trachée avait eu lieu un peu au-dessus de la bifurcation des bronches. La malade se rétablit très-bien, mais fut obligée de garder le lit pendant trois mois, à cause de la distension qu'avaient subie la symphyse pubienne et les articulations sacro-iliaques. Elle a eu depuis deux enfants.

Le septième fait d'emphysème obstétrical est tout récent. L'observation, communiquée d'abord par M. le docteur Jules de Soyre, à la Société médicale du quatrième arrondissement, est ainsi rapportée par la *Gazette des Hôpitaux*[1].

Mme H..., âgée de vingt-trois ans, primipare, d'une bonne constitution, d'un tempérament lymphatique, a été réglée à l'âge de seize ans, et sa santé habituelle est excellente. Mariée en mars 1863, la dernière apparition des règles a eu lieu au mois de juin, et une grossesse des plus heureuses suivit son cours normal. Il survint une légère bouffissure du visage, mais pas d'infiltration des membres inférieurs. Mme H... devait accoucher en mars 1864, et c'est ce qui eut lieu en effet.

Le 26 mars, après avoir ressenti quelques légères douleurs, Mme H... me fit appeler. Le toucher, pratiqué à deux heures du soir, me permit de constater un orifice utérin assez entr'ouvert pour reconnaître une position du sommet. Cette partie fœtale, très-élevée, reposait au-dessus du pubis. Les membranes étaient entières et ne se tendaient que faiblement, pendant les contractions utérines. Vers minuit, les contractions utérines avaient acquis un peu plus d'énergie ; la poche des eaux s'appliquait sur l'orifice de l'utérus dilaté de 2 et 1/2 centimètres de diamètre, et dont les bords étaient lisses, minces et tendus comme chez toutes les primipares.

Le 27 mars, à dix heures et demie du matin, la poche am-

[1] Gaz. des hôp., 1864, n° 92, p. 367.

niotique faisait une forte saillie dans le vagin ; la dilatation utérine était de 8 centimère 1/2 ; j'étais certain de la présentation, par le toucher de la veille ; car la trop grande quantité de liquide amniotique interposée entre la tête de l'enfant et les membranes, me rendait impossible une constatation nouvelle. Je rompis la poche des eaux avec l'espérance que la tête, en descendant, viendrait s'appliquer sur l'orifice et compléterait la dilatation ; mais il n'en fut pas ainsi. Après la rupture des membranes et l'écoulement des eaux, la tête resta élevée et l'ouverture de l'utérus revint sur lui-même, présentant des bords épais avec une dilatation transverse de 8 centimètres, et une, antéro-postérieure, de 3 centimètres. Le travail devint languissant, surtout lorsque la malade était couchée. A plusieurs reprises, je la fis lever et marcher, pour solliciter des contractions utérines. A cinq heures du soir, la tumeur œdémateuse de la tête s'étant formée, la dilatation circulaire revint ce qu'elle était avant la rupture des membranes, c'est-à-dire de 8 centimètres et 1/2 de diamètre. La station debout provoquait d'énergiques contractions utérines, que Mme H... exprimait par des cris effroyables; mais le calme reparaissait dès qu'elle se mettait au lit.

A dix heures du soir, l'orifice de l'utérus avait 9 centimètres de dilatation ; ses bords, extrêmement tendus, offraient une grande résistance. J'engageai Mme H... à se lever et à employer la force qu'elle mettait à crier, à faire des efforts d'expulsion, en fermant la bouche. Elle suivit mon conseil, et la partie fœtale, enveloppée dans l'utérus, s'engagea de plus en plus dans l'excavation pelvienne, en pressant sur le rectum, dont elle détermina la déplétion.

A dix heures trois quarts du soir, la tumeur œdémateuse de la tête du fœtus n'était plus qu'à 4 centimètres de la vulve ; mais l'orifice utérin, toujours dilaté de 4 centimètres, formait un cercle rigide, comme si c'eût été de l'osier. Je voulus vaincre cet obstacle, en déterminant une rupture sous-épithéliale d'une fibre du col de l'utérus, procédé que M. le professeur

Dubois a souvent employé avec succès pour vaincre la rigidité de cet orifice. Pendant les contractions utérines et les efforts que faisait Mme H..., je cherchais à repousser le bourrelet de 2 centimètres que présentait l'orifice de l'utérus avec deux doigts qui agissaient par le procédé (qu'on me pardonne l'expression) que le tonnelier met en œuvre pour la pose des cerceaux. Je n'obtenais pas de modification sensible, lorsque, à la suite d'une forte contraction utérine et d'énergiques efforts, Mme H... me prévint (je rapporte ses paroles) *qu'un vaisseau allait se rompre au côté droit du cou*, et elle m'indiquait la partie antérieure et médiane du sterno-mastoïdien. Je n'attachai pas d'abord de l'importance à ce qu'elle me disait ; mais à la contraction utérine suivante, je remarquai une légère tuméfaction de la joue droite, qui devint de plus en plus volumineuse, à mesure que les contractions utérines et les efforts se répétaient. Par la pression, je sentis la crépitation emphysémateuse de la joue, et je déterminai le gonflement de la paupière droite, qui fut bientôt complétement envahie par l'emphysème. La joue droite était de 5 centimètres plus saillante que la gauche ; mais l'emphysème ne se bornait pas là. La racine du nez, la joue gauche, les régions parotidiennes offraient de la crépitation ; le cou avait augmenté de volume ; la crépitation se percevait le long des muscles sterno-mastoïdiens, sur toute la partie antérieure du cou, et sur la partie latérale jusqu'aux acromions ; sur les clavicules et sur la poitrine jusqu'à 8 centimètres au-dessous de ces os. L'emphysème était plus considérable à droite qu'à gauche ; le front, la région postérieure du cou, n'étaient pas emphysématisés. Mme H... n'éprouvait aucune gêne de la respiration, mais la déglutition devint pénible.

J'étais décidé à faire une incision sur le col de l'utérus et à terminer l'accouchement par une application de forceps. Mais, en présence d'un accident aussi rare, je jugeai prudent de m'adjoindre M. le docteur Jacquemin, dont la longue expérience pratique pouvait m'être si précieuse. Mme H... fut remise au lit, avec recommandation de ne plus faire d'efforts. Lorsque M. Jacquemin fut auprès de notre malade, je pratiquai le toucher, afin d'indiquer les modifications survenues, et, à ma grande satisfaction, je trouvai la dilatation presque complète. Le pourtour de l'orifice n'avait plus qu'un demi-centimètre, et, sous l'influence d'une contraction utérine modérée, la dilatation se compléta sous mon doigt. La tumeur œdémateuse de la tête de l'enfant entr'ouvrit la vulve et, les contractions se succédant, la tête s'engagea de plus en plus et ne tarda pas à être expulsée. Le cordon formait écharpe, en partant de son insertion ombilicale, pour passer sur l'épaule, puis sur le dos de l'enfant. Je coupai le cordon, et je reçus l'enfant ; il était alors onze heures trois quarts du soir. Le placenta suivit de près l accouchement ; le cordon avait une longueur normale.

Le petit garçon qui venait de naître rendait du méconium, signe évident de souffrance ; il était faible, mais il fut promptement ranimé. La tumeur œdémateuse de la tête était volumineuse et étranglée à sa base par un sillon qui correspondait au diamètre de l'orifice rigide. Aucun traitement n'a été employé pour combattre l'emphysème. Le jour qui suivit l'accouchement, 28 mars, la paupière droite était moins tuméfiée, mais elle était ecchymosée. La face avait diminué de volume et la déglutition était moins gênée. Dans la journée, à la suite d'une vive émotion, l'emphysème augmenta légèrement. De jour en jour, la crépitation devint moins sensible et disparut le septième jour.

Après son accouchement, Mme H... eut une suppression complète des lochies ; son ventre n'était pas douloureux : je lui prescrivis des cataplasmes sur l'abdomen ; un écoulement lochial parut momentanément, et de nouveau les draps du siége restèrent complétement secs jusqu'au parfait rétablissement de la santé de Mme H... Il n'y eut aussi du côté des seins aucune turgescence appréciable.

Un fait à observer, à propos de l'emphysème obstétrical, c'est qu'il se produit exclusivement chez les primipares et que, dans tous les cas, il existe un défaut de proportion entre l'enfant et le canal qu'il doit parcourir, soit que ce défaut tienne à l'enfant dont la tête a un volume trop considérable, soit qu'il tienne à la mère dont le bassin est rétréci, ou dont le col de l'utérus résiste à la dilatation, ou dont le périnée est épais et ne se laisse pas étaler.

Nous avons dit que les ulcérations du larynx et de la trachée s'accompagnaient quelquefois d'emphysème. En effet, on a vu ce symptôme se montrer dans le cours d'une laryngite chronique simple, d'une laryngite et trachéite tuberculeuse, et, dans ces cas, l'autopsie a signalé des ulcérations de ces organes.

Le docteur Addisson cite même un emphysème sous-cutané consécutif à une ulcération gangréneuse du larynx dans un cas de fièvre typhoïde.

Enfin on a vu un corps étranger, introduit dans la trachée, déterminer un emphysème; mais l'autopsie ayant démontré que la rupture siégeait dans le poumon, c'est dans le chapitre suivant que nous étudierons le mécanisme et la production de cet emphysème.

L'emphysème laryngo-trachéal, dépendant de la solution de continuité d'un canal toujours traversé par un courant d'air, dont l'éternument, la toux, l'effort augmentent encore la tension et la force de pénétration, est rarement limité à la région du cou. Il a une grande tendance à s'étendre non-seulement aux régions voisines, mais encore à la surface de tout le corps. Il se manifeste très-vite après l'accident, d'abord du côté blessé du cou, si la blessure est latérale, et uniformément de l'un et de l'autre côté, si elle est médiane. S'il procède de la partie inférieure de la trachée, il se montre d'abord derrière le sternum, au-devant de chaque muscle sterno-cléido-mastoïdien. Bientôt le cou est envahi, alors l'emphysème gagne les régions parotidiennes, puis la face tout entière, en même temps que par en bas il s'étend sur le membre supérieur et sur le tronc.

Les conditions de sa production continuant à persister, il ne tarde pas à devenir général. Alors le malade est couché sur le dos, la tête renversée en arrière, ne voyant pas par suite du gonflement des paupières, ne parlant plus ou à peine, et respirant avec grande difficulté. C'est surtout la gêne de la respiration qu'il importe de noter comme symptôme spécial, gêne telle qu'elle a pu faire croire à une suffocation imminente. Ce symptôme ne dépend pas seulement de l'emphysème ; il faut le rapporter bien davantage à la lésion laryngo-trachéale elle-même. Il en est de même de la toux et des crachats spumeux et sanguinolents qui sont très-souvent rendus. La déglutition est difficile et douloureuse, quelquefois même impossible.

Ces symptômes ne persistent pas longtemps avec cette intensité ; bientôt la plaie cesse d'être perméable : alors l'emphysème commence à diminuer. La résolution est quelquefois longue à s'effectuer. Ainsi, dans le cas de M. Cloquet, quoiqu'il y ait eu une grande incision pratiquée, la crépitation n'a cessé d'être perçue que le dix-septième jour. La guérison est la terminaison habituelle de l'emphysème du cou ; cependant la mort arrive quelquefois ; mais alors elle n'est jamais la conséquence de l'emphysème, et on trouve toujours des lésions plus que suffisantes pour l'expliquer.

C'est ainsi qu'à l'autopsie du malade dont M. Cavasse rapporte l'observation [1], on trouva : « 1° un épanchement de sang tout autour du larynx ; 2° une fracture verticale du cartilage thyroïde ossifié, siégeant sur la ligne médiane ; 3° une déchirure de 2 millimètres de diamètre de la membrane crico-thyroïdienne ; 4° une fracture verticale et dentelée sur le côté droit du cartilage cricoïde, à 8 millimètres de la ligne médiane ; 5° une fracture à la base de la corne supérieure droite du cartilage thyroïde ; 6° une déchirure des ligaments de l'articulation crico-thyroïdienne droite ; 7° une fracture de la grande corne de l'os hyoïde droit ; 8° le larynx étant ouvert, une fracture articulaire et une luxation du cartilage aryténoïde droit, et une déchirure de la muqueuse de 3 millimètres d'étendue, au niveau même de la fracture de l'aryténoïde, un peu au-dessous des cordes vocales droites, qui ont une grande mobilité, et sont déjetées vers l'axe du larynx ; 9° un épanchement ecchymotique dans tout le tissu cellulaire sous-muqueux peu prononcé dans les replis aryténo-épiglottiques. »

[1] *Loc. cit.*

La mort eut lieu brusquement, vingt-six heures après l'accident cause de ces désordres. Cet accident était une chute dans un escalier, le sujet se trouvant en état d'ivresse. L'emphysème n'était pas considérable, mais occupait surtout les parties profondes; il s'étendait dans les médiastins.

L'emphysème laryngo-trachéal, si l'on en excepte l'emphysème obstétrical, est plus sérieux que les autres, d'abord à cause de sa tendance à se généraliser, et ensuite parce qu'il procède souvent de lésions graves qu'il peut masquer quelquefois par son gonflement, et empêcher de reconnaître et de soigner. (Observation de Canin.) Il importe donc de le prendre en considération.

Son traitement sera préventif et curatif. On préviendra la formation de l'emphysème dans l'opération de la trachéotomie, en évitant d'ouvrir la trachée avant qu'elle soit mise à nu dans une étendue suffisante. On ne réunira pas immédiatement les plaies de la trachée. L'excellence de ce précepte, formulé par A. Paré, est démontrée par l'observation qu'il rapporte et que nous avons citée plus haut. En effet, il y est dit clairement que l'emphysème ne se manifesta qu'après qu'on eut fait la suture de la plaie. Si la plaie est oblique et a un orifice étroit, on agrandira cette ouverture, et on donnera au trajet une direction rectiligne. Enfin, on pansera à plat, et on maintiendra le pansement à l'aide d'une bande peu serrée.

Mais l'emphysème est développé, que faut-il faire? Rien d'actif, s'il est restreint.

Dans le cas d'emphysème obstétrical, on conseillera à la femme de modérer ses efforts, et on cherchera à terminer l'accouchement, ce qui sera, en général, facile, à moins de rétrécissement chez la mère ou de maladie de l'enfant, car les grandes douleurs capables d'amener une rupture se manifestent presque toujours alors seulement que la dilatation est complète. Après la délivrance, on abandonnera à la nature la résorption de l'air épanché.

Cependant l'emphysème est généralisé ; le gonflement est énorme, l'anxiété extrême, la respiration très difficile ! On commencera par pratiquer quelques ponctions ou mouchetures évacuatrices; puis, si cela ne suffit pas pour faire cesser les accidents, on agrandira la plaie et on donnera à son trajet une direction convenable, si c'est une plaie qui est cause de l'emphysème. Si c'est une contusion avec fracture de cartilage, on débridera sur le siége même de la fracture, après l'avoir bien constaté. Alors l'air, trouvant une issue, ne s'épanchera plus dans le tissu cellulaire, et, si la suffocation était due à un déplacement de cartilage ou à un gonflement des parties molles déchirées, on y aura remédié du même coup.

Dans l'observation suivante, on verra cette conduite tenue par Canin, chirurgien principal des armées, couronnée d'un plein succès.

Le 9 février 1814, on apporta à l'hôpital militaire de Hambourg un prisonnier de guerre, âgé de vingt-trois ans. Cet homme présentait un énorme volume. Je le fis mettre dans un lit, où il ne pouvait rester que sur son séant. Au premier aspect, il était facile de reconnaître que le tissu lamineux sous-cutané était rempli d'air ou de gaz aériformes, ce que la crépitation et l'élasticité particulières à l'emphysème indiquaient suffisamment. Tout le corps était gonflé; mais la bouffissure était surtout remarquable aux joues, aux paupières, aux mamelles, au scrotum et au prépuce ; les membres étaient dans un tel état de roideur, qu'ils ne pouvaient exécuter aucun mouvement ; sur toute l'habitude du corps la peau paraissait luisante ; le malade avait beaucoup de difficulté à respirer ; il crachait de temps à autre, et en petites quantités, des mucosités écumeuses et sanguinolentes.

La poitrine, examinée avec soin, ne présente aucune lésion. Le malade ne pouvant donner aucun renseignement, des recherches plus minutieuses sont faites, et on finit par découvrir une petite ecchymose à la partie antérieure du cou. Diverses inductions amènent Canin à penser que c'est le coup d'une balle qui, sans avoir pénétré, a produit des désordres profonds. L'examen par le toucher, très-difficile à cause du gonflement, indique un défaut de résistance au niveau du premier anneau de la trachée et par conséquent une fracture probable de cet anneau. Une incision à ce niveau est alors résolue et pratiquée. La direction en est longitudinale et elle s'étend du bord inférieur du cartilage à un pouce environ au-dessous. Cette incision divise la peau, le tissu cellulaire et établit une communication directe avec la solution de continuité du cartilage dont on touche les fragments au fond de la plaie. L'air sort avec force, la respiration devient plus libre, les craintes de suffocation se dissipent, le gonflement diminue, et les mouvements des membres deviennent possibles.

La plaie est pansée avec un linge fenestré trempé dans du vin miellé, le malade enveloppé avec des compresses de flanelle trempées dans du vinaigre. Ce traitement est continué huit à dix jours. On donne en même temps au malade des potages légers, du vin chaud, etc. La résolution se fait en dernier lieu au scrotum, sur lequel on applique de l'eau de chaux seconde.

Au vingt-huitième jour, la plaie était fermée et le malade guéri.

B. *De l'emphysème par lésion des bronches et du poumon.*

Nous n'étudierons pas dans ce paragraphe toutes les lésions des poumons qui se compliquent d'emphysème; mais seulement celles qui résultent de causes agissant de dedans en dehors; réservant pour le chapitre suivant celles qui résultent de causes agissant de dehors en dedans, telles que plaies pénétrantes et fractures de côtes.

Nous diviserons en trois catégories les lésions des poumons et des bronches se produisant du dedans au dehors et se compliquant d'emphysème: α, ruptures de cavernes pulmonaires, dans le tissu cellulaire sous-cutané; β, ruptures des bronches et des vésicules pulmonaires, à la suite d'efforts et de quintes de toux violente et convulsive; γ, ruptures des poumons par violence externe, sans lésion de la cage thoracique.

α. *Emphysème consécutif aux ruptures des cavernes pulmonaires dans la phthisie.*

Les ruptures pulmonaires dans la phthisie sont assez fréquentes; mais presque toujours elles se font dans la cavité pleurale; il en résulte alors un pneumothorax. Pour qu'il y ait emphysème, il faut que cette rupture ait lieu dans l'épaisseur de la paroi thoracique. Ces cas sont beaucoup plus rares que les premiers;

les auteurs en rapportent cependant plusieurs exemples, d'après lesquels nous allons faire la description de cet accident.

Il se produit à la partie supérieure de la poitrine, quelquefois au-dessus de la clavicule, alors l'emphysème commence par le cou ; mais le plus souvent au-dessous. Dans le poumon se développe une caverne superficielle qui, par inflammation, détermine l'adhérence des deux feuillets de la plèvre. Le travail ulcératif dont elle est le siége, amène un amincissement par destruction de ses parois, jusqu'à ce que, à l'occasion d'une quinte de toux ou d'un effort, la rupture se fasse dans le tissu cellulaire extérieur, en donnant au malade la sensation d'un sifflement. Cette rupture ne s'opère pas toujours brusquement ; quelquefois elle a lieu sans que le malade s'en aperçoive immédiatement, et semble être alors le résultat des progrès d'une ulcération lente, ou du décollement d'une escharre gangréneuse.

Quoi qu'il en soit, la solution de continuité, une fois produite, établit une communication avec l'air du poumon lésé et le tissu cellulaire sous-cutané, au milieu duquel cet air s'épanche immédiatement, en déterminant de la douleur dans les parties envahies les premières. Bientôt il gagne en haut le cou, la face et les membres supérieurs, tandis que, par en bas, il occupe le tronc tout entier et les membres inférieurs. Alors surviennent les symptômes qui accompagnent tous les grands emphysèmes, tels que la dypsnée poussée jusqu'à la suffocation, la difficulté de la déglutition, la privation de la vue, l'altération de la voix..., etc. Leur intensité est en rapport avec l'étendue de l'emphysème. Du reste, celui-ci n'atteint pas toujours les vastes proportions que nous venons de lui donner; il peut rester plus ou moins limité.

Cet emphysème, survenant dans le cours d'une maladie d'une gravité extrême, exerce sur elle une influence toujours fâcheuse. Il peut en précipiter le terme, lorsque celui-ci est proche, par le fait même de l'état avancé de la phthisie. D'autres fois son influence fâcheuse n'est que passagère ; après s'être exercée pendant quelques jours, elle disparaît, et la maladie reprend sa marche ordinaire. M. Grisolle a vu un malade, chez lequel était venu un emphysème intéressant une grande partie du corps, guérir de cette complication, et mourir de sa phthisie, presque immédiatement après. Ce fait prouve au moins que le pronostic de l'emphysème tuberculeux n'est pas aussi grave qu'on serait porté à le croire.

Son diagnostic est des plus simples. Survenant, en effet, toujours à une période avancée d'une phthisie reconnue, par conséquent, depuis longtemps; se montrant à un siége spécial, et avec les caractères particuliers que nous avons décrits, la nature de l'emphysème ne saurait rester douteuse.

Quant au traitement, nous conseillons de n'en faire aucun, si l'épanchement est restreint; dans le cas contraire, et surtout s'il existe une grande dyspnée, on suivra la pratique de M. Cruveilhier, qui conseille l'incision de la peau au niveau de la rupture tuberculeuse, et la substitution, par ce moyen, d'une fistule bronchique cutanée, permettant la libre sortie de l'air, à la fistule borgne préexistante, cause de l'infiltration aérienne dans le tissu cellulaire.

Pour appuyer notre description, nous allons transcrire ici l'abrégé d'une observation de M. Cruveilhier, publiée avec de grands détails dans la *Gazette hebdomadaire de médecine et de chirurgie*, 1856, p. 179.

Il s'agit d'une couturière, âgée de vingt-quatre ans, offrant les signes d'une phthisie pulmonaire avancée, chez qui survint, à la suite de violentes quintes de toux, une tuméfaction emphysémateuse à la région sous-claviculaire gauche, avec sensation d'un sifflement, qu'elle compara au bruit résultant de l'insufflation des animaux de boucherie. En quarante-huit heures, l'emphysème avait envahi tout le corps, à l'exception du cuir chevelu, du nez, des lèvres, du menton et des régions palmaire et plantaire. Voix rauque, déglutition difficile, fièvre, asphyxie imminente. On entend, au niveau des tuméfactions gazeuses sous-claviculaires, un bruit vésiculaire parfaitement distinct, pur, sans aucun mélange, même à gauche, là où l'avant-veille on avait entendu un souffle caverneux tubaire, parfois amphorique, avec bruit de gargouillement. Au troisième jour, on pratique une incision à la région sous claviculaire gauche. L'air épanché qui, non-seulement occupe les mailles du tissu cellulaire, mais se montre en collection sous forme de poche, s'échappe en partie. Le lendemain, la suffocation a disparu ; les poches aériennes se sont vidées ; mais l'infiltration persiste ; l'air entre et sort avec bruit à chaque mouvement respiratoire. Les crachats s'écoulent par la plaie; au troisième jour de l'incision, on constate l'apparition d'un phlegmon sous-mammaire. Les jours suivants, le phlegmon fait des progrès ; l'emphysème diminue un peu. Dix jours après le début de ce dernier, survint la mort.

L'autopsie montra, outre l'emphysème et le phlegmon constatés pendant la vie, l'existence, au niveau des troisième, quatrième et cinquième côtes gauches, de deux grandes ouvertures conduisant à une vaste caverne pulmonaire, la destruction des muscles intercostaux et la nécrose des deux dernières côtes susnommées.

M. Ménière, dans un mémoire : *Sur quelques cas rares d'emphysème provenant de causes différentes* (ARCHIVES DE MÉDECINE, 7e année, t. XIX, 1829), rapporte un cas d'emphysème survenu chez un phthisique, suivant un mode tout différent de celui que nous venons d'examiner. Dans cette observation, il ne s'agit pas de cavernes; mais le tubercule se comporte à la façon d'un corps étranger, il donne lieu à des accidents de rétrécissement des bronches, à des efforts de toux et à une rupture consécutive des vésicules pulmonaires. Ce fait rentre donc en tous points dans le paragraphe suivant.

β. *Emphysème consécutif aux ruptures des bronches et des vésicules pulmonaires, à la suite d'efforts et de quintes de toux violente et convulsive.*

Comment l'effort et la toux peuvent-ils déterminer la rupture des voies aériennes et un emphysème consécutif? Rien ne s'explique plus facilement; il y a même lieu de s'étonner que cet accident ne se présente pas plus souvent à la suite de ces actes. L'explication de leur mécanisme rendra ces propositions évidentes.

L'effort commence par une grande inspiration,

immédiatement suivie d'une contraction de la glotte qui s'oppose à la sortie de l'air par l'effet des muscles expirateurs qui se contractent énergiquement. L'air, ainsi renfermé et comprimé dans les bronches et les vésicules pulmonaires, augmente de force élastique, réagit, de dedans en dehors, contre les muscles expirateurs, et contre-balance leur action. Il résulte de l'équilibre de ces deux forces opposées une fixité de la poitrine, sur laquelle les puissances musculaires prennent leur point d'appui.

Si maintenant on suppose un déploiement excessif des puissances, il faudra, pour maintenir la fixité de la poitrine, d'une part, une contraction excessive des muscles expirateurs, et, d'autre part, une tension excessive de l'air emprisonné. Or, la glotte restant fermée, il pourra très-bien arriver que cette tension excessive des gaz dépasse la limite de résistance des parois qui les renferment, et détermine leur rupture. C'est ainsi que se produisent, dans l'effort, les solutions de continuité des vésicules pulmonaires, des bronches et de la trachée. Ces solutions de continuité ont lieu dans les points les plus faibles.

Il est rare que les choses arrivent à ce degré ; ordinairement, lorsque l'effort est considérable, et qu'il a duré un certain temps, la glotte s'ouvre, laisse s'échapper l'air des poumons, et met ainsi fin à l'état violent où se trouvait la poitrine.

L'emphysème obstétrical est un bel exemple de rupture des voies aériennes, dans l'acte de l'effort. Nous avons rapporté cet emphysème aux lésions de la trachée, parce que, dans quelques observations, il est dit qu'il commença par un côté du cou, et se montra toujours plus développé de ce côté, ce qui ne serait pas arrivé s'il fût provenu d'une lésion située plus bas. En effet, dans ce dernier cas, l'air s'épanche dans le médiastin et envahit le cou d'une manière uniforme; nous sommes, cependant, porté à croire que l'emphysème obstétrical peut avoir pour cause les ruptures des bronches et des vésicules pulmonaires, aussi bien que celles de la trachée.

C'est à l'emphysème par effort qu'il faut rapporter celui qui survient quelquefois chez les hydrophobes, au milieu de leurs cris et de leurs mouvements convulsifs. Sur huit cas d'hydrophobie, M. Ménière en a vu un se compliquer d'emphysème. Les autres auteurs en rapportent aussi des exemples.

La cause de l'emphysème est également l'effort dans les deux observations de MM. Vidali (*Archives générales de médecine*, 1846, t. XII) et Roger (*Union médicale*, 1853, p. 193). Dans la première, il s'agit d'un enfant se roidissant pour se dégager des bras d'un autre enfant et chez qui survint un emphysème qui ne tarda pas à se généraliser. — La seconde donne le récit d'un emphysème étendu au cou, à la face et à la partie supérieure du thorax d'une petite fille âgée d'un an, atteinte d'un eczéma impétigineux avec fièvre et *mouvements convulsifs*.

Voilà pour l'effort ; voyons maintenant l'effet de la toux sur l'appareil respiratoire interne.

La toux n'est autre chose qu'une expiration brusque. Qu'elle soit volontaire ou qu'elle dépende d'une action réflexe, du moment qu'elle doit avoir lieu, les muscles expirateurs entrent violemment en contraction et chassent l'air rapidement à travers la trachée, en produisant un bruit particulier. Si l'on considère que la capacité du poumon va toujours en augmentant de la trachée aux vésicules pulmonaires, on reconnaîtra qu'à chaque mouvement de toux, il se présentera à la sortie une quantité d'air supérieure à celle qui pourra s'écouler instantanément, et que l'air surabondant devra être rejeté en arrière et faire subir aux culs-de-sac pulmonaires un choc en retour. Le rétrécissement se produisant insensiblement de la périphérie au centre, des dernières ramifications aux branches secondaires, puis principales, et enfin au tronc de l'arbre aérien, il en résulte que, l'obstacle étant disséminé, le choc en retour n'a pas lieu brusquement; il se propage plutôt, supposons-nous, par une sorte d'ondulation jusqu'au fond des vésicules. Nous pensons que les choses doivent se passer ainsi à l'état normal, alors que la quantité d'air introduite par l'inspiration est modérée, et que la lumière des tuyaux aériens est parfaitement libre.

Que maintenant l'inspiration soit très-grande, et que, à l'air inspiré, soient mélangés des vapeurs et des gaz irritants; aussitôt, par une action réflexe, les muscles expirateurs entrent violemment en contraction, chassent énergiquement, à la sortie, les gaz qui, se trouvant en quantité plus grande, s'échappent plus difficilement, acquièrent une tension plus forte et exercent une pression plus considérable sur les parois vésiculaires et bronchiques. Que ces actes se répètent avec la même violence, coup sur coup et pendant un certain temps, n'arrivera-t-il pas un moment où ces parois céderont en quelque point? La rupture se produira bien plus facilement encore, si on suppose sur un tuyau principal un obstacle ne s'opposant pas à l'entrée lente de l'air; si, dans ces conditions, il survient un violent accès de toux, l'air qui avait pu, malgré l'obstacle, pénétrer lentement, en assez grande quantité, affluant en masse devant cet obstacle, ne s'échappera qu'en partie, la plus grande portion restera en arrière, comprimée en tous sens, acquerra une force élastique en rapport direct avec la violence des contractions des muscles expirateurs et le degré de rétrécissement, qui se dépensera contre les parois pulmonaires et finira par en amener la rupture.

Cet obstacle se réalise souvent en pathologie, sous forme soit de corps étrangers introduits dans la trachée, soit de ganglions tuberculeux comprimant une bronche, soit plutôt de sécrétions morbides s'accumulant dans les tuyaux aériens et rétrécissant leur calibre... Heureusement il ne détermine que rarement l'accident dont nous venons de signaler le mode de production.

Que la rupture des voies aériennes soit l'effet d'un violent effort ou de quintes de toux convulsive, l'emphysème qui en résulte se développe d'une façon identique.

La plèvre viscérale est toujours intacte; si la rupture s'est produite à la surface du poumon, l'air alors vient s'accumuler au-dessous de la plèvre, sous forme de bulle qui se gonfle jusqu'à ce que cette membrane, réagissant par son élasticité, chasse cet air dans le voisinage, où il forme une nouvelle bulle semblable à la première, qui, s'étant reproduite aussitôt, continue à lui envoyer de l'air par une traînée tubulaire qui l'unit à elle, de sorte que, distendue à son tour, la seconde bulle, par le même mécanisme, chasse l'air qu'elle contient et qui va former une troisième bulle, qui en formera une quatrième, jusqu'à ce que, après avoir cheminé d'une bulle à l'autre par traînée tubulaire, il arrive dans le tissu cellulaire du médiastin.

Lorsque la rupture s'est faite dans l'épaisseur du poumon, l'air épanché gagne le médiastin en suivant les bronches et les vaisseaux. Alors il n'y a pas de bulles pouvant cheminer sous la plèvre viscérale, ou, s'il en existe, elles sont en petit nombre. Enfin, la rupture peut se faire dans le médiastin lui-même, sur une des grosses bronches.

Arrivé au médiastin, l'air s'infiltre dans les mailles du tissu cellulaire qui l'occupe, et auquel il donne l'apparence qu'offre ce tissu dans la viande de boucherie. Il soulève quelquefois, dans une petite étendue, sous forme d'ampoules, la plèvre pariétale, puis remonte du côté du cou, en suivant la trachée, l'œsophage, les vaisseaux et les nerfs. Dupuytren regardait l'emphysème du médiastin comme extrêmement grave. Il croyait à la compression par l'air de tous les organes importants que renferme cet étroit espace. Pour nous, nous n'admettons pas cette compression et pas davantage la conséquence qu'en tirait Dupuytren ; car est-il possible que l'air s'accumule en assez grande quantité pour déterminer une compression, lorsqu'il a par en haut une issue aussi facile. En effet, l'air chemine tellement à l'aise, à travers le trajet que nous venons de décrire, qu'on le voit quelquefois apparaître au cou, presque immédiatement après l'accident.

C'est, en effet, en cet endroit que l'emphysème commence le plus souvent à se montrer à l'extérieur. Il apparaît en haut du sternum, et de là, se réfléchissant, d'une part, au-devant du thorax, il envahit le tronc et les membres ; et, d'autre part, continuant sa marche ascendante, il occupe la face et la tête. Quelquefois il débute par la face ; alors il traverse le cou, le long des vaisseaux profonds, sans manifester sa présence à l'extérieur, jusqu'à ce que, arrivant au bord inférieur du maxillaire inférieur, il le contourne et devient superficiel.

Enfin, on le voit quelquefois, mais rarement, se révéler d'abord au creux épigastrique ; sa marche, dans ce cas, est tout aussi facile à expliquer que dans les cas précédents. Au lieu de remonter le médiastin, il le descend, sort de la poitrine avec l'œsophage, et gagne la région stomacale, en passant entre le péritoine et la face inférieure du diaphragme.

L'infiltration aérienne est ordinairement bornée au cou, à la face et au thorax ; rarement elle envahit le ventre, bien plus rarement encore les membres.

Un fait à noter, c'est que, bien que la rupture des voies aériennes soit évidente, il est presque toujours impossible de la reconnaître, et même, la plupart du temps, si on insuffle le poumon, celui-ci ne laisse pas échapper l'air, et se gonfle. Nous ne nous chargeons pas d'expliquer ce phénomène, bien signalé par les auteurs.

L'emphysème par rupture des bronches et des vésicales pulmonaires est un accident assez rare. Cependant, il ne se passe pas d'année où les journaux de médecine n'en rapportent quelque observation. Il se montre le plus fréquemment chez les enfants, ce qui même l'a fait décrire comme étant propre à cet âge. C'est à deux ans, d'après le docteur Roger, que correspond son maximum de fréquence [1]. Chez les adultes, on l'observe encore quelquefois; il est excessivement rare chez les vieillards. *A priori* cependant, et en jugeant d'après les notions que l'anatomie nous donne, on serait porté à croire le contraire. En effet, le tissu pulmonaire des vieillards est plus mince, plus faible et moins élastique que celui des enfants.

M. Roger croit que la fréquence des maladies des organes respiratoires chez les enfants, en altérant le tissu pulmonaire, le prédispose aux ruptures; il faut évidemment tenir compte de cette raison, mais elle ne doit pas être la seule, car on voit de ces ruptures

[1] De l'emphysème généralisé. Archives de médecine, 1862.

survenir à propos d'un effort chez des enfants n'ayant aucune maladie, soit aiguë, soit chronique, des poumons. Nous croyons que l'atonie et l'atrophie musculaire sont, chez le vieillard, la grande cause préservatrice des ruptures.

La fréquence de l'emphysème chez l'enfant s'explique encore par le triste privilége qu'a cet âge d'être en butte aux maladies s'accompagnant de toux violente et convulsive. Ces maladies sont, en première ligne, la coqueluche (8 sur 19, Roger), puis la phthisie, la broncho-pneumonie, la pneumonie double, le croup, etc. Chez les enfants, en outre, la toux, même en dehors d'une affection aiguë des poumons, prend très-facilement le caractère convulsif.

Breschet (Dictionnaire en 60 vol., art. *Emphysème*) rapporte un fait observé par Marjolin, qui vit un enfant de vingt-deux mois pris, au milieu d'une bonne santé, d'une toux convulsive très-violente. Cette toux continuant, il survint, au cinquième jour, un emphysème du cou et du thorax, avec menace de suffocation. Mais les choses n'allèrent pas plus loin; la toux diminuant, l'emphysème diminua aussi, de sorte qu'il avait disparu au huitième jour.

Que par une cause ou par une autre, une toux semblable survienne chez un adulte, il y aura des chances pour que les mêmes accidents en soient la conséquence. A l'appui de cette proposition, nous citerons l'observation suivante de M. Guéneau de Mussy, publiée par M. Depaul, dans la *Gazette médicale* (1842, p. 691).

Un ouvrier fondeur, âgé de trente-quatre ans, d'une constitution robuste et jouissant d'une bonne santé, est enveloppé subitement d'une atmosphère épaisse et irritante, se dégageant de métaux en fusion. Aussitôt il est pris *d'une quinte de toux des plus violentes* et d'une très-grande gêne de la respiration. Transporté à l'hôpital, on constate au-devant du cou et de la poitrine une tuméfaction crépitant sous le doigt. L'auscultation et la percussion font reconnaître que les poumons sont emphysémateux dans toute leur étendue. La dyspnée continuant, on applique trente sangsues ; on pratique une saignée et on pose des sinapismes aux extrémités. Dès le lendemain l'amélioration commença, pour se continuer les jours suivants. Le malade sortit après un séjour d'une semaine à l'hôpital.

Un corps étranger introduit dans la trachée, par la toux qu'il occasionne, peut déterminer un emphysème. Voici à ce sujet l'extrait d'une observation bien remarquable de Louis[1].

(Première observation, par l'auteur.) Le lundi 19 mars 1759, à cinq heures du soir, un enfant de sept ans, petite fille d'un marchand de vin, rue du Four, jouant avec des fèves de haricot sèches, en jeta une dans sa bouche et crut l'avoir avalée. Elle fut attaquée sur-le-champ de difficulté de respirer et d'une toux convulsive qui la fatigua beaucoup. Des chirurgiens, appelés, croyant à la présence d'un corps étranger dans l'œsophage, promènent une éponge dans ce conduit. L'enfant disait avoir avalé la fève. Après deux jours, l'angoisse continuant, Louis est appelé. De l'examen attentif des symptômes que présente l'enfant, il conclut à la présence de la fève dans la trachée-artère et propose la bronchotomie comme étant le

[1] Second mémoire sur la bronchotomie, où l'on traite des corps étrangers de la trachée-artère, par M. Louis. (Mém. de l'Acad. roy. de chir., t. III.)

seul moyen capable de sauver l'enfant. Avant de consentir, les parents veulent avoir une consultation, qui a lieu deux heures après, et dans laquelle figurent les premiers chirurgiens appelés. Louis a beaucoup de peine à les convaincre de la présence de la fève dans la trachée; ils se rangent à cet avis seulement lorsque, s'étant rendus auprès de l'enfant, on découvre « un emphysème bien caractérisé aux deux côtés du cou, au-dessus de chaque clavicule, symptôme qui n'existait pas deux heures auparavant. » L'enfant étant plus calme en ce moment, et quelque chirurgien ayant dit aux parents que l'enfant pouvait succomber dans l'opération, ceux-ci résistent aux instances de Louis, qui maintient toujours la bronchotomie. L'enfant mourut dans la soirée, trois jours révolus depuis l'accident, après avoir eu à plusieurs reprises des accès de suffocation.

Le lendemain, une incision faite à la partie antérieure de la trachée fit voir la fève, que Louis retira avec de petites pinces.

Nous passons sous silence le reste de l'observation, qui ne se rapporte pas à notre sujet; mais nous citerons textuellement ce que Louis, revenant un peu plus loin (obs. XXIVe) sur l'emphysème, dit à propos de ce symptôme.

Un symptôme particulier s'est manifesté dans ce fait que j'ai observé; il mérite un examen d'autant plus réfléchi qu'aucun observateur n'en a fait mention : c'est l'emphysème qui n'a paru qu'à la fin du second jour, au-dessus des deux clavicules; selon les apparences, il avait été formé en moins de deux heures, et, depuis ce moment, il n'a point fait de progrès sensible. Ce fut l'apparition de cet emphysème qui acheva, plus que mes raisons, de ramener tous les esprits à mon avis sur l'existence de la fève dans la trachée-artère. Je ne crois pas qu'aucun de ceux qui ont eu occasion de voir la malade ait pu avoir une idée bien juste sur la formation de ce symptôme. On pouvait imaginer que le corps étranger, par l'obstacle qu'il mettait depuis deux fois vingt-quatre heures au libre passage de l'air, avait causé la dilatation forcée de la trachée et l'éraillement des membranes qui unissent les anneaux cartilagineux de ce conduit. Mais l'ouverture du corps a dissipé cette illusion. La tumeur flatulente ne s'était pas formée aux environs de la trachée. Nous ne voyions là que les limites de l'emphysème ; le corps même du poumon et le médiastin étaient emphysémateux. La rétention de l'air, gênée par le corps étranger dans chaque mouvement d'expiration, et surtout dans les quintes de toux, produisait un refoulement violent de ce fluide élastique vers la surface du poumon, dans le tissu spongieux de ce viscère ; il a passé ensuite dans les cellules qui unissent le poumon à sa membrane propre que la plèvre lui fournit ; et, par communication de cellule en cellule, il a prodigieusement gonflé le tissu folliculeux qui sépare les deux lames du médiastin : l'emphysème, dans ses progrès, s'est montré enfin au-dessus des clavicules. Ce gonflement du poumon et des parties circonvoisines, par l'air qui s'était insinué dans les tissus spongieux et cellulaires, est une cause bien manifeste de suffocation ; et le gonflement paraît en effet si naturel de la présence d'un corps étranger dans la trachée-artère, qu'on a peine à croire qu'il n'en soit pas un symptôme essentiel, quoique aucun auteur n'y ait fait attention.

Depuis, les auteurs n'ont rien ajouté à l'étude de ce symptôme. L'observation que nous venons de citer prouve que Louis avait parfaitement constaté le mode de formation de l'emphysème *à triple siége* de M. Roger.

Lorsque l'emphysème est accidentel, il survient

ordinairement très-peu de temps après la cause qui lui a donné naissance, et il s'annonce quelquefois par une petite douleur sur un des côtés du cou.

Dans les maladies chroniques, il se manifeste brusquement à la suite d'un accès de toux ou d'oppression, ou bien quelquefois, il est précédé pendant quelque temps d'une douleur au cou et dans le thorax du côté malade, et d'une grande gêne de la respiration.

Citons un exemple de chacun de ces modes de manifestation.

Philippe S***, âgé de quatre ans, avait présenté depuis assez longtemps des symptômes de phthisie pulmonaire, lorsqu'il fut atteint *subitement*, à la suite d'un accès d'oppression, d'emphysème cutané. L'emphysème se montra d'abord dans la région sous-claviculaire gauche et gagna ensuite lentement le cou, la face, le thorax et le dos. Le gonflement était énorme. L'enfant, qui avait été soulagé d'abord, mourut au bout de soixante heures. — *Autopsie*. L'emphysème avait comme disséqué les muscles, les nerfs, les vaisseaux. Il avait également envahi le médiastin et la surface des deux poumons; la plèvre y était soulevée par une infinité de petites bulles emphysémateuses. Le sommet du poumon gauche était converti en une seule caverne ; mais l'origine de l'emphysème n'était pas là ; il avait pour point de départ une perforation de la bronche gauche à son origine [1].

La rapidité avec laquelle s'est montré l'emphysème s'explique très-bien dans le cas que nous venons de citer, par le siége de la solution de continuité.

[1] Deutsche Klinik, 1859, et Gazette des hôpitaux, 1859, n° 113.

Extrait d'une observation recueillie à la Charité dans le service de M. N. Guillot et communiquée à la Société de biologie par M. A. Ollivier.

Il s'agit d'un malade entré à l'hôpital le 25 avril 1863. Dans ses antécédents, pneumonie, hémoptysie, toux habituelle. — A partir de juillet 1862, après un refroidissement, cette toux devint continue, puis successivement survinrent des sueurs nocturnes et une aphonie complète. Quinze jours avant d'entrer à l'hôpital, une douleur sourde s'est déclarée à la partie latérale gauche du cou. Le 16 avril, gêne subite et excessive de la respiration avec douleur dans le *côté gauche* du thorax. A ce moment, le malade ne toussait pas, et la nature de son travail ne nécessitait aucun effort violent. La dyspnée continue les jours suivants et empêche le malade de reposer. Le matin du lundi 20 avril, il s'aperçut qu'il portait à la région sus-claviculaire *gauche* une petite tumeur molle ; la tuméfaction s'accrut rapidement, et, le lendemain, elle occupait le cou. De là, elle se propagea à la face, à la racine du membre supérieur et au tronc. Le 23, elle était à son maximum, résistante, non douloureuse spontanément, mais douloureuse à la palpation.

On constate tous ces symptômes à l'arrivée du malade à l'hôpital, et, en outre, de la douleur au moment de la déglutition et sur le côté gauche du larynx, lorsqu'on le comprime ; une respiration ronflante à cet endroit ; une tuméfaction des replis aryténo-épiglottiques ; des craquements humides au sommet gauche ; une toux modérée, non quinteuse, avec expectoration abondante.

Le 28, l'emphysème a diminué notablement ; le thorax, percuté, donne une sonorité plus grande à gauche qu'à droite ; par contre, le murmure vésiculaire est plus fort à droite qu'à gauche.

Le 30, l'emphysème a disparu en arrière, très-diminué dans les autres parties.

Le 2 mai, un peu d'agitation ; pouls à 116 ; le soir, le malade mange comme d'habitude et ne présente aucun symptôme nouveau. Vers minuit, il parle à un de ses voisins et se lève pour aller à la garde-robe. L'infirmier le trouve mort, dans son lit, à cinq heures du matin.

Autopsie faite vingt-quatre heures après la mort. Crâne : après son ouverture, on aperçoit sous l'arachnoïde viscérale, dans les mailles de la pie-mère, des bulles d'air de la grosseur d'un grain de millet. Elles sont surtout très-nombreuses au niveau des lobes frontaux.

Cou et thorax. — Air dans le tissu cellulaire du cou remontant jusqu'au trou carotidien en suivant les vaisseaux ; œdème des ligaments aryténo-épiglottiques de chaque côté ; ulcérations nombreuses et profondes dans la moitié gauche de la portion sus-glottique du larynx ; corde vocale gauche supérieure détruite dans la portion sous-glottique ; ulcération à droite et à gauche ayant détruit les deux tiers postérieurs des cordes vocales inférieures. Médiastin antérieur et poumons emphysémateux. Adhérence complète des deux plèvres à gauche. Le tissu cellulaire sous-pleural présente des aréoles remplies d'air communiquant entre elles et avec le médiastin. A la racine du poumon gauche, au centre d'un lobule emphysémateux, existe un petit orifice circulaire d'un millimètre de diamètre environ, qui est invisible quand le poumon ne contient pas d'air, qu'on rend très-apparent en insufflant l'organe sous l'eau. Quelques tubercules crûs dans le poumon droit ; nombreuses petites cavernes dans le gauche.

Quelques remarques que nous trouvons à la suite de cette observation, dans la *Gazette des hôpitaux*, insinuent que la cause de la mort presque subite du malade doit être rapportée aux quelques bulles d'air constatées dans le crâne. Pourquoi ces bulles auraient-elles tardé si longtemps à manifester leur présence ?

Car en les attribuant à l'emphysème, leur existence doit pour le moins remonter au moment où celui-ci avait atteint son maximum d'intensité, c'est-à-dire au 25 avril. N'a-t-on pas une explication bien plus naturelle de la mort par les lésions du larynx et par cet œdème de la glotte, que l'on retrouve encore à l'autopsie, et qui par conséquent devait être considérable dans les derniers moments de l'existence? D'ailleurs ces bulles d'air intrà-crâniennes étaient-elles le fait de l'emphysème? On en jugera après avoir lu la citation suivante :

« L'on note souvent des gaz 1° dans l'épaisseur de la pie-mère ; le produit aériforme est comme combiné avec de la sérosité, et il forme çà et là de petites masses comparables à de l'écume ; 2° dans les tubes vasculaires qui serpentent à la surface de l'encéphale. En portant le doigt sur chaque bulle de gaz qui est mobile, on la voit fuir dans le vaisseau.

« Nous ne connaissons ni la nature de ces gaz ni leur mode de formation [1]. »

Lorsque l'emphysème se montre dans le cours d'une maladie pulmonaire aiguë, il n'est précédé d'aucun signe particulier et survient ordinairement, ainsi que l'a noté M. Roger, au summum de la maladie.

Quel qu'ait été son début, il se développe ultérieurement, suivant le mode que nous avons déjà dit, et offre tous les signes extérieurs qui le qualifient partout. Les signes fonctionnels sont aussi ceux que nous

[1] Calmeil, Dictionn. en 30 vol., art. *Encéphale*.

avons déjà signalés, agitation, anxiété, dyspnée, dysphagie, accélération du pouls.

S'il s'est montré au milieu d'une bonne santé, ces symptômes, après avoir duré quelque temps, douze ou vingt-quatre heures, ne tardent pas à s'amender, le gonflement diminue, et après dix ou douze jours la résorption de l'air est complète.

S'il s'est montré dans le cours d'une affection de poitrine aiguë ou chronique, sa manifestation aggrave d'abord tous les symptômes de cette maladie ; l'agitation devient extrême ; la dyspnée prend le caractère de la suffocation, le pouls s'élève et devient petit. Alors la mort peut être très-rapide ; tantôt elle arrive après quelques heures, tantôt après un ou deux jours. L'emphysème ne fait que hâter cette terminaison fatale, qui, sans lui, aurait eu lieu également, mais un peu plus tard. Du reste, il n'en est pas toujours ainsi, et la guérison a lieu quelquefois.

Une petite fille de deux ans et demi, d'une bonne santé habituelle, tombe malade le 23 avril 1860. M. Sarret, médecin habituel, constata dès le lendemain une pneumonie double ; fièvre très-forte, face violacée, toux incessante.

Au cinquième jour, se manifeste à la partie inférieure de la poitrine, à l'épigastre et aux hypochondres, un gonflement ayant tous les caractères de l'emphysème, qui s'étend le lendemain au cou, aux régions sous-maxillaires et parotidiennes et descend jusqu'au pubis. M. Roger [1], appelé, porte un pronostic très-grave. Ventouses sèches, digitale et opium à haute dose. Pendant quelques jours, la position de la malade conti-

[1] *Loc. cit.*

nue à s'aggraver; asphyxie lente. L'emphysème a envahi la face. Le 4 mai, on croit un instant que l'enfant est mort.

Mais, à partir du 6, les symptômes s'amendent. L'emphysème diminue par la face, le cou, la poitrine, persistant en dernier lieu à l'abdomen; il disparaît complétement au bout de trois semaines, et 3 le juin l'enfant est complétement guéri.

L'emphysème accidentel ou consécutif à un effort n'est pas sérieux, et se termine toujours par la guérison. Pour l'emphysème intercurrent, son pronostic est entièrement subordonné à celui de la maladie qu'il vient compliquer. Il doit être en général considéré comme étant fort grave.

Le traitement de l'emphysème accidentel sera nul ou consistera en frictions sèches et en applications astringentes, si l'épanchement d'air est limité. Si cet épanchement est considérable et s'accompagne de dyspnée très-forte, aux moyens précédents on ajoutera quelques mouchetures ou ponctions aux endroits les plus distendus, et une ou deux saignées générales si l'état du sujet le permet.

L'emphysème intercurrent résultant d'accès de dyspnée et de toux quinteuse et convulsive, il faudra s'appliquer d'abord à modérer et à calmer ces symptômes. On donnera donc à une dose suffisamment élevée pour produire un effet prompt, les antispasmodiques et les narcotiques; la digitale; tout en continuant, bien entendu, le traitement de la maladie antérieure. On aidera la résorption de l'infiltration aérienne par des frictions sèches ou aromatiques; mais on s'abstiendra d'applications astringentes, qui étant froides, exerceraient un effet funeste sur l'affection de poitrine. Enfin on pratiquera des mouchetures ou des ponctions évacuatrices si le gaz est en assez grande quantité pour amener de la suffocation et occasionner de la dysphagie, etc.

γ. *Emphysème consécutif aux ruptures pulmonaires par violence externe, sans lésion de la cage thoracique.*

Les ruptures pulmonaires par violence externe, sans lésion de la cage thoracique, demandent, pour se produire, le concours d'un certain nombre de circonstances. Cela peut expliquer la rareté de cet accident, qui, même, a été mis en doute. Mais les observations nécroscopiques de Hewson et Smith, d'une part, et les observations cliniques de M. Gosselin, d'autre part [1], en démontrent parfaitement la possibilité et l'existence.

Cette lésion s'observe chez les jeunes sujets; cela s'explique par la nécessité, pour sa production, d'une grande flexibilité des côtes et de leurs cartilages.

Une autre condition indispensable pour que la rupture pulmonaire ait lieu, c'est que la violence externe surprenne la poitrine au moment où le sujet fait effort, c'est-à-dire alors que la cage thoracique est immobilisée, et que les poumons sont distendus par une grande quantité d'air emprisonné par l'occlusion de la glotte.

[1] Mém. de la Société de chirurg., t. I, p. 201.

Supposons qu'un sujet, dans les conditions que nous venons d'énoncer, ait le thorax resserré entre deux plans, l'un résistant, l'autre compresseur. Les côtes, en vertu de leur flexibilité, fléchiront sous la pression, qui sera tout entière supportée par l'air des poumons, lequel, acquérant une tension considérable, réagira contre les parois qui le renferment, et les fera éclater à leur point le plus faible. La rupture du poumon a donc lieu de dedans en dehors. La comparaison suivante rendra le mécanisme encore plus saisissable. Que l'on se figure une vessie à parois minces, gonflée d'air et remplissant un panier d'osier flexible. Si on appuie le pied avec la force nécessaire sur ce panier placé par terre, il est évident que la vessie ne tardera pas à se rompre sans que l'osier soit brisé : le panier c'est le squelette du thorax; la vessie, c'est le poumon.

La rupture du poumon produite, la violence s'exerce exclusivement sur les côtes; aussi doit-elle cesser immédiatement, sans quoi la limite d'élasticité de ces os étant dépassée, ils seraient fracturés. Cette violence est, le plus souvent, le passage d'une roue de voiture sur le thorax d'un individu renversé; ou bien l'atteinte de cette partie par un corps contondant; ou bien encore sa compression entre un mur et un obstacle arrivant sur lui..., etc.

Un homme est écrasé par les roues d'une malle-poste. Une dypsnée intense se manifeste aussitôt; puis apparaît à la base du cou une tumeur emphysémateuse qui s'étend tout à l'entour. Transporté à

Richmond Hospital, cet homme meurt trois quarts d'heure après son entrée.

A l'autopsie, on trouve le poumon droit déchiré en trois endroits. Les plèvres sont intactes; il n'y a pas de fractures de côtes.

Smith dit avoir observé trois cas semblables [1].

La rupture peut avoir lieu au point d'application de la violence, ou bien en tout autre point du poumon. Quelquefois la plèvre viscérale se rompt avec le poumon, d'autres fois elle reste intacte. Dans le premier cas de l'air et du sang s'épanchent dans la cavité pleurale correspondante : il y a hémo-pneumothorax. Dans le second, il y a emphysème *à triple siége* (Roger). L'air s'épanche sous la plèvre viscérale, chemine entre elle et la surface du poumon, gagne le médiastin, le tissu cellulaire du cou, et les parties environnantes. Il ne devient jamais considérable, car la solution de continuité est promptement oblitérée par un caillot sanguin ou par un épanchement plastique.

Après l'accident, le malade éprouve, dans la poitrine, une douleur profonde et s'accompagnant de dyspnée, de toux, d'expectoration. Les matières expectorées sont des mucosités sanglantes ou bien du sang pur et rutilant. Celui-ci perd bien vite cet aspect; dès le lendemain il est noirâtre, et les jours suivants il diminue de plus en plus dans les crachats. Il peut se faire que les symptômes aillent ainsi en s'a-

[1] Arch. gén. de médec., 3me série, t. IX, 1840.

mendant, petit à petit, et que la guérison survienne sans accidents. Quelquefois après vingt-quatre ou quarante-huit heures, la fièvre s'allume et la pneumonie traumatique se montre avec son cortége de symptômes ; s'il y a hémo-pneumo-thorax, c'est le plus souvent une pleurésie.

La présence de l'emphysème sera un très-bon signe, qui aidera au diagnostic du genre de lésion. Il n'a aucune influence sur le pronostic, pour lequel il faudra tenir compte des complications possibles que nous avons signalées. Il n'y a pas à s'en préoccuper davantage dans le traitement, à moins que, par exception, il ne prenne un grand développement et ne gène quelque fonction importante. On ferait simplement alors quelques mouchetures. Mais on cherchera surtout à éloigner toute réaction inflammatoire et, en cette vue, on prescrira un traitement antiphlogistique, et l'on pratiquera une ou plusieurs saignées générales, suivant l'état et la constitution du malade.

2° EMPHYSÈME PAR LÉSION DE L'APPAREIL RESPIRATOIRE EXTERNE.

Nous étudierons dans ce chapitre l'emphysème consécutif :

A. Aux plaies de la poitrine.

B. Aux fractures des côtes et du sternum.

A. *Emphysème consécutif aux plaies de la poitrine.*

Nous diviserons ces plaies :

α. En plaies simples, n'intéressant que l'épaisseur de la paroi pectorale, et sans lésion de la plèvre pariétale.

β. En plaies pénétrantes, avec ouverture de la cavité pleurale, mais sans lésion du poumon.

γ. En plaies pénétrantes avec lésion du poumon.

α. *Emphysème consécutif aux plaies simples, n'intéressant que l'épaisseur de la paroi pectorale et sans lésion de la plèvre pariétale.*

La possibilité de cet emphysème a été pour la première fois reconnue par J.-L. Petit. Il a vu, à trois pouces au-dessous de l'aisselle, une plaie presque ronde et déchirée dans sa circonférence, donner lieu à un emphysème considérable de tout le côté correspondant de la poitrine. Les recherches les plus exactes ne firent découvrir aucune pénétration dans la poitrine de cette plaie faite avec un bâton pointu qui, heurtant la face externe d'une côte, en avait suivi la direction. La guérison était effectuée au bout d'un mois. J.-L. Petit rapporte une autre observation semblable.

M. Ménière (*loc. cit.*) cite un fait identique à celui de J.-L. Petit; seulement l'instrument vulnérant, au lieu d'être un bâton pointu, est un sabre qui, rencontrant une côte, a été réfléchi suivant la direction de cet os. Il y eut emphysème sous-cutané autour de la plaie, sans aucun symptôme du côté du poumon. La guérison eut lieu en quelques jours.

On a objecté à ces faits que la pénétration de la plaie, bien qu'ayant échappé aux recherches, n'en existait pas moins. Pour Boyer, il ne peut y avoir d'emphysème que si la plaie est pénétrante. C'est aussi l'opinion de Delpech, de Sabatier et de la plupart des chirurgiens contemporains. Cependant Sanson, observant un maître d'armes qui avait reçu trois coups d'épée dans la poitrine, et qui n'offrait aucun des symptômes des plaies pénétrantes, si ce n'est un peu d'emphysème autour d'une de ses blessures, et une légère oppression, diagnostiqua une plaie non pénétrante[1].

Les choses en étaient là, lorsque M. Goffres tenta, pour éclairer le fait, quelques expériences sur les chevaux[2]. Il avait observé sur ces animaux des plaies au poitrail, occasionnées par la rencontre de corps contondants, au milieu d'une course rapide, et qui s'étaient immédiatement compliquées d'emphysème. La nature de l'instrument vulnérant, les suites très-simples de l'accident, le prompt rétablissement des animaux malgré le crachement de sang, l'oppression et l'étendue de l'emphysème, lui avaient fait admettre la simplicité de ces plaies. Mais la question restant

[1] Journal de médecine et de chirurgie pratique, t. VIII.

[2] Mémoire adressé à la Société de médecine de Toulouse, 1837, et publié dans le Moniteur des sciences, 1861, p. 761.

indécise et présentant toujours matière à discussion, il essaya de reproduire les accidents qu'il avait observés. Il pratiqua sur un cheval, au-devant du poitrail, une incision de 3 pouces, dans laquelle il introduisit l'extrémité mousse d'un pieu qui fut poussé avec force jusqu'à une profondeur de 4 pouces, entre la peau et la paroi costale. Le cheval, soumis à une course précipitée, présentait, après une demi-heure de cet exercice, un emphysème considérable, avec respiration difficile et anxieuse. Il rendait quelques gouttes de sang par les naseaux. Mis à mort de suite, on constata l'intégrité parfaite de la plèvre pariétale sur ses deux faces. Les poumons étaient gorgés de sang. Ils n'offraient aucune solution de continuité, et insufflés dans l'eau, ne laissaient échapper aucune bulle d'air.

Répétées plusieurs fois, ces expériences donnèrent toujours le même résultat. Les précautions avec lesquelles elles ont été faites sont une garantie qui doit les faire prendre en sérieuse considération. Quelques chirurgiens, et M. Morel-Lavallée entre autres, à cause du crachement de sang et de la dyspnée qu'ont offerts les animaux, n'admettent pas les résultats de ces expériences. Comme il est difficile d'expliquer l'hémoptysie dans les plaies simples de la poitrine, et que, jusqu'à ce jour, ce symptôme a été regardé comme une preuve de la blessure du poumon, ces objections nous paraissent ébranler la signification de ces faits.

Mais si le crachement de sang est regardé comme impossible dans les plaies simples de la poitrine, par la plupart des praticiens, il n'en est pas de même de l'emphysème : son mode de production est aujourd'hui clairement démontré. J.-L. Petit prétendait que les côtes, s'élevant subitement au moment d'une inspiration un peu brusque, attiraient l'air dans la plaie, et que cet air ne trouvant pas d'issue au fond de la plaie, pénétrait dans le tissu cellulaire. Pour M. Goffres, l'air s'introduit aussi dans la plaie, pendant l'inspiration ; puis, trouvant dans la contraction des muscles expirateurs un obstacle à sa sortie, il passe dans le tissu cellulaire circonvoisin.

M. Morel-Lavallée[1] a étudié le mécanisme de cet emphysème dans un cas de plaie non pénétrante, intéressant le faisceau costal du grand pectoral. Ayant versé de l'eau tiède dans la cavité de la plaie, il vit qu'à chaque inspiration le muscle se contractait, s'éloignait de la poitrine, et faisait au-dessous de lui un vide dans lequel arrivait l'air extérieur passant à travers l'eau. A l'expiration, une partie de cet air repassant à travers l'eau s'échappait au dehors, mais la plus grande partie s'infiltrait dans le tissu cellulaire.

L'existence de l'emphysème dans les plaies simples est donc un fait évident. C'est là le point que nous voulions surtout mettre en lumière. Quant à faire l'histoire de cet emphysème, nous ne le saurions ; les observations sur lesquelles il faudrait nous appuyer pour cela n'offrant pas, pour tous, un degré de certi-

[1] Thèse sur les luxations compliquées, p. 54.

tude parfaite. Il en sera ainsi jusqu'à ce que de nouvelles expériences aient positivement démontré la possibilité ou non du crachement de sang et de la dyspnée dans les plaies simples de poitrine. Il est bon d'ajouter que les conditions dans lesquelles se trouvent l'homme et les animaux pour ces plaies de poitrine ne sont pas les mêmes. En effet, tandis que ceux-ci sont soumis à une course forcée, l'autre est au contraire judicieusement condamné au repos, ce qui change complétement les conditions du phénomène.

Le siége de ces plaies, les mieux disposées pour la production de l'emphysème, correspond aux muscles susceptibles des plus amples déplacements, tels que le grand pectoral, le grand dorsal, etc. Cet emphysème est toujours très-limité. Il peut faire croire à une plaie pénétrante alors que celle-ci ne l'est pas. On se rangera à cette dernière opinion s'il n'y a pas de crachement de sang ; s'il n'y a pas de dyspnée ; si les deux côtés de la poitrine offrent une même résonnance à la percussion ; s'il n'y a pas de tintement métallique ; si l'instrument vulnérant n'offre pas une pointe acérée ; s'il n'a pas pénétré profondément ; si son trajet est oblique et parallèle aux côtes, enfin si la plaie est dans le voisinage de l'aisselle.

Le praticien, pour établir son diagnostic, aura aussi présente à l'esprit la rareté de l'emphysème des plaies simples de la poitrine.

Cet emphysème n'offre aucune gravité. On s'opposera à sa production en établissant une légère compression sur l'ouverture de la plaie, et en immobilisant le côté blessé de la poitrine.

β. Emphysème consécutif aux plaies pénétrantes, avec ouverture de la cavité pleurale, mais sans lésion du poumon.

Ces plaies, sur les accidents desquelles la théorie a beaucoup discuté, sont excessivement rares dans la pratique, si tant est qu'il en existe des exemples. On comprendra cette rareté en songeant que le poumon est toujours exactement appliqué contre la plèvre pariétale. Il résulte de cette disposition qu'à moins d'un hasard des plus extraordinaires, tout instrument vulnérant conduit par une force aveugle qui ouvre la plèvre pariétale, atteint aussi la plèvre viscérale et le poumon

Il n'y a qu'un endroit où cette contiguïté n'existe pas, et, au moment de l'expiration seulement : c'est à la base de la poitrine, à l'insertion du diaphragme. Le poumon remontant au moment de l'inspiration, il se forme alors un angle, ayant son sommet à l'insertion du diaphragme, ayant pour côtés, d'une part, le diaphragme lui-même, et, d'autre part, la paroi costale. Il serait donc possible qu'à l'endroit que nous venons de signaler un instrument vulnérant pénétrât au moment de l'inspiration et ouvrît la poitrine sans blesser le poumon.

L'instrument le mieux disposé pour produire les plaies qui nous occupent, est une lame à tranchant convexe.

Supposons maintenant une de ces plaies, sur un des côtés du thorax; la poitrine est ouverte, que va-t-il arriver? La théorie nous enseigne que la pression atmosphérique qui s'exerce sur la surface interne du poumon et lui permet de se dilater, se trouve tout à coup contrebalancée par cette même pression venant à s'exercer sur la surface externe; que dès lors le poumon, n'obéissant plus qu'à son élasticité, vient s'appliquer contre le rachis. Les choses ne se passent pas absolument ainsi, à moins que la plaie n'ait des dimensions considérables. Le sujet continue de respirer, et le poumon reste appliqué contre la paroi pectorale. Si on repousse le poumon légèrement en dedans, l'air s'introduit entre le viscère et la paroi, mais ressort à l'expiration suivante. Pour que le poumon abandonne définitivement la paroi, il faut que celui-ci soit repoussé assez avant pour permettre l'entrée d'une quantité d'air suffisante qui se précipite et donne lieu à un pneumo-thorax. Ces faits résultent des expériences de M. Dolbeau (Th. de concours 1860. *De l'emphysème traumatique*). Alors, à chaque inspiration une nouvelle colonne d'air pénètre avec bruit dans la cavité pleurale, et en ressort à l'expiration suivante. La flamme d'une bougie présentée à l'ouverture de la plaie est alternativement attirée et repoussée. Si l'ouverture est large et rectiligne, l'air n'éprouve, à sa sortie, aucun obstacle et s'échappe sans s'infiltrer : il n'y a pas d'emphysème. Si, au contraire, cette ouverture est oblique et un peu étroite, l'air expiré, ayant quelque difficulté à sortir, pénètre dans le tissu cellulaire circonvoisin : il y a emphysème.

Les choses se passent ainsi que nous venons de le dire, lorsque le poumon est libre ; mais il arrive très-souvent qu'il est relié à la paroi costale par des adhérences. Il est bien évident alors que l'air ne saurait pénétrer dans la cavité pleurale et qu'il n'y aura pas d'emphysème.

L'emphysème n'est donc possible dans les plaies pénétrantes de poitrine sans blessure du poumon qu'alors que cet organe est libre d'adhérences, que la plaie est suffisamment grande pour permettre l'accès d'un volume d'air capable de refouler le poumon, et qu'elle présente un obstacle à la sortie de cet air. Comme il est à peu près impossible de trouver réunies ces conditions, nous devons conclure que cet emphysème, réalisable dans les expériences, doit être excessivement rare dans la pratique, si tant est qu'il ait jamais existé.

Pour le faire cesser, il n'y a qu'à oblitérer l'ouverture extérieure de la plaie. En effet, l'air alors ne pénètre plus à l'inspiration dans la cavité pleurale ; quant à celui que contient cette cavité, il continue à s'échapper lors de l'expiration, par l'ouverture profonde de la plaie, dans le tissu cellulaire ambiant ; n'étant pas renouvelé, il s'épuise bien vite, et le poumon vient se réappliquer contre la paroi costale.

Ainsi l'oblitération de la plaie amène un accroissement momentané de l'emphysème. Après quoi, l'infiltration de l'air cesse tout à fait, et sa résorption s'opère dans la limite de temps ordinaire.

γ. Emphysème consécutif aux plaies pénétrantes de poitrine, avec lésion du poumon.

L'emphysème est fréquent à la suite des plaies pénétrantes de poitrine avec lésion du poumon, mais il est loin de se montrer dans tous les cas. Voyons donc quelles sont les conditions nécessaires à sa production.

Deux théories ont été émises pour expliquer son mécanisme. La plus ancienne, donnée par J.-L. Petit, est généralement admise. Supposons une plaie du poumon et de la paroi pectorale produite par un coup d'épée. Les parties sont dans leur état normal ; il n'y a pas d'adhérences. Il est évident que le fer retiré, les premiers mouvements respiratoires feront cesser tout rapport entre la plaie pulmonaire et la plaie thoracique ; d'où impossibilité à l'air du poumon de passer directement à travers la plaie pectorale. L'air doit donc s'épancher d'abord dans la cavité pleurale. En effet, il y pénètre au moment de l'inspiration et à la fois par la solution de continuité du poumon et par la plaie pariétale. Il y a donc toujours un certain degré de pneumo-thorax qui précède l'emphysème. Celui-ci se produit à l'expiration, alors que la poitrine, en se resserrant, vient comprimer l'air qui constitue le pneumo-thorax. Cet air comprimé tend à s'échapper. Deux issues s'offrent à lui : la plaie du poumon ; mais cet organe, comprimé lui-même par la contraction des muscles expirateurs, est en train de se vider de l'air qu'il renferme, et dont une partie reflue, même encore à ce moment, dans la cavité pleurale, la totalité ne pouvant s'écouler assez rapidement par la trachée ; cette issue est donc fermée à l'air du pneumo-thorax. Il ne lui reste alors, comme porte de sortie, que la plaie de la paroi pectorale. C'est en effet par là qu'il s'échappe : si cette plaie est large et rectiligne, l'écoulement gazeux s'opère facilement, et il n'y a pas d'emphysème ; si, au contraire, elle est étroite, si, de plus, son trajet est oblique, l'écoulemeut s'opère avec difficulté, une partie de l'air s'infiltre dans le tissu cellulaire, il y a emphysème.

Dans la seconde théorie, principalement suscitée par Roux et défendue par M. Richet, une condition indispensable à la production de l'emphysème est la persistance du rapport de la plaie du poumon avec la plaie de la paroi pectorale, et par conséquent la nécessité d'adhérences qui maintiennent ce rapport. Car, le poumon étant libre, dit la théorie, le parallélisme des plaies est aussitôt détruit par leur déplacement en sens contraire, et la solution de continuité du poumon se trouve alors en contact immédiat avec une partie intacte de la paroi qui s'oppose à la sortie de l'air. D'après cette théorie, l'emphysème ne serait jamais précédé ni accompagné de pneumo-thorax, et ne se produirait qu'alors que le poumon est retenu à la paroi par des adhérences multiples. En vérité, cette dernière disposition est bien plus favorable au développement de l'emphysème que la disposition contraire; mais il ne s'ensuit point que, dans ce dernier cas l'emphysème soit impossible. Il y a des faits cliniques et nécroscopiques qui établissent le contraire. Nous citerons d'abord l'observation si connue de Littre (*Mémoires de l'Académie des sciences*, janvier 1713), où il s'agit d'un homme qui, à la suite d'un coup d'épée dans la poitrine, fut envahi par un emphysème tellement monstrueux, qu'il mesurait 11 pouces d'épaisseur sur la poitrine, 9 sur le ventre, 6 sur le cou, et 4 sur les autres parties du corps, à l'exception du cuir chevelu et de la plante des pieds et paume des mains. Les globes oculaires mêmes contenaient de l'air. La mort ayant eu lieu, on fit d'abord une ponction de la poitrine, qui donna issue à *une grande quantité d'air fétide*, puis une incision, qui laissa s'écouler deux palettes de sang purulent.

Dans le fait clinique suivant, l'emphysème et le pneumo-thorax sont parfaitement constatés par les signes qui les caractérisent.

Le nommé G***, sergent-major au 35e de ligne, entre à l'Hôtel-Dieu, salle Saint-Eloi, le 7 mars 1852, à sept heures du matin. Il est atteint d'un coup de fleuret à la partie supérieure de la poitrine, du côté droit. Il est doué d'un tempérament lymphatique, d'une bonne constitution. C'est dans un duel qui a eu lieu le même jour, à une heure du matin, que ce militaire a été blessé, sa poitrine étant à nu. Immédiatement après sa blessure, il y a eu une hémorrhagie abondante par la bouche et le nez. Le sang qui sortait était rouge, spumeux. Il en est sorti aussi par la plaie en petite quantité.

Il n'y a pas eu de syncope ; mais la faiblesse qui suit l'écoulement du sang est assez prononcée pour qu'on soit obligé de transporter le blessé. Il offre une pâleur générale, avec refroidissement des extrémités. Il y a gêne de la respiration et traces de sang sur la face, la poitrine du côté droit et le bas-ventre, les mains, les vêtements. Pouls concentré, irrégulier, peu fréquent. Un morceau de sparadrap couvre un point de la partie supérieure de la poitrine du côté droit ; il est enlevé et laisse à découvert une solution de continuité des parties molles d'un centimètre et demi à deux centimètres environ. Elle est placée au niveau du troisième espace intercostal droit, un peu à la partie externe ; elle est légèrement oblique de dehors en dedans. Tout autour de cette petite plaie, un peu de sang est épanché au-dessous de la peau, ce que le chirurgien en chef attribue à la lésion de quelques petites artères sous-cutanées. En outre, il y a de la tuméfaction due à l'infiltration de l'air, ce que font reconnaître l'élasticité, la crépitation de ces parties. La sonorité de la poitrine est *exagérée de ce côté* et normale du côté opposé. L'auscultation fournit une crépitation superficielle du côté droit, due à la pression de l'oreille sur la paroi thoracique, et, plus profondément, des râles ronflants et des râles muqueux à grosses bulles, etc. (Thèses de Montpellier, 1852, n° 2, p. 38.)

Nous citerons encore, à propos de l'emphysème consécutif aux fractures de côtes, des faits qui établissent bien positivement la coexistence du pneumothorax et de l'emphysème. Il est donc démontré qu'il se produit aussi bien alors que le poumon est libre, ou qu'il est retenu à la paroi costale par des adhérences.

Cette dernière disposition est surtout propice à un épanchement d'air considérable. En effet, lorsque le poumon est libre et blessé, nous avons dit que l'air affluait dans la poitrine, à la fois, par la solution de continuité du poumon, et par la plaie pariétale. Il en résulte un affaissement du poumon en rapport avec la quantité d'air qui constitue le pneumo-thorax. Les choses continuant à marcher, l'affaissement du poumon devient complet ; dès lors l'air n'arrive plus que par la plaie pariétale, et, même le plus souvent, cette plaie étant immédiatement bouchée par l'intervention de l'art, la source de l'air est tarie des deux côtés : dès lors, l'emphysème cesse de se développer. Au contraire, lorsque le poumon est adhérent à la paroi costale, il ne s'affaisse pas, car l'air ne s'introduit dans la plaie que dans un espace très-restreint, limité par les adhérences. Il continue donc de fonctionner et d'envoyer de l'air dans la plaie pariétale, et, de là, dans le tissu cellulaire. Dans ce cas, les progrès de l'emphysème continuent jusqu'à la cicatrisation de la plaie du viscère. Les adhérences favorisent donc l'accroissement de l'emphysème. Cependant il peut acquérir, alors même que le poumon est libre, un énorme développement, témoin le fait de Littre, cité plus haut. Nous ferons remarquer que la nécessité d'une plaie pariétale oblique est absolument indispensable dans l'un et l'autre cas.

Les plaies pénétrantes de poitrine par armes à feu se compliquent très-rarement d'emphysème. J'ai eu cependant occasion d'observer un emphysème circonscrit, tout récemment, chez un jeune Russe qui s'était tiré un coup de pistolet dans la région du cœur, la balle avait pénétré dans le poumon gauche, et il en était résulté un emphysème circonscrit. Ce symptôme accompagne surtout les plaies par instruments piquants, tels que épées, fleurets, poignards, lances. On l'a vu survenir à la suite d'une opération de thoracentèse ; voici dans quelles circonstances :

En janvier 1853, entre à la Pitié un malade âgé de trente-deux ans. Depuis cinq mois ce malade a présenté les symptômes de la phthisie pulmonaire. A son entrée à l'hôpital, on constata les symptômes suivants : Toux revenant surtout par accès, douleur dans le côté droit, craquement et souffle amphorique dans la fosse sus-épineuse, râles de bronchite dans toute l'étendue des poumons. Quelques jours après, la douleur de côté augmente d'une manière subite. La dilatation de ce côté du thorax, la sonorité tympanique, l'absence du murmure respiratoire, le tintement métallique, la dyspnée indiquent qu'un pneumo-thorax vient de se former. Dyspnée, pouls faible, fréquent. La thoracentèse est décidée. Cette opération est pratiquée dans le septième espace intercostal avec un trocart dont la canule était munie à son pavillon d'une chemise de baudruche. Le gaz contenu dans la cavité pectorale s'échappe d'abord avec force et d'une manière continue, puis seulement par intervalles ; le côté s'affaisse, les symptômes cessent, et le malade éprouve un mieux sensible ; le trocart est retiré, et la plaie extérieure est fermée avec une épingle et du collodion. La compression est faite en ce point avec des compresses graduées et un bandage de corps ; mais le malade, n'en comprenant pas toute l'importance, défit son appareil compressif, ce qui fut cause des accidents suivants : Une heure après, l'air s'était déjà infiltré dans la région pectorale, le cou, la partie inférieure de la face, l'aisselle, le bras. Quelques mouchetures sur les parties soulagent le malade momentanément. Avant que les mouchetures fussent pratiquées, j'avais pu voir de grosses bulles d'air cheminer à la partie supérieure du thorax passer sous la clavicule d'abord, et ensuite dans le triangle sus-claviculaire. Dans toutes ces parties, l'application du doigt déterminait une crépitation fine et sèche, particulière à l'emphysème traumatique, et cette sensation était tout aussi perceptible avec l'oreille qu'avec le doigt. Deux heures après, le malade est dans un état déplorable; il est gonflé comme une outre; les jambes seules sont intactes; le tronc, le cou, la tête, les bras, les bourses sont distendus par l'air; les paupières proéminent et cachent complétement les globes oculaires; les joues sont distendues par l'air; le cou se continue avec le menton; les bourses ont acquis le volume d'une tête d'enfant; le creux de l'aisselle a disparu, le thorax et le ventre distendus donnent au malade l'aspect d'une tonne ronde, sonore et élastique, comme le disait Larrey de son malade. La respiration se fait à peine, la face est bleuâtre, la suffocation devient imminente, la voix est éteinte et le malade exprime son anxiété plutôt par des gestes que par la parole devenue impuissante. Quatre ou cinq plaies ou débridements sont pratiqués sur le devant de la poitrine, du cou et sous l'aisselle; les bistouris étaient très-bien acérés, et cependant la peau était devenue tellement élastique, qu'elle fuyait devant leur tranchant et rendait les incisions difficiles à pratiquer. Quelques mouchetures sur la face et sur les paupières permirent au malade d'ouvrir les yeux; la parole revint, et il nous dit qu'il s'était cru à son dernier moment; la respiration devint bientôt facile et étendue. Une mouchetures pratiquée sur les bourses fortement distendues leur permet de revenir brusquement sur elles-mêmes, en chassant l'air au dehors.

Pour éviter la formation d'un nouvel emphysème, on découvre la plaie faite par le trocart; la canule est introduite de nouveau dans la cavité pleurale et maintenue à demeure; son pavillon, muni d'une peau de baudruche, baigne continuellement dans un bassin rempli d'eau. Cette espèce de soupape fonctionne parfaitement et nous permet de constater que l'air ne sort de la canule que pendant l'expiration ; le vide amène au contact les parois du canal de baudruche et empêche l'air de pénétrer dans la poitrine. Le malade, pendant deux jours, présente un mieux notable ; la canule est restée en place ; mais les symptômes du côté du poumon prennent une nouvelle intensité, et le malade meurt après quatre jours d'invasion de l'emphysème ; pendant l'agonie, il arrache la canule, et l'air passait librement par la plaie de la cavité pleurale au dehors et *vice versa*, sans infiltration d'air dans le tissu cellulaire.

L'autopsie a démontré que ce malade était guéri de son emphysème traumatique et qu'il ne succombait qu'aux lésions tuberculeuses du poumon. Dans toutes les parties supérieures, il est impossible de trouver une seule bulle d'air dans le tissu cellulaire ; aux aines seulement, on retrouve ce fluide formant deux petites tumeurs. Une incision faite en ce point pénètre dans un tissu cellulaire très-distendu, par de grosses bulles et parfaitement blanc.

On trouve à la partie supérieure du poumon une fistule pleuro-bronchique, de huit à neuf millimètres de diamètre ; le poumon est refoulé contre la colonne vertébrale. L'examen des parois thoraciques internes permet de constater que la canule avait fait deux ouvertures à la paroi costale ; la seconde, seule, celle qui contenait la canule à demeure, était restée fistuleuse. (Thèse de M. Beaufort, *De l'emphysème traumatique*. Paris, 1858.)

Lorsqu'un instrument piquant pénètre très-obliquement, il ne blesse le poumon que superficiellement et dans une petite étendue. Alors de l'air s'échappe aussitôt (car presque toujours le blessé est atteint pendant l'inspiration ou l'effort), et se comporte comme nous l'avons expliqué plus haut. Mais bientôt quelques gouttes de sang s'épanchent entre les lèvres de la plaie pulmonaire et l'oblitèrent. De sorte que l'épanchement d'air n'ayant lieu que pendant un temps très-court, l'emphysème est très-restreint.

L'emphysème consécutif aux plaies du poumon se montre donc à tous les degrés. Son étendue est en rapport direct avec l'obliquité de la plaie pariétale, la grandeur de la plaie pulmonaire, le nombre des adhérences et les efforts que fait le blessé.

Les symptômes physiques sont ici ce qu'ils sont ailleurs; pour les symptômes fonctionnels, nuls, lorsque l'emphysème est restreint, ils acquièrent, lorsqu'il est généralisé, une apparence quelquefois effrayante. C'est surtout la menace de suffocation qui paraît imminente. On a voulu dans cette espèce attribuer cette suffocation à une cause particulière, l'affaissement du poumon par l'air épanché. En vérité, c'est là un motif; mais il n'est pas le seul, car on voit cette suffocation se produire également dans les cas où le poumon est retenu par des adhérences, et même, ainsi que nous l'avons vu, alors que l'emphysème dépend d'une autre cause que d'une blessure du poumon et qu'il n'y a pas d'air dans la poitrine. Cette dyspnée est due principalement à la gêne que la distension apporte au fonctionnement des muscles respirateurs. Nous tenions surtout à faire remarquer ce point; car l'idée que le pneumo-thorax était la cause unique de la difficulté de respirer a conduit à recommander une pratique dangereuse contre laquelle nous nous élèverons plus tard. A la dyspnée extrême se joignent les autres symptômes que nous avons déjà eu occasion de signaler tant de fois, tels que la dysphagie, la lividité de la face, la petitesse du pouls, qui devient faible et inégal, la nécessité de la position assise, enfin la roideur des membres, la décoloration et l'aspect luisant de la peau.

C'est à la suite des plaies du poumon qu'on a observé les emphysèmes les plus considérables ; nous avons déjà cité l'observation de Littre ; Larrey rapporte, dans les *Mémoires de chirurgie militaire*, t. IV, p. 11, un cas à peu près analogue. « Un officier polonais reçoit, à Vilna, un coup de lance qui pénètre dans la poitrine, au niveau de l'angle inférieur de l'omoplate, et blesse le poumon. Dès le lendemain, l'emphysème était tel, que les membres étaient inflexibles, les plis de la peau au niveau des articulations effacés, les paupières horriblement gonflées, les lèvres d'une grosseur prodigieuse, le pouls et la respiration presque nuls. »

Il est souvent très-difficile d'appliquer la percussion, et surtout l'auscultation, à la recherche des phénomènes qui se passent à l'intérieur de la poitrine. Voilà peut-être la raison qui a fait méconnaître à certains observateurs la coexistence de l'emphysème et du pneumo-thorax. La percussion peut n'accuser aucune différence de sonorité dans les deux côtés de la poitrine : alors il n'y a pas de pneumo-thorax, le poumon est probablement retenu par des adhérences ; ou bien elle signale une exagération de la sonorité du côté blessé : il y a alors pneumo-thorax. Il importe de rechercher ce signe dans la moitié supérieure de la poitrine ; car, bien qu'il y ait épanchement d'air dans la cavité pleurale, on pourrait, en percutant à la partie inférieure, constater de la matité, qui alors serait due à un épanchement sanguin, qui accompagne ordinairement l'épanchement d'air par plaie du poumon. Pour l'auscultation, il faut, avant de la pratiquer, chasser autant que possible avec la main l'air qui distend le tissu cellulaire sous-cutané. L'oreille appliquée alors perçoit la crépitation superficielle de l'emphysème, puis le murmure vésiculaire, mélangé de râles ronflants et de râles muqueux à grosses bulles. Ces bruits s'entendent plus ou moins, suivant que la surface du poumon touche à la paroi pectorale, ou en est plus ou moins éloignée par l'épanchement gazeux. Si l'oreille ne perçoit aucun bruit, ce qui arrive quelquefois, c'est que le poumon est affaissé, et que la cavité pleurale est entièrement remplie d'air.

L'emphysème se révèle aussitôt après la blessure reçue. L'air s'épanche alors régulièrement à chaque expiration, aussi longtemps que la blessure du poumon persiste. Si le malade fait un effort, s'il tousse et se mouche, l'infiltration gazeuse augmente à chacun de ces mouvements. L'emphysème va croissant jusqu'à la fermeture de la plaie viscérale. Nous avons déjà vu que, lorsque celle-ci était petite et superficielle, sa cicatrisation se faisait bien rapidement ; alors l'emphysème reste circonscrit autour de la plaie pectorale. Ce fait de la cicatrisation rapide des blessures du poumon est très-bien mis en lumière par une observation de M. Nélaton (*Éléments de pathologie chirurgicale*, t. III, p. 440). Ce chirurgien, à l'autopsie d'une femme morte cinq jours après avoir été en butte à une attaque à main armée, dans laquelle elle avait reçu de nombreuses blessures, dont une intéressait le poumon et avait donné lieu pendant la vie aux signes de pénétration ; ce chirurgien, dis-je, eut grand'peine à en retrouver la trace. Ce n'est qu'après avoir raclé la plèvre, avec le dos d'un scalpel, au siége présumé de la lésion, qu'il aperçut une petite ecchymose du tissu pulmonaire. Alors, à l'aide d'un stylet, les bords de la plaie pulmonaire furent décollés, et on vit au-dessous que les lèvres en étaient exactement réunies. Cette cicatrice, d'après l'état constaté, devait remonter au jour même de la blessure.

Lorsque la plaie du poumon est grande et profonde, elle reste perméable jusqu'à ce que l'inflammation s'en empare, ce qui a lieu au bout de quelques jours. Alors se fait un épanchement plastique entre les lèvres de la solution de continuité qui s'hépatisent. La cicatrisation a lieu en une ou deux semaines.

La durée de cet emphysème est très-variable ; le lecteur saura s'en rendre compte, après tous les détails que nous avons donnés. Elle est comprise entre six à douze heures et vingt à trente jours.

Il se termine par guérison, à moins qu'il n'y ait des désordres profonds ou d'autres complications plus graves. La mort, qui eut lieu dans le cas de Littre, doit être attribuée à un épanchement de sang et à une pleurésie consécutive. La guérison a lieu par résolution ; celle-ci s'opère, suivant une marche inverse à celle qu'a parcourue l'emphysème en se développant.

Le diagnostic de l'emphysème est toujours facile; celui de son origine ne l'est pas autant. Nous avons vu, en effet, que l'emphysème pouvait compliquer, outre les plaies du poumon, celles de la plèvre pariétale, et aussi celles même des parois thoraciques. Nous renvoyons le lecteur aux deux paragraphes précédents, où nous avons signalé les moyens de reconnaître la profondeur de la lésion, et, par conséquent, l'origine de l'emphysème. Nous répéterons ce que nous avons déjà dit, que l'emphysème ordinaire, celui que l'on rencontre à la suite des plaies de poitrine, provient presque toujours de la blessure du poumon, et indique même la pénétration de ces plaies. Il devient alors un élément de diagnostic très-important pour juger de leur profondeur.

Son pronostic est variable suivant les cas. Il est beaucoup moins grave, lorsqu'il ne se complique pas de pneumo-thorax. L'épanchement d'air dans la plèvre ajoute plusieurs éléments fâcheux au pronostic; d'abord l'affaissement du poumon et ses conséquences, puis les accidents putrides et inflammatoires que peut entraîner le mélange de l'air avec le sang épanché. (Observation de Littre.)

On ne doit pas se préoccuper du traitement de

l'emphysème borné à une petite étendue. Lorsqu'il est considérable et s'accompagne de symptômes inquiétants, le chirurgien doit alors intervenir. On voit tous les auteurs, jusqu'à ces derniers temps, conseiller dans ces cas l'ouverture de la poitrine. Ils ne font que répéter un précepte autrefois donné par Hewson, et basé sur une théorie fausse. En effet, pour Hewson, le danger de l'emphysème généralisé était dans la dyspnée, et la dyspnée avait pour cause l'accumulation de l'air dans la poitrine, comprimant le poumon, l'affaissant contre le rachis, et l'empêchant, en un mot, de servir au jeu de la respiration. Or, il croyait qu'en incisant largement la poitrine, l'air allait s'échapper, permettre au poumon de reprendre ses fonctions et faire cesser la dyspnée. Ainsi Hewson conseillait, pour relever le poumon, une opération qui, suivant la remarque que nous avons déjà faite, détermine son affaissement.

M. Malgaigne, dans un mémoire publié en 1842, *Sur le traitement des grands emphysèmes*, dans le *Bulletin de Thérapeutique*, s'est, le premier, élevé contre le précepte d'Hewson, dont il a démontré l'inanité et le danger. Hewson, du reste, n'apportait aucune observation concluante à l'appui de cette pratique mise en exécution seulement dans un cas par Harvey et Abernethy. La mort en fut la conséquence. (Abernethy, *The surgical works*, vol. II, p. 171.)

Nous rejetons donc absolument l'ouverture de la poitrine et même aussi les incisions de la peau. En effet, les ponctions et les mouchetures suffisent parfaitement pour donner issue à l'air épanché ; les muscles peuvent alors entrer efficacement en contraction et rétablir le jeu de la respiration. On pratiquera, si le sujet le permet, deux ou trois saignées générales pour dissiper l'engorgement pulmonaire, suite de la dyspnée, et aussi pour prévenir des accidents inflammatoires trop violents.

Après une première évacuation de l'air, l'épanchement ne tarde pas à se reproduire, et il en est ainsi jusqu'à la cicatrisation de la plaie pulmonaire. De nouvelles ponctions et mouchetures, continuées jusqu'à ce moment, auront raison de cette régénération de l'emphysème. Mais quelques praticiens, pour en empêcher le retour, ont conseillé de transformer la plaie pariétale oblique en plaie directe, d'en rapprocher exactement les bords, et d'y appliquer une compression. C'est la pratique conseillée par Larrey. Nous n'y verrions aucune objection, si ce n'était la crainte de déterminer une hémorrhagie dans la plèvre. Tout au plus pourrait-on tenter ce débridement, si on avait reconnu la fixation du poumon par des adhérences. En tous cas, on réunira les lèvres de la plaie, que l'on recouvrira de collodion. On soumettra le malade à un repos complet, en lui interdisant tout effort ; puis on appliquera un bandage de corps médiocrement serré pour établir une compression légère sur la plaie.

Nous ne dirons rien des applications toniques et astringentes, dont l'emploi sera toujours sans inconvénients, s'il est sans utilité.

B. *Emphysème consécutif aux fractures des côtes et du sternum.*

a. Fractures des côtes.

L'emphysème consécutif aux fractures des côtes a été, je crois, signalé pour la première fois par A. Paré. C'est une complication fréquente de ces accidents.

Il se montre à la suite des fractures par action directe, c'est-à-dire lorsque cette action s'exerce sur la côte en redressant sa courbure ; alors, la limite d'élasticité de l'os étant dépassée, une fracture se produit au point d'application de la force qui, continuant d'agir, pousse les fragments en dedans du côté du poumon. Le périoste est déchiré, et l'extrémité des fragments, après avoir perforé la plèvre pariétale, atteint le poumon, à la surface duquel elle s'implante quelquefois par ses aspérités, mais dont le plus souvent elle ouvre quelques vésicules.

Les choses se passent alors de deux manières, suivant les dispositions anatomiques de la fracture ou propres au sujet.

Si l'un des fragments est implanté dans le poumon, il est évident qu'il le retiendra rapproché de la paroi costale, et que l'air, ne trouvant pas à s'épancher du poumon dans la cavité pleurale, passera directement à travers la solution de continuité de la plèvre pariétale dans le tissu cellulaire sous-pectoral. C'est la disposition la plus favorable à la production d'un vaste épanchement gazeux, parce que le poumon, ne s'affaissant pas, continue à chaque inspiration à envoyer de l'air en grande quantité, parce que aussi l'implantation du fragment costal maintient ouverte la plaie du poumon et l'empêche de se cicatriser. Heureusement que les circonstances précédentes se produisent rarement. Méry en a cependant rapporté un exemple. (Académie royale des sciences de 1713.)

Un homme de soixante ans fut renversé par un carrosse dont les roues lui passèrent sur la poitrine. Une fracture des quatrième et cinquième vraies côtes, à leur partie moyenne, fut constatée à la suite de cet accident. Peu après survint un emphysème considérable qui alla toujours croissant, en même temps que la dyspnée, jusqu'à la mort, qui eut lieu quatre jours après l'accident, malgré plusieurs saignées générales qui avaient été pratiquées.

A l'autopsie, l'emphysème général, qui existait pendant la vie, persistait encore et occupait la totalité du corps, à l'exception de la plante des pieds et des mains. A l'ouverture de la poitrine, on reconnut qu'une petite portion de plèvre pulmonaire, adhérant encore au poumon d'une part, tenait par une autre extrémité aux fragments des côtes rompues. Parmi les muscles intercostaux existait, au niveau de la fracture, une ouverture presque imperceptible et sans ecchymose. Il n'y avait pas de sang dans la poitrine.

Lorsque le poumon, au lieu d'être retenu par un fragment de la fracture, est relié à la paroi costale par des adhérences, les choses se passent absolument comme dans le cas précédent. L'air passe directement, à chaque inspiration et à chaque effort, des vésicules pulmonaires, à travers la déchirure pariétale, dans le tissu cellulaire sous-cutané. L'emphysème a encore les chances de prendre un grand développement, si la plaie pulmonaire n'est pas trop petite; car elle met alors à se fermer un certain temps, pendant lequel le poumon, qui fonctionne toujours, pousse de l'air en grande quantité.

Lorsque le poumon est libre d'adhérences, l'air ne passe pas directement de sa déchirure à travers la plaie pariétale, car le rapport des deux solutions de continuité est immédiatement détruit par les mouvements respiratoires. L'air s'épanche d'abord dans la plèvre à chaque inspiration, et de là s'échappe à l'expiration suivante par la déchirure pariétale. L'épanchement de l'air dans la plèvre a pour effet d'abord de comprimer la surface du poumon et d'aplatir plus ou moins cet organe qui, dès lors, ne se dilate plus dans sa totalité, et verse dans la cavité pleurale une quantité d'air moindre. Son affaissement peut même être complet et son action supprimée; dès lors, l'air n'arrivant plus, l'emphysème cesse de s'accroître. Ainsi donc la liberté du poumon, dans la cavité thoracique, est une disposition peu favorable, toutes choses égales d'ailleurs, à la formation des grands emphysèmes. De plus, dans cette condition, l'emphysème est toujours précédé de pneumo-thorax.

Antoine Gallianer, âgé de huit ans, entre, le 12 octobre 1859, au n° 6 de la salle Cochin, dans le service de M. le professeur Gosselin.

Cet enfant a été foulé aux pieds par un cheval; à son entrée, il respire difficilement; on perçoit une crépitation osseuse très-bruyante à gauche, au niveau des quatrième, cinquième, sixième et septième côtes ; dans ces mêmes points, on constate un emphysème dès l'entrée du malade ; de plus, il existe une plaie d'environ 3 centimètres avec dénudation du pariétal gauche et décollement du cuir chevelu. La face est altérée, cyanosée ; le pouls petit, presque insensible ; râles dans la poitrine, vomissements noirâtres avec quelques stries de sang, soif vive ; l'enfant se plaint constamment ; la respiration est fréquente et très-anxieuse.

13 octobre. L'état général est meilleur ; le pouls a repris de la force et perdu un peu de sa fréquence ; le visage est coloré ; on entend à l'auscultation un râle laryngo-trachéal ; l'emphysème a augmenté ; c'est un véritable épanchement d'air dans le tissu cellulaire de la paroi latérale gauche et antérieure du thorax et du dos ; on sent la crépitation depuis l'angle inférieur de l'omoplate jusqu'à la crête iliaque.

M. Gosselin constate une *sonorité prononcée* de tout le côté gauche de la poitrine (pneumo-thorax).

Les 14, 15, 16, l'état général s'améliore de jour en jour ; on continue à constater une sonorité très-grande à gauche.

24 octobre. L'enfant est très-bien ; il mange, dort et ne souffre pas ; l'emphysème n'a pas diminué.

27 octobre. L'air commence à se résorber ; la plaie de tête est cicatrisée.

29 octobre. Exeat[1].

Nous avons déjà dit que l'on observait l'emphysème à la suite des fractures directes, c'est-à-dire avec déplacement des fragments vers l'intérieur. Les circonstances qui favorisent la blessure du poumon, et par conséquent l'emphysème sont l'exagération du déplacement et la forme dentelée de la fracture. Les

[1] Observation rapportée par M. Dolbeau. Th. de concours pour l'agrégation, 1860 : De l'emphysème traumatique.

fragments, en effet, auront d'autant plus de chances de blesser le poumon qu'ils auront à leurs extrémités des aspérités plus grandes. Quant au déplacement, il est si peu considérable lorsqu'il n'y a fracture que d'une seule côte, que la possibilité en a été niée pendant longtemps; il existe cependant, sinon dans tous les cas, du moins quelquefois; mais c'est principalement lorsqu'il y a simultanément solution de continuité de plusieurs côtes voisines qu'il parcourt un espace plus grand, et que, par conséquent l'emphysème a plus de chances de se produire. Les observations de cet accident à la suite des fractures de côtes signalent presque toujours, en effet, la fracture de plusieurs de ces os.

Le lecteur lira avec intérêt l'observation suivante, qui confirme par ses détails les assertions que nous venons d'émettre. Elle appartient à M. Houston, chirurgien de l'hôpital de la Cité à Dublin.

Un homme de quarante ans tombe d'une échelle et se fait une large contusion au niveau des cinquième et sixième côtes gauches. Il est pris aussitôt de douleurs intenses dans le côté et de difficulté de respirer. Un peu après l'accident, toute la région est emphysémateuse. Toux fréquente, expectoration sanguinolente; l'emphysème ne tarde pas à se *généraliser*.

Saignée de 16 onces, lavement purgatif, bandage de corps.

Le soir et le lendemain, nouvelle saignée.

Pendant les trois premiers jours il ne survient pas de symptômes nouveaux, il y a plutôt de l'amélioration dans l'état du malade; l'emphysème diminue. Mais une bronchite intense, avec râles crépitants, se montre alors, et la mort a lieu le sixième jour de l'entrée du malade.

A l'autopsie on trouve une grande quantité d'air dans le

médiastin antérieur, et une petite extravasation de sang vis-à-vis le cartilage xyphoïde. Un autre épanchement de sang existe dans le tissu cellulaire voisin du péricarde. Les *cinquième et sixième côtes* sont fracturées à 4 pouces de leurs têtes. La fracture de la sixième est très-*oblique* dans l'étendue de 2 pouces. Le fragment postérieur a blessé le poumon et produit une *lacération considérable* de sa substance, avec épanchement sanguin. Les alentours de la portion blessée du poumon ne sont pas plus enflammés que les autres parties. La substance des deux poumons, surtout celle du côté droit, est ramollie. Le ramollissement est si grand, que le poumon se déchire au moindre attouchement. Les bronches sont remplies de mucosités purulentes, et l'oreillette droite renferme un caillot qui s'étend dans la veine cave inférieure, dans la cavité auriculo-ventriculaire droite et dans l'artère pulmonaire. Ce caillot présente une consistance extraordinaire, qui fait présumer que sa formation a dû précéder la mort de longtemps et contribuer en partie à cette fin, dont l'emphysème est entièrement innocent; celle ci ne peut être attribuée qu'à la cause signalée et à la congestion pulmonaire générale.

Le déplacement peut n'être que passager, avoir lieu au moment du choc, puis disparaître, ne laissant d'autres traces que la blessure du poumon, c'est-à-dire l'emphysème. En effet, la force appliquée sur l'os, après avoir fracturé celui-ci, agit sur l'un des fragments, le pousse en dedans, puis, son action cessant, celui-ci, en vertu de son élasticité, revient en dehors, reprend sa position, et s'adapte à son congénère.

Les fractures de côtes étant surtout fréquentes à un âge avancé, c'est aussi à cet âge que l'on observe

[1] Dublin medical Press, 29 juillet 1840.

l'emphysème qui leur est consécutif. Cet emphysème apparaît très-peu de temps après l'accident, dans le tissu cellulaire du thorax, en un point correspondant au siége même de la fracture. Le plus souvent, il reste circonscrit dans un espace très-limité autour de la fracture, et ne donne alors lieu à aucun symptôme particulier. Quelquefois il s'étend davantage et envahit le tronc, seulement du côté blessé. Alors il concourt à augmenter la dyspnée, dont la cause principale est la douleur, et aussi quelquefois un pneumo-thorax ou un hémo-pneumo-thorax.

Les cas où l'emphysème prend des proportions plus grandes, sans être rares, ne sont cependant pas très-fréquents. Nous avons signalé les dispositions qui favorisaient son développement ; il faut y joindre la toux, l'éternument et les efforts. Alors, tous les signes de l'emphysème généralisé se manifestent : gonflement énorme de tout le corps, face livide et bleuâtre, menaces d'asphyxie, pouls et respiration insensibles, aphonie, dysphagie, etc. A ces symptômes se joignent souvent ceux d'une blessure du poumon, tels que crachement de sang pur ou de mucus sanguinolent, épanchement de sang dans la poitrine.

Cet état, après avoir duré un certain temps, cesse de lui-même, ou par les moyens thérapeutiques employés. Alors, l'emphysème diminue, la respiration devient plus facile, la douleur moindre, le sang n'apparaît plus dans les crachats ; l'emphysème se résorbe de la périphérie au centre, et c'est au voisinage de la fracture qu'il persiste le plus longtemps.

Il peut arriver que, par une condition spéciale, l'emphysème aille toujours en augmentant, et qu'aucune issue n' étant donnée à l'air épanché, celui-ci amène une gêne telle de la respiration, que la mort par asphyxie en soit la suite. Est-ce ainsi qu'il convient d'interpréter l'observation de Mery, où la mort paraît avoir été le résultat des progrès de l'emphysème. Il y avait bien, comme nous l'avons dit, fracture de deux côtes, mais sans désordres graves. Ce fait est le seul cas de terminaison funeste que l'on soit en droit d'attribuer à l'emphysème, contre lequel, il faut le dire, on ne fit que quelques saignées, alors qu'il était indispensable de pratiquer des mouchetures et des ponctions pour évacuer l'air tendant toujours à s'accroître, par suite de la disposition singulière de la plaie du poumon signalée plus haut.

La marche de cet emphysème est la même que celle de l'emphysème consécutif aux plaies de poitrine. Il se manifeste très-vite après l'accident, et, en quelques heures, ou un jour au plus, il atteint son maximum de développement. Il reste alors stationnaire pendant un temps variable, et qui est mesuré par celui que met le poumon à se cicatriser.

Lorsque cette déchirure est petite, son recollement peut s'opérer très-vite; alors l'emphysème est très-limité et de courte durée. Si elle est plus grande, sa cicatrisation exige un, deux, trois, quatre ou cinq jours. L'emphysème alors aura une plus grande durée. Dans l'observation du professeur Gosselin, rapportée par M. Dolbeau, et dans laquelle aucun traitement contre l'emphysème n'est signalé comme ayant été appliqué, celui-ci s'accrut pendant vingt-quatre heures, et ne commença à diminuer que dix-sept jours après son début.

Sa durée totale peut donc être comprise entre un ou deux jours et trois à quatre semaines.

Le diagnostic de cet emphysème et de sa cause est presque toujours facile. Pour l'emphysème, nous savons comment on le reconnaît ; quant à la cause anatomique, la nature de l'accident, la douleur en un point fixe de la poitrine, l'exagération de cette douleur par la pression en ce point, la déformation possible de la région font présumer une fracture que la crépitation osseuse, la mobilité des fragments et leur déplacement viennent confirmer.

J.-L. Petit admettait la complication de l'emphysème dans la *fêlure* et l'*enfonçure* des côtes. Il dit, en effet, en parlant des bailleurs, « que ceux-ci, souvent dans le même cas, n'ont aucun scrupule de supposer des fractures (complètes), donnant pour preuve le bruit trompeur qui accompagne l'emphysème [1]. » On comprend, en effet, que l'emphysème puisse se produire par le point même où s'effectue la fêlure dont un éclat peut très-bien perforer les deux feuillets de la plèvre et quelques vésicules pulmonaires. Nous croyons avoir eu affaire à un cas de ce genre dans l'observation suivante :

M. W..., âgé de soixante-quatorze ans, d'une forte constitu-

[1] J.-L. Petit, Traité des malad. des os, t. II, p. 70; édit. de 1758.

tion, fut renversé par une voiture, le 1er janvier 1862. Au moment de l'accident, il était en état d'ivresse ; il perdit aussitôt connaissance, et ne reprit ses sens qu'une heure après. Reconduit chez lui, il s'aperçut que sa poitrine, sa figure et son bras droit étaient gonflés et boursouflés. Il ressentit également une douleur assez vive à la partie antérieure du thorax, accompagnée d'une grande oppression. Une toux fréquente ne tarda pas à se manifester, ainsi qu'une expectoration mucoso-sanguinolente. La nuit du mercredi et celle du jeudi furent très-mauvaises; et, le vendredi, 3 janvier, la toux devenant plus intense et les crachats plus abondants, quoique moins striés de sang, il se fit transporter à la Maison de santé, où il entra dans mon service.

Voici ce que je constate à la visite du lendemain.

Il se plaint de douleurs dans la jambe droite ; celle-ci est fracturée vers l'union du tiers inférieur avec le tiers moyen. Les deux os sont brisés à des hauteurs différentes. La déformation du membre est presque nulle ; il n'y a qu'un peu de gonflement et le pied est légèrement entraîné en dehors. Aucune plaie n'existe aux téguments au niveau du foyer de la fracture ; en ce point, il y a tout au plus une ou deux petites plaques d'épiderme enlevées. L'aspect noirâtre et violacé de la peau, ainsi qu'une très-petite phlyctène, renfermant de la sérosité roussâtre, attestent la violence de la contusion.

Les deux joues sont boursouflées et donnent à la face une expression toute particulière. Au toucher, on reconnaît immédiatement que le gonflement est causé par une infiltration de gaz dans le tissu cellulaire sous-cutané. Plus marquée à la joue droite qu'à la joue gauche, elle envahit toute la paupière inférieure de ce côté. A gauche, l'épanchement ne dépasse pas la région sourcillière.

Le thorax offre une forme presque globuleuse ; en déprimant fortement la peau, on voit qu'elle se trouve soulevée d'au moins 2 à 3 centimètres. L'épanchement est inégalement réparti ; les régions mammaires sont très-boursouflées et représentent assez bien les formes féminines. On ne rencontre sur le thorax aucune trace de contusion ; aucun point de la poitrine n'est plus particulièrement douloureux. En passant sur tous les espaces intercostaux et sur le trajet des rebords osseux, on ne perçoit aucune dépression, aucune saillie, on ne détermine aucune souffrance, et la toux à laquelle le malade est en proie ne lui fait point ressentir cette douleur qui se manifeste, pendant les efforts, au niveau d'une fracture.

L'emphysème ne pouvant s'expliquer que par une déchirure du parenchyme pulmonaire, je fus conduit, en l'absence de tout signe de fracture, à admettre qu'une esquille de la table interne d'une côte avait dilacéré les plèvres et quelques vésicules superficielles.

L'emphysème s'étend en bas jusqu'au pénil en avant, et en arrière et latéralement jusqu'au rebord des crêtes iliaques. Les fesses et les membres inférieurs seuls ne participent pas à cet emphysème. Quant aux membres supérieurs, ils sont boursouflés jusqu'aux mains.

Dans toutes les parties enflées on perçoit la crépitation, et une légère percussion donne lieu à une sonorité tout à fait comparable à celle d'une vessie remplie de gaz.

A ces signes locaux s'ajoutent à peine quelques signes généraux d'une très-minime gravité. Il n'y a ni agitation, ni délire; le malade ne souffre point de sa jambe immobilisée dans un bandage de Scultet. Il y a une toux modérée, un peu fatigante, avec sensation de déchirement derrière le sternum et aux attaches du diaphragme. Le malade, du reste, tousse depuis longtemps; il est atteint d'un catarrhe chronique des bronches. La chaleur de la peau est plus élevée qu'à l'état normal, le pouls marque 112 pulsations.

Le 7 janvier, il y avait une amélioration notable ; tout le boursouflement de la face avait disparu, l'expression du visage était devenue nette et animée, et le pouls ne marquait plus que 80 pulsations.

Les 8 et 9 il y eut un peu d'insomnie, d'agitation et de délire; mais l'administration d'une dizaine de pilules d'opium de 0g,01 chacune ramena tout dans l'ordre.

Depuis le 10 jusqu'au 28 janvier, le malade a été de mieux en mieux, l'emphysème a été constamment en diminuant, et, actuellement, il faut explorer le corps avec une grande attention pour percevoir encore quelques bulles éparses sur les parties les plus déclives des plans latéraux du thorax.

L'air s'est donc résorbé peu à peu; le malade dort bien, mange avec appétit, et on pourrait le considérer comme entièrement guéri, si la consolidation de sa fracture ne l'obligeait à garder le lit quelque temps encore.

Le pronostic de l'emphysème consécutif aux fractures de côtes est, dans la très-grande majorité des cas, sans gravité aucune. Cependant il peut, à l'occasion, revêtir un caractère très-sérieux; il a même une fois entraîné la mort du sujet : nous avons dit à quelle cause il fallait attribuer cette terminaison funeste : disposition particulière de la blessure du poumon et abstention de traitement s'adressant directement à l'emphysème. Ce fait, quoique exceptionnel, doit cependant entrer en ligne de compte.

L'emphysème emprunte encore une certaine gravité à l'épanchement de sang qui se fait dans la cavité pleurale en même temps que l'épanchement d'air, à la suite des fractures de côtes. Mais, en général, on se base, pour porter le pronostic de l'emphysème costal, sur l'étendue de cet emphysème et son degré de tension.

Lorsqu'il arrive auprès d'un malade atteint de fracture de côte et d'emphysème costal, le praticien doit examiner d'abord s'il n'y a aucune déformation de la région atteinte. Il pourrait se faire qu'un des fragments fût enfoncé, blessât le poumon, et le tînt accroché par une de ses dentelures. Pour ramener le fragment, M. Malgaigne conseille d'appuyer doucement sur le fragment resté en place jusqu'à la rencontre du fragment enfoncé. Alors les deux fragments s'engrènent entre eux par leurs aspérités, et le premier, en se redressant, entraîne le second. Malheureusement cette circonstance se rencontre rarement.

Si une esquille ou un fragment de côte avait pénétré dans le poumon, on se servirait, pour le dégager, des instruments appropriés.

Enfin, s'il n'y a pas de déformation, ou si l'on a remédié à celle qui existait, on s'occupera alors de l'emphysème. Si celui-ci est limité autour du foyer de la fracture, et n'a aucune tendance à s'accroître, on agira comme s'il n'existait pas. Si la douleur est médiocre et supportable, on recommandera simplement le repos au malade; dans le cas contraire, si elle est vive et s'accompagne de dyspnée, on immobilisera la poitrine avec un bandage de corps ordinaire, ou, comme le fait M. Morel-Lavallée, avec un bandage de corps élastique.

Il peut se faire que l'emphysème prenne de plus grandes proportions sans qu'il soit nécessaire de s'en préoccuper davantage ; ainsi, dans notre observation rapportée en dernier lieu, rien ne fut fait contre l'emphysème qui se dissipa de lui-même, bien qu'il occupât une grande surface du corps.

On suivra cette abstention toutes les fois que l'emphysème ne retentira pas sur l'état du sujet. Dans le cas contraire, il faudra agir ; alors deux indications se présentent à remplir : faire d'abord cesser les symptômes inquiétants qui dépendent de l'accumulation de l'air ; prévenir, autant que possible, le retour d'un nouvel épanchement d'air.

On évacue l'air à l'aide de mouchetures et de ponctions pratiquées en nombre convenable et sur les parties les plus distendues. Ces petites solutions de continuité suffisent parfaitement à la sortie de l'air épanché ; nous rejetons toute incision, non-seulement de la paroi pectorale, mais simplement de la peau.

L'air évacué, on cherchera à en prévenir le retour en immobilisant la poitrine par un bandage de corps et en établissant une compression à l'aide de compresses graduées, sur le siége présumé de la fracture. Dans le cas où les malades ne peuvent supporter le bandage et la compression, ou bien lorsque ces moyens sont impuissants à arrêter le passage de l'air, M. Morel-Lavallée conseille de pratiquer, à une petite distance du foyer de la fracture, plusieurs incisions qui circonscrivent dans un cercle le point d'émergence de l'air, de telle sorte que celui-ci ne peut plus aller au delà de cette espèce de cordon sanitaire, et s'échappe au dehors aussitôt qu'il arrive sur ses limites. Nous préférons à cette pratique celle qui consiste à renouveler et à multiplier les ponctions et les mouchetures aussi souvent que cela est nécessaire, jusqu'à ce que la déchirure du poumon cesse d'être perméable.

Enfin, lorsqu'on aura lieu de supposer une petite hémorrhagie, qu'il y aura du sang dans les crachats, que l'oppression sera considérable et liée à une congestion pulmonaire, qu'on aura à craindre des accidents inflammatoires consécutifs, on prescrira quelques saignées, dont l'abondance sera réglée par l'intensité des symptômes et l'état général du sujet.

L'observation suivante, recueillie par M. le baron H. Larrey dans le service de son père, publiée dans le journal *la Clinique* en 1830, et reproduite par M. Poupelard, médecin militaire, dans sa thèse inaugurale sur l'emphysème traumatique (thèses de Paris, 1855); cette observation, dis-je, nous apprend que la pratique que nous venons de recommander était à peu près celle de Larrey, et nous en montre les heureux résultats dans un cas assez grave.

B***, âgé de vingt-sept ans, d'une constitution robuste, soldat au 2me régiment d'infanterie de la garde, en garnison à Saint-Denis, se rendait à l'appel le 17 novembre 1829, au soir, après avoir passé son temps au cabaret; sa marche peu assurée ne put lui faire éviter une voiture qui, en allant avec rapidité, le renversa, et dont les roues lui passèrent obliquement sur le côté droit. Il fut relevé sans connaissance et mis dans une diligence qui arrivait au même moment. On le déposa au poste de la barrière de la Chapelle, où il passa la nuit dans une grande agitation, éprouvant dans le côté droit de si vives douleurs, qu'elles ne lui laissèrent la liberté d'aucun mouvement.

Le lendemain matin, 18 novembre, il fut transporté à l'hôpital à l'heure de la visite, où il offrit à notre examen l'état suivant : tout le côté droit du thorax était le siége d'un gonflement emphysémateux très-prononcé, surtout à la région postérieure et inférieure, et bien caractérisé dans toute son étendue par la mollesse, l'élasticité et la crépitation que déterminait la pression des doigts. Cette pression rendait d'autant plus vives ses douleurs, qui s'augmentaient aussi par l'effet de la respiration difficile et entrecoupée, ainsi que par ses moindres mouvements. Les autres symptômes étaient : une toux sèche, sans crachats, un sentiment de constriction douloureuse, la faiblesse, l'irrégularité du pouls, l'engourdissement et la roideur des extrémités, une anxiété extrême et tous les signes d'un épanchement de sang dans la cavité thoracique d'un même côté. Le point douloureux correspondait à la cinquième et à la sixième côte, vers leur tiers postérieur ; et, quoiqu'il n'y ait aucun signe palpable de fracture, tout nous porte à croire cependant que c'est la fracture de l'une de ces côtes, ou peut-être des deux à la fois, qui avait déchiré la plèvre et le tissu pulmonaire. L'état emphysémateux ayant été ainsi bien reconnu, il fallait aussitôt s'opposer à son extension rapide. Mon père pratiqua d'abord une incision assez profonde, et dans l'étendue de 2 pouces environ, au bord externe et inférieur du muscle grand dorsal, dans le point où la crépitation emphysémateuse était le plus manifeste ; une large ventouse fut appliquée immédiatement et facilita le dégagement d'une assez grande quantité d'air. Sept ou huit autres ventouses scarifiées furent successivement appliquées sur toute l'étendue de l'emphysème, avec un tel succès, que le malade éprouva aussitôt un soulagement sensible.

Le lendemain 19, le gonflement avait diminué d'une manière notable, ainsi que la crépitation, le pouls s'était relevé, les mouvements s'exécutaient plus facilement, mais la respiration était difficile, douloureuse, la toux fatigante et l'expectoration impossible, la face animée et l'anxiété presque aussi grande, car le malade n'avait pu reposer.

L'avantage obtenu par les ventouses scarifiées était un encouragement à en renouveler l'emploi. On en fait une nouvelle application, en même temps que l'on pratique une saignée du bras de 11 onces. L'emphysème diminue et les autres symptômes s'amendent.

Le 20, quatrième jour après l'accident, le malade avait reposé, sa respiration était plus libre, sa toux moins fréquente, non douloureuse, mais avec expectoration de sang noir, l'emphysème très-restreint. Nouvelle application de ventouses scarifiées.

Le 21, amélioration encore plus sensible; les crachats sont toujours sanguinolents, mais plus rares; les autres symptômes ont disparu.

Le 22, il n'y a plus de sang mêlé à l'expectoration.

Le 23 et les jours suivants, l'état général fut de plus en plus satisfaisant; cependant quelques autres ventouses scarifiées et un moxa sont appliqués à la partie moyenne et latérale droite du thorax, dans le but d'achever la résorption des fluides épanchés dans cette cavité.

Le 3 décembre, le malade fut présenté à la Clinique dans un parfait état de guérison, et le 5 il est sorti de l'hôpital.

β. *Fractures du sternum.*

Nous n'avons que peu de chose à dire sur l'emphysème consécutif aux fractures du sternum. D'abord ces fractures sont rares et, par conséquent, les cas d'emphysème consécutif le sont encore davantage. L'emphysème n'est même pas signalé, parmi les complications des fractures du sternum, dans les livres classiques. J.-L. Petit dit bien que souvent il survient à la suite de ces fractures un gonflement rapide et considérable, remontant jusqu'au cou, empêchant de bien reconnaître la lésion et de porter un diagnostic certain; mais il ne s'explique pas sur la nature de ce gonflement.

On trouve une observation d'emphysème consécutif à une fracture du sternum dans : *Observations et recherches des médecins de Londres* (trad. de Vaumorel, t. I, p. 287). Le cas a été observé par Russell, sur un vieillard de soixante-six ans. L'emphysème se développa rapidement, et, en se généralisant, donna lieu à tous les symptômes qui lui sont propres et déjà tant de fois signalés, mais surtout à une suffocation extrême. Russell fit alors une petite incision sur le devant de la poitrine, et une ponction au scrotum. L'air, s'échappant par ces issues, procura un soulagement rapide au malade, dont la dyspnée cessa. L'emphysème dura huit jours, mais le malade n'obtint sa guérison générale qu'au bout de deux mois.

C'est là un emphysème bien franc et bien caractérisé. M. Morel-Lavallée en a observé deux cas, mais qui n'ont pas la même netteté. Chez l'un de ses malades, l'épanchement d'air ne se manifesta que vingt-quatre jours après l'accident, et eut lieu, à travers une déchirure du poumon droit de 2 millimètres environ, dans la poche profonde ou sous-sternale d'un abcès consécutif à une fracture du sternum, communiquant par le foyer de la fracture avec une autre poche superficielle située au-devant de l'os fracturé. Dans le second cas, l'emphysème a été tellement passager, qu'observé la veille, il n'existait plus le lendemain. Voici, du reste, le récit qu'en donne M. Morel-Lavallée dans son mémoire déjà cité :

Le 7 janvier 1860, est entré dans mon service à l'hôpital Cochin, Michel Clavière, âgé de soixante-deux ans, chaudronnier. Il venait de tomber d'une hauteur de 3 mètres sur le pavé ; c'est l'épaule gauche qui avait surtout porté, et aussi un peu la tête.

Le lendemain de son entrée, je constate sur le sternum, à la hauteur du cartilage de la seconde côte, une saillie transversale dure et très-prononcée, mobile sous la pression, et donnant alors, comme pendant les mouvements respiratoires un peu forts, une crépitation osseuse très-fine, mais très-nette. Sur le côté droit de cette fracture, M. Roché avait noté une tuméfaction emphysémateuse, que je ne retrouvai plus le lendemain.

Le blessé meurt le 9, à sept heures du matin.

Autopsie. — Le médiastin est emphysémateux et renferme des caillots sanguins. La plèvre gauche contient aussi une notable quantité de sang ; le poumon est noirâtre, splénié, peu crépitant. Rien à droite. La fracture offre une disposition curieuse ; elle commence en avant par une luxation de la première pièce sur la seconde, dans le tiers antérieur de l'épaisseur de l'os ; puis à la luxation succède une fracture oblique de haut en bas et d'avant en arrière, qui porte sur toute la longueur de la deuxième pièce et entame un peu la troisième en passant sur l'articulation ossifiée. Le plan de la fracture, sur le fragment supérieur, a 3 centimètres et demi. Le fragment se termine en bas par une espèce de pointe émoussée comme le bec d'un canard ; il est extrêmement tranchant sur les bords. Le périoste, qui tient à son extrémité, est décollé dans toute la longueur et toute la largeur de la quatrième pièce, décollement qui donne la mesure du déplacement des fragments Le supérieur est descendu derrière l'inférieur au point que l'articulation de la première côte descend jusqu'à la seconde, et que la pointe de ce fragment atteint le niveau de la troisième côte. La pointe de ce fragment s'est portée en arrière, de toute la longueur du périoste décollé, c'est-à-dire de 2 centimètres. Il y a donc un chevauchement des fragments l'un sur l'autre de toute la hauteur de la seconde pièce du sternum. On comprend que portée, avec violence, en arrière, la pointe du fragment supérieur, tranchante comme un couteau, ait entamé le poumon, et en ait ouvert les cellules.

C'est ordinairement le fragment supérieur qui se déplace, se porte en arrière et blesse le poumon. L'air s'épanche alors dans le médiastin et passe, à travers le foyer de la fracture, dans le tissu cellulaire sous-cutané. La gravité des fractures du sternum et de leurs complications, qui sont l'hémorrhagie, la contusion des organes contenus dans le médiastin, la pneumonie traumatique... relègue sur un plan postérieur l'emphysème, dont il ne faudrait s'occuper que s'il prenait les proportions que nous avons constatées dans l'observation de Russell. On suivrait alors la conduite du chirurgien anglais, en substituant toutefois mouchetures et ponctions aux incisions de la peau.

§ 4. — Emphysème par lésion de l'appareil digestif.

Pour faciliter l'étude de l'emphysème par lésion de l'appareil digestif, nous diviserons cet appareil en deux parties :

1° Une partie supérieure s'étendant de la bouche à la valvule pylorique ;

2° Une partie inférieure s'étendant de la valvule pylorique à l'ouverture anale.

Cette division de l'appareil digestif, au point de vue de l'emphysème, est basée sur la différence du mode de production de l'infiltration gazeuse et sur la différence de la nature des gaz épanchés dans l'une et dans l'autre région.

En effet, dans la première, les gaz viennent du dehors : c'est l'air atmosphérique; dans la seconde, au contraire, les gaz viennent de l'intérieur : ce sont les gaz intestinaux.

1° DE L'EMPHYSÈME PAR LÉSION DE LA PARTIE SUPÉRIEURE DE L'APPAREIL DIGESTIF.

Cette partie supérieure de l'appareil digestif, limitée comme nous l'avons fait, comprend la cavité buccale, le pharynx, l'œsophage et l'estomac.

Nous dirons, en dernier lieu, ce qui a rapport à l'estomac; pour le moment, nous allons nous occuper de ce qui concerne la cavité buccale, le pharynx et l'œsophage.

La production de l'emphysème suppose toujours l'existence d'une solution de continuité intéressant au moins la muqueuse de ces organes. Cette solution de continuité peut être de dimension très-petite : cela n'empêche pas l'infiltration d'air. Cette infiltration se fait toujours au moment de l'expiration. L'air, trouvant un obstacle à sa sortie et s'écoulant avec lenteur, passe, à travers l'éraillure de la muqueuse, dans le tissu sous-muqueux. L'obstacle est absolu, s'il y a occlusion de la bronche et des fosses nasales, c'est la disposition la plus favorable à l'infiltration; il est relatif si l'occlusion de ces parties est imparfaite. Il peut y avoir encore obstacle relatif, sans occlusion des ouvertures de la face, si l'expiration suit une inspiration copieuse et se fait violemment. L'emphysème se produit donc d'autant plus facilement et d'autant plus abondamment que l'air est expiré avec plus de vitesse et en plus grande quantité, et qu'il trouve pour sa sortie un passage plus étroit.

Il est évident que ce mécanisme est celui de l'emphysème de la bouche et du pharynx ; il est encore celui de l'emphysème de l'œsophage, et le lecteur l'admettra avec nous, lorsqu'il saura que les lésions de l'œsophage qu'on a vues se compliquer d'infiltration gazeuse, ont toutes été observées à la partie supérieure de ce conduit, près de sa réunion avec le pharynx, et, par conséquent, dans un endroit parfaitement accessible à l'air expiré. Du reste, l'emphysème de l'œsophage, tout en s'effectuant par le même mécanisme, pourrait procéder de plus bas et dépendre alors d'une perforation de la trachée. Mais nous ne pensons pas que la déglutition de l'air puisse jamais fournir une quantité de gaz suffisante pour produire un emphysème de l'œsophage capable de se révéler au dehors. Il est bien vrai que certains individus savent avaler de l'air en assez grande quantité pour se donner une tympanite, mais une plaie de l'œsophage ne favorise pas un semblable exercice.

L'emphysème de la bouche s'observe à la suite de petites écorchures de la muqueuse de cette cavité, et, pendant un exercice où les parties de cette région fonctionnent avec plus ou moins d'énergie.

Ainsi M. Maisonneuse a vu un emphysème considérable envahir la face d'un collégien qui, après s'être piqué la muqueuse buccale avec une plume métallique, s'était amusé à sonner du cor.

M. Delestre fils, arrachant une dent à un enfant, a remarqué, l'opération terminée, un emphysème occupant la face de cet enfant; cependant l'avulsion de la dent avait été facile. M. Morel-Lavallée, qui cite ce fait, présume, et c'est aussi notre avis, que, dans la manœuvre, il y a eu une petite éraillure de la muqueuse de la joue, éraillure à travers laquelle les cris de l'enfant ont chassé l'air expiré. Il est difficile d'admettre, en effet, qu'un gaz ait pu s'infiltrer à travers la plaie de la gencive dont le tissu est si serré.

Quelquefois l'emphysème survient brusquement pendant l'acte de la mastication.

Un homme, jouissant d'une bonne santé, était assis tranquillement à sa table et dînait en famille; il ne fit aucun mouvement subit, ni aucun effort pour avaler les aliments. Tout à coup, il sentit, en mangeant, une certaine roideur dans la mâchoire du côté gauche; mais elle était trop légère pour qu'il y fît aucune attention sérieuse, et qu'il en parlât à sa famille, au milieu de laquelle il se trouvait. Cependant son fils lui ayant dit qu'il avait la face très-gonflée, il y porta la main et sentit une grosse tumeur du volume d'une orange de moyenne grosseur; mais il n'y éprouvait ni douleur, ni incommodité d'aucune espèce. Le docteur qu'on appela aussitôt, trouva que la tumeur avait déjà acquis un volume considérable; elle était située exactement au-dessus de l'angle de la mâchoire supérieure du côté gauche. La température de la partie n'était pas augmentée; sa couleur n'était pas changée. Le gonflement était très-sensible à la pression, et présentait au toucher tous les signes d'une tumeur emphysémateuse; les bords étaient bien tranchés. On appliqua fréquemment une lotion froide de muriate d'ammoniaque, de vinaigre et d'eau pendant le jour, et, après vingt-quatre heures, la tumeur avait complétement disparu. Le malade conserva pendant quelques jours un peu de roideur dans la mâchoire [1].

La muqueuse buccale a été plusieurs fois choisie, comme se prêtant parfaitement à la production d'un emphysème, par des individus ayant intérêt à simuler une maladie. Nous rapporterons plus loin un très-bel exemple de ce fait.

L'emphysème buccal débute ordinairement à l'une ou l'autre joue, et s'étend de là aux parties voisines. Il reste quelquefois limité à un côté de la face, d'autres fois il envahit les deux côtés, tout en restant plus développé là où il a pris naissance. Il peut aussi descendre au cou et remonter jusqu'au niveau du cuir chevelu. Il s'accompagne d'une tuméfaction crépitante un peu douloureuse à la pression, sans changement de chaleur et de couleur à la peau, et donnant lieu seulement à une roideur plus ou moins grande de la mâchoire. Cet état dure un ou deux jours, puis disparaît plus ou moins rapidement.

Il est inutile d'insister sur le diagnostic de l'emphysème en lui-même ; quant à sa cause, on pourrait le confondre avec l'emphysème consécutif aux lésions du sinus maxillaire. Le praticien se fera donc dire exactement les circonstances dans lesquelles le gonglement s'est manifesté. Nous avons vu que l'emphysème buccal se produit à l'occasion d'une effraction

[1] Dolbeau, Observ. trad. du London medical Journal, juin 1833.

de la muqueuse, si légère qu'elle peut passer inaperçue ; l'emphysème maxillaire, au contraire, survient toujours à la suite d'une violence considérable qui, le plus souvent, consiste en un coup de poing, et laisse à l'extérieur des traces de contusion. En outre, le premier est à peine douloureux à la pression ; le second, au contraire, est très-douloureux lorsque l'on vient à presser au niveau de la fracture dont il émane. L'emphysème maxillaire augmente par la seule action de se moucher ; l'emphysème buccal, lorsque l'on fait souffler le sujet, bouche et narines closes à la fois.

Pour les mêmes raisons, et, en outre, à cause de la différence du siége au dehors, on ne confondra pas l'emphysème buccal avec l'emphysème nasal.

Le pronostic de l'emphysème buccal est insignifiant.

Quant au traitement, nous ne croyons pas qu'il soit nécessaire d'en prescrire un. Ce léger accident disparaît de lui-même et rapidement. On conseillera simplement au malade le repos, le silence et l'abstention des mouvements de la mâchoire. On pourrait aussi faire une légère compression sur la partie enflée [1].

L'emphysème du pharynx se montre très-rare-

[1] Il peut se faire que, par suite d'une inflammation du conduit de Stenon, il survienne une dilatation du canal excréteur de la salive ; dans ce cas, à chaque effort de mastication, l'air pénètre par le conduit jusque dans la région parotidienne, où il produit la sensation du véritable emphysème. C'est ce que j'ai eu occasion d'observer chez un homme qui se trouvait dans les conditions indiquées plus haut. La pression sur la région parotidienne faisait sortir une certaine quantité de salive mêlée d'air, et donnait la sensation d'une crépitation spéciale.

ment; d'après les observations qu'en rapportent les auteurs, il est survenu à la suite des plaies de ce conduit, de sa perforation par une sonde œsophagienne et d'ulcération de ses parois. Desault[1] rapporte un fait observé par Morel, qui a vu une plaie du pharynx, produite par un fleuret qui avait pénétré par une narine, s'accompagner d'emphysème du côté gauche du cou.

M. Baillarger[2] cite un cas remarquable d'emphysème, à la suite d'un cathétérisme mal fait de l'œsophage.

Le nommé F***, sous-officier vétéran, âgé de quarante-six ans, entré à l'hospice de Charenton, était tombé, sans cause connue, dans un état de lypémanie pendant lequel il refusait de prendre des aliments. On fit de vains efforts pour vaincre son obstination, et il fallut avoir recours à la sonde œsophagienne.

Le malade, assis sur une chaise, fut maintenu par plusieurs infirmiers; l'introduction de la sonde offrit quelques difficultés, et l'on ne parvint à traverser la fosse nasale droite qu'après plusieurs tentatives et non sans avoir provoqué l'écoulement d'un peu de sang. La sonde ayant suffisamment pénétré pour qu'on la crût arrivée dans l'œsophage, on essaya de pousser l'injection; mais ce fut en vain; on dut retirer l'instrument et l'introduire une seconde fois; l'injection devint alors facile; on fit prendre ainsi deux potages et un peu de vin.

Jusque-là on n'avait encore soupçonné aucun accident; mais quand on enleva au malade la serviette qu'on lui avait attachée sous le menton, pour garantir les vêtements, on aperçut, au bas du cou, un gonflement considérable, qu'on reconnut bientôt pour de l'emphysème. L'opération avait été faite le matin à huit heures. A neuf heures voici ce que constata

[1] T. I, 61.

[2] De l'alimentation forcée chez les aliénés (Mém. Acad. de méd.).

M. Baillarger : la partie antérieure du cou est très-tuméfiée ; la peau de cette partie est légèrement tendue et on sent, en la déprimant, une crépitation bien évidente, mais assez profonde ; on dirait qu'il y a un espace vide entre la peau et le tissu crépitant. Le malade est assis dans son lit ; sa respiration n'est pas sensiblement gênée ; expectoration de crachats sanguinolents ; léger écoulement de sang par le nez. Pouls petit et fréquent. Cet homme essaye quelquefois de parler et n'y peut parvenir. A onze heures la tuméfaction a gagné la face, et, en bas, elle s'est étendue à la partie antérieure de la poitrine ; la peau commence à être légèrement rosée et chaude. Le soir, la tuméfaction a diminué un peu, à gauche, mais elle est aussi considérable à droite. Rougeur sur presque toute l'étendue de la partie tuméfiée.

Le 2 novembre, la tumeur a diminué et le malade, après une application de sangsues, s'est trouvé un peu soulagé. Fièvre intense le soir.

Le 3, la nuit a été assez bonne ; il y a moins de fièvre et la tumeur est moins tendue.

Le 4, la tumeur conserve l'impression du doigt ; la rougeur s'étend à la partie antérieure de la poitrine. Fièvre assez forte; respiration bruyante et gênée ; matité à gauche et en arrière; absence de bruit respiratoire en ce point. Le malade avale très-difficilement les boissons, mais il parle mieux que le premier jour. Faiblesse, prostration.

Le 5, la tuméfaction du cou a beaucoup diminué ; respiration très-gênée, très-fréquente ; peau sèche et chaude, pouls très-fréquent. Le malade s'affaiblit de plus en plus et succombe le soir à six heures.

Autopsie. — Le tissu cellulaire du cou est infiltré dans toute sa partie antérieure.

On trouve en haut du pharynx, vis-à-vis l'ouverture de la fosse nasale droite, une ecchymose assez large, et bientôt on découvre en ce point une déchirure de cinq à six lignes de long. Les deux bords de cette plaie se touchent ; vis-à-vis cette ouverture faite au pharynx, commence une sorte de trajet entre le pharynx, l'œsophage, et la colonne vertébrale. Le trajet s'étend jusqu'au milieu de la poitrine, mais l'infiltration purulente va jusqu'au diaphragme. Le reste du pharynx et de l'œsophage sont sains. On ne trouve rien au larynx, ni dans la trachée. Le pus a fusé dans le médiastin antérieur et s'y est accumulé. Il y a dans la plèvre du côté gauche un épanchement séro-purulent assez considérable, qui refoule le poumon. Un grand nombre de lambeaux pseudo-membraneux flottent au milieu de cet épanchement. La muqueuse de l'estomac est d'un rouge très-vif ainsi que celle de l'intestin grêle.

A priori, puisqu'une plaie du pharynx peut donner lieu à de l'emphysème, on est porté à admettre qu'une ulcération de cet organe doit se comporter de même. Nous le croyons, bien que les observations rigoureuses manquent à l'appui de cette opinion.

Nous n'avons rencontré dans les auteurs que deux faits d'emphysème s'accompagnant d'ulcération du pharynx, et encore ces faits ne sont pas simples et sont susceptibles de plusieurs interprétations.

Le premier de ces faits, rapporté par M. Boddaut, de Gand[1], signale un emphysème survènu brusquement sur le côté droit du cou, chez une jeune fille de quinze ans, atteinte depuis six mois de laryngite chronique. L'emphysème, qui augmentait à chaque cri de la malade, envahit bientôt une grande partie du corps, La mort eut lieu au bout de deux jours. L'autopsie révéla quatre ulcérations dans le pharynx ; mais on trouva aussi dans le ventricule droit du larynx, un peu au-dessus de la corde vocale, un petit ulcère ar-

[1] Gazette médicale de Paris, 1840, p. 698.

rondi, percé à son centre d'une très-petite ouverture circulaire.

Quelle est la part de chacune de ces solutions de continuité dans la production de l'emphysème ? Les présomptions seraient plutôt en faveur de l'ulcération laryngée.

L'autre fait est tout aussi douteux. Il s'agit d'un malade ayant au fond du pharynx une ulcération gangréneuse consécutive à une infection charbonneuse, et qui mourut en présentant tous les signes d'un emphysème général. M. Gubler, qui a observé ce fait, l'a publié comme un exemple de développement gazeux par décomposition des liquides de l'économie.

Mais M. Morel-Lavallée, s'appuyant sur ce que le gonflement avait commencé par le cou, le cite dans son mémoire comme un exemple d'emphysème par ulcération du pharynx.

Pour nous, nous lui conserverons l'interprétation de M. Gubler, et nous en donnerons les détails à propos de l'emphysème par septicémie.

L'emphysème œsophagien n'a été constaté jusqu'ici, que nous sachions, qu'à la suite de corps étrangers introduits dans ce conduit, et encore n'en connaissons-nous que deux cas : l'un observé par M. Malgaigne, et l'autre par nous-même.

Les mémoires de l'Académie royale de chirurgie et celui du docteur Lavacherie lu devant l'Académie royale de Belgique en 1844, qui rapportent un très-grand nombre de faits de corps étrangers dans l'œsophage, ne font, dans aucun cas, mention de l'emphysème. La grande rareté de cette complication est pour nous une obligation de transcrire ici les deux exemples que nous en possédons.

Le 28 juin 1841, Foubert, épileptique, est apporté à l'infirmerie de Bicêtre dans le service de M. Malgaigne. Il a avalé deux ou trois épingles, et accuse une grande douleur à la gorge. Le même soir on constate au cou un gonflement emphysémateux, qui s'étend bientôt à la poitrine.

Le lendemain, le malade a six accès d'épilepsie ; à chacun d'eux l'emphysème fait de grands progrès. Il s'étend, en haut, jusqu'aux arcades zygomatiques ; sur le bras droit, jusqu'au dos de la main, sur le gauche jusqu'à la partie moyenne de l'avant-bras. L'abdomen est uniformément gonflé, excepté sur la ligne blanche ; le scrotum est très-tuméfié ; les cuisses sont envahies jusqu'aux genoux. Au cou, la tuméfaction a trois ou quatre centimètres d'épaisseur ; à la poitrine, cinq à six ; à l'abdomen trois ; la face est rouge, le pouls accéléré, la respiration anxieuse. Le malade éprouve une grande douleur en avalant ; il est plongé dans un demi-assoupissement.

M. Malgaigne songe d'abord à enlever les épingles ; mais le malade, en serrant les dents, s'oppose à toute tentative de ce genre. Le traitement est alors expectant. — Diète.

Le lendemain les parties emphysémateuses sont un peu affaissées ; la respiration est plus libre, le pouls plus fréquent, le malade plus éveillé.

Le troisième jour tout danger a disparu ; la déglutition est à peu près libre, on ne s'occupe pas des épingles qui ne donnèrent, par la suite, aucun signe de leur présence.

La durée de l'emphysème fut de un mois environ. Il persista au cou en dernier [1].

La rapidité avec laquelle s'est développé l'emphy-

[1] Malgaigue (Bulletin de Thérapeut., 1842), Du traitement des grands emphysèmes.

sème, après l'ingestion des épingles, indique que la perforation de l'œsophage a été le résultat des corps étrangers, agissant en vertu de leur forme spéciale. De plus l'étendue de l'emphysème est une forte présomption pour admettre que ces corps étrangers se sont portés du côté de la trachée et l'ont ouverte.

Dans mon observation, au contraire, le corps étranger perfore l'œsophage, en déterminant une inflammation ulcérative à son point de contact, et la solution de continuité, siégeant à l'union du pharynx avec l'œsophage, était pénétrée par l'air après sa sortie de la glotte.

M. Créqui, alors interne du service, en a donné le récit suivant dans la *Gazette hebdomaduire*[1].

« Le 29 juin 1855, est entré à la Maison municipale de santé, service de M. Monod, suppléé par M. Demarquay, un petit garçon âgé de cinq ans, bien constitué.

« Trois jours avant son entrée, cet enfant s'amusait avec un sou, qu'il jetait en l'air et qu'il cherchait à recevoir dans la bouche. Il le reçut si bien, que cette pièce de monnaie passa dans le pharynx et s'arrêta à la partie supérieure de l'œsophage. L'enfant éprouva peu de chose au moment de l'accident. Un médecin appelé peu de temps après lui fit prendre de l'émétique. L'enfant vomit, mais il accusa dès ce moment une douleur vive à la partie moyenne du cou, de l'oppression et une impossibilité d'avaler.

« M. Demarquay vit l'enfant le 27 avec le docteur Tassy, et pratiqua le cathétérisme avec la sonde de Graafe. L'instrument parcourut avec facilité tout l'œsophage, sauf un point à la partie supérieure de cet organe, où il crut éprouver une

[1] Gazette hebdomadaire, année 1861, p. 700.

résistance métallique, qu'il rencontra également en retirant l'instrument. Ces tentatives furent répétées plusieurs fois de suite sans amener de résultats. Cependant l'enfant se trouva mieux et reprit toute sa gaieté ; mais dans la même journée, quatre à cinq heures après l'exploration, il se plaignit d'une douleur vive à la partie moyenne et latérale du cou, à droite, se mit à pleurer, et bientôt les parents s'aperçurent que la tête et le cou se tuméfiaient. M. Tassy constata cette tuméfaction du cou et de la face, ainsi que l'anxiété de l'enfant. Il reconnut de plus qu'un emphysème s'était produit, s'étendant à toute la partie supérieure du corps.

« Le 28 au matin, l'enfant a la fièvre ; l'emphysème persiste, mais à un degré moindre ; la déglutition se fait avec assez de facilité.

« Le 29 l'enfant entre à la Maison de santé. Voici l'état dans lequel nous le trouvons à la visite du matin : l'enfant est couché sur le dos, les joues, les parties latérales et antérieures du cou et les régions sous-claviculaires sont gonflées principalement du côté droit. La peau, dans ces parties, n'a pas sensiblement changé de couleur. La pression avec la main, sur ces régions, détermine une crépitation fine, emphysémateuse, plus sensible à droite qu'à gauche. La déglutition devient très-gênée pour les liquides, impossible pour les solides ; les boissons sont, assez souvent, rejetées avec une quantité notable de salive. La respiration est gênée, et, pendant les mouvements respiratoires, on entend un bruit de glouglou paraissant se passer dans la région du cou. Le soir la fièvre augmente et l'anxiété devient plus grande que le matin.

« Du 1er au 3 juillet, le petit malade reste dans le même état ; l'emphysème diminue, mais la tuméfaction latérale du cou augmente, la fièvre persiste.

« Le 3, il reste encore, au matin, un peu d'emphysème ; l'enfant avale les liquides avec plus de facilité ; mais lorsqu'il a pris trois ou quatre cuillerées de tisane, il éprouve toujours le même gargouillement au fond de la gorge. Vers midi, l'enfant est plus agité ; le pouls devient petit et augmente de fréquence ; il parle avec plus de difficulté ; il accuse une grande douleur à la région épigastrique, la respiration devient fréquente ; les extrémités se refroidissent ; le pouls disparaît ; les veines de la partie inférieure de la poitrine, du cou, de la face deviennent bleuâtres : l'enfant expire.

« *Autopsie.* — Après avoir fait une incision sur la partie médiane du cou, et avoir divisé le sternum suivant sa longueur, on pénètre dans le médiastin antérieur. Le tissu cellulaire qui remplit les médiastins antérieur et postérieur, est infiltré de pus et d'air, le péricarde contient un peu de sérosité et quelques filaments qui réunissent le cœur à la paroi interne du péricarde. La cavité abdominale ne présente rien de particulier. Seulement, le diaphragme, à droite et à gauche, présente une dépression notable, tenant à l'accumulation d'une certaine quantité de liquide dans les deux plèvres.

« La trachée ouverte dans toute sa longueur présente quelques traces d'inflammation, mais on ne trouve aucune perforation. Toute la paroi antérieure de l'œsophage étant incisée, on constate sur la paroi postérieure de ce conduit une ouverture, large d'environ un centimètre et demi, siégeant à l'union de l'œsophage avec le pharynx, un peu à droite de la ligne médiane, à une très-petite distance de la glotte ; cette ouverture communique avec un abcès rétro-pharyngien dont les parois sont enduites d'un pus jaune grisâtre. Le foyer purulent s'étend depuis l'apophyse basilaire jusqu'à la cinquième vertèbre dorsale. Le pharynx et l'œsophage sont complétement décollés dans toute leur étendue, il ne reste plus trace de tissu cellulaire sain. La carotide, les jugulaires internes et les pneumo-gastriques sont dénudés par le pus. A la partie inférieure et latérale droite du foyer purulent, au niveau de la cinquième vertèbre dorsale, on aperçoit le sou obliquement couché sur le corps de la vertèbre, et pénétrant en partie dans la plèvre droite par une perforation du feuillet droit du médiastin postérieur. Dans les derniers moments de la vie, une grande quantité de boisson pénétrait par l'ouverture supérieure de l'œsophage et tombait dans la cavité pleurale droite, par l'orifice déterminé par le sou. Une autre partie tombait dans la cavité pleurale gauche du médiastin postérieur. Le liquide trouvé dans les plèvres était un mélange de pus, de sérosité et des liquides avalés en dernier lieu. »

L'emphysème du pharynx et de l'œsophage débute par un des côtés du cou, celui qui est le plus en rapport avec la lésion. De là il envahit les parties voisines et s'étend assez rapidement, sans avoir une tendance à se généraliser aussi grande que l'emphysème du larynx et de la trachée ; il est cependant susceptible d'acquérir un assez grand développement.

Il donne lieu aux symptômes communs à chaque espèce d'emphysème. Comme symptôme particulier, nous devons noter surtout la grande difficulté et même l'impossibilité de la déglutition. Ce signe peut s'atténuer ou disparaître pour se remontrer ensuite. Nous avons dit que la dysphagie était fréquente dans tout emphysème généralisé, mais dans l'emphysème du pharynx et de l'œsophage, le gonflement n'est pas toujours en rapport avec la difficulté d'avaler. Ainsi chez l'enfant que nous avons observé, la déglutition a été, pendant un certain temps, impossible, sans que la tuméfaction fût bien considérable. Il faut joindre à la grande gêne de la déglutition celle de la respiration.

Ces symptômes vont en augmentant d'intensité pendant vingt-quatre ou quarante-huit heures, puis ils s'atténuent. Les parties distendues s'affaissent d'abord un peu, puis l'emphysème diminue d'une façon bien marquée. Si les symptômes fonctionnels ne suivent pas la marche rétrograde de l'emphysème, il y a des désordres profonds, et le pronostic de la lésion primitive est grave. Ainsi chez notre malade, la diminution de l'emphysème n'a été marquée que par une amélioration passagère.

L'emphysème est une complication qui marche à côté de la maladie primitive et ne l'influence que modérément ; il peut cependant devenir la maladie principale, lorsque la lésion qui lui a donné naissance est sans gravité. Tel est le cas de M. Malgaigne : alors le pronostic n'est pas sérieux.

Le diagnostic de l'emphysème du pharynx est toujours facile ; le praticien sera mis sur la voie par les signes commémoratifs, dont il contrôlera l'exactitude par l'examen direct. Il n'en est plus de même pour l'emphysème de l'œsophage. Il peut très-bien être confondu avec un emphysème résultant de l'introduction d'un corps étranger dans la trachée. Les signes commémoratifs sont là sans importance ; dans l'un et l'autre cas, le malade, quand il est possible encore d'avoir ce renseignement, dit avoir avalé tel ou tel objet. C'est à la sagacité du praticien de discerner le passage qu'a suivi le corps. La manifestation de l'emphysème ajoute encore à l'obscurité du diagnostic. Ce symptôme, se montrant chez l'enfant que j'ai été à même d'observer, fit naître dans mon esprit des doutes sur le siége précis du sou que cet enfant disait avoir avalé sans que personne l'ait vu. D'un autre côté, maintenant que la possibilité de l'emphysème à la suite des corps étrangers de l'œsophage est démontrée par les faits, on ne saurait plus s'appuyer sur ce symptôme, à l'exemple de Louis, pour affirmer la présence du corps étranger dans la trachée et non dans l'œsophage.

Le signe certain sur lequel on doit fonder le diagnostic est fourni, dans les cas douteux, par l'exploration de l'œsophage. Il peut se faire cependant que le cathétérisme n'entraîne pas une conviction parfaite sur le siége du corps étranger. La disposition de ce corps peut être telle qu'elle permette facilement le passage de la sonde à l'aller et au retour, comme chez le sujet de mon observation qui portait un sou placé de champ. Alors, tout en tenant compte de l'obstacle, quelque léger qu'il soit, rencontré par la sonde, on groupera autour de ce signe les symptômes concomitants, et, de cet ensemble, on tirera le diagnostic.

Le traitement sera nul, ou bien consistera, dans les cas où le gonflement déterminera de la gêne, en quelques mouchetures pratiquées sur les points les plus distendus. Il ne sera même pas nécessaire de les renouveler, car la période d'accroissement de cet emphysème est très-courte.

L'estomac peut-il être le point de départ d'un emphysème sous-cutané? Nous avons en vain, pour éclaircir ce point, compulsé les annales de la science. Nous avons rencontré seulement dans les Archives de médecine une observation se rapportant à ce sujet, mais beaucoup trop incomplète pour entraîner une conviction. Il s'agit d'un homme d'un certain âge, ayant ingurgité une grande quantité d'aliments, et tourmenté par des besoins d'aller à la garde-robe qu'il ne pouvait satisfaire. Après des efforts de défécation, un emphysème se montra derrière le sternum, et envahit le cou et les parties voisines. La mort ayant eu lieu, on trouva une rupture étendue de toutes les membranes de l'estomac, excepté de l'externe. Cet organe était distendu par une grande quantité de gaz et de matières alimentaires.

Il aurait été curieux de connaître l'état des voies respiratoires; mais il n'en est pas fait mention. De sorte qu'il y a doute, si quelque bronche ne s'est pas rompue et n'a pas été la cause de l'emphysème. En admettant que l'épanchement gazeux procédât de l'estomac, les gaz, cheminant sous la membrane péritonéale, auraient ainsi gagné l'œsophage, puis seraient arrivés au cou, en remontant le long de ce canal.

2° DE L'EMPHYSÈME PAR LÉSION DE LA PARTIE INFÉRIEURE DE L'APPAREIL DIGESTIF.

Jusqu'ici tous les emphysèmes dont nous nous sommes occupé étaient constitués par de l'air atmosphérique; dans ceux qu'il nous reste à étudier à la fin de ce chapitre, les gaz épanchés sont les gaz intestinaux.

Nous avons donné la composition de ces gaz, composition variable suivant qu'ils sont recueillis dans l'un ou l'autre intestin. Ce sont toujours les mêmes éléments qui les constituent, mais dans des proportions diverses. On pourrait craindre, en voyant figurer parmi ces éléments des gaz délétères, que ces gaz, infiltrés dans les tissus, ne produisissent des accidents soit généraux et toxiques, soit locaux et gangréneux. Les faits doivent calmer ces craintes; les gaz intestinaux épanchés se comportent généralement d'une façon tout aussi anodine que l'air. Ils donnent lieu aux mêmes symptômes, et si ce n'était la connaissance qu'on a de la lésion, cause primitive de l'emphysème, on n'aurait aucun signe qui leur soit propre pour reconnaître leur nature. Celle-ci ne se révèle seulement que lorsqu'on les évacue par une ponction; ils dégagent alors, en s'échappant, l'odeur qui les caractérise.

Ceci posé, entrons immédiatement dans notre description.

Les gaz intestinaux n'acquièrent jamais une tension telle, qu'ils puissent d'eux-mêmes faire violence aux parois qui les contiennent et s'échapper. Les auteurs citent de nombreuses observations, desquelles il résulte que les gaz accumulés en quantité considérable peuvent rompre les trois tuniques internes de la paroi intestinale, mais la séreuse résiste à la distension.

C'est le plus souvent une violence externe qui est la cause de l'emphysème.

Le mécanisme de l'épanchement gazeux varie suivant la disposition de la partie intestinale blessée. A cet égard, ou bien l'intestin est libre, ou bien il est adhérent.

A. *Intestin libre.*

Il peut être rompu par une contusion violente de l'abdomen qui déchire en même temps le péritoine pariétal, ou bien ouvert par une plaie pénétrante faite au moyen d'un instrument piquant et tranchant.

Les gaz s'échappent d'abord dans la cavité abdominale et donnent lieu à une tympanite; puis, leur tension augmentant avec leur quantité, ils réagissent contre les parois qui les contiennent. Dans les cas de contusion, ils s'infiltrent à travers l'éraillure du péritoine et passent dans le tissu cellulaire sous-cutané; dans le cas de plaie, ils s'échappent, en totalité si celle-ci est large et rectiligne, en partie seulement, si elle est étroite ou oblique, et alors l'autre partie s'infiltre à travers la paroi abdominale.

Les choses se passent donc dans l'abdomen comme dans la poitrine. Nous avons vu, en effet, que quand le poumon était libre, l'emphysème était précédé de pneumo-thorax. De même il est précédé de tympanite, lorsque l'intestin est libre. Depuis bien longtemps, du reste, la tympanite est donnée comme un signe de plaie de l'intestin.

Le cas suivant d'emphysème intestinal à la suite d'une violente contusion de l'abomien a été observé par M. Morel-Lavallée, dans son service à l'hôpital Cochin, pendant l'année 1860.

« Brinquet, Guillaume, âgé de trente-sept ans, carrier, est

apporté à l'hôpital Cochin, le 25 février 1860, à onze heures du matin. A huit heures il travaillait dans une carrière et était couché sur le côté droit, le gauche restant en l'air, lorsqu'un énorme bloc de pierre s'est détaché de la voûte et lui est tombé sur le côté. Cet homme est d'une pâleur livide, les lèvres et les extrémités sont violacées, froides; dyspnée, nausées continuelles. Pouls à peine sensible. Au niveau des trois dernières côtes gauches commence une tuméfaction considérable, qui a pour limite inférieure la partie médiane de la cuisse. En avant, ses limites peuvent être représentées par une ligne qui, partie du pubis, s'étendrait jusqu'à la partie médiane de la troisième côte gauche. En arrière, la fesse tout entière et la région lombaire gauche sont envahies jusqu'à la colonne vertébrale. La coloration n'est pas la même dans tous les points. Ainsi au point le plus saillant de la fesse, elle est, dans l'espace de plusieurs centimètres, d'un violet noirâtre, analogue à celui des escharres gangréneuses et, dans ce point l'anesthésie est complète. A la partie supérieure, la peau a conservé à peu près sa coloration normale; à la cuisse, elle est d'un bleu intense; l'arcade crurale établit une ligne de coloration bien tranchée avec la partie supérieure, qui est un peu colorée. En palpant la tumeur on sent très-bien qu'elle renferme du liquide; en imprimant un choc brusque, on trouve la crête de l'os iliaque.

Un peu en arrière de l'épine iliaque antéro-supérieure, sur la crête de l'os, on trouve un petit corps résistant, qui fuit sous le doigt qui le presse. L'absence d'inégalités, tant sur ce corps que sur l'os, me fait rejeter l'idée de fracture et me fait plutôt croire qu'il s'agit d'un fragment de tendon ou de muscle déchiré. En même temps on sent dans presque toute la partie située au-dessus de l'arcade crurale, une *crépitation due à de l'emphysème*. Les gaz proviennent-ils d'une perforation intestinale ou d'une décomposition des liquides contenus dans la tumeur? Il n'y a pas eu de sang rendu par l'anus; la douleur est très-vive. mais le malade la rapporte surtout à un point situé un peu à gauche de l'ombilic. Au moment de l'accident le malade avait le bras gauche appuyé sur l'abdomen, et c'est dans le point où le coude était placé qu'il éprouve la plus forte douleur. Il porte sur le bras des égratignures et une ecchymose au niveau du coude, mais il n'y a ni fracture, ni luxation. Il ne semble pas non plus qu'il y ait fracture de côtes. Depuis son accident le malade ne peut uriner ; on pratique le cathétérisme.

Traitement. — Sinapismes aux membres inférieurs et sur la poitrine; potion cordiale deux heures après l'entrée du malade, qui ne s'est pas encore réchauffé. Nausées, vomissements ; des cataplasmes placés sur l'abdomen le gênent et le font souffrir.

Onze heures du soir. La tumeur du ventre est plus livide, elle est complétement insensible ; les gaz y sont notés en plus grande quantité, et l'emphysème s'étend assez haut, à la partie postérieure du tronc. Mort à quatre heures du matin.

Autopsie le 27 février. L'abdomen est volumineux, tendu; une vaste coloration bleuâtre occupe tout le côté gauche du thorax, de la région lombaire et de toute la cuisse. Plusieurs phlyctènes sont remplies de sérosité roussâtre. Les bourses sont considérablement tuméfiées ainsi que la verge et présentent la même coloration. Dans toutes ces parties on sent, au palper, la crépitation gazeuse. Une incision pratiquée avec précaution au point le plus saillant de la tumeur donne issue à *une grande quantité de gaz d'une odeur infecte; l'abdomen diminue et l'intestin apparaît sous la peau.* Une poche très-large, pouvant contenir le volume des deux poings et placée en arrière de la crête iliaque, contient des fragments musculaires déchirés, un grand nombre de circonvolutions d'intestin grêle, de la matière sanieuse mélangée de matières fécales. L'intestin grêle est coupé en deux ; l'un des bouts, le supérieur, présente une espèce de bourrelet ecchymotique avec plusieurs caillots sanguins autour des déchiquetures qui le terminent. Il est violacé dans l'espace de 7 à 8 centimètres;

l'autre, l'inférieur, est plus pâle. Le siége de la rupture est à peu près au milieu de l'intestin grêle ; après avoir détaché cet intestin, j'ai constaté que le bout inférieur avait 0,50 de moins que le supérieur. Les muscles petit oblique et transverse de l'abdomen présentent une large perforation de la largeur d'un centimètre environ par laquelle se sont échappés les intestins. A la crête iliaque il n'y a plus d'attaches musculaires. Un peu en arrière de l'épine iliaque antéro supérieure se trouve un petit fragment tendineux garni de quelques fibres musculaires. La perforation du petit oblique est située, à peu près, sur une ligne verticale qui tomberait au milieu de la crête pectinéale. Le rein est sain, refoulé en haut. L'estomac, le foie, la rate, la vessie sont intacts ; le péritoine contient peu de liquide ; pas de fractures de côtes [1]. »

Marjolin rapporte un cas analogue [2] de rupture de l'intestin grêle, produite également par un éboulement de terre, et qui se compliqua aussi d'emphysème s'étendant à l'abdomen et à la poitrine. Il n'y avait pas non plus de plaie extérieure.

Dans l'ouvrage de M. Jobert, on trouve une observation d'emphysème du scrotum consécutif à une contusion qui avait occasionné la rupture d'une anse intestinale herniée [3].

Quant à l'emphysème par plaie pénétrante de l'abdomen, Morgagni nous en donne un exemple dans son livre *De sedibus*, etc [4].

Il arriva à un garçon meunier, âgé de plus de vingt ans, sain, robuste et d'une habitude de corps excellente, ce qui

[1] Morel-Lavallée, De l'emphysème traumatique.

[2] Archives générales de médecine, 1re sér., t. XI, p. 112, ann. 1826.

[3] Maladies chirurgicales du canal intestinal. Paris, 1829.

[4] De sedibus, etc. Lettre LIV, alinéa 37.

arrive fort souvent aux jeunes gens audacieux et menaçants comme lui, de recevoir une blessure mortelle. Celle-ci avait été faite avec un couteau de boucher à la région épicolique gauche. Comme c'était au commencement de la nuit, il revint de lui-même chez lui. Transporté le matin à l'hôpital, son traitement fut entrepris par un médecin et par un chirurgien. Ce jour-là la fièvre fut légère ; mais la nuit suivante il vomit et trembla constamment, en éprouvant des soubresauts convulsifs. Il mourut dans ce tremblement, le lendemain matin, quarante heures environ après avoir reçu la blessure.

Examen du cadavre. — Les muscles obliques et le muscle transverse de l'abdomen avaient été percés à la région que j'ai indiquée, par une blessure qui recevait près de deux doigts, et l'air avait pénétré entre eux, de sorte qu'il s'était déjà formé un commencement d'une sorte d'emphysème. Cet air, sorti de l'intestin colon qui avait été blessé, était entré *dans la cavité du ventre* et avait distendu celui-ci. Et non-seulement il était sorti de l'air de cet intestin, mais aussi des excréments ; en sorte que comme il y avait environ deux livres d'humeur épanchée dans le ventre, la plus grande partie était formée par des excréments et la plus petite par du sang ; car aucun vaisseau remarquable n'avait été blessé. C'est que le couteau, après avoir blessé l'abdomen, avait continué à se porter obliquement en haut et en dedans, et avait coupé, avant tous, la partie correspondante de cet intestin que j'ai nommé, de sorte que ses faces antérieures et postérieures et sa face latérale, qui regarde les vertèbres, furent divisées et laissèrent pénétrer l'air et les excréments dans le ventre, etc.....

Nous venons de montrer, avec observations à l'appui, le mécanisme suivant lequel se produit l'emphysème lorsque l'intestin est libre. Voyons maintenant comment les choses se passent lorsque l'intestin est adhérent ou en contact immédiat par un de ses côtés, ou par toute sa surface extérieure avec le tissu cellulaire ambiant.

B. *L'intestin est adhérent.*

Cette disposition est normale ou accidentelle. C'est ainsi qu'il est normal de voir le péritoine passer sur la face antérieure du cœcum, du colon ascendant et du colon descendant, de sorte que les faces postérieures de ces organes sont en communication directe avec le tissu cellulaire général ; il en est de même pour le rectum, qui, par sa partie inférieure, et en arrière surtout, est en rapport immédiat et par toute sa circonférence avec le tissu cellulaire.

Si donc l'intestin est ouvert en un de ces points, les gaz qu'il renferme pourront s'épancher directement dans le tissu cellulaire. L'occlusion de l'anus, soit par un corps étranger, soit par une contraction spasmodique des sphincters, en retenant les gaz, favorisera l'emphysème.

Nous citerons deux exemples de cette sorte d'emphysème intestinal ; l'un observé par nous-même à la suite d'une opération de fistule à l'anus, l'autre consécutif à une fracture de l'ischion, dont un fragment avait perforé le rectum.

Voici d'abord notre fait :

Un homme fort, robuste et vigoureusement musclé, me fit appeler pour l'opérer d'une fistule à l'anus, qui était survenue dans les circonstances suivantes : un abcès de la marge de l'anus s'était ouvert à la fois au dehors et dans le rectum, en décollant seulement la muqueuse et la peau. Son orifice interne était environ à 2 centimètres de l'anus ; l'orifice externe était à peu près également éloigné de l'orifice anal.

Un stylet introduit par la fistule arriva facilement dans le rectum ; une sonde cannelée, remplaçant le stylet, fut reçue sur la pulpe du doigt indicateur introduit dans le rectum et facilement ramenée au dehors. La peau et la muqueuse furent coupées sur la sonde cannelée. Tout cela fut fait facilement et sans grande douleur. Comme on ne s'était pas procuré de longue charpie pour le pansement et que cette opération ne se faisait point à Paris, il fallut recourir à de la longue filasse, très-belle et très-pure, destinée au pansement des chevaux malades (l'opéré est vétérinaire). Une mèche de cette filasse, bien enduite de corps gras, fut introduite dans le rectum et mise au centre de la plaie. Le contact de ce corps fut pénible pour l'opéré ; il amena des contractions violentes du sphincter. Ce spasme s'opposa également à la sortie des gaz ; il survint alors un peu de gonflement du ventre, et l'opéré fit des efforts violents pour expulser les gaz. Malgré son état de souffrance, il garda sa mèche jusqu'au lendemain matin. L'opération avait été faite à quatre heures du soir ; ce fut seulement seize heures après cette dernière que le médecin habituel du malade lui ôta cette mèche et constata un emphysème occupant le périnée, les bourses et la paroi abdominale.

Deux jours après l'opération, je constatai par moi-même l'emphysème décrit plus haut. Les gaz épanchés furent résorbés promptement ; l'opéré n'en était nullement tourmenté, et il comparaît son état à celui qui se produit assez journellement chez les ruminants, auxquels on fait la paracentèse pour donner issue aux gaz développés en trop grande quantité dans leur estomac, lorsqu'ils ont ingéré des aliments de mauvaise qualité.

Citons aussi l'observation de M. Couquet[1], où il s'a-

[1] Thèses de Montpellier, 1855.

git, comme nous l'avons annoncé, d'emphysème par fracture de l'ischion et perforation du rectum.

Le nommé X***, âgé de trente-huit ans, maçon, fort et robuste, est apporté à l'hôpital Saint-André de Bordeaux, à huit heures du soir. Cet homme vient d'être précipité d'un échafaudage et a fait une chute sur le siége.

Vaste contusion de la région périnéale ; impossibilité de marcher, hématurie ; on s'empresse de placer une sonde dans la vessie et l'on s'aperçoit d'un commencement de crépitation avec gonflement emphysémateux dans la région du périnée ; pas de plaie extérieure.

L'emphysème augmente notablement le soir et surtout pendant la nuit, envahit le bassin et les deux membres pelviens, le scrotum, la portion inférieure de l'abdomen. Le toucher rectal constate une déchirure du rectum et, le malade ayant succombé à l'infection purulente, quinze jours après l'accident, on reconnut, à l'autopsie, une déchirure de 3 à 4 centimètres produite par l'ischion du côté droit, fracturé comminutivement et mettant en communication le tissu cellulaire du petit bassin avec la cavité intestinale, au-dessus du sphincter.

L'infiltration gazeuse se fait de même directement, lorsque l'intestin adhère accidentellement à la paroi qui le contient. Cette adhérence est le fait d'une inflammation générale ou locale, qui se propage d'un point enflammé de l'intestin au point de la paroi qu'il touche, et qui a pour résultat l'accolement des feuillets viscéral et pariétal du péritoine. Or, il peut se faire que le travail inflammatoire, continuant sous forme ulcérative ou gangréneuse, amène en ce point une perforation de l'intestin, dont la cavité se trouve alors communiquer avec le tissu cellulaire sous-cutané.

M. Roger [1] cite l'observation suivante où l'emphysème s'est produit comme nous venons de l'expliquer.

Un jeune garçon de douze ans, entré à l'hôpital des Enfants le 14 février 1862, avec des troubles gastro-intestinaux que l'on croit devoir rattacher à une intoxication saturnine, présente dès le lendemain des accidents de péritonite suraiguë et généralisée ; on note également, dès le second jour, une petite tuméfaction circonscrite dans la région cœcale, avec rougeur diffuse à la peau, matité, douleur, mais sans fluctuation sensible.

Pendant les huit ou dix jours qui suivent, cette tuméfaction s'affaisse et disparaît. Mais alors (25 février 1862) on voit se développer du côté opposé et dans une situation symétrique à celle de la première tumeur, une nouvelle tuméfaction plus étendue, plus saillante et offrant de plus, à la palpation, la crépitation caractéristique d'une infiltration gazeuse. L'emphysème s'étend rapidement, se portant successivement du côté droit, suivant une ligne menée au-dessous de l'ombilic, puis verticalement en haut vers la région mammaire droite, où le gaz épanché forme, dans le tissu cellulo-adipeux de la mamelle, une collection vaste et proéminente, pour se répandre ensuite dans les régions latérales du cou et de la face, auxquelles elle imprime l'aspect que donne ordinairement à ces parties le développement des oreillons. L'emphysème ne dépasse pas la ligne verticale médiane abdomino-thoracique, et il n'y en a pas trace du côté gauche, à part la région iliaque, son point de départ.

En même temps que ces accidents, il survient une pneumonie à laquelle le petit malade succombe le 26 février.

[1] Archives de médecine, 5me série, t. XX, 1862, p. 144.

A l'autopsie, on constate :

1° Une péritonite généralisée des plus intenses, avec adhérences résistantes et fausses membranes enkystant de vastes collections purulentes.

2° Deux perforations intestinales révélées d'abord par l'insufflation de l'intestin sur place et ultérieurement par l'examen direct, situées à peu près symétriquement dans chacune des deux fosses iliaques, et ayant leur siége, celle de droite, au cœcum ; celle de gauche, sur une anse de l'iléon. L'une et l'autre sont le produit d'ulcérations tuberculeuses (splénisation pulmonaire et tuberculisation des ganglions bronchiques). Il est à remarquer que ces deux perforations correspondent exactement aux points de la paroi abdominale qui a été le siége des tuméfactions observées pendant la vie.

Les auteurs du *Compendium de chirurgie* rapportent aussi un exemple d'emphysème s'étendant aux parois du ventre, à la cuisse et à la hanche gauches, chez un malade dont un cancer du colon lombaire gauche avait amené la perforation de cet intestin dans le tissu cellulaire de la fosse iliaque.

Pourquoi les ulcérations intestinales étant fréquentes, l'emphysème par cette cause est-il rare? D'abord, quelques cas n'auraient-ils pas été inaperçus ou mal interprétés? Est-ce à l'altération générale des liquides de l'économie, par exemple, qu'il faut attribuer l'emphysème qu'on observe quelquefois dans la fièvre typhoïde? ou bien ne pourrait-il pas résulter d'une perforation intestinale par ulcération d'une plaque de Peyer? Cette réserve faite, la rareté de cet emphysème réside en ce que toutes les fois que des ulcérations se forment (nous supposons toujours l'adhérence de l'intestin), l'inflammation se propage au tissu cellulaire, bien avant que la perforation ait lieu, de sorte que, lorsque celle-ci se produit, ce tissu, infiltré d'éléments plastiques, n'est déjà plus perméable aux gaz. Ainsi nous avons parcouru le récit de nombreuses observations relatant l'expulsion de corps étrangers à travers la paroi abdominale, et dans aucune nous n'avons trouvé l'emphysème relaté.

Cependant, l'intestin peut être le siége d'une inflammation qui ne dispose pas d'éléments plastiques, telle que la gangrène. Nous devrons donc, à la suite des perforations qu'elle amène, observer l'emphysème. C'est en effet ce qui arrive, et ce sont les anses intestinales étranglées dans les hernies qui ont le triste privilége de nous présenter ce phénomène.

En voici un exemple :

Au commencement d'octobre 1862 est entré à l'hôpital Saint-Antoine, salle Saint-François, un homme de soixante ans, environ, affecté d'une hernie inguinale droite. Cette hernie, dont l'origine remontait à de longues années, était ordinairement réductible ; elle descendait dans les bourses, jusqu'au niveau du bord supérieur du testicule, et son volume était celui d'un œuf de dinde. Le malade déclare que depuis cinq jours sa hernie ne peut plus rentrer ; il a eu quelques vomissements bilieux, mais les garde-robes, très-rares il est vrai, n'ont pas été supprimées ; le taxis, infructueusement tenté en ville, est renouvelé à l'hôpital, sans plus de succès. La pression exercée sur la tumeur produit du gargouillement. Ce phénomène, joint à un état général peu grave : pouls de fréquence modérée, rares vomissements, quelques selles sous l'influence des purgatifs et des lavements, ne laisse pas croire à un étranglement interceptant tout à fait le cours des matières fécales.

M. Guyon, qui faisait en ce moment le service de M. Jarjavay, fait appliquer de la glace sur la tumeur et donner des purgatifs au malade. Trois jours se passent sans aggravation apparente des accidents; le pouls conserve une fréquence modérée; cependant les vomissements persistent et les garde-robes deviennent encore plus rares.

Le quatrième jour M. Jarjavay, reprenant son service, fait appliquer des cataplasmes sur la tumeur qui était tendue, rouge et la peau œdématiée alentour; la pression exercée sur la hernie, produit toujours du gargouillement.

A sa seconde visite M. Jarjavay trouve le malade dans un état très-grave; depuis deux jours plus de selles; dans la nuit vomissements nombreux et manifestement fécaloïdes; tuméfaction considérable du cou, qui efface les creux susclaviculaires et la dépression sous-maxillaire; la main posée sur ce gonflement y produit une crépitation qui indique la présence de gaz dans le tissu cellulaire sous-cutané. L'examen des parois thoraciques et abdominales fait reconnaître la continuité de l'emphysème cervical avec la région occupée par la hernie; l'épanchement de gaz est du reste plus considérable du côté de la hernie. En présence de cette infiltration gazeuse, M. Jarjavay n'hésite pas à reconnaître une perforation intestinale due à une gangrène dans une hernie étranglée, avec infiltration sous-cutanée de gaz intestinaux.

La hernie est opérée immédiatement. L'incision du sac donne issue à des matières fécaloïdes mélangées de gaz et de pus. L'intestin noirâtre, revenu sur lui même, plonge au fond de ces liquides. Une sonde est introduite dans le bout supérieur de l'intestin, après débridement préalable du collet du sac et de l'anneau inguinal.

Les accidents du côté de l'intestin se calment par l'opération; mais, deux jours après, le malade succombe aux progrès croissants de l'adynamie.

L'autopsie a fait reconnaître autour du sac herniaire une infiltration de matières putrides circonscrivant ce sac et remontant en haut, jusqu'à l'épine iliaque antérieure et supérieure, mais ne dépassant pas une ligne joignant ce point à la ligne blanche et suivant une direction horizontale. Mais au delà de cette infiltration de liquides existait une infiltration gazeuse, limitée, en bas, par l'arcade de Fallope et la crête iliaque, et se continuant en haut, jusqu'à la base du crâne, occupant les parois thoraciques et abdominales, le cou et la moitié inférieure de la face, mais plus considérable à droite qu'à gauche. Cette infiltration de gaz n'était mêlée d'aucun liquide apparent à la coupe de la peau et des tissus sous-jacents. On était évidemment en présence d'un emphysème sous-cutané, qui ne pouvait avoir d'autres sources que la perforation intestinale produite dans le sac herniaire [1].

Nous ferons remarquer, au sujet de cette observation, que l'emphysème bien que provenant de l'aine, n'a été reconnu qu'alors qu'il occupait le cou et la face, ce qui vient en aide à l'assertion que nous émettions un peu plus haut, à savoir : que l'emphysème de la fièvre typhoïde, toujours attribué jusqu'ici à un état général septicémique, devait bien quelquefois provenir des ulcérations intestinales.

Les observations ci-dessus rapportées montrent que les causes de l'emphysème intestinal sont : la rupture de l'intestin par contusion de l'abdomen ; les plaies par instruments piquants et tranchants; les ulcérations, la gangrène ; et, pour le rectum spécialement, l'opération de la fistule à l'anus, et les fractures des os qui circonscrivent le bassin.

[1] Observ. de M. Delsol, interne, communiquée à M. Morel-Lavallée. *Mémoire sur l'emphysème.*

La multiplicité de ces causes n'empêche pas l'emphysème intestinal d'être très-rare. Ce n'est pas que les lésions de l'intestin sus-nommées soient sans exemple; seulement elles ne se compliquent d'emphysème qu'exceptionnellement. Il y aurait peut-être une réserve à faire à cet égard pour la gangrène.

Cette rareté s'explique par le manque de tension des gaz intestinaux, manque de tension qui résulte lui-même d'abord de la petite quantité de gaz que contiennent normalement les intestins, d'où épanchement peu abondant, relativement surtout à la capacité abdominale. Cependant la formation des gaz continue à se faire, et même la lésion intestinale active cette espèce de sécrétion, mais l'écoulement s'en fait lentement, et la plaie extérieure suffit largement au dégagement au dehors des gaz qui d'ailleurs ne sont soumis à aucune pression énergique. Voilà pourquoi les plaies pénétrantes de l'abdomen avec lésion de l'intestin se compliquent si peu souvent d'emphysème. Cela est si vrai, que la tympanite donnée comme un signe de la blessure de l'intestin manque très-souvent, surtout si l'on examine le blessé quelque temps après l'accident.

L'ouverture de l'intestin, sans plaie extérieure, constitue une disposition plus favorable à l'infiltration. Mais il faut encore, pour qu'elle se produise, le concours de circonstances que le lecteur appréciera, après tout ce que nous venons de dire.

L'emphysème intestinal reste le plus souvent limité dans un rayon circonscrit autour de son point d'origine. Il a tendance à remonter vers la poitrine, le cou et la face, plutôt qu'à descendre sur les membres pelviens, excepté cependant lorsqu'il procède du rectum. Il ne donne lieu à aucun symptôme spécial, digne d'être remarqué, si ce n'est l'odeur de ses gaz, lorsqu'on vient à les évacuer par une ponction.

C'est surtout à l'aide de ce signe que l'on reconnaîtra sa nature, dans les cas où l'absence de plaie extérieure pourrait laisser quelque incertitude au diagnostic, comme dans l'observation de Marjolin, où il y avait fracture de côtes en même temps que rupture intestinale. Cependant « les poumons étaient sains, et il n'y avait pas d'emphysème dans les tissus qui touchaient aux fractures. »

Relativement aux lésions des intestins, l'emphysème est un très-bon signe, qui indique clairement la perforation de ces organes. Boyer recommande de rechercher avec soin la crépitation dans les hernies étranglées; sa constatation est pour lui l'indice de la gangrène.

Cependant, il est possible que quelques bulles gazeuses se rencontrent dans un foyer purulent, développé dans le voisinage de l'intestin, intact du reste. Prennent-elles naissance dans le foyer lui-même, ou bien, y arrivent-elles en passant par une sorte d'exosmose, à travers les membranes intestinales? C'est ce que nul aujourd'hui ne saurait dire. Toujours est-il que le fait existe, et qu'il faut en être averti, afin de ne pas porter, à l'occasion, un pronostic trop grave. Ces bulles de gaz, à l'exploration, ne se révèlent quelquefois par aucun signe, et c'est seulement à l'ouverture de l'abcès qu'on en constate la présence; d'autres fois cependant, elles donnent la sensation d'un gargouillement plus ou moins sourd, mais jamais celle de la crépitation.

L'épanchement des gaz intestinaux n'occasionne jamais d'accidents; d'où nous sommes en droit de conclure que, considéré à part, cet emphysème n'a aucune gravité; cependant il fera porter un pronostic sérieux, car presque toujours il est l'indice de désordres profonds et considérables. Toutes les observations que nous en avons relatées, à l'exception de celle qui nous est propre, annoncent en effet un dénoûment fatal.

Il est difficile de rien dire de positif sur la durée de l'emphysème intestinal, la mort arrivant, en général, avant le terme de son évolution. Cependant chez notre opéré de la fistule, cette durée a été courte; d'où il semblerait que la résorption des gaz intestinaux serait plus rapide que celle de l'air. Mais c'est là une induction qui demande à être confirmée par de nouveaux faits.

L'emphysème intestinal ne réclame aucun traitement; on aura à s'occuper seulement de l'affection qui lui a donné naissance.

§ 5. Emphysème consécutif aux plaies des membres, soit simples, soit compliquées de fractures ou de luxations.

Désigné sous le nom d'*emphysème primitif*, d'*emphysème spontané*, ou encore d'*emphysème subit*, cet emphysème a été pour la première fois signalé en 1829 par M. Velpeau, comme une funeste complication des fractures. Il est probable qu'avant ce temps-là, il avait été observé, mais la difficulté de lui donner une interprétation et peut-être aussi l'ignorance où l'on était de son importance, sont sans doute les causes qui ont empêché sa publication.

Depuis lors, l'attention des chirurgiens étant attirée sur lui, les observations se sont multipliées, et on l'a constaté dans une grande variété de circonstances.

En 1836 M. Velpeau en avait déjà rencontré six cas. Après ses observations, les premières en date ont été publiées par Roux [1], par Martin (de Bazas) [2], par M. Colson [3], par M. Malgaigne [4], par M. Huguier [5]. En 1856 le docteur Boureau, interne de M. Velpeau, prend l'emphysème des membres pour sujet de thèse, et rapporte deux nouvelles observations recueillies dans le service de son maître, dont il expose clairement les idées sur le sujet en question.

Aujourd'hui il n'est pas de chirurgien de quelque expérience qui n'ait eu occasion de rencontrer cet emphysème; aussi, lors de la discussion qui s'engagea à la Société de chirurgie en 1861, à propos d'un fait de M. Broca, avons-nous vu un grand nombre de membres prendre part au débat, et y apporter le résultat de leurs observations personnelles. Parmi

[1] Gazette médicale, 1833.

[2] Gazette médicale, 1836.

[3] Journal des connaissances médico-chirurgicales, 1840, octobre.

[4] Journal de chirurgie, 1843.

[5] Journal de chirurgie, 1851.

elles, nous devons citer surtout celles de M. Morel-Lavallée, comme devant modifier la gravité jusqu'alors admise du pronostic. Des absences forcées ne m'ayant pas permis d'assister, à cette époque, aux séances de la Société, j'ai alors, dans son journal officiel, exposé ma manière de voir sur cette question.

C'est surtout au sujet de l'étiologie de l'emphysème, sur laquelle la discussion n'avait fait qu'afficher une grande divergence d'opinions, que je crois avoir apporté quelques éclaircissements pour expliquer les cas où l'introduction de l'air ne peut être invoquée comme cause d'emphysème, en signalant la facilité avec laquelle se produisent les exhalations de gaz dans l'organisme vivant : soit que ces gaz proviennent du sang modifié par un trouble du système nerveux, soit qu'ils résultent d'une formation spontanée, due à une espèce de fermentation causée par une modification locale des tissus, telle que la gangrène, ou bien une modification générale de l'économie, très-difficile à caractériser, inconnue dans son essence, et que nous désignons sous le nom de *sidération traumatique*.

Ce sont là des hypothèses, mais des hypothèses qui nous paraissent avoir de grandes raisons de probabilité. Pour les confirmer, il faudrait analyser les gaz; malheureusement les occasions manquent, et même lorsqu'elles se présentent, l'emphysème est quelquefois si peu étendu, et les gaz forment des bulles si petites, qu'il est impossible de les recueillir en suffisante quantité. Pour les analyses qui ont été faites jusqu'ici, nous n'en tiendrons qu'un compte très-restreint, parce qu'elles n'offrent pas un degré d'exactitude suffisant, et qu'elles ont porté sur des gaz recueillis après la mort.

Donc jusqu'à nouvel ordre, nous reconnaîtrons :

1° Un emphysème consécutif aux plaies des membres, à leurs fractures, à leurs luxations compliquées, et occasionné par l'introduction de l'air extérieur dans la solution de continuité ;

2° Un emphysème résultant de l'infiltration de gaz venus de l'intérieur soit par exhalation, soit par formation nouvelle ou fermentation, sous l'influence d'une modification traumatique locale ou générale de l'économie. Ce dernier emphysème peut compliquer le premier et se montrer en même temps que lui, dans les fractures, par exemple, avec traumatisme considérable ; c'est sans doute ce qui explique la présence de l'emphysème dans des cas de gravité très-différente.

En effet, jusqu'ici certains observateurs ne pouvaient s'expliquer comment l'emphysème parfois s'accompagnait de symptômes légers, et parfois marchait avec un cortége de symptômes les plus graves. Notre théorie rend parfaitement compte de ces faits.

L'emphysème est-il bénin : plaie, fracture et luxation compliquées produites sans retentissement traumatique; infiltration aérienne et simple.

L'emphysème est-il malin : plaie, fracture, et luxation compliquées produites avec retentissement traumatique; infiltration produite à la fois par l'introduction de l'air extérieur et par l'exhalation de gaz intérieurs.

Quand nous disons emphysème malin, c'est à la cause de l'emphysème que nous attribuons la malignité, l'emphysème n'en hérite pas, et nulle part il ne porte de désordres.

Bien que l'emphysème par traumatisme puisse se montrer simultanément avec l'emphysème par plaies, fractures et luxations compliquées des membres, cela est loin d'être constant. Du reste, il peut accompagner aussi les lésions d'autres organes, il a en outre ses caractères spéciaux, sa nature propre. C'est pourquoi il est nécessaire de le décrire à part. On trouvera sa description immédiatement après celle que nous allons donner de l'emphysème des membres, au chapitre premier des emphysèmes faux, auxquels il appartient dans notre classification. Ce qui suit s'applique exclusivement à l'emphysème par introduction de l'air.

Déjà nous avons vu, au sujet des plaies simples de la poitrine, l'air s'insinuer à travers la solution de continuité, s'infiltrer dans le tissu cellulaire, et produire un emphysème, il n'y a donc rien d'étonnant à ce que pareille chose arrive pour certaines plaies des membres.

Nous n'avons rien de particulier à dire sur le mécanisme que nous avons déjà exposé, soit dans nos généralités, soit à propos des plaies non pénétrantes de la poitrine. L'air pénètre par une sorte d'aspiration causée par le jeu des tendons et des muscles, et est ensuite poussé par compression dans le tissu cellulaire ambiant.

Jusqu'ici les plaies des membres qu'on a vues envahies par de l'emphysème, sont des plaies contuses produites soit par armes à feu, soit par une chute, soit par le choc d'un instrument contondant.

Un mineur du 3e régiment du génie, faisant l'exercice à feu, et placé au premier rang, prenait une cartouche dans sa giberne ; un soldat du troisième rang, dont l'arme était mal dirigée, lâcha son coup de fusil presque à bout portant, et la charge, faisant balle, pénétra en totalité dans la face interne de l'avant-bras, en suivant une direction oblique de bas en haut. On transporta le malade à l'hôpital, une demi-heure après l'accident, et l'on trouva un emphysème bien caractérisé, occupant tout le membre supérieur, le creux de l'aisselle et les parties latérales de la poitrine. L'emphysème se dissipa peu à peu, et deux mois après, le malade sortit guéri [1].

M. Malgaigne [2] rapporte une observation de plaie de la cuisse avec emphysème, occasionné par la chute d'une grosse pièce de charpente qui, rencontrant presque debout un homme qui travaillait au fond d'un puits, vint frapper obliquement sur les parties molles de la cuisse, en déchirant les téguments dans une étendue considérable. L'aponévrose était ouverte en plusieurs endroits; les muscles sous-jacents faisaient hernie à travers ces ouvertures, par lesquelles on voyait aussi, très-peu de temps après l'accident,

[1] Gazette médicale, 1836.

[2] Journal de chirurgie, 1845, p. 133.

des bulles de gaz s'échapper parfois. Il y avait pour nous, en ce moment, emphysème par introduction de l'air. Ce n'est que deux jours après, alors que la réaction commença à se faire, et que la gangrène envahit la plaie, qu'on vit l'emphysème augmenter considérablement jusqu'à la mort. Cette nouvelle infiltration gazeuse est pour nous de nature différente de la première; elle doit être attribuée à la modification des tissus par le traumatisme; c'est ce que nous démontrerons plus en détail à l'article emphysème par traumatisme. Nous voulions seulement signaler ici la réunion possible de deux emphysèmes d'espèce différente.

Comme dernier exemple de plaie compliquée d'emphysème, nous citerons une observation que M. Morel-Lavallée a présentée à la Société de chirurgie, lors de la discussion sur le sujet qui nous occupe [1].

Un homme tombe sur le bord d'un trottoir et se relève avec une petite plaie au milieu de la face externe de la cuisse; il continue son chemin. Le lendemain il entre à l'hôpital, et à la visite du matin je constate que cette plaie, de la grandeur d'une pièce de 2 francs, n'intéresse que l'épaisseur de la peau, décollée à l'entour, dans un rayon de 1 à 2 centimètres. On trouve la crépitation fine de l'emphysème sur la face correspondante du membre, depuis la hanche jusqu'au genou. Le blessé guérit en quelques jours. — Il avait marché après l'accident, ce qui avait amené des variations de volume dans la masse des muscles au niveau de la plaie. Au moment où cette masse avait diminué de volume dans ce point, une tendance au vide avait appelé l'air par la plaie cutanée. L'aponévrose

[1] Gaz. méd., 1863, p. 520.

intacte, en s'éloignant et se rapprochant alternativement de l'ouverture de la peau, jouait un peu le rôle du morceau de cuir qui remplace le piston dans la pompe des prêtres (*sic*).

Lorsque la plaie est compliquée de fracture ou de luxation, l'introduction de l'air est rendue d'autant plus facile ; en effet, au jeu des muscles et des tendons que nous avons déjà signalé, il faut ajouter les mouvements des fragments osseux, ou des extrémités articulaires. Ce mécanisme est très-manifeste chez le malade observé par M. Velpeau qui, sautant sur le marchepied de l'omnibus de Chaillot, aux Champs-Elysées, le manque, tombe et se fracture la jambe. Il se relève, veut rattraper la voiture et fait une trentaine de pas sur son tibia fracturé qui a perforé la peau. A l'arrivée du professeur Velpeau, qui vit le malade une heure après l'accident, il y avait de l'emphysème. La mort eut lieu quelques jours plus tard [1].

Ce mécanisme n'est pas moins évident chez ce jeune homme qui, en voulant franchir un cheval dans les exercices gymnastiques, s'est fracturé l'avant-bras droit ; et qui, pour faire saigner la plaie, a pressé son membre fracturé et l'a agité pendant vingt minutes, après l'avoir plongé dans un seau d'eau froide [2].

Il n'est pas nécessaire que la plaie soit très-large pour permettre l'introduction de l'air ; un simple petit pertuis, communiquant avec le foyer de la fracture, suffit pour la pénétration du fluide aérien. Les

[1] Société de chirurgie, séance du 8 mai 1861.

[2] Gazette des hôpitaux, 1844.

plaies les mieux disposées pour l'emphysème sont celles qui, dans les fractures directes, sont produites par le corps vulnérant, lequel, en même temps qu'il brise l'os, déchire les parties molles ; ou bien encore celles qui résultent de la perforation des tissus par un des fragments de l'os.

Ce sont les blessures du membre inférieur qui paraissent surtout jouir du privilége de s'accompagner d'emphysème. Parmi elles, viennent de beaucoup en première ligne les fractures de jambe, puis les écrasements du pied et les fractures compliquées de cuisse ; en dernière ligne, les luxations du pied.

Le rapport de fréquence entre les blessures avec emphysème du membre supérieur, et celles du membre inférieur, est environ comme 1 : 4. Ce sont les fractures de l'avant-bras et les écrasements et contusions de la main qui s'offrent le plus souvent.

L'emphysème consécutif aux fractures et luxations compliquées apparaît presque toujours très-peu de temps après l'accident, et ordinairement à l'occasion des mouvements qui s'opèrent dans le membre blessé, avant son immobilisation par un appareil contentif. On l'a vu cependant se montrer, après le pansement, mais chez des blessés indociles ou pris de délire, qui, après avoir enlevé leur bandage, avaient été en proie à une agitation désordonnée.

Le cortége des symptômes qui l'accompagnent est très-variable suivant le degré de la lésion primitive. Quelquefois les choses se passent très-simplement, c'est principalement quand la fracture a eu lieu par cause indirecte ; qu'il n'y a ni contusion, ni épanchement sanguin, ni esquille, et que la plaie qui communique avec le foyer de la fracture est de petite dimension. Alors le membre étant placé dans une gouttière en fil de fer, le déplacement réduit, la plaie pansée par occlusion ; celle-ci se ferme, aucune réaction ne se produit ; l'emphysème, après avoir duré quatre ou cinq jours, disparaît, et la consolidation s'opère comme dans les fractures les plus simples.

Le 18 avril 1861, est entré à Necker, dans le service de M. Morel-Lavallée, au n° 5 de la salle Saint-Pierre, un nommé Miner (Auguste), âgé de quarante-deux ans, plombier, demeurant rue Percival, 73. Ayant été poussé par un de ses camarades en bas du trottoir, il se fracture la jambe gauche au niveau du tiers inférieur. Une petite plaie de 1 centimètre de long faisait communiquer le foyer avec l'air. Transporté immédiatement à l'hôpital, le blessé fut mis dans une gouttière et la petite plaie pansée avec un morceau de diachylon. L'interne de garde n'avait rien remarqué de particulier ; aucune trace d'emphysème.

Dans la nuit, le malade fut pris de délire nerveux et il défit tout son appareil, de sorte que le 19 au matin, nous trouvons la plaie à découvert ; les bords en sont nets avec un léger décollement. Elle siége à la face antérieure de la jambe au niveau du tiers inférieur. Le fragment supérieur du tibia est taillé en V.

En promenant les doigts sur la face interne de la jambe, on sent manifestement la crépitation fine et fuyante d'un emphysème sous-cutané qui occupe toute cette face interne, depuis la malléole jusqu'au condyle interne du fémur. La plaie est pansée par occlusion, et le membre fracturé mis dans une gouttière. Au bout de quatre jours, il n'est plus possible de retrouver des traces d'emphysème. Au bout de huit jours, la petite cuirasse de sparadrap est enlevée et la plaie est complétement cicatrisée.

Depuis ce moment aucun incident ne vient entraver la guérison.

Le 15 mai, la gouttière est supprimée ; application d'un bandage dextriné ;

Le 20 mai, le malade se lève et essaye de marcher avec des béquilles [1].

Il n'en est plus de même lorsque la fracture a été produite par une cause directe agissant en vertu d'une force considérable. Si cependant alors les désordres ne sont pas trop profonds, si la contusion des parties molles est modérée, si l'épanchement sanguin n'est pas trop abondant, enfin si la fracture n'est pas comminutive, on pourra encore espérer une terminaison heureuse par les seules ressources de la nature. Le malade, quelque temps après son accident, se présente dans l'état suivant :

Autour de la plaie communiquant avec le foyer de la fracture existe un gonflement plus ou moins considérable, donnant la sensation de la crépitation fine, caractéristique de l'emphysème. Cet emphysème n'est jamais bien étendu; la plupart du temps même, il est très-restreint. Ce n'est pas seulement par un épanchement aérien, mais encore par un épanchement sanguin que le gonflement est produit. Cela est facile à reconnaître à la couleur violacée de la peau. En faisant mouvoir les deux fragments de la fracture,

[1] Morel-Lavallée, mém. cité.

on fait sourdre, par la plaie des parties molles, du sang noirâtre entremêlé de bulles d'air.

De la douleur au niveau de la fracture, un peu de refroidissement général et d'abaissement du pouls, tels sont alors les seuls symptômes qu'occasionnent les désordres que nous venons de signaler.

Pendant trois ou quatre jours, l'état du malade semble très-satisfaisant : l'appétit est conservé, la douleur est moindre, le gonflement n'a pas augmenté.

Mais alors le spectacle change : l'emphysème, qu'on avait perçu jusqu'alors, disparaît, le gonflement gazeux est remplacé par une tuméfaction œdémateuse et inflammatoire ; la plaie, au lieu de sang et d'air, laisse échapper une sanie rougeâtre ; quelques phlyctènes se développent quelquefois à son pourtour.

La peau devient chaude et sèche, le pouls s'élève et augmente de fréquence, la bouche est pâteuse, l'appétit se perd.

Cette réaction, après avoir duré soixante-douze à quatre-vingt-seize heures, fait place à d'autres symptômes. La fièvre disparaît, l'appétit revient ; un pus de bonne nature s'écoule par la plaie ; en un mot, toute menace de terminaison funeste se dissipe. La réparation commence, réparation longue, très-souvent entravée par des abcès, des fusées purulentes nécessitant des contre-ouvertures. Mais alors, en admettant l'influence primitive de l'emphysème, celle-ci ne peut plus être invoquée.

Ce sont là les cas de terminaison heureuse. Très-rares dans les premiers temps de la découverte de l'emphysème, ils vont se multipliant tous les jours. Lorsque la mort a lieu, elle survient à des époques plus ou moins éloignées de l'accident et en s'entourant de symptômes divers suivant les cas. Toujours alors, les désordres intérieurs, quelquefois dissimulés par une apparence d'intégrité extérieure, sont énormes et profonds. Parties molles broyées, fractures comminutives, longues esquilles, vastes épanchements sanguins, plaies considérables, déplacements et issues des fragments; telles sont les lésions que l'on rencontre le plus souvent. Ajoutons à ces symptômes physiques une stupéfaction plus ou moins grande et qui est l'indice d'une sidération traumatique ordinairement en rapport avec la violence de la cause vulnérante.

Dans ces circonstances, on voit la mort arriver quelquefois vingt-quatre ou trente-six heures après l'accident, avant qu'aucune réaction se soit manifestée. Elle doit être attribuée à l'ébranlement général causé par l'étendue des désordres locaux. L'emphysème est alors à son maximum de développement. C'est ainsi que les choses se sont passées dans le premier cas observé par M. Velpeau. Il s'agissait d'un marchand de mottes, âgé de quarante-cinq ans, qui, en tombant de sa voiture, s'était fracturé l'articulation tibio-tarsienne. Il y avait écrasement de l'astragale et issue des os par une vaste plaie. Ce malade, immédiatement transporté à la Pitié, fut examiné par M. Velpeau, très-peu de temps après son accident. Il y avait déjà un emphysème occupant toute la jambe.

Le lendemain l'emphysème était encore en voie d'accroissement, il avait envahi la cuisse et la partie correspondante de l'abdomen, lorsque le malade mourut.

Cependant il se peut que le blessé résiste à la violence à laquelle il a été soumis et que la mort arrive seulement vers le quatrième ou le cinquième jour. Le membre blessé offre les désordres que nous avons mentionnés ; l'emphysème est modéré et s'étend tout autour de la plaie, en s'accompagnant d'une tuméfaction due aussi en partie à un épanchement sanguin, la douleur à l'endroit atteint est atroce ; le pouls est petit. Pendant un ou deux jours l'emphysème augmente, puis on cesse de le percevoir. Cependant le gonflement persiste ; il devient inflammatoire et œdémateux ; la douleur, qui s'était un peu calmée, se réveille, la face s'anime, le pouls devient fréquent, en un mot tous les signes d'une réaction inflammatoire se déclarent, et le malade succombe à la violence de cette réaction. L'observation suivante nous offre un exemple de ce mode de terminaison.

Le nommé Crosnier (Louis), né à Paris, serrurier, âgé de trente ans, se rendait chez lui, le 1er décembre 1829, à neuf heures du soir, et il était près de l'École militaire, lorsqu'il vint trébucher dans une ornière à peine profonde de quelques pouces. Il tomba, et la chute fut si malheureuse, qu'il se fractura en éclats le péroné droit, et que le tibia déchira les téguments. Il lui fut impossible de se relever, et, dans ce quartier désert, il resta jusqu'à deux heures du matin, exposé au froid de la nuit, sans que personne vint à qui il pût demander secours. Il fut enfin relevé et apporté à la

Charité à trois heures du matin. L'interne de garde qui le vit le premier trouva les parties dans l'état suivant : luxation complète du pied en dehors, fracture du péroné, plaie au niveau de la malléole interne, issue par cette plaie de l'extrémité articulaire du tibia et rupture du ligament interne de la jambe; en même temps il reconnut un emphysème de la jambe et de la cuisse.

La solution de continuité fut agrandie, un fragment assez long du péroné extrait, et alors il fut possible d'effectuer la réduction de la luxation et de la fracture. Un appareil ordinaire fut appliqué et un large cataplasme mis sur la jambe cassée. A la visite M. Roux vit le malade, renouvela le pansement et prescrivit une large saignée. Le gonflement du membre n'était pas très-considérable , une rougeur foncée s'étendait jusque vers le milieu de la jambe. L'emphysème fut de nouveau constaté ; il était sensible surtout au-dessous du genou, en dehors et sur le côté externe de la cuisse jusque vers ses deux tiers supérieurs. Ce n'était point une tumeur rénitente et élastique ; on déplaçait l'air avec la plus grande facilité, et, en le déplaçant, on sentait sous les doigts une sorte de crépitation. Le soir, Crosnier éprouva de très-vives douleurs dans la jambe; la face était animée, le pouls, fréquent et rapide ; de l'opium fut prescrit.

Le 3 les parties sont dans le même état. Deux fortes saignées sont pratiquées. Le pouls reste fréquent, mais il perd sa force ; les douleurs cessent aussi dans la jambe ; le malade passe une assez bonne nuit.

Le 4 et le 5, on ne remarque aucun changement notable; on continue les cataplasmes émollients. Mais dans la journée, Crosnier est pris de douleurs dans la poitrine, qu'il avait déjà ressenties les jours précédents; il crache un peu de sang, un léger délire survient; puis dans la nuit, le malade s'écrie qu'il se sent mourir, et, en effet, il expire le 6, à une heure du matin.

Autopsie faite le 7. — On trouva une plaie conduisant dans l'articulation tibio-tarsienne, le péroné fracturé un peu au-dessus de la malléole externe, et une esquille qui en était détachée. Le tibia était intact. Du sang était infiltré jusqu'au haut de la jambe, et là où on avait surtout remarqué l'emphysème. Au-dessous du genou, et à la partie externe de la cuisse existait du pus encore concret dans une très-grande étendue. Le cerveau et les poumons furent trouvés dans l'état normal, ainsi que les viscères abdominaux et les vaisseaux sanguins du membre fracturé [1].

On voit d'autres blessés qui, après avoir supporté les premiers symptômes de la réaction inflammatoire, meurent de complication accidentelle, du septième au douzième ou quinzième jour; ces complications sont : la lymphangite, le tétanos et l'érysipèle. La lymphangite et le tétanos se développent surtout à l'occasion des écrasements des extrémités.

C'est ainsi que M. Martin (de Bazas) vit mourir, au dixième jour de l'accident, un de ses malades, jeune homme de vingt ans, bien constitué, qui, roulant une barrique, avait eu les doigts indicateurs et médius de la main droite broyés par la rencontre d'un mur. Quelques heures après l'accident, l'emphysème remontait jusqu'au coude. Tout le membre fut envahi par une lymphangite, partant de la plaie et remontant à l'aisselle et à la région thoracique. L'emphysème disparut, le gonflement devint inflammatoire, la fièvre, intense, en dépit du traitement antiphlogistique. Le septième jour, des accidents tétaniques survinrent, le dixième le malade mourut.

L'érysipèle surprend ordinairement le malade dans

[1] Gazette médicale, 1833.

un état assez satisfaisant ; l'accident est arrivé depuis quatre ou cinq jours ; dans l'intervalle, le malade, après avoir beaucoup souffert à l'endroit de sa fracture, a vu bientôt sa douleur diminuer, son appétit est conservé, la fièvre, nulle; l'emphysème, après avoir duré quarante-huit à soixante-douze heures, est dissipé.

Tout à coup, la douleur se réveille au niveau de la fracture; la plaie s'entoure d'une auréole rouge, avec empâtement, le pouls s'accélère, la soif devient vive, l'appétit s'en va. Cet état dure un jour ou deux, puis l'auréole prend une teinte bronzée, en même temps que sa surface, qui s'est étendue, offre des bords festonnés comme ceux de l'érysipèle.

La douleur augmente de plus en plus, la tuméfaction fait de nouveaux progrès ; un empâtement œdémateux occupe le membre, un sang trouble et noirâtre s'écoule par la plaie. Simultanément le pouls s'élève à cent et cent vingt pulsations, en même temps qu'il devient plus petit; la langue se sèche, des vomissements et de la diarrhée surviennent; bientôt l'intelligence s'altère; le malade délire, passagèrement d'abord, puis d'une façon continue; aux vomissements s'ajoute le hoquet; il y a du mâchonnement, de la carphologie, la respiration est difficile, le pouls, faible et irrégulier. En même temps que ces symptômes généraux, l'érysipèle, toujours avec sa teinte bronzée, s'étend au loin, des phlyctènes se développent autour de la plaie, qui laisse écouler du pus mal lié, fétide, ichoreux, entraînant quelquefois avec lui des débris gangréneux, le membre s'œdématie de plus en plus, prend une teinte violacée et se refroidit; alors la mort arrive.

Le diagnostic de l'emphysème à la suite des plaies, fractures et luxations compliquées des membres est des plus faciles. Les signes de ce symptôme sont tellement caractéristiques, qu'on ne peut accuser qu'une observation peu attentive de l'avoir méconnu pendant si longtemps. Il est vrai que souvent l'infiltration est très-restreinte et qu'elle occupe les parties profondes, mais un examen sérieux le fait cependant reconnaître soit par la constatation de la crépitation, soit par la sortie de bulles d'air par l'ouverture de la plaie, lorsqu'on imprime des mouvements au membre blessé.

L'emphysème est constaté, mais le diagnostic ne doit pas s'en tenir là, il doit établir la nature de cet emphysème.

Il y a deux alternatives : ou bien l'emphysème est produit par l'infiltration de l'air extérieur; ou bien, par l'épanchement de gaz venus du dedans par suite de la modification produite par le traumatisme.

On base le diagnostic sur les considérations suivantes : L'emphysème par introduction de l'air n'est possible qu'autant qu'il existe une plaie ; cette condition n'est en rien nécessaire à la production de l'emphysème par modification traumatique. L'emphysème par introduction de l'air est toujours *primitif*, c'est-à-dire qu'il se montre toujours immédiatement après l'accident, ou très-peu de temps après; en effet, le gonflement qui survient et l'épanchement plastique qui s'opère, ne tardent pas à rendre la plaie imperméable, en même temps que l'immobilisation du membre blessé supprime les moyens d'introduction de l'air. Il atteint son maximum de développement au deuxième jour de l'accident, ne prend jamais une grande extension et ne tarde pas à disparaître, étant remplacé par une tuméfaction inflammatoire.

L'emphysème par modification traumatique est toujours *secondaire;* c'est-à-dire qu'il survient un certain temps après l'accident. Cet intervalle est variable; il est quelquefois d'un jour, le plus souvent de deux, trois, cinq et même plus.

L'observation de Desault ne peut être opposée à cette loi. On sait qu'il s'agit dans ce cas d'une tumeur emphysémateuse, qui se serait montrée subitement pendant la réduction d'une luxation ancienne de l'épaule. Mais elle a été interprétée de tant de manières différentes, qu'on ne saurait en tenir compte aujourd'hui, alors même que quelques-uns lui refusent d'avoir jamais été formée par de l'air.

L'emphysème *secondaire*, lorsqu'il existe au deuxième jour de l'accident, est alors à son minimum de développement. Il est susceptible de prendre un accroissement considérable et même d'envahir le corps entier; quelquefois cependant il reste limité.

Nous croyons en avoir assez dit pour établir dès maintenant une différence tranchée entre l'emphysème des membres par introduction de l'air extérieur, et l'emphysème par modification traumatique; lorsque nous ferons la description de ce dernier, nous signalerons de nouveaux caractères qui les sépareront plus complétement encore.

L'opinion n'est pas arrêtée sur le pronostic de l'emphysème des membres à la suite de blessures. Jusqu'à ces derniers temps, ces emphysèmes ayant compliqué des cas qui presque tous s'étaient terminés par la mort, on l'en avait rendu responsable et on en avait conclu à sa très-grande gravité. C'est ainsi que M. Velpeau écrivait, dans sa médecine opératoire, « que c'était un accident qui indiquait le plus formellement l'amputation même avant l'apparition de toute trace de gangrène et d'inflammation (1839). »

Pour M. Boureau, « si cet accident n'est pas constamment mortel, il l'est du moins, dans l'immense majorité des cas (1856). »

Pour M. Dolbeau, « sa présence est l'indice d'une terminaison presque toujours fatale (1860). »

Recherchant la cause de cette gravité, on s'en est rendu compte en disant qu'elle tenait à ce que l'air infiltré n'avait pas été respiré et n'avait pas perdu ses qualités nuisibles en passant par les poumons; on expliquait de la sorte aussi la différence de nocuité entre les fractures de côtes et celles des membres, avec emphysème. Aujourd'hui cette opinion ne saurait être soutenue, après nos expériences sur les injections d'air réitérées fréquemment dans le foyer de section de tendons divisés. Nous avons parfaitement prouvé que ces injections n'avaient aucune influence sur l'état général du sujet de l'expérience, non plus que sur la réparation des parties coupées.

Cependant, pour certains alarmistes, cet air infiltré jouit des propriétés les plus terribles; c'est lui qui est la cause de la gangrène et ne fait que la devancer; c'est à ce point que Robert, ne faisant qu'à regret une désarticulation, pour laquelle il fut obligé de tailler des lambeaux infiltrés d'air, fut étrangement étonné de voir guérir sa malade sans accidents. Aussi opère-t-on le plus haut possible, et si la gangrène du lambeau arrive, alors même que celui-ci a été pris au-dessus de la limite de l'emphysème, c'est cependant encore ce dernier qu'on accuse du sphacèle.

C'est à propos d'un fait de ce genre, rapporté en 1861, par M. Broca, devant la Société de chirurgie, que s'est engagée dans cette assemblée, la discussion sur le sujet que nous traitons.

Un homme est renversé et a la jambe prise sous un énorme bloc de pierre. Il en résulte une fracture de jambe avec plaie et issue du fragment supérieur. Le blessé est apporté à l'hospice de Bicêtre. L'accident avait eu lieu le soir; le lendemain matin, au moment où M. Broca, chirurgien de l'hospice de Bicêtre, vit le malade, outre la fracture et la plaie étendue dont il vient d'être fait mention, il constata qu'il existait un emphysème considérable.

La plaie était située au-dessous de la malléole interne; l'emphysème occupait toute la partie inférieure de la jambe et remontait jusqu'à trois travers de doigt au-dessous du point où se pratique l'amputation dite au lieu d'élection.

M. Broca se décida, en raison des lésions et des désordres graves de la jambe et *de l'existence de l'emphysème*, à pratiquer immédiatement l'amputation. Elle fut faite au lieu d'élection, par la méthode circulaire, et la section, même la *section des parties molles porta au-dessus du point où avait pénétré l'infiltration gazeuse.* M. Broca note en passant que, bien que le blessé fût à peine âgé de quarante-sept ans, il y avait ossification des artères.

Dès le lendemain, M. Broca constata que le moignon était sphacélé et était recouvert d'une couche grise pultacée. Huit jours après le développement de cette gangrène, le blessé a succombé. Il avait été pris de frissons à plusieurs reprises et portait, dans d'autres régions du corps, dans le dos par exemple, des traces de contusions plus ou moins violentes, mais sans fracture [1].

Après la lecture de cette observation, M. Broca demande quelle peut être l'influence d'une infiltration de gaz sur la production de la gangrène? Comment les tissus en contact avec ce gaz se gangrènent? Comment aussi l'emphysème peut être la cause d'une gangrène à distance?

Répondant au fait particulier, il est évident pour nous que l'emphysème n'a été pour rien dans le développement de la gangrène, et qu'au lieu de l'invoquer comme cause de sphacèle, il est beaucoup plus naturel d'invoquer l'ossification des artères.

Répondant maintenant d'une façon générale, nous croyons qu'une infiltration d'air dans des tissus quelconques ne peut déterminer la gangrène de ces tissus, et nous nous autorisons de nos expériences pour soutenir ce point. En vérité, on a vu des moignons taillés dans les parties infiltrées par des gaz être atteints de sphacèle, mais ce n'est là qu'une coïncidence ; n'en a-t-on pas vu d'autres dans les mêmes conditions se

[1] Gazette des hôpitaux, 1861, p. 251.

cicatriser sans le moindre accident? D'ailleurs les lambeaux d'amputation ne se gangrènent-ils donc jamais, alors même qu'ils sont purs de toute infiltration d'air? M. Legouest, observant sur une vaste échelle a vu, lors de la guerre de Crimée, ce sphacèle envahir très-souvent les moignons des amputés.

Donc il faut cesser de reconnaître à l'emphysème des membres par infiltration de l'air extérieur la gravité qu'on lui avait attribuée dans les premières observations qu'on en a données, et on doit en tenir un compte très-restreint lorsqu'on est appelé à faire le pronostic des lésions qu'il accompagne.

« Quant à la gravité de cette complication, je crois qu'elle n'est pas aussi grande qu'elle m'avait parue tout d'abord. La gravité dépend bien plutôt de la blessure elle-même que de l'emphysème qui vient la compliquer... Le traitement doit varier en raison de la blessure elle-même... »

Ce sont là les paroles prononcées par M. Velpeau dans la discussion de la Société de chirurgie. On voit combien ses idées sur l'emphysème se sont modifiées. C'est que, après les faits malheureux sont venus d'autres faits heureusement terminés, et dans lesquels on a pu voir que l'emphysème ne jouait aucun rôle.

Les dernières idées du maître sont aujourd'hui les nôtres, et nous admettons que le pronostic doit avoir exclusivement pour point de départ l'étendue et la gravité des désordres locaux.

Quant au traitement, nous admettons encore qu'on ne doit tirer aucune indication de l'emphysème ; et qu'amputer, à cause de l'existence de quelques bulles d'air dans la plaie d'une fracture, serait à nos yeux inexcusable ; qu'on ne doit opérer immédiatement que si les parties sont en tel état, qu'il n'y ait aucune chance de les conserver ; qu'autrement il faut attendre le développement des premiers accidents, et qu'alors la crainte d'avoir un lambeau infiltré de gaz ne doit pas faire amputer plus haut qu'il ne convient ; que le membre (les parties déplacées étant rétablies dans leurs rapports) doit être mis dans une gouttière en fil de fer, la plaie étant pansée avec du taffetas ou du collodion, immobilisé autant que possible dans cette position, et recouvert d'applications émollientes, pour prévenir une réaction trop inflammatoire ; et enfin qu'on ne doit recourir à un bandage, soit imbriqué, soit inamovible, qu'alors que la plaie est cicatrisée.

EMPHYSÈMES FAUX.

Nous rangeons sous la dénomination d'emphysèmes faux ceux qui résultent d'une infiltration spontanée au milieu des tissus de gaz prenant naissance : ou bien au sein de l'organisme vivant, modifié en totalité ou en partie, soit par une action traumatique, soit par une action morbide ; ou bien au sein de l'organisme mort et en état de décomposition. Nous reconnaissons donc trois espèces d'emphysèmes faux :

1° Emphysèmes par traumatisme,

2° Emphysèmes morbides ;

3° Emphysèmes *post mortem*.

L'emphysème *post mortem*, que nous aurons à signaler seulement comme cause de dystocie, lorsqu'il gonfle le fœtus mort dans le sein de sa mère, cet emphysème, dis-je, dont la cause évidente est la putréfaction, étant mis de côté, nous croyons que les gaz qui forment les divers emphysèmes faux que nous allons étudier, proviennent de deux actions différentes, et qu'ils naissent, dans certains cas, d'un travail d'exhalation, et, dans d'autres, d'un travail de fermentation ou de décomposition.

Il serait à désirer que cette distinction fût mise hors de doute par des analyses bien faites; à leur défaut, aujourd'hui nous l'établissons hypothétiquement d'après l'observation de faits tellement dissemblables dans leur développement, qu'ils doivent être dissemblables aussi dans leur origine.

Il est des cas où les gaz naissent de troubles fonctionnels ou d'une altération passagère et remédiable de l'organisme; nous admettons volontiers que, dans ces cas, les gaz résultent d'une exhalation, et nous croyons qu'analysés, leur composition se rapprocherait beaucoup de celle des gaz du sang.

Il est d'autres cas, au contraire, où les gaz naissent de désordres profonds, soit localisés et ayant amené la mort des parties atteintes, soit généraux et portant sur la masse du sang stupéfié ou bien empoisonné par quelques virus charbonneux, typhique et varioleux... Les gaz résultent alors d'une décomposition.

On a fait plusieurs fois l'analyse de ces gaz recueillis, il est vrai, après la mort. On les a toujours trouvés formés, en grande partie, par de l'hydrogène protocarboné. Cet hydrogène protocarboné existait-il pendant la vie? Est-il un produit de putréfaction? Ce point serait intéressant et facile à établir par l'analyse des gaz recueillis avant la mort.

1° EMPHYSÈMES PAR TRAUMATISME.

Nous en distinguerons deux espèces :

A. Emphysèmes par fermentation.

B. Emphysèmes par exhalation.

A. *Emphysèmes par fermentation ou décomposition.*

Ces emphysèmes sont toujours le résultat d'un traumatisme violent. Cependant l'action de ce traumatisme peut s'étendre à l'économie tout entière et produire une sidération, une stupéfaction générale, ou bien borner à son point d'application son action, qui se manifeste alors par un sphacèle plus ou moins étendu.

Nous ne nous appesantirons pas sur l'explication de ces désordres; on comprend bien, lorsqu'il y a sphacèle, que celui-ci résulte de la désorganisation des tissus par la violence traumatique; mais que se passe-t-il dans le cas de stupéfaction? Stupéfaction rend bien l'expression, mais non la nature de la lésion. On a prétendu que le point de départ de cet état était la lésion primitive, que le sang coagulé dans les vaisseaux des parties frappées entrait en fermentation, produisait des gaz qui, portés par la circulation dans tout l'organisme, déterminaient un empoisonnement général. Sans nous arrêter à cette théorie, non plus qu'à d'autres qui nous apprennent encore moins et qui consistent à expliquer le fait par le fait lui-même, nous passerons immédiatement à la description de cette entité morbide.

Cet emphysème peut exister avec ou sans plaie, avec ou sans fracture, avec ou sans luxation; mais comme il est la conséquence d'un traumatisme violent, qui lui-même ne peut s'exercer sans produire des désordres locaux, il en résulte que très-souvent il coexiste avec une des lésions susmentionnées.

Les causes ordinaires sont : les chutes des lieux élevés, ou le choc de corps contondants très-lourds ou mus par une force considérable.

Le malade, aussitôt après l'accident, tombe dans un état de prostration, de subdélirium qui persiste. Le pouls est déprimé; un frisson général agite le corps; la chaleur ne peut être rappelée qu'à grand' peine. Il n'y pas encore d'emphysème; celui-ci n'apparaît que le second ou le troisième jour, au point d'application du traumatisme. D'abord restreint, il ne tarde pas à prendre un assez grand développement. Alors se manifestent les signes d'une réaction plus ou moins vive. Le pouls est plus fréquent, la peau rougit, le gonflement, jusqu'alors peu considérable, augmente. Le visage est pâle; le pouls reste faible; tout à coup l'emphysème prend un grand accroissement, et la mort survient. Il n'est pas rare de voir l'emphysème apparaître seulement une heure ou deux avant la mort, ou même immédiatement après et distendre très-rapidement tout le corps.

Un point sur lequel nous devons insister est la date de l'apparition de l'emphysème par traumatisme. Jamais il ne se montre qu'un certain temps (vingt-quatre heures au moins) après l'accident. Il est donc toujours secondaire, et se distingue ainsi, comme nous l'avons déjà fait remarquer, de l'emphysème par introduction de l'air, qui est toujours primitif.

Il en est de même lorsque le traumatisme a borné son action à une désorganisation locale. L'emphysème n'apparaît qu'alors que les signes du sphacèle se manifestent, que les parties deviennent froides, que leurs surfaces se couvrent de teintes livides. Cette gangrène a très-peu de tendance à se limiter. Quelquefois, après une amputation jugée nécessaire, elle reparaît sur les lambeaux.

Un bel exemple d'emphysème par traumatisme est celui qui a été rapporté par M. Malgaigne. Nous avons déjà cité plus haut le commencement de cette observation ; nous allons en donner ici la fin.

On a vu que le blessé était atteint d'une plaie en forme de croissant, intéressant la partie interne et antérieure de la cuisse, avec décollement d'un vaste lambeau, laissant à nu l'aponévrose déchirée, et donnant passage à des fibres musculaires herniées, et que cette plaie fut immédiatement envahie par une infiltration d'air. Des bulles de gaz venaient crever à la surface des déchirures de l'aponévrose : c'était de l'emphysème primitif.

Le lendemain matin, on fait la réunion du lambeau ; le soir

ce lambeau était moins douloureux qu'avant la réunion ; il était déjà un peu plus froid que la peau adjacente, qui était tuméfiée et chaude. Le reste du membre n'offrait rien d'anormal. La nuit fut sans sommeil.

C'est le deuxième jour après l'accident que l'emphysème par traumatisme se montra par le développement de nombreuses bulles gazeuses donnant lieu à une crépitation très-marquée ; en même temps le lambeau est plus froid, des taches livides se montrent à la surface, les ganglions de l'aine sont tuméfiés et douloureux ; le pouls est plus fréquent que la veille ; la peau, chaude et sèche.

Le troisième jour, le lambeau est entièrement sphacélé ; l'emphysème remonte au haut de la cuisse, qui est tuméfiée : pouls 104, faiblesse, agitation. On pratique des scarifications profondes, qui laissent échapper des gaz à odeurs infectes. Le soir, l'agitation augmente ; loquacité, œil hagard ; toute la partie inférieure du membre, à partir du genou, ne présente rien de notable ; l'agitation redouble pendant la nuit ; elle s'accompagne d'un délire furieux. A sept heures du matin le malade expire.

« Dans l'intervalle de cette dernière nuit, tout le membre, à part le pied, s'était sphacélé ; il n'existait pas même dans la soirée de phlyctènes à la peau. En haut, la gangrène occupe toute la hanche et la fesse correspondante ; à la cuisse, elle s'étend à toute l'épaisseur des parties molles jusqu'à l'os ; à la jambe, il y a aussi beaucoup de gonflement et une rougeur livide, surmontée par de larges soulèvements phlycténoïdes. Le cadavre s'est putréfié avec beaucoup de rapidité, au moins dans la partie gangrenée et au ventre. »

Deux heures après la mort du malade, M. Malgaigne, faisant sa visite, ouvrit une phlyctène remplie de gaz ; celui-ci s'enflamma au contact de la flamme d'une bougie. Une analyse subséquente prouva qu'il était composé d'hydrogène protocarboné et d'air.

Il serait bien intéressant de savoir d'une façon certaine si cet hydrogène carboné est un produit de l'emphysème par fermentation, et si c'est un produit constant.

L'emphysème par fermentation peut être confondu avec l'emphysème primitif des membres ; aux signes qui les différencient, et que nous avons déjà fait connaître, on peut ajouter tous ceux qui sont tirés de l'observation des symptômes généraux. En effet, dans l'emphysème primitif pur, les symptômes généraux sont francs, le malade, après son accident, revient à lui, passe un jour ou deux dans le calme ; puis est pris de fièvre, etc... Dans l'emphysème traumatique par fermentation, au contraire, le malade reste dans la stupéfaction et la torpeur ; le pouls, s'il devient fréquent, est toujours déprimé.

Les mêmes symptômes généraux serviront à distinguer l'emphysème traumatique par fermentation de l'emphysème traumatique par exhalation. Cette exhalation se fait, en effet, sans qu'il y ait retentissement sur l'économie. Il n'y a donc pas de stupéfaction, non plus que de fièvre.

L'emphysème traumatique par décomposition est l'expression d'un état organique très-grave, et sa manifestation doit toujours faire porter un pronostic fâcheux. Cependant nous croyons qu'il est nécessaire d'établir des degrés dans le pronostic, depuis la désorganisation locale, contre laquelle l'organisme peut réagir, jusqu'à la sidération générale, qui est constamment mortelle. C'est surtout d'après la stupéfaction plus ou moins grande du blessé qu'on cherchera à calculer le pronostic.

Quant au traitement de l'emphysème traumatique par fermentation, la nature intime de la lésion nous étant inconnue, il nous est difficile d'indiquer les moyens s'attaquant à une cause ignorée.

Cependant, s'il est permis de tirer quelques indications de l'expression des symptômes qui sont ceux d'un empoisonnement spécial, on cherchera à soutenir l'organisme contre la perniciosité du traumatisme, à l'aide de préparations toniques et antiseptiques administrées à l'intérieur, tout en appliquant le traitement approprié aux lésions externes qui pourraient exister. Un fait d'observation, c'est que les émissions sanguines, et les antiphlogistiques en particulier, sont très-pernicieux lorsqu'ils sont opposés aux cas qui nous occupent.

Si le chirurgien se décide à quelque opération, il ne devra jamais en puiser les indications dans l'emphysème lui-même, mais toujours dans les désordres profonds des parties blessées.

On ne s'inquiétera des gaz infiltrés et on ne cherchera à leur donner issue qu'autant qu'ils arriveront à distendre les tissus par leur accumulation. Alors on les évacuera simplement à l'aide de quelques piqûres, qu'on renouvellera plus ou moins souvent, suivant qu'ils se reproduiront plus ou moins vite.

B. *Emphysème par exhalation.*

Nous venons de voir le traumatisme donnant lieu à un emphysème, en désorganisant les tissus du corps; il produit le même phénomène dans d'autres cas que nous allons exposer, mais suivant un mécanisme qui doit être différent, à en juger par la différence même des caractères avec lesquels se présente ce phénomène.

La production de l'emphysème nous semble dans ces cas devoir être attribuée à une modification nerveuse, sous l'influence de laquelle s'effectuerait l'exhalation des gaz du sang. La meilleure raison de notre théorie est la difficulté d'en donner une autre plus satisfaisante.

Du reste, personne ne conteste l'influence du système nerveux sur la production des gaz, et chacun sait combien ceux-ci se forment rapidement dans l'estomac, surtout des personnes à tempérament nerveux, sous le coup de surprises ou d'émotions plus ou moins vives.

Sans vouloir assimiler son mode d'action à celui d'une surprise ou d'une émotion, nous croyons cependant que, pour que le traumatisme occasionne un emphysème par exhalation, il faut qu'il s'exerce sur un sujet prédisposé et jouissant surtout de l'espèce de tempérament que nous avons signalé plus haut.

Ceci posé, l'emphysème traumatique par exhalation est local ou général, et nous croyons qu'il affecte l'une ou l'autre de ces formes, suivant que le traumatisme produit une modification nerveuse, restreinte à son point d'application, ou bien qu'il occasionne un ébranlement de tout le système.

C'est ainsi qu'on cite un sujet, doué d'un certain embonpoint, et chez qui une friction faite sur la peau, pendant quelque temps, amenait la formation de petites tumeurs emphysémateuses avec sensation de picotement.

Il est moins rare de voir une infiltration gazeuze se faire en un point qui vient d'être le siége d'une contusion. Beaucoup de chirurgiens en ont observé des exemples.

Nous croyons que l'on doit ranger aussi parmi les emphysèmes traumatiques par exhalation le fait suivant, communiqué par M. Larrey à la Société de chirurgie[1], de la part de M. le docteur Chabert.

Il s'agit d'un artilleur qui, en état d'ivresse, s'était précipité par une fenêtre du deuxième étage, dans la nuit du 25 au 26 mars 1857 ; il s'était facturé à la fois les deux fémurs et les deux rotules. Il y avait, en outre, luxation de l'extrémité interne de la clavicule droite. La fracture de la cuisse gauche étant compliquée de plaie, M. Laeger, médecin principal à l'hôpital militaire de Toulouse, jugea opportun de pratiquer l'amputation immédiate de ce membre. Le sujet succomba le 29 mars, après avoir présenté une teinte ictérique très-prononcée. L'autopsie fut pratiquée au bout de vingt-quatre heures.

Nous transcrivons ici la partie de la relation de l'autopsie qui concerne ce qui nous intéresse. « L'abdomen, mis à dé-

[1] Séance du 19 juin 1861.

couvert, tous les assistants sont frappés de l'aspect singulier du foie ; toute la surface de cet organe présente, sur un fond de couleur olivâtre, une multitude de petites élevures d'un jaune fauve, d'une forme irrégulière.

En piquant ces élevures avec la pointe d'un scalpel, on produit un bruit semblable à celui que l'on déterminerait en crevant une petite vessie pleine d'air, et qui, bien que très-faible, est nettement perçu par les assistants.

La face convexe du foie présente en outre à considérer trois déchirures de 5 à 6 centimètres de long, n'ayant guère plus de 2 à 3 millimètres de profondeur, remplies par des stries de sang, déjà en voie d'organisation.

Les coupes du foie ne laissent pas suinter de liquide ; elles sont pour ainsi dire sèches ; leur couleur est, comme la surface externe, nuancée de jaune et de brun ; elles sont criblées de vacuoles semblables à celles d'une éponge ; les coupes ont été multipliées et ont présenté partout le même aspect.

En prenant entre les doigts des portions du foie, on perçoit une crépitation bien manifeste. Le foie est remarquable par la diminution de sa pesanteur spécifique ; des fragments, pris au hasard et plongés dans l'eau, surnagent ; en comprimant ces fragments, on en fait sortir une multitude de bulles qui viennent crever à la surface du liquide ; devenus alors beaucoup plus denses, ils gagnent peu à peu le fond du vase.

La face externe de la vésicule biliaire est parsemée d'un grand nombre de vésicules semblables à celles que nous avons signalées sur la surface du foie. Elle est distendue par une bile très-foncée.

Le diaphragme ne présente aucune déchirure.

Les intestins sont médiocrement distendus par des gaz.

Le péritoine n'offre aucune trace d'inflammation.

Les autres organes contenus dans l'abdomen ne présentent pas d'altération. »

M. Chabert, cherchant une explication satisfaisante de ce fait bien constaté, écarte d'abord l'idée d'une altération cadavérique, supposition à laquelle s'oppose la date récente de la mort et l'état du cadavre.

Il ne croit pas non plus que les gaz viennent des parties voisines, poumons, intestins, à cause de l'intégrité de ces organes. On ne peut supposer non plus que des gaz intestinaux ont pu refluer par le canal cholédoque dans le parenchyme hépatique; les expériences de M. Cruveilhier, qui a vainement cherché à injecter les voies biliaires par le duodénum, rendent cette manière de voir inadmissible.

M. Chabert est porté à croire que ces gaz se sont formés dans le foie lui-même, probablement dans le tissu cellulaire qui joint la capsule de Glisson au tissu hépatique.

Pour nous, nous pensons qu'ils sont le résultat d'une exhalation déterminée par le traumatisme qu'a subi l'organe du foie, et que peut-être l'état d'ivresse dans lequel était plongé le sujet n'est pas étranger à leur développement.

Nous insisterons sur la remarque faite de l'état de conservation du cadavre, qui se putréfie au contraire très-rapidement dans les emphysèmes traumatiques par fermentation.

Après l'observation remarquable que nous venons de citer, nous allons en rapporter une autre plus remarquable encore, en ce que le phénomène de l'emphysème s'est passé sous les yeux de nombreux assistants, qui en ont suivi toutes les évolutions, sur un sujet atteint de fracture de rotule et sans plaie; elle est due à M. Morel-Lavallée.

Le 6 octobre 1859, est entré dans mon service, à l'hôpital Saint-Antoine, salle Saint-Antoine, n° 23, C***, âgé de vingt-deux ans, employé au théâtre de la Gaîté. C'est un jeune homme chétif, affecté depuis douze ans d'une hémichorée survenue à la suite de convulsions.

Le jour même, en courant prendre sa place dans un train à la gare de Vincennes, il était tombé sur le genou gauche et n'avait pu se relever.

A la visite du lendemain, il est facile, malgré le gonflement du genou, de constater une fracture transversale de la rotule. Les fragments, écartés de 4 centimètres, sont difficilement ramenés au contact, sans doute à cause de l'hydarthrose considérable qui se prononce dans leur intervalle.

Les téguments sont parfaitement intacts. Le creux du jarret présente une ecchymose qui a évidemment sa source au foyer de la fracture, puisque la région antérieure de l'articulation a seule porté dans la chute. Le membre est placé dans l'extension, sur un plan incliné : cataplasmes, potion calmante.

Le huitième jour, le dégonflement permet d'appliquer mon appareil spécial des fractures de la rotule. Cet appareil consiste :

1° En deux lacs semi-elliptiques, s'attachant par leurs extrémités aux côtés de la gouttière en fil de fer et dont la partie moyenne passe l'un au-dessus du fragment supérieur, l'autre au-dessous du fragment inférieur.

2° Un deuxième lacs vertical, fixé aux deux précédents, au-devant de la rotule, les rapproche et s'oppose au mouvement de bascule des fragments en avant.

Tout alla bien pendant trois jours ; puis une douleur vive, qui semblait avoir pris naissance sous le lacs supérieur, en remontant à la face antérieure de la cuisse jusqu'à l'arcade crurale, m'obligea à desserrer le lacs sous lequel la peau offrait cependant son aspect normal. La pression fut réduite à un degré modéré ; mais la douleur qui avait troublé le sommeil de la nuit persista toute la journée, sous forme d'élancements.

Le lendemain, treizième jour de l'accident, je constatai un emphysème très-caractérisé à la face antérieure de la cuisse gauche, dans toute la longueur, mais prononcé surtout dans la direction des vaisseaux fémoraux, et d'autant plus qu'on se rapproche davantage des ligaments de Fallope. La crépitation est fine et se produit à la moindre pression.

L'interne de la salle, M. Bosia, qui l'avait notée la veille au soir, trouve qu'elle s'est étendue.

La douleur a diminué.

Le quatorzième jour, la douleur a disparu, mais l'emphysème a gagné le côté externe de la cuisse.

Le seizième jour, l'emphysème apparaît dans la cuisse droite, où il offre les mêmes caractères, les mêmes limites et la même distribution qu'à la cuisse gauche ; il y semble seulement un peu moins abondant. Ce membre, qui était le choréique, ne portait pourtant aucune trace de violence intérieure, et le malade ne s'en était jamais plaint. Quelques douleurs dans la région antérieure de la cuisse y avaient seulement précédé le développement de l'emphysème. Je recherchai avec soin si ces deux emphysèmes se rejoignaient par la paroi abdominale ; mais je n'y pus découvrir aucune crépitation.

Est-il besoin de faire remarquer qu'il n'y avait à la poitrine ni contusion ni emphysème?

Au bout de dix jours, la crépitation, ou mieux, le gaz qui la produisait, avait entièrement disparu. Le sujet était choréique. N'est-il pas rationnel d'attribuer l'exhalation de ce gaz à une perturbation nerveuse déterminée par le traumatisme?

Quant à la fracture de la rotule, au quarantième jour elle

était consolidée avec un cal robuste de 1 centimètre de long seulement. La marche se fait sans la moindre roideur[1].

Nous avons dit que la modification traumatique nerveuse était locale et produisait alors un emphysème restreint aux environs de son point d'application; ou générale, et donnait lieu à une infiltration gazeuse de tout le corps. Les faits primitivement cités se rapportent à la première; comme exemple de la seconde, nous allons transcrire une observation singulière que l'on trouve dans le *Journal de Vandermonde*[2].

M. Coutenson fut appelé le 21 mars 1758 au village de la Bastide, pour y voir le nommé Pierre d'Aubas, jeune homme de vingt-quatre ans, qui, quelques heures auparavant, avait fait une chute de la hauteur de 20 pieds; son premier soin fut d'examiner s'il n'avait point quelque partie luxée ou fracturée; mais il ne put rien découvrir; cependant le malade n'en était pas plus tranquille; il était extraordinairement oppressé, ce qui détermina M. Coutenson à lui faire une saignée qu'il répéta deux heures après; elles calmèrent un peu le malade; on profita de ce moment pour faire de nouvelles recherches; on s'assura qu'il n'y avait rien d'intéressé dans les parties osseuses, ni même dans les parties molles. Malgré cela le malade souffrait toujours; le ventre se gonfla; on eut recours, pour la seconde fois, à la saignée, qui avait paru réussir assez bien jusqu'alors. Mais quelle fut la surprise de M. Coutenson, lorsque, revenant quelque temps après, il trouva tout le corps de ce jeune homme couvert de petites vésicules ou ampoules de différentes grosseurs, depuis celle d'un pois chiche jusqu'à celle d'une noix moyenne! Elles avaient leur siége principalement sur le tronc; elles étaient moins nombreuses sur les

[1] Février 1760, t. XII, p. 153.

[2] Société de chirurgie, Compte rendu des séances, 15 mai 1861.

extrémités ; il n'y en avait pas du tout à la paume de la main, ni à la plante des pieds. Le second jour de la maladie, le jeune homme se trouva assez bien ; sa respiration était moins gênée ; son ventre moins tendu ; mais ce symptôme singulier engagea M. Coutenson à appeler un médecin du voisinage qui jouit d'une réputation justement méritée. Egalement étonné d'un phénomène dont il n'avait point vu d'exemple, il remit au lendemain à déterminer ce qu'il y aurait à faire ; les vésicules parurent se gonfler et se multiplier dans la nuit ; mais leur couleur ni leur solidité ne furent point altérées ; elles étaient transparentes ; le malade était mieux ; la plupart des accidents avaient diminué pendant la nuit ; le lendemain, le médecin s'étant rendu de bonne heure chez lui, après avoir bien examiné les vésicules, on se détermina à en ouvrir quelques-unes pour voir quel pouvait être le liquide qu'elles contenaient : il n'en sortit que de l'air. Le malade parut soulagé de cette opération, qu'on répéta sur toutes celles qui purent le permettre. L'épiderme, qui avait servi d'enveloppe à cet air, se dessécha et tomba en écailles. Le malade fut parfaitement guéri au bout de sept jours, et, depuis ce temps-là, il jouit de la meilleure santé.

Tels sont les faits que nous avons trouvés dans les auteurs et que nous avons cru devoir réunir pour former notre classe d'emphysèmes faux traumatiques par exhalation.

Ils sont trop peu nombreux pour pouvoir être avantageusement comparés entre eux, de manière à en tirer l'histoire du genre auquel ils appartiennent. Nous laisserons donc au lecteur le soin de les apprécier, jusqu'à ce que de nouvelles observations nous permettent d'écrire cette histoire, que le manque de matériaux rend impossible aujourd'hui.

2° EMPHYSÈMES MORBIDES.

Nous désignerons ainsi des emphysèmes faux qui se montrent dans le cours de certaines maladies et de certains états pathologiques dont ils semblent la conséquence.

De même que les emphysèmes faux traumatiques, nous les classerons en deux groupes, à savoir :

A. Emphysèmes morbides par fermentation ou décomposition ;

B. Emphysèmes morbides par exhalation.

A. *Emphysèmes morbides par fermentation.*

Les maladies qui se compliquent d'emphysème par fermentation sont toutes des maladies septiques, parmi lesquelles nous devons signaler par ordre de fréquence : la gangrène, surtout dans sa forme humide, ou bien lorsqu'elle résulte de l'épanchement dans les tissus d'humeurs telles que l'urine et la bile, le charbon, la pustule maligne, la fièvre typhoïde, le typhus et la variole.

Dans la variole, l'emphysème apparaît surtout à une période avancée de la maladie, alors que le malade présente cette tendance à la suppuration quelquefois si grande.

Son point de départ est toujours un foyer putride et sa cause une fermentation ou une décomposition des liquides de l'économie. Par quels gaz est-il formé?

M. Gubler ayant fait analyser les gaz recueillis sur

un homme mort avec un emphysème compliquant une gangrène charbonneuse du pharynx, a constaté qu'ils étaient composés d'un peu d'acide carbonique et d'hydrogène carboné.

Dans plusieurs autres cas, il est dit que les gaz allumés brûlaient avec une flamme bleue, exactement comme les gaz des marais.

Malheureusement, nous avons toujours à adresser le même reproche à ces analyses, c'est d'avoir été faites sur des gaz recueillis après la mort, ce qui leur enlève presque toute leur valeur; néanmoins, nous signalerons le carbure d'hydrogène, comme paraissant être le gaz qui constitue d'une façon qui paraît constante, au moins après la mort, les différentes espèces d'emphysème par fermentation.

L'emphysème morbide par fermentation, lorsqu'il provient d'un foyer putride, reste, la plupart du temps, limité dans un rayon peu étendu au delà de ce foyer, tant qu'il n'y a pas empoisonnement général. Au contraire, il prend une grande proportion et très-rapidement quand il y a septicémie primitive.

Dans le premier cas, il donne lieu à une espèce de gargouillement, que les doigts et les oreilles perçoivent très-bien à la moindre pression. Si alors on incise largement le foyer, le gaz s'échappe sous forme de bulle avec une sanie purulente mal liée, et des débris de tissu cellulaire détaché, le tout exhalant une odeur infecte. Les choses se passent principalement ainsi dans les gangrènes par infiltration urineuse.

Le foyer ouvert, les gaz s'échappent au fur et à mesure de leur formation, qui continue jusqu'à élimination complète des parties mortifiées, résultat que très-peu de malades atteignent. Presque tous succombent, soit à une infection putride, soit à l'épuisement occasionné par une suppuration excessive.

Lorsque la gangrène occupe toute l'épaisseur d'un membre, on voit quelquefois l'emphysème envahir les parties immédiatement situées au-dessus de la gangrène et s'étendre alors du côté des tissus sains, dans une étendue plus ou moins considérable. A mesure que celle-ci remonte, lui-même remonte aussi. Dans ces cas, il revêt tout à fait la forme d'une infiltration fine et déliée et donne lieu à une crépitation très-manifeste.

Dans d'autres circonstances, et surtout dans les gangrènes rapides, qui semblent dépendre d'une modification générale des humeurs, on le voit envahir des parties qui jusqu'alors paraissaient saines, qu'il gonfle considérablement, dont la peau, après avoir offert une teinte érysipélateuse, devient livide et se couvre de soulèvements phlycténoïdes remplis de gaz infects [1].

Sa marche est à peu près la même dans la maladie charbonneuse, comme le lecteur en jugera par l'observation suivante :

Un homme, dit M. Gubler, est apporté à l'hôpital Saint-

[1] Dans ces cas, on voit les gaz pénétrer dans les vaisseaux, comme cela a été observé par MM. Maisonneuve et Aubry. (Thèse de M. Martin.)

Louis dans un état désespéré et placé d'urgence dans le service de M. Cazenave, que je suppléais alors (septembre 1851). Je trouvai le lendemain ce malheureux à moitié asphyxié, par suite du gonflement de la langue et des parties molles de la face et du cou, lesquelles offraient, outre une énorme augmentation de volume, une coloration violacée livide des plus insolites. La tuméfaction de la région cervicale était telle, que le plan de cette région se continuait avec celui du visage, et la palpation y faisait sentir une crépitation qui remontait jusque sur la région thoracique. La présence de gaz me fit songer tout d'abord à une blessure de l'appareil respiratoire, dont il n'existait d'ailleurs aucun autre signe. Lorsque je m'en fus assuré, je reportai ma pensée sur une inflammation de mauvaise nature, comme il s'en développe dans les maladies septiques et pestilentielles; mais il n'existait à l'extérieur aucune trace d'une semblable lésion. L'intérieur de la cavité bucco-pharyngienne fut alors examiné, et la langue ayant pu être déprimée, j'aperçus sur le côté de l'isthme guttural et la partie correspondante du pharynx une plaque noirâtre, d'aspect gangréneux, dont le regard ne pouvait mesurer l'étendue, à cause du volume de la langue. Dès lors mon diagnostic s'arrêta sur une affection charbonneuse primitive ou consécutive, pustule maligne ou charbon proprement dit. La profession du sujet, qui était ouvrier en crin, vint rendre cette opinion extrêmement probable. Le malade succomba le lendemain, après avoir présenté un emphysème universel.

L'autopsie fut pratiquée avec le plus grand soin ; il existait une plaque réellement gangréneuse dans la cavité pharyngienne, avec une rougeur sombre de la muqueuse alentour, ainsi que du ramollissement des tissus et de l'infiltration par une sérosité rousse. Les poumons n'offraient aucune trace d'emphysème ni de perforation ; ils étaient fortement engoués de sang noirâtre et ramollis. Partout le sang était diffluent et l'endocarde était fortement teint en violet.

Les gaz sous-cutanés recueillis par moi et analysés par

Quévenne ont offert la composition suivante : 1° point d'hydrogène sulfuré ; 2° environ 1/10 d'acide carbonique ; 3° le reste de gaz surtout composé d'hydrogène carboné. On n'a pas cherché l'ammoniaque. Il devait y avoir de l'air atmosphérique accidentellement introduit dans les fioles ; ce qu'il y a de plus remarquable ici, c'est la présence d'un gaz inflammable, le carbure d'hydrogène, qu'on rencontre dans l'eau et l'atmosphère des marais. J'ai cru pouvoir en expliquer la formation par une fermentation putride, née dans la région primitivement atteinte de gangrène et propagée de là à toute l'étendue du tissu cellulaire sous-cutané.

Pour terminer cet exposé, nous allons transcrire une dernière observation d'emphysème morbide par fermentation constaté chez un individu atteint de fièvre typhoïde. Elle a été communiquée par M. Bailly, en 1830, à l'Académie de médecine, dans la séance du 14 décembre :

Un homme de vingt-six ans, malade depuis quinze jours, entre à l'hôpital Cochin avec les symptômes de la fièvre typhoïde ; il se plaint, en outre, d'une forte douleur à la cuisse gauche, et, dans son délire, il dit avoir été mordu par un chien ; mais les perquisitions les plus minutieuses ne font découvrir aucune trace de cet accident. La cuisse est gonflée, ainsi que le scrotum. Le malade meurt le jour suivant.

Nécropsie faite huit heures après la mort. — Le cadavre est souillé par beaucoup de sang qui a transsudé à travers la peau des cuisses et du crâne, qui était dépouillé d'épiderme, et qui a coulé par le nez. Le corps entier est emphysémateux ; tout le membre inférieur gauche l'est surtout à un très-haut degré ; il a acquis le double de son volume normal, a une couleur violette, brune, et est recouvert par des phlyctènes, les unes noires, fort étendues, nombreuses, rassemblées en grappe, desquelles s'écoulait une sérosité rougeâtre, mêlée de beaucoup de gaz; les autres blanches, desquelles il ne sortait que de l'air. Ce membre résonne par la percussion, et, quand on le presse avec la main, il fait entendre une crépitation manifeste. L'abdomen est fortement distendu par des gaz; la face et les tempes sont injectées et violacées; la section du cuir chevelu donne issue à beaucoup de fluide rouge, noir. Les centres nerveux et les poumons ne présentent rien de remarquable. Le cœur est pâle, vide de sang. Les intestins offrent les altérations propres à la fièvre typhoïde. Des bulles d'air remplissent les vaisseaux de la pie-mère et la veine saphène gauche. Les ganglions lymphatiques du mésentère sont développés et contiennent un gaz qui prend feu et fait explosion à la flamme d'une bougie. Il en est de même de celui que les scarifications font sortir des jambes, des cuisses, du scrotum. Une ponction ayant été faite à l'abdomen, le gaz qui en sortit prit feu aussi et forma une aigrette, bleue à sa base, blanche au sommet, qui brûla assez longtemps, et la combustion s'étendit à l'ouverture qu'avait faite le trocart; les bords de cette ouverture se noircirent, se consumèrent, et l'ouverture acquit le double de son diamètre. Le gaz que renfermait le tissu cellulaire sous-cutané du thorax s'enflamma de même.

M. Bailly pense que la production du gaz inflammable ne peut être considérée comme un effet cadavérique, car l'emphysème existait avant la mort; la nécropsie a été faite huit heures après seulement et le cadavre ne présentait aucun indice de putréfaction.

Morgagni rapporte (lettre XXXIII) une observation d'emphysème qu'il attribue à la brusque disparition de la gale. Mais la lecture attentive de ce fait démontre bien qu'il doit être interprété d'une autre manière, et que la présence des gaz est sous la dépendance d'un état typhoïde ou d'une rupture intestinale.

On a dit encore que la piqûre de certains insectes et celle de quelques reptiles ophidiens était quelquefois suivie d'une infiltration emphysémateuse des tissus chez les sujets victimes de ces accidents; mais nous manquons, à cet égard, de renseignements bien authentiques [1].

Il n'y a pas à insister sur le diagnostic de l'emphysème morbide par fermentation, qui est toujours facile. Cependant, on a vu M. Gubler très-embarrassé auprès du malade dont nous avons rapporté plus haut l'histoire ; mais ce cas est tout à fait exceptionnel. Ordinairement, la lésion primitive est toujours évidente et déjà connue avant la manifestation de l'emphysème que l'on constate à ses symptômes ordinaires dès l'apparition de ses premières bulles.

[1] Pour nous édifier à ce sujet, je me suis adressé à mon savant ami M. le professeur Auguste Duméril. Voici sa réponse :

« Je viens de relire tout ce qui se rapporte aux accidents produits « par la piqûre des serpents dans un excellent et remarquable tra- « vail publié, en 1861 aux États-Unis, par M. le docteur S. Weir « Mitchell, ayant pour titre *Researches upon the venom of the rattlesnake* (serpents à sonnettes). Je n'y trouve aucune mention de « l'emphysème, soit chez les animaux de différentes classes soumis « à ses expérimentations, soit chez les hommes blessés par le serpent « à sonnettes, et qu'il a eu l'occasion de voir.

« Ce qui a lieu constamment et ce qui a pu faire croire peut-être « à l'emphysème, c'est un gonflement dû à un épanchement de sang « dans le tissu cellulaire, quelquefois très-abondant, et dont la con- « séquence, quand la mort ne survient pas trop rapidement ou quand « les accidents se dissipent, comme cela a eu lieu chez mon père, « est l'apparition de larges ecchymoses. »

Après les explications que nous croyons fondées et que nous avons données sur la nature et la formation de l'emphysème par fermentation, le lecteur doit comprendre que ce signe indique toujours une gravité extrême dans la maladie dont il procède. Il est toujours l'expression d'une désorganisation qui, lorsqu'elle est bornée, laisse encore au malade quelques chances de salut ; mais qui est constamment mortelle lorsqu'elle s'étend sur les éléments organiques du sang.

Le traitement devra s'adresser principalement à la maladie principale ; on ne s'occupera de l'emphysème que s'il est considérable, et alors on évacuera les gaz au moyen de piqûres ou de ponctions.

B. *De l'emphysème par exhalation.*

Nous n'avons que très-peu de choses à dire sur cet emphysème, dont la science signale seulement quelques exemples, dont quelques-uns n'ont même pas toute la rigueur indispensable.

Il résulte cependant de nos recherches que les états morbides qui paraissent favoriser l'exhalation gazeuse, sont tous caractérisés par un appauvrissement considérable du sang qui alors perdrait la faculté de tenir en dissolution les gaz dont il se charge par l'acte de la respiration et les laisserait s'exhaler à travers les parois des capillaires dans les tissus ambiants.

Cependant il doit y avoir quelque autre cause que

la débilitation à l'exhalation gazeuse, si l'on réfléchit combien le fait de la débilitation est fréquent et combien celui de l'exhalation est rare.

Quoi qu'il en soit, c'est à la suite d'une longue exposition au froid, d'une habitation longtemps prolongée dans des caves, dans des endroits bas et humides, et surtout marécageux, d'abondantes pertes de sang qu'on a observé l'emphysème.

Graves [1] l'a vu se développer chez un gentleman à la suite d'hémorrhagies rapides.

Schulze cite l'histoire d'un emphysème chez une jeune fille, qui ne reconnaissait d'autre cause que la continuelle exposition à une atmosphère viciée par une eau stagnante.

Il est parlé aussi d'emphysème intermittent ou plutôt remittent, qui prenait chaque jour à la même heure, alors que la fièvre survenait, un notable accroissement, portant surtout sur la région antérieure de la poitrine d'une petite fille, dont les seins se gonflaient considérablement. La guérison fut obtenue par le changement d'habitation et par l'administration du quinquina.

Nous n'irons pas plus loin dans l'exposition de ces faits, dans la crainte de nous laisser glisser sur la pente du merveilleux [2].

[1] The Dublin Journal of medical and chimical sciences, janv. 1836.

[2] Nous renvoyons le lecteur au chapitre de la *Pneumatose sanguine* où nous avons étudié l'influence des hémorrhagies sur la pneumatose.

3° EMPHYSÈME POST MORTEM.

Après la mort, la putréfaction ne tarde pas à s'emparer du cadavre. Un des phénomènes de la putréfaction est une production gazeuse très-abondante qui s'infiltre dans l'épaisseur des tissus du corps, distend ses organes creux et ses cavités naturelles et produit un gonflement considérable du sujet.

Nous n'aurions pas à nous occuper de ce fait, s'il ne se produisait quelquefois chez le fœtus mort dans le sein de sa mère, et s'il ne devenait alors une cause de dystocie.

L'emphysème du fœtus est un phénomène rare, si rare, même que les traités d'accouchement en font à peine mention. On comprendra cette rareté, lorsqu'on aura réfléchi que l'air étant indispensable à toute fermentation, la putréfaction du fœtus ne peut se faire qu'alors que les membranes sont rompues; or, comme, d'autre part, la rupture des membranes entraîne l'accouchement, ce n'est qu'exceptionnellement que l'emphysème aura le temps de se produire.

Merimon dit avoir vu deux cas dans lesquels les tractions faites sur le corps énormément distendu de l'enfant, amenèrent la rupture du vagin et la mort de l'accouchée.

La cause de la dystocie n'avait pas été reconnue.

M. Depaul en a rapporté un autre cas, dont nous allons résumer l'observation.

Il s'agit d'une primipare, âgée de quarante et un ans, auprès de laquelle M. Depaul fut appelé par M. Chassaigne. Le travail durait depuis trois jours. Après vingt-quatre heures, on avait donné du seigle ergoté, puis la dilatation étant complète, on avait rompu les membranes. Après cinquante-deux heures, la tête s'engageant à peine au détroit supérieur, on appliqua le forceps, et on ne parvint à extraire la tête qu'en produisant des fractures et la disjonction de plusieurs os. L'engagement du thorax résistant à toutes les entreprises faites soit avec les mains, soit sur le cou, soit sur un bras, soit avec les crochets, c'est alors que M. Depaul fut appelé.

La mère éprouvait alors le sentiment d'une extrême faiblesse ; le pouls était très-petit et donnait 120 pulsations. La tête de l'enfant complétement déformée et vidée, avec la teinte verte des matières animales putréfiées et exhalant l'odeur la plus fétide, pendait entre les cuisses. Les organes génitaux extérieurs étaient peu gonflés et n'étaient le siége d'aucune lésion ; l'abdomen, considérablement distendu, donnait le son de la tympanite la plus prononcée. M. Depaul soupçonna alors la cause de la difficulté. Après avoir essayé aussi les tractions sur le cou, avec les mains et les crochets, il recourut au céphalotribe. Il l'introduisit sans difficulté sur les côtés du bassin, puis, l'ayant fortement serré, une grande quantité de gaz, d'une odeur des plus fortes, s'échappa avec bruit. Des tractions amenèrent alors l'engagement de la poitrine, et bientôt l'enfant tout entier fut extrait.

Le retrait de l'utérus expulsa des gaz pareils aux précédents; il s'écoula une très-grande quantité de sang. Un quart d'heure après, la délivrance fut faite, l'utérus étant incapable de se débarrasser du placenta. On constata alors un rétrécissement du détroit antéro-postérieur du bassin. L'enfant avait des hanches dont le volume était au moins doublé par une infiltration de gaz qui avait pénétré le tissu cellulaire superficiel et profond. L'abdomen et le thorax étaient aussi énormément développés.

Par l'administration de quelques cordiaux l'état de la malade devint meilleur. Il persista tel pendant six heures ; puis la mort arriva deux heures plus tard, sans trouble des facultés intellectuelles.

L'emphysème du fœtus est une cause de dystocie très-sérieuse, puisqu'elle a entraîné la mort de la mère dans les trois cas que nous avons cités.

Cette terminaison funeste paraît être la conséquence d'un défaut de diagnostic, ou d'un diagnostic trop tardif. Mais quel serait le moyen d'établir celui-ci d'une façon certaine et dès le début du travail ? là est la difficulté dont nous livrons la solution à la sagacité de MM. les accoucheurs.

Si cependant la nature du gonflement était reconnue, une double ponction de la poitrine et de l'abdomen, en évacuant les gaz, rendrait l'accouchement facile.

APPENDICE.

DE L'EMPHYSÈME SIMULÉ.

Notre intention est seulement d'attirer l'attention du lecteur sur ce sujet ; résumer tout ce qu'il y a dans la science sur ce point, nous entraînerait trop loin : d'ailleurs, il a déjà été question de ce genre de lésion à propos de l'emphysème occupant la région faciale. On sait depuis longtemps que des mendiants, pour exciter la pitié des passants sur de malheureux enfants, leur ont fait des emphysèmes artificiels de la tête ou du cou, à l'aide de petites incisions faites à la peau, à travers lesquelles ils introduisaient des instruments propres à insuffler le tissu cellulaire. Ces pratiques sont généralement sans gravité ; toutefois, la répétition fréquente des mêmes actes pourrait amener des accidents sérieux. Des conscrits, pour échapper à la conscription, se sont fait ou fait faire des emphysèmes de la face, du cuir chevelu, du cou ou des bourses : il suffit d'être prévenu de la possibilité du fait pour découvrir la fraude. Des enfants eux-mêmes, en jouant, se sont rendus emphysémateux : il suffit qu'il y ait une solution de continuité à la muqueuse buccale, et que l'enfant qui en est atteint fasse des efforts de façon à amener un gonflement œdémateux de la face et des régions voisines. Il n'est pas rare non plus de voir des ivrognes se présenter emphysémateux sans qu'ils puissent se rendre compte du fait; dans ce cas, ce sont des camarades qui, pendant le sommeil profond de l'ivresse, se sont amusés à insuffler l'objet de leurs tristes plaisanteries. Tantôt ce sont les bourses qui sont ainsi insufflées outre mesure, d'autres fois c'est le cou ou la paroi abdominale. L'origine de ces emphysèmes est généralement facile à reconnaître, et comme ces pratiques ne sont point graves, au bout de quelques jours l'air insufflé est absorbé, et il ne reste plus trace de ces manœuvres absurdes. Cependant, si une maladie intercurrente survenait pendant l'existence de cet emphysème, le praticien pourrait être très-embarrassé. J'ai vu, en effet, un individu qui venait d'être apporté à l'hôpital avec un état fébrile assez intense, causé par un embarras gastrique; il était malade depuis plusieurs jours, et le ventre, les cuisses, ainsi que la poitrine, étaient affectés d'emphysème; une petite plaie existait au-dessus du pubis. L'intelligence de ce malade était assez obtuse, et les renseignements qu'il donnait étaient vagues. Au bout de quelques jours, le malade était remis de son indisposition, et nous apprîmes l'origine de son accident : c'était un ami qui l'avait rendu emphysémateux pendant un sommeil alcoolique prolongé. Nous n'insisterons pas sur les moyens de reconnaître ce genre d'emphysème : les signes sont ceux de la maladie que nous avons assez longuement décrite; et quant au traitement, il est nul. La difficulté ne pourrait exister pour établir un diagnostic certain dans quelques cas que si l'individu était assez rusé pour simuler à la fois une maladie des voies pulmonaires, ou une lésion des parois thoraciques compliquée d'emphysème; mais il suffirait d'observer avec soin l'individu soupçonné de fraude pour arriver à découvrir la vérité.

CHAPITRE III

PNEUMOTHORAX.

Nous venons de montrer l'action que l'air infiltré dans les tissus exerce sur l'organisme et les modifications qu'il y subit; reste à examiner maintenant comment ce même air se comporte dans des cavités naturelles où il s'introduit accidentellement et où on le rencontre souvent en quelque sorte à l'état enkysté. Le pneumothorax nous offre le type de ces épanchements d'air plus ou moins altéré dont nous allons étudier l'influence sur la membrane qui le renferme et sur les organes voisins. Seulement, nous avons ici une réserve à faire. Si, dans le chapitre précédent nous avons cédé à la tentation de tracer un tableau aussi complet qu'il nous a été possible, d'une grande question chirurgicale, la question de l'emphysème, nous craindrions en ce moment, en face d'un sujet spécialement médical, de ne pas traiter le pneumothorax avec toute la compétence voulue. Du reste, la science possède des travaux assez nombreux sur l'étiologie, les symptômes et le diagnostic de cette complication pour que nous n'ayons pas la prétention d'apporter quelques nouveaux documents là-dessus après tout ce qui a été dit. Aussi, et pour être en même temps fidèle au plan de notre ouvrage, est-ce particulièrement sur le rôle que joue l'air dans cette lésion que nous avons dirigé nos recherches et que nous insisterons le plus.

Laissons donc de côté l'étude des causes qui peuvent déterminer la production du pneumothorax, causes parfaitement connues aujourd'hui; laissons également l'étude des signes fournis par l'auscultation et la percussion qui donnent au diagnostic une précision presque mathématique et ne nous occupons pour l'instant que de la collection gazeuze une fois formée et reconnue. Nous aurons ainsi à examiner successivement :

I. La nature du fluide aériforme contenu dans la plèvre.

II. Les modifications qu'il subit dans cette cavité.

III. Son action sur les tissus et les organes.

Nature du fluide aériforme contenu dans la plèvre.

Quelle que soit la cause qui produise le pneumothorax, le gaz intra-pleural ne peut provenir que de trois sources :

1° De l'atmosphère, par suite d'une solution de continuité des parois thoraciques;

2° Des lobules pulmonaires, par suite de la production d'une caverne, d'un foyer gangréneux, d'une rupture de vésicule emphysémateuse, etc.;

3° Enfin du liquide séreux, séro-purulent, ou même tout à fait purulent, résultant de l'inflammation de la plèvre ou venant d'un foyer phlegmasique voisin, liquide qui par sa décomposition peut donner naissance à un développement de gaz.

On a bien assigné encore une autre source au gaz du pneumothorax : ainsi les uns ont admis que la plèvre pouvait, en dehors de toute lésion, et simplement sous l'influence d'un trouble nerveux, sécréter des gaz, ce qui constituerait le pneumothorax dit *essentiel.* Mais, outre qu'il n'existe pas un seul fait annoncé comme pneumothorax essentiel qu'on ne puisse réfuter complétement, les données de la physiologie pathologique ne nous permettent pas de croire qu'il soit possible [1]. Selon d'autres enfin, les gaz du sang pourraient exsuder des capillaires pleuraux et constituer le pneumothorax : mais cela ne nous paraît pas plus démontré que la sécrétion propre à la séreuse.

A ne considérer que le cas, le plus général, du reste, de pneumothorax par perforation pleuro-pulmonaire tuberculeuse, le fluide aériforme épanché est de l'air plus ou moins pur, selon qu'il fait un séjour plus ou moins court dans la cavité pleurale. Il peut, en effet arriver, ou bien qu'une fois l'épanchement gazeux produit, il y ait, par suite du travail phlegmasique dont le voisinage de la perforation est le siége, obstruction de la fistule par quelque fausse membrane ou toute autre néoplasie, et dès lors le gaz va se trouver en quelque sorte comme enkysté ; ou

[1] Cette question du *pneumothorax essentiel* a été discutée avec talent par M. le docteur Proust dans sa dissertation inaugurale (Thèses de Paris, 1862), travail auquel nous renvoyons le lecteur pour plus de détails sur ce point.

bien que la solution de continuité persiste et que le gaz se renouvelle continuellement. Dans le premier cas, que va-t-il se passer, et d'abord que va devenir le gaz ?

Modifications que subit le gaz du pneumothorax.

D'après ce que nous avons dit, en traitant de l'emphysème, sur l'action de l'air infiltré dans les tissus, il est facile de voir d'avance comment va se comporter le gaz renfermé dans la plèvre.

Il se passe dans la plèvre des phénomènes d'absorption et d'exhalation gazeuses qui changent notablement la composition du mélange. L'oxygène diminue graduellement, si bien qu'il peut finir par disparaître presque complétement ; il est remplacé par une quantité non pas correspondante, mais quelquefois équivalente — du moins approximativement, — de gaz acide carbonique. L'azote subit également une augmentation plus ou moins sensible. Il s'est produit ainsi un nouveau mélange qui est plus absorbable que le précédent ; les phénomènes d'absorption et d'exhalation continuent, amenant sans cesse la formation de mélanges gazeux de plus en plus absorbables, et aboutissant enfin à une résorption complète.

L'analogie qui a lieu entre ces phénomènes et ceux qui se passent dans le poumon, pourrait faire admettre qu'il se produit là une sorte de respiration hétérotopique, comme du reste quelques physiologistes allemands l'ont prétendu. Mais ce n'est là qu'un rapport éloigné, et l'espèce d'échange gazeux qui se fait dans ces circonstances n'est pas soumise aux mêmes lois que dans le poumon.

En somme l'oxygène est le gaz dont l'absorption se fait le plus rapidement. Comme résultat final, on arrive à ceci, que l'air introduit accidentellement dans la plèvre, s'il ne s'y renouvelle pas, après avoir subi dans sa composition chimique une série de modifications successives, se trouve, au bout d'un temps plus ou moins long, tout à fait résorbé.

Nous avions supposé tout d'abord, pour plus de simplicité, le cas où le gaz ne se renouvelle pas dans la plèvre. Mais ce que nous venons d'établir s'applique tout aussi bien au cas où le gaz se renouvelle incessamment par suite de la libre persistance de la communication pleuro-pulmonaire. Du reste, dans ce genre de lésion, on observe souvent une disposition particulière qui fait rentrer ce cas dans le premier. Dans un certain nombre d'autopsies on a noté, en effet, qu'un petit repli de fausse membrane formait une espèce de soupape qui, par un mécanisme facile à saisir, empêchait l'air intra-pleural de s'échapper et laissait, au contraire, pénétrer librement l'air du poumon lorsque celui de la plèvre se raréfiant, par suite de l'absorption, il y avait appel de gaz pour maintenir l'équilibre de pression. D'ailleurs, même au cas où il n'y a pas le moindre obstacle à l'arrivée incessante de l'air dans la séreuse, les phénomènes physiques d'absorption et d'exhalation se passent tout à fait identiquement. Seulement, on comprend aisément qu'au point de vue clinique la différence sera considérable, en ce sens que, dans le premier cas, le pneumothorax est susceptible de guérison, tandis que, dans le second, la guérison devient impossible, sans compter qu'il se produit une irritation permanente sur une surface séreuse, ainsi que des phénomènes de compression plus ou moins sérieux, ainsi que nous le montrerons tout à l'heure.

Nous aurions pu en grande partie déduire *à priori* ce que nous avons dit des phénomènes d'absorption et d'exhalation qui se passent dans la plèvre, de nos *Etudes chimiques sur les gaz injectés dans les tissus*, publiées en collaboration avec M. Leconte. Dans ces recherches, nous avions expérimenté sur le tissu cellulaire et le péritoine des animaux, et les résultats auxquels nous sommes arrivés à cette époque (1859), ont reçu ultérieurement une nouvelle confirmation dans le travail que nous avons publié en commun *Sur les gaz de l'hydropneumothorax de l'homme* [1], avec cette différence, cependant, que les phénomènes d'absorption nous ont paru avoir dans la plèvre beaucoup plus d'activité que dans le péritoine, comme on pourra en juger par les tableaux suivants. Cette absorption plus considérable d'oxygène tenait-elle à la présence de liquide dans la plèvre, ou bien à la différence du milieu vital, c'est-à-dire à ce que les phénomènes d'absorption ont plus d'activité chez

[1] Gazette médicale, 1863, p. 114.

l'homme que chez les animaux sujets de nos expériences, ou enfin, — quoique nous n'aimions guère un argument tiré des causes finales, — parce que la surface respiratoire étant amoindrie par l'invasion des tubercules, cette absorption pathologique d'oxygène était en quelque sorte une respiration supplémentaire au moyen de laquelle l'organisme pouvait jusqu'à un certain point suppléer à l'insuffisance de l'hématose pulmonaire? Nous posons la question, mais nous ne nous chargeons pas de la résoudre.

Quoi qu'il en soit, voici les résultats obtenus par l'analyse chimique dans un cas d'hydropneumothorax avec communication pleuro-pulmonaire.

Composition de 100 volumes de gaz extrait de la plèvre.

	1er échantillon.	2e échantillon.
Oxygène.	1,540	5,392
Acide carbonique	10,820	8,823
Azote.	87,640	85,785
	100,000	100,000

Le mélange gazeux ne possédait pas d'odeur fétide et ne renfermait aucun gaz combustible.

Quatre jours après la première analyse, une seconde fut faite et l'on obtint les résultats suivants :

	1er échantillon.	2e échant.	3e échant.	4e échant.
Oxygène.	0,49	5,42	9,45	15,37
Acide carbonique. .	11,16	9,36	7,96	1,53
Azote..	88,35	85,22	82,59	83,10
	100,00	100,00	100,00	100,00

Les résultats de cette analyse montrent suffisamment qu'il est possible ainsi de reconnaître, dans un cas donné de pneumothorax, s'il existe réellement ou non une communication directe entre l'atmosphère et la cavité pleurale. En effet, dans la première hypothèse, le gaz devant se renouveler incessamment, en recueillant plusieurs échantillons de ce gaz, le dernier devra contenir plus d'oxygène que le premier; dans la seconde hypothèse, les deux échantillons devront présenter la même composition. Ce moyen de diagnostic très-précis, comme on voit, n'a encore, que nous sachions, été indiqué par personne, et nous paraît avoir assez d'importance pour n'être pas complétement rejeté.

Huit jours plus tard, l'état du malade ayant nécessité l'évacuation du liquide qui s'était formé, on recueillit du gaz avant et après l'opération, et l'analyse donna les chiffres suivants :

	Gaz avant.	Gaz après.
Oxygène.	0,91	18,86
Acide carbonique	10,55	1,88
Azote.	88,54	79,26
	100,00	100,00

Ajoutons, pour terminer la question des modifications subies par l'air intra-pleural, que, tout récemment, de nouvelles recherches entreprises sur le pneumothorax artificiel chez les animaux nous ont donné des résultats analogues, c'est-à-dire que l'air que nous avions introduit dans la plèvre de ces animaux avait, au bout d'un certain temps, pris la composition des premiers échantillons ci-dessus.

Action de l'air épanché dans la plèvre sur les tissus et les organes.

1° Action chimique.

L'air épanché dans la plèvre est-il nuisible? Peut-il, par sa seule présence, agir par ses propriétés chimiques ou bien uniquement à la façon d'un corps étranger qui n'a qu'une action mécanique?

Tant que l'action physiologique de l'oxygène a été mal connue, on s'est fait une idée assez étrange de l'action de l'air sur nos tissus, en tant que composé chimique. On a généralement redouté outre mesure le contact momentané de ce fluide et on l'a accusé, souvent bien à tort, de porter partout avec lui l'inflammation, grâce à l'oxygène qu'il renferme. Rien heureusement n'est moins prouvé que tout cela, et nous croyons que nous aurons pour une bonne part contribué à dissiper les erreurs accréditées sur cette question.

Pour le pneumothorax, par exemple, les uns ont exagéré les dangers qu'entraîne la présence de l'air dans la plèvre. D'autres, au contraire, mais moins nombreux, ont considéré son action comme à peu près nulle; ainsi, M. Saussier est de cet avis, et il l'affirme en plusieurs endroits de sa *Dissertation inaugurale*[1] (p. 61 et 77). Il y a là évidemment exagération des deux côtés, et cela tient à ce que l'on n'a pas bien analysé les faits. Il faut donc établir une distinction

[1] Thèses de Paris, 1841.

bien nette et capitale dans tous ces faits de pneumothorax, distinction de laquelle dépend en quelque sorte le pronostic de cet accident.

En effet, l'action de l'air sur la plèvre peut être continue, comme nous l'avons dit plus haut, s'il existe une perforation pulmonaire assez large pour que l'accès de l'air extérieur ne soit pas entravé par quelque fausse membrane. Dans ce cas, qui du reste est le plus fréquent, l'air se renouvelant sans cesse à mesure qu'il est résorbé par la séreuse, on conçoit qu'il exerce une action irritante sur cette membrane, action qui se traduit par une pleurésie plus ou moins intense. Si, au contraire, le contact de l'air n'est qu'accidentel, en un mot, s'il ne se renouvelle pas, il est rapidement résorbé en subissant les modifications que nous avons indiquées, et la séreuse n'est le siége d'aucune phlegmasie. Du reste, les données de la clinique et de la physiologie pathologique confirment cette manière de voir, comme nous allons le montrer.

Un fait qui prouve l'action irritante de l'air sur la plèvre, lorsqu'il se renouvelle incessamment, c'est que, chez les phthisiques, la production de pneumothorax est presque toujours accompagnée d'une exacerbation générale des symptômes thoraciques, exacerbation d'autant plus remarquable, qu'elle arrive souvent pendant une période d'amélioration apparente. La *Clinique* de M. le professeur Béhier nous en offre plusieurs cas intéressants, par exemple, les observations I et III. Chez le malade de l'observation III notamment, au milieu d'un état d'amendement très-marqué, l'invasion d'un pneumothorax fit éclater en deux jours une pleurésie des plus intenses, car le malade a vomi à plusieurs reprises des flots de pus, etc.[1]. Que cette pleurésie fût imminente à cause du voisinage de cavernes pulmonaires, c'est fort possible; mais l'action irritante de l'air sur la séreuse n'en est pas moins des plus frappantes. Seulement, il est probable que dans ce cas la quantité d'air qui a fait irruption dans la plèvre a dû être assez considérable.

Dans le plus grand nombre de cas, l'irritation continuelle exercée sur la plèvre par de l'air incessamment renouvelé, constitue une complication des plus graves. De plus, il est incontestable que c'est à l'oxygène seul qu'est due cette action de l'air, et la meilleure preuve, c'est que, lorsque le pneumothorax est consécutif à une plaie de poitrine qui ne permet plus l'accès de l'air extérieur dans la plèvre, ou à une contusion du poumon, ou à une rupture de vésicule emphysémateuse, toutes circonstances qui ne permettent l'entrée que d'une quantité d'air assez minime, on n'observe pas ordinairement d'accidents phlegmasiques, et le pneumothorax guérit tout seul, c'est-à-dire que l'air finit par être complétement résorbé. En effet, le plus grand nombre des cas de guérison cités par les auteurs, correspond aux lésions que nous venons d'indiquer.

Mais si aujourd'hui l'on est tout à fait d'accord sur l'élément qui dans l'air joue plus spécialement le rôle

[1] Conférences de clinique médicale, t. I, p. 591 et suiv.

de corps irritant, il n'en a pas toujours été de même. On a même soutenu la contre-partie de ce que l'on admet maintenant : en effet, il y a une trentaine d'années, on attribuait une action pernicieuse à l'air qui a longtemps séjourné dans la plèvre. Ainsi, Martin Solon, eut en 1835 l'occasion de faire l'analyse qualitative de deux pintes du mélange gazeux produit dans un cas de pneumothorax. Après avoir constaté que ce fluide éteint les corps en ignition et ne brûle pas, qu'il n'a pas d'odeur, qu'il rougit la teinture de tournesol et précipite l'eau de chaux, il en conclut, sans trop se compromettre, que c'est un air privé d'oxygène. Puis il ajoute : « D'après cette analyse, on peut juger que le pneumothorax est nuisible aux malades autant par les qualités de la collection gazeuse que par son volume... On sait que l'air ainsi dépouillé d'oxygène exerce une fâcheuse influence sur l'économie ; et comme les faits démontrent que les surfaces de la cavité du pneumothorax sont absorbantes, on conçoit que l'espèce de respiration qui a lieu par ces surfaces à l'aide d'un gaz très-incomplétement renouvelé et de plus en plus nuisible, ne peut se faire sans inconvénient [1]... »

On pourra se convaincre plus loin que si l'absorption de gaz acide carbonique peut présenter quelques inconvénients, ce n'est certes pas à la dose où on le trouve dans l'air du pneumothorax.

Cependant, il est des cas certainement où le mélange gazeux intra-pleural peut exercer sur l'écono-

[1] Arch. gén. de médec., 2me série, t. IX, p. 470.

mie une influence fâcheuse et même toxique. C'est lorsqu'il renferme des gaz tels que l'hydrogène sulfuré et le sulfhydrate d'ammoniaque, qui sont en effet délétères à un haut degré. Heureusement les cas où cette circonstance se présente sont assez rares : ainsi, sur les 147 faits de pneumothorax réunis par M. Saussier, le gaz a été inodore 128 fois et fétide 19 fois ; sur ces 19 cas, le pneumothorax a été produit 6 fois par la pleurésie, 5 fois par la gangrène, 5 fois par la phthisie, 2 fois par une plaie de poitrine, et 1 fois par la rupture de vésicules emphysémateuses du poumon. Toutefois, les trois derniers cas ne nous semblent pas bien probables, à moins d'admettre qu'il s'est formé consécutivement à la lésion un épanchement de pus qui a donné naissance au développement de gaz fétides, ou que ces derniers gaz n'ont été que le résultat d'une altération cadavérique.

Voilà les seules circonstances où le pneumothorax devienne très-rapidement un accident mortel par la nature du gaz qui le constitue, tandis qu'avec simplement de l'air, quelque renouvelé qu'il soit, les accidents, quoique sérieux, ne deviennent funestes qu'à la longue.

2° Action mécanique.

Nous croyons en avoir assez dit pour montrer l'action que le fluide aériforme constituant le pneumothorax exerce par ses propriétés chimiques. Examinons les phénomènes mécaniques auxquels sa présence donne naissance. La *Clinique* de M. le professeur Béhier nous fournit encore sur la question qui nous occupe les détails les plus intéressants. Dans l'observation I, nous voyons une femme phthisique chez laquelle, par suite d'une perforation pulmonaire, il se produit subitement un pneumothorax. La toux, qu'on était parvenu à calmer depuis quelque temps, devient brusquement plus fréquente et très-pénible, la dyspnée est extrême. Le lendemain de l'accident, on l'examine avec soin et l'on constate les signes les plus évidents d'un pneumothorax, mais la succussion ni la percussion ne donnent d'indice d'épanchement. Ce n'est que le surlendemain que l'on découvre la présence d'un peu de liquide à la base. Quoique la dyspnée eût un peu diminué les jours suivants, les autres symptômes de pneumothorax n'en persistèrent pas moins au même degré, sans que l'épanchement augmentât. Cet état de choses dura ainsi environ un mois sans aggravation apparente de l'état local : pendant les dix-huit derniers jours, « la malade a été en s'affaiblissant ; l'épanchement n'augmenta nullement ; les signes restèrent les mêmes ; la toux ne fut pas plus intense ; l'asphyxie se développa lentement, et la malade succomba sans secousse et sans crise[1]. »

C'est une chose remarquable, en effet, que cette asphyxie lente qui finit par enlever les malades, même sans que l'affection organique qui est la maladie principale paraisse faire des progrès sensibles. Plus d'une fois, c'est surtout par la compression exer-

[1] Béhier, *op. cit.*, p. 393.

cée sur le poumon par le gaz intra-pleural, que le pneumothorax devient une complication grave, d'autant plus que cette compression se fait sur un organe ordinairement en pareille occurrence assez profondément lésé. Elle détermine le retrait du poumon quelquefois à tel point, qu'on a eu quelque peine, dans certaines autopsies, à retrouver ce qui restait de cet organe, tant il était réduit à un volume minime. Dans ces cas, on observe — et le fait a été constaté dans la plupart des nécropsies de pneumothorax — que le poumon, ou mieux ce qui reste de cet organe, est accolé contre la colonne vertébrale.

Pour mieux montrer cette action mécanique que produit la présence de gaz dans la plèvre, nous citerons le fait suivant, intéressant du reste à un autre point de vue, en ce qu'il est une preuve frappante de la possibilité de la pneumatose pleurale par suite de la décomposition du liquide épanché dans le cours d'une phlegmasie aiguë de la séreuse pulmonaire, et sans la moindre perforation. Cette observation, publiée par W. Swayne Little dans le *Dublin quarter. Journ. of med. scien.* (novembre 1863), a été reproduite tout au long dans la *Clinique* de M. Béhier (p. 463) ; nous nous contentons de rapporter ici le résumé qu'en a donné M. Jaccoud dans son article sur le pneumothorax [1].

« Il s'agit d'un homme robuste de vingt-deux ans, commis marchand de son état, dont la santé n'avait été troublée jusqu'alors par aucune maladie ; aucune influence héréditaire ne

[1] Gazette hedomadaire, 1864, p. 83.

le prédisposait aux affections thoraciques. Ce jeune homme entra dans le service du docteur Little, soixante heures après le début d'une pleurésie. Au premier examen, les phénomènes suivants ont été constatés : agrandissement et immobilité du côté droit de la poitrine, mouvements respiratoires exagérés et laborieux à gauche. Dans toute l'étendue du côté droit, en avant et latéralement, sonorité tympanique tellement marquée, qu'elle fait paraître le son du côté gauche complétement mat. On fait alors asseoir le malade, et le tympanisme, qui persiste dans la partie supérieure, est remplacé, à partir du sixième espace intercostal, par une matité absolue. A l'auscultation, la respiration est puérile dans tout le côté gauche; à droite, elle est amphorique; la voix et la toux ont le même caractère encore plus marqué; le bruit produit par leur résonnance est tintant et métallique. Le cœur est fortement dévié vers la gauche.

« Soixante heures après son entrée à l'hôpital, c'est-à-dire juste cinq jours après le début de la maladie, le patient succomba à l'asphyxie produite par la compression du poumon. Vingt-quatre heures avant la mort, le corps et surtout l'haleine du malade prirent une odeur nauséeuse qui rappelait exactement celle d'un cadavre qu'on vient d'ouvrir.

« L'autopsie eut lieu seize heures après la mort. *La sonorité tympanique du côté malade était la même;* les espaces intercostaux résistaient à la pression du doigt avec une tension et une élasticité tout à fait semblables à celles d'une balle de caoutchouc. *Le thorax ayant été ponctionné avec un petit trocart à hydrocèle, l'air sortit avec un bruit éclatant* et avec une telle impétuosité, qu'il éteignit à plusieurs reprises la flamme d'une chandelle présentée à quelques pouces de l'orifice. Ce gaz n'était pas inflammable, il était parfaitement inodore. Les surfaces costale et diaphragmatique de la plèvre étaient revêtues d'une couche épaisse de lymphe plastique. La quantité du liquide épanché s'élevait à 38 onces : c'était une sérosité trouble, mélangée de flocons de lymphe coagulée; il n'y avait pas une goutte de pus. *Le poumon, comprimé et refoulé contre le médiastin, se laisse insuffler; il est d'ailleurs parfaitement sain.* »

L'action mécanique exercée par le gaz, dans le pneumothorax, sur les organes voisins, a pour effet la compression et le déplacement du cœur, qui sont un peu contestés par M. Béhier[1], mais parfaitement admis par M. Trousseau, qui explique ainsi l'élévation notable du pouls qui se produit ordinairement chez les individus affectés d'épanchement gazeux, « ce qui ne veut pas dire qu'il soit fébrile[2]. » Quant au refoulement du diaphragme et au déplacement du foie que M. Béhier semble regarder comme plus possibles, nous serions assez porté à penser qu'ils doivent être plutôt plus rares, la compression exercée par l'air intra-pleural ayant lieu surtout dans le sens transversal, à cause de la moindre résistance qu'offre le tissu pulmonaire.

En résumé, l'action de l'air sur la plèvre est très-bénigne si ce fluide ne s'épanche qu'en quantité assez limitée et s'il reste dans cette cavité en quelque sorte à l'état enkysté, ou même s'il se renouvelle assez lentement pour que la résorption ait le temps de se faire à mesure qu'il se reproduit. Dans ce dernier cas, il est facile de comprendre que plus la plèvre sera saine, mieux elle sera disposée à absorber le gaz : aussi, tandis qu'une quantité même peu considérable de gaz pourra produire des désordres graves en n'é-

[1] *Op. cit.*, p. 435.

[2] Trousseau, Clinique médicale, 2e édit., t. I, p. 665.

tant pas résorbée, si la plèvre est soit déjà lésée soit en état d'imminence morbide, par suite du voisinage de tubercules, un épanchement aussi abondant et même plus n'amènera pas de troubles sérieux, parce que la plèvre se trouvera dans les conditions les plus physiologiques. La persistance du pneumothorax pendant des semaines, pendant plusieurs mois, sans le moindre symptôme grave, à la suite, par exemple, de rupture de vésicules emphysémateuses, s'explique parfaitement de la sorte, comme le montrent les observations de Ranking, de Thorburn, de Walshe, etc.[1]. Du reste, lors même que nous n'aurions pas eu l'appui de l'expérience clinique, l'expérimentation physiologique nous montrerait que les choses doivent se passer ainsi.

Nous avons produit artificiellement un pneumothorax chez des lapins en ponctionnant leur paroi thoracique et refoulant ensuite dans la plèvre l'air d'une seringue adaptée au trocart. La quantité d'air injectée était tantôt de 60, tantôt de 100 centimètres cubes. Chez tous ces lapins affectés ainsi artificiellement et à plusieurs reprises de pneumothorax, nous avons trouvé la plèvre costale enflammée ainsi que la paroi thoracique elle-même; de plus, nous avons constaté une phlegmasie pulmonaire, bien entendu du côté injecté, — variant de la congestion simple jusqu'à la pneumonie la mieux caractérisée, avec même parfois quelques points gangréneux, — sans compter

[1] Ranking, Brit. med. Journ., 25 août 1860. Thorburn et Walshe, *eod. loc.*

les phénomènes purement mécaniques qui étaient aussi très-marqués.

Mais ces expériences sur les lapins sont-elles bien concluantes? Evidemment on peut faire une objection très-sérieuse, et dire que les lésions viscérales et autres ont été produites en grande partie, sinon en totalité, par le traumatisme opératoire. En effet, il n'est pas impossible qu'en introduisant un trocart à 2 ou 3 centimètres de profondeur dans le thorax d'un lapin, on intéresse grièvement le poumon. De plus, tout le monde connaît le faible degré de résistance vitale de ces animaux. Par conséquent, ces expériences, sans être complétement dénuées de valeur, n'ont pas une autorité suffisante pour décider la question du degré de nocuité de l'air dans ce cas. Aussi, poursuivant nos recherches, nous avons expérimenté sur des chiens que nous avons choisis à dessein aussi vigoureux que possible, afin que les résultats obtenus chez ces animaux pussent assez légitimement être rapprochés des faits de la pathologie humaine. Dans ces circonstances, les phénomènes se sont montrés tout différents. Sur deux chiens notamment que nous avons pu conserver longtemps, nous avons injecté tous les deux jours de 100 à 150 centimètres cubes d'air par le même procédé que nous avions employé chez les lapins, et cela pendant un mois chez l'un, et pendant six semaines chez l'autre. Ajoutons encore que dans la dernière semaine, nous injections 200 et même 300 centimètres cubes. Ces animaux s'étaient si bien habitués à ces expériences, qu'au bout de peu de temps, il n'était même plus nécessaire de les maintenir, ils se couchaient pour ainsi dire d'eux-mêmes sur le côté et ne bougeaient plus jusqu'à ce qu'on leur eût retiré le trocart. Ils n'ont jamais paru sensiblement affectés par cet épanchement gazeux relativement considérable. De temps en temps, notre ami M. Leconte a eu l'obligeance d'analyser le gaz intra-pleural et, comme nous l'avons indiqué plus haut, il a toujours observé que la proportion d'oxygène était plus ou moins diminuée, selon le séjour plus ou moins long qu'avait fait l'air dans la cavité séreuse ; la quantité d'acide carbonique était en proportion inverse de celle de l'oxygène. Ces chiens, se portant à merveille, malgré ce régime d'expériences pathologiques, nous avons eu recours au poison pour les faire mourir, et examiner l'action produite par le contact si souvent répété de l'air. Nous n'avons pas constaté la moindre pleurésie ni la moindre pneumonie ; la plèvre avait son aspect le plus normal, et ne présentait pas la plus petite trace de phlegmasie. Le poumon a été trouvé un peu affaissé, revenu sur lui-même, mais c'était le seul effet produit par le gaz.

Ces expériences, que nous avons tenu à conduire avec le plus grand soin, nous paraissent concluantes et prouvent selon nous parfaitement l'innocuité de l'air en contact avec la plèvre, lorsque cette membrane se trouve tout à fait saine, et lorsque ce contact n'a pas lieu sans cesse, c'est-à-dire quand le gaz ne se renouvelle qu'à mesure qu'il est résorbé.

CHAPITRE IV

PNEUMOPÉRICARDE.

La présence de gaz dans le péricarde, pendant la vie, est un fait assez peu commun, du moins à en juger par les rares observations qu'on trouve dans les auteurs. Telle n'est pas cependant tout à fait l'opinion d'un homme on ne peut plus compétent en pareille matière, M. le professeur Bouillaud, qui nous a assuré en avoir noté des cas assez nombreux : aussi regrettons-nous vivement de n'avoir pas à notre disposition ces précieux matériaux pour donner une esquisse moins incomplète de cette pneumatose.

Les raisons qui nous ont empêché d'admettre un pneumothorax essentiel nous font rejeter également la possibilité d'un pneumopéricarde essentiel. Du reste, l'existence même du pneumopéricarde, en dehors de toute perforation de la séreuse, est loin d'être admise par les auteurs qui se sont le plus spécialement occupés de cette question. Ainsi, d'après Laennec, cette lésion devrait être considérée comme un phénomène cadavérique ou ne se produirait que dans la période ultime de la vie. Louis, dans son mémoire sur la péricardite, ne mentionne même pas le pneumopéricarde, et Stokes, tout en admettant sa possibilité dans des cas d'inflammation de la séreuse cardiaque, dit n'en avoir jamais constaté anatomiquement[1], et le seul cas qu'il croit avoir observé est loin d'être à l'abri de toute critique.

Un cas sur lequel un auteur anglais s'est fondé pour admettre une pneumatose essentielle du péricarde est le suivant :

« A l'autopsie d'un individu mort de fièvre typhoïde et qui avait présenté les signes d'un emphysème généralisé de la partie supérieure du corps, on trouva également le poumon emphysémateux et *le péricarde complétement distendu par des gaz*. Le sang du système veineux hépatique était mousseux. Il existait de l'air dans les veines de la rate et des reins, dans les deux veines caves, dans les jugulaires, l'artère pulmonaire, dans les cavités droites du cœur. Les veines pulmonaires n'en contenaient point, non plus que la veine porte. On ne put découvrir aucune déchirure aux poumons[2]. »

Ce cas de pneumo-péricarde est-il le fait d'une lésion cadavérique, ou bien s'est-il produit pendant la vie? Il est peut-être possible que, sous l'influence de l'adynamie profonde qui frappe certains malades affectés de fièvre typhoïde, il se soit produit un trouble grave, un défaut d'action du système vaso-moteur et qu'alors les gaz contenus dans les vaisseaux sanguins ainsi privés de l'influx nerveux aient pu s'échapper et produire cette espèce d'infiltration gazeuse généralisée

[1] W. Stokes, The diseases of the heart and the aorta. Dublin, 1854, p. 21.

[2] Marston, Med. Tim. and Gaz., 1857.

qu'on a constatée à l'autopsie, et qui déjà avait envahi avant la mort la partie supérieure du corps. Ce cas pourrait également se rattacher aux pneumatoses ou emphysèmes par septicémie ; entre ces deux hypothèses, nous n'osons guère nous prononcer. On conçoit, du reste, qu'en présence d'observations aussi peu circonstanciées, nous dirons même aussi incomplètes, nous ne donnions ces explications qu'avec la plus grande réserve.

Quant au cas observé et relaté par M. Bricheteau[1], où l'on a trouvé à l'autopsie la membrane séreuse cardiaque distendue par des gaz très-fétides, les détails de l'observation nous portent à croire que le développement de gaz dans le péricarde a eu lieu peu de temps, quarante-huit heures environ, avant la mort, ainsi que la symptomatologie le montre ; c'est donc un cas authentique de pneumopéricarde produit en dehors de toute solution de continuité de ce sac séro-fibreux ; du reste voici l'observation :

P*** (Jean-Michel), âgé de cinquante-neuf ans, d'une constitution robuste et d'une force prodigieuse, accoutumé dès sa jeunesse aux souffrances de la guerre, faisait souvent des excès de travail et de boisson. Il avait été blessé grièvement, il y a quelques années, par un timon de voiture, qui l'avait rudement frappé à la poitrine. Ce fut à dater de cette époque que P*** commença à se plaindre d'une douleur qu'il disait occuper l'estomac ; cette douleur, du reste, ne l'empêchait pas de travailler, mais elle l'incommodait quelquefois tellement, qu'il avait recours à l'opium pour la calmer.

Depuis longtemps le malade éprouvait une sensation singu-

[1] Arch. gén. de méd., 1844, p. 334.

lière dans la poitrine et sentait un mouvement de pulsation et de reptation, qui lui faisait dire qu'une bête le rongeait. Sa femme, que j'ai interrogée, assure qu'elle entendait dans sa poitrine un bouillonnement qui montait vers la tête. P***, ayant eu l'imprudence de passer vingt nuits sans dormir pour garder une maison écroulée, tomba malade, fut saigné deux fois et entra à l'hôpital Necker le 27 mars 1835.

Le 28, j'examinai avec soin le malade et, lui ayant trouvé le côté droit de la poitrine obscur à la percussion, avec un peu de râle crépitant et des crachats légèrement pneumoniques, je prescrivis une nouvelle saignée du bras. La respiration était d'ailleurs peu gênée, et le malade ne paraissait éprouver aucune anxiété; le pouls était lent, petit, intermittent.

Les 29, 30, 31, le malade allant mieux, je me contentai de prescrire un looch gommeux; mais le 1er avril, le malade éprouva beaucoup d'angoisses, il était obligé de se tenir la tête très-élevée sur son oreiller. J'auscultai le cœur, je constatai un bruit dû à une fluctuation, à un véritable flot de liquide, correspondant à chaque contraction du cœur et qu'on ne pouvait pas mieux comparer qu'au bruit que fait une aile de moulin qui frappe successivement l'eau, ou à celui qu'on produit en soufflant fortement avec un tube dans un vase contenant du liquide. La région du cœur paraissait plus sonore que dans l'état normal; pouls petit, irrégulier; délire, anxiété.

Le 2 avril, cet état s'était aggravé.

Le malade succomba le lendemain. On avait diagnostiqué un hydro-pneumopéricarde.

Autopsie. — Les côtes ayant été sciées avec précaution, on s'aperçut que le péricarde avait des dimensions considérables, qu'il était tendu et rendait un son clair à la percussion. Un bistouri ayant été enfoncé dans cette enveloppe du cœur, il s'en échappa avec un sifflement considérable, entendu par tous les assistants, un fluide gazeux d'une odeur très-fétide, purulent, jaunâtre et contenant des flocons albumineux. Tout le cœur était recouvert d'une fausse membrane grisâtre, chagrinée, ancienne, et ressemblant à l'intérieur de l'estomac du veau. Cette fausse membrane recouvrait également la face interne du péricarde; elle avait beaucoup de consistance et 2 centimètres d'épaisseur dans plusieurs points; à la surface du cœur elle était séparée du tissu de ce viscère par une couche graisseuse, dense, fortement adhérente.

Le cœur, coupé en plusieurs endroits, ressemblait exactement à un morceau de porc, dont le lard fait opposition avec la chair musculaire. Le tissu du cœur était mou, et ses cavités dans l'état normal. Les poumons étaient tuméfiés, œdémateux, et le siége d'une congestion sanguine manifeste; le droit avait de nombreuses adhérences avec la plèvre costale. Les organes abdominaux ne présentaient rien de remarquable.

Dans ce cas, l'origine des gaz trouvés dans le péricarde a été la décomposition du liquide purulent épanché dans cette membrane : leur nature, révélée assez clairement par leur odeur caractéristique, ne laisse guère de doute sur cette question. Il n'en est pas de même dans le fait suivant, où l'absence de symptômes inflammatoires nettement accusés et le défaut de détails circonstanciés permettent d'assigner au gaz épanché une origine probablement différente.

Un homme âgé de quarante-sept ans avait vu sa santé se détériorer depuis trois ou quatre ans, sans avoir voulu suivre aucun régime. De tous les renseignements qu'on put recueillir sur l'origine et les progrès de sa maladie, c'est qu'il avait successivement perdu ses forces et son appétit, et que la cause principale de ses souffrances consistait dans une agitation, un battement et une sensation d'anxiété dans la région du cœur, avec difficulté de dormir et des rêves effrayants. Lorsque le docteur

Johnson vit cet individu, il le trouva dans un état notable de marasme ; la peau avait la couleur propre aux personnes chlorotiques, le pouls était faible et irrégulier, les jambes œdématiées, l'appétit presque nul, et l'exercice du corps le plus ordinaire déterminait aussitôt des menaces de suffocation. Le malade était abattu et très-irritable ; les fonctions des intestins s'exécutaient régulièrement, le thorax résonnait parfaitement dans toute son étendue ; mais dans la région du cœur, le choc produit par la percussion était bien plus sonore que dans les autres points. Les mouvements du cœur paraissaient excessivement faibles, ils étaient à peine perceptibles et irréguliers comme le pouls. Le malade mourut subitement dans le mois de février 1824.

Autopsie. — Malgré l'état d'amaigrissement du corps entier, il y avait une quantité remarquable de tissu adipeux jaunâtre dans le thorax et l'abdomen ; les muscles amaigris étaient d'un rouge vif. Tous les organes du bas-ventre étaient sains ; il en était de même des poumons, mais ils étaient séparés l'un de l'autre antérieurement par le péricarde, qui formait un sac membraneux, translucide, distendu par un fluide élastique, dont l'accumulation considérable avait aminci les parois. Le cœur était très-petit, remplissait à peine la moitié de ce sac séro-fibreux. Les fibres charnues avaient l'aspect d'un muscle passé au gras. Toute la masse de l'organe était on ne peut plus molle et ne pouvait être prise entre les mains sans se déchirer. Les parois du ventricule avaient 3 lignes d'épaisseur au plus ; celles de sa cavité étaient plus ramollies ; il contenait à peine quelques gouttes de sang, dont on ne trouvait qu'une petite quantité dans les gros troncs vasculaires. Les vaisseaux particuliers au cœur n'offraient rien de remarquable [1].

Quoique les détails de cette observation manquent de précision, quoiqu'il y ait aussi un grand nombre

[1] Johnson, Med. chir. Review, t. VI, p. 465, 1825.

de choses omises qu'il eût été intéressant de connaître, nous croyons avoir là un cas de dégénérescence, ou mieux substitution gaisseuse du cœur. Cet organe a été trouvé profondément altéré dans sa structure, et, par suite, dans les propriétés physiques de son tissu, lequel était devenu d'une mollesse, d'une friabilité excessive, d'une consistance presque nulle. Il n'est donc pas étonnant, il est même vraisemblable que le sang ayant subi les modifications morbides qu'entraîne cette lésion organique du cœur, les gaz auront eu moins de tendance à rester en dissolution ou en suspension dans ce liquide; et alors, ne trouvant dans les parois cardiaques qu'une résistance insignifiante, ils ont pu s'infiltrer à travers leur tissu ramolli, et envahir ainsi le péricarde. Telle est l'explication qui nous paraît la plus admissible.

Nous arrivons maintenant aux cas dans lesquels la production du pneumopéricarde a eu lieu, par suite d'une communication anomale de cette séreuse avec l'appareil respiratoire ou digestif, ce qui est le plus fréquent, ou encore par suite d'une plaie du cœur.

L'observation la plus remarquable de pneumopéricarde par perforation est celle que donne Graves avec de longs détails, dans la cinquante-deuxième leçon de sa *Clinique*, et qui est résumée par M. Jaccond, de la façon suivante :

Une femme de vingt-cinq ans avait un abcès du foie ; dans l'espace de quelques jours, la tumeur hépatique donna à la percussion une sonorité tympanique. Douze jours après, douleurs vives dans la région du cœur, palpitations violentes, sensation de chaleur brûlante au-dessous du sein gauche. Le lendemain, bruits de frottement très-nombreux, qui se compliquent bientôt de nouveaux phénomènes : immédiatement au-dessous du sein on entend de temps en temps un tintement métallique tout particulier; ce bruit, qui donne l'idée d'un liquide tombant goutte à goutte dans le péricarde, disparaît lorsqu'on exerce une certaine pression sur la région du cœur. Le troisième jour après l'invasion de la péricardite, sensation de frottement perceptible à la main; les bruits anomaux ont pris le timbre d'une crépitation emphysémateuse, ils obscurcissent les deux tons du cœur. Ces caractères sont plus nets le long de la partie moyenne et inférieure du sternum, mais on les retrouve aussi à la gauche du mamelon. Le tintement métallique est devenu plus distinct, mais il n'offre aucune régularité dans son apparition. La veille de la mort, tintement métallique éclatant à chaque battement du cœur, bruit de crépitation emphysémateuse, souffle léger au niveau du mamelon gauche. La région précordiale est sonore à la percussion.

L'abcès hépatique communiquait à la fois avec l'estomac et avec le péricarde; la perforation de ce dernier admettait le doigt médius. La séreuse était enflammée et couverte de dépôts plastiques de consistance variable [1].

Voici maintenant un cas de pneumo-péricarde dû à une communication anomale du poumon avec la séreuse cardiaque : il a été observé et rapporté par M'Dowel.

Un policeman de vingt-neuf ans, de constitution vigoureuse, était entré à Witworth Hospital pour de la toux et quelques autres symptômes mal déterminés. Peu de jours après son entrée, il est pris de douleurs vives dans la région du cœur et d'une dyspnée des plus intenses. Voici les symptômes et les signes qui furent constatés le jour suivant : expectoration

[1] Clinique de Graves, trad. et annot. par Jaccoud, t. II, p. 271; 1862.

abondante, purulente et fétide, dyspnée allant jusqu'à l'orthopnée; voix faible, parfois presque éteinte. Physionomie égarée, facies pâle et anxieux... L'examen direct révèle dans la région antéro-inférieure du côté gauche de la poitrine l'existence d'une grande cavité contenant des liquides et des gaz; on entend à ce niveau du tintement métallique, un bourdonnement amphorique, et les *éclaboussures* d'un liquide mis en mouvement par le cœur; les bruits normaux du cœur sont extrêmement affaiblis, on n'entend pas le murmure respiratoire. Toute la région donne un son parfaitement clair à la percussion. Les poumons donnent les signes d'une tuberculisation avancée. Six jours plus tard, le malade succombait.

Le péricarde contenait des gaz et 6 onces de pus crémeux; sur le bord droit, orifice qui conduit dans une petite cavité creusée dans le lobe supérieur du poumon droit; cette cavité est pleine d'une matière semblable à celle que renferme le péricarde. Les bases des deux poumons présentent à la fois de la pneumonie et de l'infiltration tuberculeuse miliaire; lorsqu'on insuffle la trachée, on voit l'air arriver dans la cavité du péricarde [1].

Un fait non moins intéressant de communication du tube digestif avec le péricarde ayant amené la pneumatose de cette membrane, mérite d'être rapporté ici. Il a été recueilli par M. le docteur Tütel dans le service de M. le professeur Niemeyer.

Homme de quarante-six ans, en traitement dans le service de M. Niemeyer pour un cancer de l'œsophage.

Le 30 octobre, aggravation rapide, hoquet continuel, etc. Dans la soirée, apparition d'un bruit particulier s'entendant à distance, isochrone avec le pouls, espèce de gargouillement à timbre métallique. La matité précordiale n'avait pas changé d'une manière sensible; l'impulsion du cœur se faisait sentir

[1] Clinique de Graves, trad. par Jaccoud; 1862, t. II, p. 272.

faiblement dans le même point que précédemment. Le premier bruit du cœur était marqué par le bruit anomal, tandis que le deuxième s'entendait très-nettement.

Pendant la nuit, tous les malades couchés dans la salle et même les personnes couchées dans la salle voisine, dont la porte était fermée, purent entendre très-distinctement le bruit du gargouillement, qui se renouvelait à chaque systole ventriculaire. Le malade restait couché, immobile, les yeux fermés, apparemment sans connaissance, gémissant de temps en temps, et toussant parfois sans expectorer.

Le lendemain matin, même état; le bruit de gargouillement était toujours facilement entendu d'un bout de la salle à l'autre. La matité précordiale avait complétement disparu et était remplacée par de la sonorité sans timbre tympanique; il n'était plus possible de sentir le choc du cœur. — Mort dans la journée.

Autopsie.— En ouvrant l'abdomen, on trouva le diaphragme fortement abaissé dans sa partie moyenne, à peu près également sur les deux côtés de la ligne médiane. Toute la partie antérieure de la cavité thoracique était occupée par le péricarde énormément distendu, tandis que les poumons n'occupaient plus que les limites des parties latérales de la poitrine.

Le péricarde affectait une disposition piriforme, mesurant à sa base 6 pouces de diamètre transversal; il dépassait en bas de 2 pouces 3/4 la pointe du cœur. En le percutant, on obtenait un son tympanique modèle; il était d'ailleurs impossible d'en expulser de l'air en le comprimant.

Après avoir évacué le gaz, on trouva dans le péricarde environ 600 grammes d'un liquide gris jaunâtre, horriblement fétide, mélangé de grumeaux caséeux. La face postérieure de la cavité séreuse présentait une perforation en forme de fente, qui la faisait communiquer avec l'œsophage, dont les parois étaient détruites dans ce point par une ulcération cancéreuse[1].

[1] Deutsche Klinik, 1861, et Gazette des hôpitaux, 1861, p. 283.

Il y aurait encore une chose intéressante à rechercher, à savoir si l'on a observé la production de pneumopéricarde, dans les cas de plaies non pénétrantes du cœur. Il nous semble bien difficile que cette pneumatose ne se soit pas manifestée un certain nombre de fois dans des lésions de ce genre, et si Dupuytren, dans ses *Leçons de clinique*, ni Jamain, dans sa thèse de concours, ni Boyer et bien d'autres auteurs n'en signalent aucun cas, c'est probablement parce que leur attention n'a pas été dirigée de ce côté. Et puis, il faut bien le dire aussi, le diagnostic du pneumopéricarde n'est pas toujours chose aisée pour un chirurgien ; c'est même pour cela que nous avons touché le moins possible au côté plus spécialement médical de la question, les signes et les symptômes. On conçoit également qu'en présence de la possibilité d'une lésion plus ou moins profonde de l'organe central de la circulation, la production du pneumopéricarde soit une question d'une mince importance relativement. Aussi nous bornons-nous à appeler l'attention des chirurgiens sur ce sujet, les observations nous faisant défaut pour en parler plus longuement.

Le pneumo-péricarde est donc un accident qui survient généralement à la suite d'une lésion organique grave, tuberculisation, abcès, ulcération cancéreuse ou simplement inflammation (corps étranger), et en dehors de la lésion même qu'il vient compliquer, il est par lui-même d'un pronostic assez sérieux, à cause du trouble qu'il amène dans l'organe central de la circulation. Ici les choses ne se passent pas comme dans la séreuse pulmonaire; et d'abord pour ne prendre que le point de vue fonctionnel, on sait que lorsqu'une collection gazeuse intra-pleurale arrive à comprimer plus ou moins un poumon, la fonction de la respiration n'en est pas pour cela profondément troublée; et puis la membrane séreuse pulmonaire offre pour la résorption des gaz une surface assez étendue. Dans le pneumopéricarde, les gaz exercent une compression des plus fâcheuses sur un organe unique, et auquel nul ne peut suppléer; de plus la surface de la séreuse est ici bien limitée pour être dans des conditions favorables à absorber les gaz épanchés. C'est pour cette raison que dans l'opération de la ponction du péricarde, il faut prendre bien garde de laisser pénétrer de l'air dans la séreuse, et les précautions doivent être bien plus minutieuses que lorsqu'il s'agit de la plèvre. Cette opération, du reste, que nous avons pratiquée une fois, ne présente pas plus de gravité, quand on y apporte tout le soin convenable, que la thoracentèse pleurétique.

Nous faisions remarquer tout à l'heure comment les conditions se trouvaient modifiées en passant de la plèvre dans le péricarde : ce sont précisément toutes ces circonstances variées changeant avec chaque tissu, chaque organe, chaque membrane, chaque région même, qui font de cette étude de l'action des gaz sur l'organisme une des questions de physiologie pathologique les plus intéressantes. Ainsi ces conditions vont encore changer pour le pneumopéritoine, sur lequel nous allons dire quelques mots.

CHAPITRE V

PNEUMOPÉRITOINE.

A propos de la pneumatose des organes génito-urinaires, nous avons déjà parlé de la pneumatose péritonéale, par suite de la rupture de kystes de l'ovaire enflammés, et remplis de matières purulentes mêlées à des gaz fétides. Nous avons vu également cette pneumatose se produire à la suite des blessures de l'intestin, à l'article *Emphysème par suite de plaies de l'intestin*, nous avons signalé un fait emprunté à Morgagni, où, par le fait d'un coup de couteau, les gaz intestinaux s'étaient répandus dans la cavité du péritoine. Mais, indépendamment de cette pneumatose symptomatique d'une autre affection, il importe de savoir s'il en existe une essentielle, indépendante de lésions des organes en contact avec le péritoine.

La question n'est pas douteuse pour beaucoup d'auteurs qui, à la suite de Combalusier, ont admis cette exhalation de gaz dans la cavité du péritoine, en dehors de toute lésion circonvoisine. Une observation publiée par M. Michel Lévy a paru convaincante à plusieurs auteurs; mais si on la lit avec soin, et si on tient compte de la difficulté de découvrir souvent les perforations intestinales, surtout lorsque l'on trouve, comme dans l'observation du savant professeur mentionné plus haut, une grande quantité de fausses membranes tapissant l'intestin, on comprendra que nous n'admettions point cette observation comme probante. Ces doutes, que nous émettons, ont aussi été exprimés par des hommes de mérite; toutefois, nous croyons devoir la publier; les recherches ultérieures montreront la place définitive qu'elle devra occuper dans la pathologie des pneumatoses.

Tympanite péritonéale; observation de M. le professeur Michel Lévy[1].

Un soldat de vingt-cinq à vingt-six ans, d'une constitution affaiblie, sujet depuis longtemps à la diarrhée, et qui avait vu son ventre se gonfler, se ballonner graduellement, jusqu'à déterminer une dyspnée considérable, entra à l'hôpital le 23 septembre dernier; sa peau était terne et sèche, les pommettes saillantes, un peu violacées, les yeux caves; le ventre était arrondi et fortement distendu, rendant un son tympanique sur tous les points, excepté sous l'hypochondre gauche et très en arrière, où l'on déterminait dans le sens vertical une matité splénique de 11 centimètres 1/2; les fortes pressions exercées sur l'épigastre, sur les régions iliaques, éveillaient en ce point de sourdes douleurs.

Langue humide, sans enduit; pouls faible, à 72, dyspnée, 24 à 26 inspirations, respiration obscure aux deux bases, un peu de submatité dans les régions sus et sous-épineuses des deux côtés. Le 25 et le 26, la dyspnée fit des progrès, la cyanose envahit la face, les mains et les lèvres, anxiété extrême, asphyxie imminente; l'introduction dans le rectum d'une sonde œsophagienne, à laquelle on adapta une seringue pour aspirer les fluides aériformes, n'eut aucun effet sur la distension de l'abdomen. Le 27, le malade mourut, après douze

[1] Archives de médecine, 1843.

heures d'angoisses, la face et les extrémités violacées, couvertes d'une sueur froide et visqueuse.

A l'autopsie, une ponction pratiquée avec un scalpel et n'intéressant que l'épaisseur de la paroi, donna issue à des gaz qui s'échappèrent avec un sifflement aigu et qui répandirent une odeur d'hydrogène sulfuré; le péritoine pariétal était parfaitement sain, sans trace d'injection, phlegmasique; les intestins, moyennement distendus par des gaz, adhéraient entre eux, au moyen de masses fibrineuses, demi-transparentes, d'un jaune-paille, molles, élastiques, disposées en forme de bandes épaisses entre les circonvolutions; les intestins présentaient, comme le péritoine pariétal, une coloration verdâtre, due au contact des gaz contenus dans la cavité péritonéale. Le foie, profondément situé dans l'hypochondre droit, était adhérent par sa circonférence et recouvert d'une couche d'exsudation, qu'on enlevait aisément par lambeaux et par lamelles adhérentes, très-épaisses dans la région splénique, tout autour de la rate, entre le foie et l'estomac et dans l'intervalle qui sépare celui-ci du sein gauche; le petit bassin contenait 600 grammes d'un liquide verdâtre mêlé de grumeaux et de flocons albumineux. L'estomac et l'intestin ne présentaient à noter qu'une psorentérie très-fine dans le dernier quart de l'intestin grêle. La rate, flasque et molle, était parsemée sur sa coupe de stries de corpuscules blanchâtres. Les ganglions mésentériques étaient pour la plupart doublés de volume. Splénisation ou plutôt carnification des deux lobes supérieurs du poumon.

Plusieurs choses doivent surtout frapper dans cette observation, c'est la fétidité des gaz exhalant l'odeur de l'hydrogène sulfuré; nous savons que c'est surtout dans le gros intestin que ce gaz se trouve. Or, nous ne voyons pas que le gros intestin ait été le siége d'une recherche spéciale de la part du savant professeur du Val-de-Grâce. La péritonite était trop peu intense pour pouvoir rapporter ces gaz à une gangrène partielle; d'ailleurs, l'odeur des gaz dans ce cas n'eût point été celle de l'hydrogène sulfuré.

Pour toutes ces raisons, nous rejetterons donc jusqu'à nouvel ordre la pneumatose péritonéale essentielle, et nous dirons que cet état pathologique purement symptomatique devra être rapporté ou bien à la perforation d'un des organes voisins contenant normalement des gaz (estomac, intestin grêle, gros intestin); ou bien à la perforation d'une collection purulente de mauvaise nature développée soit dans le foie, soit autour du rein, soit dans un kyste de l'ovaire enflammé, ou bien encore dans une de ces nombreuses collections purulentes de mauvaise nature qui peuvent se développer au voisinage du péritoine.

Il n'est pas rare de voir l'estomac se rompre à la suite d'un cancer de cet organe, ou mieux d'un ulcère simple. Les plaies de cet organe avec un instrument tranchant pourraient aussi amener un épanchement de liquide et de gaz dans la cavité péritonéale, d'où une péritonite promptement mortelle. Mais les lésions de l'intestin pouvant amener un épanchement de gaz dans la cavité abdominale sont bien plus communes que celles de l'estomac. Nous signalerons tout d'abord les perforations intestinales qui surviennent assez souvent dans le cours d'une fièvre typhoïde, celles qui suivent l'opération de la hernie étranglée, lorsque le chirurgien a réduit un intestin frappé de gangrène.

L'invagination intestinale ou l'étranglement de l'intestin par une bride péritonéale pourront aussi amener une péritonite avec production de gaz ; toutefois, dans ces derniers cas, les gaz contenus dans le péritoine ont une double origine, la perforation de l'intestin d'abord et la gangrène ensuite, car nous savons que le propre des gangrènes profondes, c'est d'amener une exhalation des gaz plus ou moins abondante.

Les perforations du gros intestin peuvent être amenées par des ulcérations simples, comme cela a lieu dans la diarrhée chronique ou dans la dyssenterie ou par un cancer. J'ai vu, pendant mon internat à l'Hôtel-Dieu, un cancer colloïde du côlon ascendant amener une perforation de l'intestin. Depuis que je suis attaché à la Maison de santé, j'ai vu plusieurs fois le cancer de l'intestin rectum amener le même résultat; tantôt c'est la marche du mal qui amène cette perforation, d'autres fois ce sont les manœuvres faites dans le but de rétablir le cours des matières. Une cause fréquente de péritonite par perforation et exhalation de gaz dans la cavité péritonéale sur laquelle M. Leudet a appelé l'attention, c'est la perforation de l'appendice cœcal. Deux fois j'ai eu occasion d'observer une péritonite mortelle, avec production de gaz à la suite de cette perforation. Une fois des pepins de fruits avaient amené la perforation de cet appendice distendu ; une autre fois des matières fécales durcies avaient amené cette dilatation, et finalement l'inflammation ulcéreuse et la mort. Disons-le de suite, dans tous ces cas la pneumatose péritonéale n'est que secondaire. La chose grave et qui amène promptement la mort, c'est la péritonite. Ce que nous disons ici des perforations intestinales, nous le dirons également des ruptures de kystes enflammés, soit qu'ils aient leur siége dans le foie, comme Combalusier en rapporte un exemple, d'un kyste hydatique enflammé et rempli de débris d'hydatides, de pus et de gaz et ouvert dans le péritoine, soit qu'ils viennent de l'ovaire ou de diverses régions péri-abdominales, ou même du poumon, comme Richard et Duhardel en citent un exemple. Voici cette observation :

Abcès du poumon ayant déterminé une perforation du diaphragme et par suite une tympanite, par MM. Richard et Duhardel. (Arch. gén. de médec., 1843, t. I, p. 471.)

Le sujet de l'observation est un jeune homme d'une bonne santé et d'une forte constitution. Un jour, au milieu d'une partie de billard, il fut pris d'une douleur violente vers les fausses côtes gauches, qui se dissipa promptement et ne l'empêcha pas de dîner d'un bon appétit. Le lendemain, au moment où il faisait des efforts pour mettre ses bottes, cette douleur revint plus violente et le força de s'aliter. Immédiatement après, anxiété extrême, respiration courte, entrecoupée; pouls fréquent, langue pâle, saburrale à la base; douleur très-vive, augmentant au plus léger contact et pendant les mouvements d'inspiration, au niveau de la région splénique, et correspondant à un autre point également douloureux, vers la vésicule du foie. Douleurs nulles dans le reste du ventre; ni vomissements ni nausées; épigastre un peu plus développé qu'à l'état normal, offrant un son légèrement tympanique; urine naturelle. Le soir, même douleur; voussure remarquable et sonore à l'épigastre; douleurs s'irradiant dans l'abdomen.

(Douze sangsues à l'épigastre, cataplasmes et lavement émollient, potion calmante.)

Les jours suivants, les douleurs persistèrent et occupèrent une plus grande étendue, le ventre se ballonne de plus en plus, la respiration devient de plus en plus difficile, le ventre acquiert une grande sensibilité. (Onctions sur le ventre toutes les quatre heures, avec 8 grammes d'onguent napolitain; lavement toutes les quatre heures avec 20 grammes d'extrait de belladone dans 125 grammes d'infusion de camomille; ce lavement est administré dans la prévision qu'il existerait une hernie diaphragmatique.) Cependant le ballonnement du ventre augmente rapidement et l'état du malade devient très-alarmant. Cinq jours après l'apparition des premiers symptômes, l'abdomen est tellement développé, qu'il fait craindre une rupture de ses parois. On introduit vainement une canule dans le rectum, pour faire écouler les gaz qu'on suppose s'être accumulés dans l'intestin. Enfin, le malade étant près de succomber, MM. Richard et Duhardel, comme moyen extrême, ont recours à la ponction de l'abdomen. Cette opération fut pratiquée comme pour la paracentèse. A peine le trocart fut-il retiré, que le gaz s'échappa par la canule; il était incolore, inodore et non inflammable. Immédiatement après l'opération, le malade éprouva le plus grand soulagement. La nuit fut tranquille. Le lendemain, le mieux existait encore, mais le ventre recommençait à se ballonner, et deux jours après, ce ballonnement continuant, il survint de l'agitation, une fièvre légère, de la soif et une rougeur marquée de la langue. Le soir, le marasme ayant fait de nouveaux progrès, une nouvelle ponction fut pratiquée, mais l'affaissement fut moins considérable, le gaz sortit en bien moins grande quantité et donna une forte odeur d'hydrogène sulfuré. Cette fois on n'eut besoin de recourir à la ponction qu'au bout de huit jours. Le gaz qui s'échappa était encore plus infect. La ponction n'eut pas de résultat plus grand que celle qui avait été précédemment pratiquée.

Douze jours après, sur les instances du malade, on lui fit une nouvelle et dernière ponction, qui eut encore moins de succès que les précédentes, et pendant laquelle quelques gouttes de sérosité rousse vinrent se montrer à l'ouverture de la canule. Dès lors l'état du malade alla toujours en s'aggravant, l'épanchement péritonéal se forma de nouveau, et la mort survint le trente-sixième jour de la maladie.

A l'autopsie, on trouva dans le péritoine une grande quantité de gaz fétide, accumulée dans l'arrière-cavité des épiploons et refoulant les organes voisins, un liquide floconneux, trouble et d'une odeur nauséabonde, dans lequel nageaient les intestins; enfin des fausses membranes albumineuses faciles à détruire. Un peu en avant et à gauche de l'entrée de l'aorte, dans l'abdomen, le diaphragme présentait une ouverture circulaire, à bords ulcérés, du diamètre d'une pièce de 5 francs. Le poumon gauche était adhérent avec le diaphragme au niveau de l'ouverture accidentelle; par cette ouverture on arrivait dans une excavation du poumon, capable de loger un œuf de poule et traversée par des artères, des veines et des canaux bronchiques. Les parois de cette cavité étaient recouvertes par une humeur verdâtre d'une odeur repoussante.

C'est bien plus la nature de l'inflammation et ses produits que les gaz eux-mêmes qui peuvent amener la péritonite généralement mortelle qui est la suite de ces ruptures. En effet, les gaz contenus dans l'intestin, excepté l'hydrogène sulfuré, ne sont point toxiques; de plus, ils sont promptement résorbés, comme cela résulte de nos recherches sur les gaz. Nous avons vu dans le chapitre de l'emphysème par lésion de l'intestin un fait où une infiltration de gaz intestinaux, suite d'une opération de fistule à l'anus, n'a amené aucun accident.

Je rappellerai plus loin dans le chapitre consacré à l'acide carbonique une injection involontaire d'une assez notable quantité de ce gaz dans le péritoine, qui n'a déterminé non plus aucun accident. Nous ajouterons, en terminant ce chapitre, que toutes les fois que dans un foyer purulent il se trouve une certaine quantité de gaz, ceux-ci sont la conséquence d'une inflammation de mauvaise nature, souvent accompagnée de gangrène, puisque c'est là le plus souvent la cause du développement spontané des gaz au sein de nos tissus malades.

CHAPITRE VI

EMPHYSÈME DE LA TUNIQUE VAGINALE.

La pneumatose de cette cavité est due à une injection soit volontaire, soit accidentelle de l'air ou de certains gaz, ou même de vapeurs. Nous avons vu dans l'emphysème simulé que l'air y avait été introduit volontairement, d'autres fois cette introduction est accidentelle; c'est ce qui arrive souvent dans l'opération de l'hydrocèle, sans grave inconvénient pour le patient. Nous savons par nos recherches sur les gaz injectés au milieu de nos tissus, que l'air ainsi introduit éprouve de suite une modification profonde, l'oxygène disparaît en grande partie, ce qui explique l'innocuité de ces injections; des pneumatoses volontaires ont souvent été produites dans un but curatif; c'est dans ce but que nous y avons injecté de l'acide carbonique et de l'oxygène, et que MM. Bonnafont et Robert y ont introduit des vapeurs ammoniacales. Dans d'autres circonstances, des gaz se sont développés dans la tunique vaginale; c'est ainsi que j'ai vu deux fois une inflammation de mauvaise nature suivre l'injection de teinture d'iode faite dans la tunique vaginale de deux malades affectées d'hématocèle; j'ai dû, dans ces deux cas, ouvrir largement les deux tuniques vaginales, et donner issue aux produits inflammatoires. L'un de mes malades a guéri et l'autre est mort d'infection purulente. Nous n'insisterons pas sur le diagnostic de cette pneumatose, il suffit d'être prévenu de son existence pour ne pas la méconnaître. Le gargouillement que l'on sent en palpant l'organe malade, ainsi que la résonnance à la percussion, ne permettent pas de méconnaître cette affection. Toutefois, il serait possible de la confondre avec l'emphysème des bourses, qui peut survenir : 1° dans l'infiltration urineuse, par suite de l'inflammation gangréneuse qui succède à cet accident ; 2° dans l'inflammation gangréneuse qui se développe quelquefois dans les tumeurs des bourses. J'ai vu une fois un accident de ce genre survenir dans une tumeur du scrotum, à la suite d'une ponction exploratrice faite dans cette tumeur; le lendemain toute la région des bourses était le siége d'un emphysème. Cette dissémination du gaz servira à établir le diagnostic entre l'emphysème des bourses et la pneumatose de la tunique vaginale.

CHAPITRE VII

EMPHYSÈME ARTICULAIRE.

Les articulations elles-mêmes peuvent devenir le siége d'emphysème, par suite soit de traumatisme, soit de phénomènes pathologiques. J'ai eu plusieurs fois l'occasion d'observer des malades chez lesquels une inflammation violente du genou avait amené une production de gaz. Cela se voit surtout dans les arthrites du genou liées à un état puerpéral. J'ai vu, pendant mon internat à l'Hôtel-Dieu, Blandin amputer une pauvre accouchée chez laquelle une arthrite purulente et gangréneuse du genou avait amené un développement de gaz; j'ai vu également cet état se produire chez les individus affaiblis, débilités par un mauvais régime, et chez lesquels une arthrite chronique passe à l'état aigu ; dans ces cas, j'ai trouvé une altération grave de l'articulation, consistant en une exfoliation de cartilage, ou une nécrose circonscrite. Maintenant que, grâce aux travaux de M. Velpeau, nous osons pratiquer des injections de teinture d'iode étendue dans les articulations affectées d'hydarthroses et d'inflammations chroniques superficielles, il m'est arrivé plusieurs fois de produire un emphysème artificiel en faisant une injection dans laquelle se trouvait une certaine quantité d'air, comme

comme cela arrive si souvent quand on se sert de seringues en ivoire qui marchent assez mal.

La présence d'une certaine quantité d'air dans une articulation n'offre aucune gravité si cette articulation est bien immobilisée; l'air, dans ce cas, ainsi que nous l'avons démontré à l'article *Emphysème et pneumothorax*, se modifie rapidement par l'absorption de son oxygène, et il cesse d'avoir une action nuisible. C'est ce fait capital des modifications profondes que subit l'air au contact de nos tissus, — question fort peu étudiée avant nous, — qui explique le peu d'importance que l'on doit attacher aux expériences qui ont été faites pour démontrer que le contact de l'air ne nuisait point à l'organisation des tissus. Ces expériences parurent un moment tout à fait contraires aux doctrines professées par M. Jules Guérin ; mais avant de leur attacher l'importance qu'elles semblaient mériter, il aurait fallu démontrer que l'air conserve toutes ses qualités lorsqu'il est injecté dans le foyer d'une plaie sous-cutanée. Cela n'ayant point été fait, on ne pouvait donc pas invoquer ces expériences pour renverser les vues ingénieuses de M. Guérin sur l'organisation des plaies sous-cutanées. Nous espérons que les recherches consciencieuses auxquelles nous nous sommes livré sur l'emphysème, pourront servir à élucider plusieurs points de pathologie générale et spéciale.

TROISIÈME PARTIE

APPLICATION DES GAZ A LA THÉRAPEUTIQUE

LIVRE I

ACIDE CARBONIQUE [1]

Quoique les traités de thérapeutique n'abondent pas de détails concernant les propriétés curatives de l'acide carbonique, les applications de ce gaz à la médecine ont été cependant très-nombreuses, comme on le verra par la suite de ce chapitre, beaucoup plus nombreuses que celles de l'oxygène. De plus,

[1] Nous avions déjà presque entièrement écrit ce chapitre lorsque parut l'ouvrage si intéressant de M. Herpin (de Metz) (De l'acide carbonique *et de ses propriétés*, etc., etc., in-12. Paris, J.-B. Baillière, 1864); et si nous faisons ici cette remarque, c'est uniquement pour conserver à notre œuvre le modeste mérite d'initiative qu'elle avait d'abord et l'originalité que, par des recherches spéciales et tout à fait personnelles, nous avons essayé de lui donner. Dans plusieurs endroits, forcément, en traitant un sujet aussi limité et aussi peu exploré, nous avons dû nous rencontrer, M. Herpin et moi, exprimant la même idée, faisant appel aux mêmes faits, sans que pour cela nous ayons eu connaissance de nos travaux respectifs. Je dois ajouter cependant que j'ai trouvé dans l'ouvrage de mon honorable confrère des renseignements très-utiles, dont j'ai profité pour rendre mon travail moins incomplet.

l'acide carbonique n'a pas donné lieu, ainsi que l'air vital, à une suite d'idées théoriques dont l'ensemble a pu prendre jusqu'à un certain point le nom de *système ;* l'histoire médicale de l'oxygène montrera ce qu'on a tenté à ce sujet. L'historique de l'acide carbonique, considéré seulement au point de vue médical, se réduirait donc à celui de ses diverses applications. Aussi, pour éviter les redites, avons-nous renvoyé ce que nous aurions pu dire là-dessus aux différentes divisions de ce travail.

Toutefois, cette manière de procéder ne doit pas exclure, croyons-nous, une esquisse rapide des idées sous l'influence desquelles s'est introduit, et du sort qu'a eu dans la thérapeutique l'agent dont nous allons nous occuper.

L'acide carbonique, ainsi appelé lors de la création de la nomenclature chimique, fut découvert par Van Helmont, au commencement du dix-septième siècle. Quoique l'art d'isoler les gaz fût encore inconnu, Van Helmont put cependant étudier quelques-unes des principales propriétés de ce fluide, auquel il donna le nom d'*esprit sylvestre,* parce qu'il l'observa pour la première fois en faisant brûler du charbon de chêne. D'un autre côté, en s'occupant de la fermentation, et de la composition des eaux minérales, il reconnut l'identité du gaz qu'il voyait s'exhaler des cuves en travail et des eaux fortement carbonatées avec l'esprit sylvestre du chêne. Enfin il alla aussi loin dans la connaissance des caractères de ce fluide aériforme que le lui permettaient ses moyens d'investigation.

Plus tard, Robert Boyle, qui, d'ailleurs, fit faire tant de progrès à la physique et à la chimie, exposa également les propriétés de ce gaz, mais n'ajouta que très-peu de chose à ce qu'on savait déjà sur ce sujet. C'est seulement en 1696 que Jean Bernouilli isola le premier l'acide carbonique, et si, en sa qualité de physicien, il ne profita pas de sa découverte pour faire de ce corps une étude approfondie, du moins, il fournit un moyen aisé de se le procurer, et, par suite, d'arriver à une notion plus complète de ses propriétés. Du reste, le savant Hales doit partager avec Jean Bernouilli le mérite de la vraie découverte de l'air fixe, car il parvint au même résultat environ trente ans plus tard, et sans avoir eu connaissance des travaux du physicien italien. Mais le médecin anglais n'en resta pas là : frappé de voir l'*air fixe*, comme il appela ce gaz, se produire en grande quantité dans plusieurs phénomènes des plus importants, tels que la fermentation, la putréfaction, etc., il voulut, pour expliquer sa présence, lui faire jouer un grand rôle dans la constitution des corps. Ainsi il admit, entre autres choses, que l'air fixe est le principe qui forme le ciment ou le lien d'union des différentes parties constitutives des corps, lesquelles se dissocient dès que, par l'effet de quelque cause (feu, fermentation, etc.), l'air se trouve chassé. C'est en vertu de ces idées théoriques qu'il avait donné à l'esprit sylvestre de Van Helmont le nom d'air fixe. Quant à ses propriétés, il ne les étudia guère qu'au point de vue de son influence sur la végétation, et il entreprit à ce sujet une série d'expériences extrêment ingénieuses qu'il rapporta dans sa *Statique des végétaux*, publiée à Londres en 1727.

Cette idée de faire jouer aux particules de l'air fixe le rôle d'une force d'attraction ou de répulsion, suivant qu'il sert à réunir les différentes molécules d'un corps ou à les dissocier, Newton l'avait eue avant Hales, comme du reste celui-ci l'avoue ; mais le savant astronome ne pensait pas que cet air pût être autre que l'air atmosphérique. Du reste, il faut dire que cette confusion de l'air fixe avec l'air ordinaire est fréquente dans l'ouvrage de Hales.

Joseph Black et Cavendish firent faire quelques progrès à l'étude de l'acide carbonique, mais seulement au point de vue chimique qui nous importe peu ici. Leur contemporain, l'Irlandais David Macbride reprit les idées de Hales sur l'action en quelque sorte catalytique de l'air fixe ; il les précisa davantage et en fit l'application à la physiologie et à la thérapeutique, en faisant jouer un grand rôle à ce gaz dans les phénomènes chimiques de l'organisme vivant, phénomènes qu'il croyait à peu près semblables à ceux qu'il produisait dans une cornue.

Absorbé uniquement par ses expériences, Macbride ne vit dans l'air fixe qu'un antiputride. Heureusement l'impulsion était donnée ; on avait éveillé l'attention sur une substance qui, grâce à l'idée de putridité qui dominait les théories médicales de l'époque, paraissait appelée à acquérir une importance qu'elle n'avait pas eu jusque-là.

C'est, en effet, en se fondant sur les principales expériences de Macbride, ainsi que sur ses propres recherches chimiques, que Priestley conseilla d'employer l'acide carbonique dans le traitement des fièvres continues à forme putride, soit en dissolution ou en suspension dans un mélange effervescent ou une boisson acidulée, soit en l'injectant à l'état de gaz dans le rectum. En recommandant cette médication, Priestley ne s'appuyait pas tant sur son expérience personnelle que sur les résultats obtenus à l'aide de ce moyen par plusieurs praticiens de l'époque, notamment Dobson, Falconer, Ewart, Hey et Th. Percival. Cette période de 1770 à 1780 est certainement la plus brillante dans l'histoire médicale de l'acide carbonique; on peut, du reste, juger de l'importance qu'avait acquise ce gaz dans la thérapeutique, en lisant la première édition de l'ouvrage de Dobson (*A medical Commentary on fixed air*, Chester, in-8, 1779). On voit, par exemple, que déjà on avait appliqué l'air fixe au traitement des ulcères et des cancers ulcérés, quoique M. Follin ne fasse remonter qu'à 1794 les premiers essais de ce genre[1]. Dobson n'oublia pas même de signaler le rôle important que devait jouer l'air fixe dans l'effet thérapeutique produit par les eaux minérales fortement chargées de ce principe; mais il est évident qu'il exagéra

[1] Mémoire sur l'anesthésie locale par l'acide carbonique (Arch. gén. de méd., nov. 1856.

singulièrement en lui attribuant à lui seul à peu près toute l'action médicatrice de ces eaux.

Sous l'influence des idées de Brown, professées et commentées avec beaucoup de talent par un de ses élèves les plus connus, Beddoës, l'air fixe fut un peu abandonné comme antiputride, mais il reçut une destination nouvelle non moins utile et d'une application plus immédiate. Dans l'essai de thérapeutique pneumatique que cet auteur entreprit et que nous aurons l'occasion d'analyser en parlant de l'oxygène, l'acide carbonique ne fut pas oublié : c'est pour combattre la phthisie qu'il fut préconisé ; des cas assez remarquables de guérison obtenue par ce moyen furent publiés soit dans les ouvrages de Beddoës, soit dans les principaux recueils périodiques de l'époque. A l'intérieur, on ne l'administra guère alors que pour la phthisie et plus rarement dans l'asthme ; mais à l'extérieur on continua à l'employer dans le traitement des ulcères rebelles et des cancers ulcérés, avec plus de succès qu'auparavant.

En France, l'acide carbonique n'eut qu'une existence éphémère comme agent thérapeutique. Expérimenté officiellement et par ordre, il n'obtint pas la consécration de la Société royale de médecine. Nous ne pouvons assurer qu'il fut mal étudié, que les essais ne furent pas assez nombreux ni assez suivis; mais quel qu'ait été le verdict prononcé alors, on a cru avec raison qu'on pouvait le considérer comme non avenu, et reprendre sur une plus grande échelle ces essais trop timides. Les résultats ont prouvé que de nouvelles expériences valaient la peine d'être faites. En effet, dans ces dernières années, ce gaz a reconquis quelques-unes des propriétés thérapeutiques qu'un examen superficiel lui avait contestées ; sans doute, il n'a pas repris toute la vogue et les nombreuses applications qu'on lui avait données, mais celles qu'on lui a laissées sont désormais d'une efficacité incontestable, et il est probable que l'on ne s'en tiendra pas là.

Auprès des sources d'eaux minérales, on n'avait pas attendu jusqu'à ces derniers temps pour utiliser un agent si abondant d'ailleurs et si facile à isoler. En Allemagne surtout, la médication par le gaz carbonique en bains locaux et généraux ou en douches prit assez d'importance pour constituer une des plus précieuses ressources dans un certain nombre de maladies. Malheureusement, cette idée de mettre à profit un médicament fourni si largement par la nature ne s'est guère répandue en France. A part Vichy, Celles, et encore Saint-Alban, où du reste ce moyen thérapeutique est à peu près abandonné aujourd'hui, on trouverait peu d'autres stations d'eaux minérales où l'on ait fait des études suivies sur ce sujet. Espérons que les travaux de Goin, Nepple, Graefe, Granville, ainsi que de MM. Rotureau et Herpin (de Metz) contribueront à donner à l'étude de cet agent thérapeutique toute l'importance que les médecins hydrologues doivent lui accorder.

CHAPITRE I

ACTION PHYSIOLOGIQUE.

Les opinions les plus contradictoires n'ont cessé de régner et règnent encore dans la science relativement à l'action physiologique qu'exerce l'acide carbonique sur l'organisme. Les uns en ont fait un gaz simplement irrespirable, c'est-à-dire impropre à la respiration, mais nullement délétère ou toxique ; d'autres en ont fait un poison des plus actifs ; enfin, dans ces dernières années, on l'a considéré comme très-respirable et comme un succédané merveilleux du chloroforme. Quelque invraisemblable que paraisse une opinion, on trouve toujours à l'appui des expériences pour lui donner un cachet respectable de vérité scientifiquement démontrée et comme un permis de circulation à travers les livres. C'est ce qui explique comment les mêmes erreurs ont été pieusement recueillies par les auteurs et perpétuées à travers leurs ouvrages, de même que les traditions à travers les siècles.

En présence d'assertions complétement opposées, nous avons jugé utile de faire de nouvelles expériences, conduites avec le plus grand soin et longtemps poursuivies : nous ne les avons interrompues que lorsque nous avons cru être arrivé à un résultat bien positif et à peu près incontestable.

Dans les phénomènes physiologiques produits par

l'acide carbonique sur l'organisme, on conçoit que les plus importants sont ceux qui se manifestent quand ce gaz est introduit dans le torrent circulatoire par les voies pulmonaires. C'est aussi sur ce point que nous avons plus particulièrement dirigé nos recherches, et que nous avons cru devoir insister assez longuement.

Afin de procéder plus méthodiquement, nous commencerons par examiner l'action physiologique de l'acide carbonique sur la surface extérieure, totale ou partielle du corps humain, action qui a pris une certaine importance, à cause des applications thérapeutiques qu'on en a faites dans quelques établissements d'eaux minérales, en Allemagne surtout.

1° Action physiologique de l'acide carbonique sur le tégument externe.

Quoique l'on fasse remonter à plus d'un siècle (vers 1740) l'application de l'acide carbonique en bains locaux et généraux, il n'y a guère que trente ans que son administration, livrée auparavant aux pratiques de l'empirisme, prit sous une direction plus éclairée une extension assez considérable et un caractère tout à fait scientifique. Cependant nous croyons que l'étude des effets de l'acide carbonique employé de cette façon laisse encore beaucoup à désirer. Ce n'est pas ici le lieu d'insister sur cette question ; nous aurons à y revenir en traitant des applications thérapeutiques de ce gaz.

L'action physiologique de l'acide carbonique sur la surface du corps a été diversement exposée, suivant qu'on a expérimenté sur le gaz des cuves en fermentation, ou sur le gaz fourni par les sources carbonatées. Ainsi Collard (de Martigny), que nous aurons l'occasion de citer souvent dans le cours de ce chapitre, convaincu de l'influence délétère du gaz carbonique, voulut voir quel effet produirait sur la surface extérieure de son corps une atmosphère de ce gaz. « En conséquence, dit-il, je me plaçai entièrement sous le drap qui recouvrait une cuve profonde à moitié pleine de raisins en fermentation ; les fosses nasales exactement fermées, je respirais sans gêne par la bouche l'air qu'un long tuyau, d'un pouce de circonférence environ, allait puiser à cinq pieds de la cuve, dans une atmosphère libre et agitée : au bout de cinq minutes, je ressentis une légère pesanteur de tête, accompagnée de trouble de la vue. A la huitième, douleur peu considérable, temporale et sus-orbitaire, tintements d'oreilles, vertiges; à la dixième, persistance des mêmes symptômes, affaissement général et bien-être dans l'extension indolente des membres, légère accélération de l'action du cœur; depuis la douzième, persistance et augmentation des symptômes, la respiration seule devient profonde et lente, d'accélérée qu'elle était; *un effroi vague, indéfinissable et instantané* s'empare de mes sens, comme si la nature eût voulu m'avertir du danger qui me menaçait; enfin, à la dix-neuvième minute, l'affaiblissement, la torpeur sont si prononcés, que le tube par lequel je respirais m'échappe, et que je puis à peine sortir du cuvier où je me trouvais[1]. »

[1] Arch. gén. de méd., 1re série, t. XIV (1827), p. 211 et 212.

Si nous n'avions d'autre expérience que celle-là pour juger des effets de l'acide carbonique sur le tégument externe, nous ne serions que très-médiocrement renseignés. M. Ozanam, qui en donne le résumé dans son Mémoire sur les *anesthésies*, traduit la phrase « au bout de cinq minutes, je ressentis une légère pesanteur de tête, accompagnée de trouble de la vue » de la façon suivante : « commença à ressentir les symptômes de l'empoisonnement dès la cinquième minute. » En vérité, on peut s'étonner d'entendre parler d'empoisonnement à propos de symptômes assez légers, surtout quand on vient préconiser le gaz en question comme l'*anesthésique le plus innocent*. Cette expérience nous paraît complétement défectueuse en ce que l'auteur, croyant subir l'influence de l'acide carbonique pur, s'est tout autant soumis à l'action des vapeurs alcooliques, comme nous chercherons à le démontrer plus loin, à propos d'un autre fait dont la discussion aura plus d'opportunité.

Ce n'est guère qu'aux sources naturelles gazeuses qu'on a pu étudier commodément l'action de l'acide carbonique sur la surface cutanée. Et d'abord, il faut distinguer deux modes différents dans cette action : l'un qui s'adresse à la fonction respiratoire de la peau, l'autre à son innervation. Abernethy est un de ceux qui aient le mieux établi que la peau est une vaste surface respiratoire, d'une activité sinon comparable à celle des poumons, du moins très-sensible. Cet auteur a fait de nombreuses expériences sur le degré d'absorption des différents gaz par la peau, et il a trouvé qu'après l'oxygène, l'acide carbonique était le gaz le plus absorbable. Maintenant, il nous paraît difficile, quoique les deux modes d'action que nous avons établis se produisent bien réellement, de faire la part de chacun dans cette résultante qui est l'effet général. Aussi n'essayerons-nous pas de démêler ce qui peut plus spécialement appartenir à l'un plutôt qu'à l'autre. Nous nous bornerons à faire connaître ce que l'expérience a pu constater de plus net dans ce phénomène complexe. Nos recherches personnelles sur ce sujet nous paraissant tout à fait insuffisantes, nous ne saurions mieux faire que de citer M. Rotureau, un des hydrologistes qui se sont le plus sérieusement occupés de cette question.

« L'action physiologique des bains généraux d'acide carbonique qui attire d'abord l'attention, est la sensation de chaleur qu'éprouve celui qui y est plongé; cette chaleur augmente progressivement jusqu'à ce qu'elle devienne difficile à supporter; elle se fait sentir au creux épigastrique, à la partie interne des membres et surtout des cuisses, où l'on éprouve des picotements; elle provoque aux organes génitaux un chatouillement agréable. Les pieds, qui, pendant les dix premières minutes, participaient à la chaleur générale, deviennent presque froids. Le pouls reste le même jusque-là, mais la figure rougit et se couvre de gouttelettes de sueur. Les pulsations artérielles diminuent de huit à dix, dans l'espace d'une minute, et deviennent irrégulières, les pieds se réchauffent, les membres acquièrent une grande souplesse, et on ressent un sentiment de bien-être après un séjour d'un quart d'heure ou de vingt minutes dans l'appareil des bains de gaz acide carbonique. Lorsqu'on a quitté ces bains, on constate que la salive devient ordinairement acide, que l'urine conserve cette même réaction; le corps éprouve une si grande sensation de froid, qu'on est obligé de se couvrir de vêtements très-chauds pour ne pas trop s'apercevoir de l'impression de l'air extérieur, quelque échauffé qu'il soit par les rayons solaires.

« Lorsqu'on soumet un de ses membres à une douche locale d'acide carbonique, on perçoit d'abord un froid assez vif, qui persiste de deux à quatre minutes; une sensation de chaleur à peine prononcée lui succède et devient complète après cinq à six minutes. De petites lignes rouges recouvrent les parties de la peau qui reçoivent directement le courant gazeux. La rougeur devient plus visible encore quand on a terminé l'expérience; elle est à son maximum de développement au centre de la partie douchée, elle va toujours en décroissant jusqu'au point où la peau reprend sa teinte normale[1]. »

Si l'on a soin de maintenir le membre, ou une surface quelconque moins étendue, en contact avec le gaz, on finit par éprouver en cet endroit un certain degré d'engourdissement, qui peut aller jusqu'à l'insensibilité. Chaptal a observé un des premiers ce

[1] A. Rotureau, Des princip. eaux minérales, t. III (Suisse), p. 560. On trouvera des détails plus complets sur ce sujet dans le livre que M. Rotureau a publié en 1856 sur les eaux minérales de Nauheim.

fait, vérifié depuis par plusieurs expérimentateurs. On comprend le parti qu'on aurait pu en tirer, si on avait pu porter l'analgésie cutanée aussi loin qu'on l'avait espéré. Malheureusement, cet effet est rarement assez prononcé pour qu'on puisse l'appliquer à la pratique chirurgicale, sans compter qu'il n'est rien moins que fidèle, attendu que chez beaucoup de sujets, on n'arrive pas même à produire un peu d'engourdissement.

Nous avons parlé plus haut de la sensation de chaleur qu'on éprouve dans un bain de gaz carbonique; cette chaleur n'est qu'apparente et n'est nullement sensible au thermomètre. Ainsi, M. Boussingault raconte qu'étant descendu dans une soufrière de la Nouvelle-Grenade, il éprouva, en même temps qu'un picotement très-vif dans les yeux, une sensation de chaleur telle qu'il l'évaluait à environ 40 degrés, tandis qu'en réalité le thermomètre ne marquait, dans cette excavation très-chargée d'acide carbonique, que 19 degrés, la température du dehors n'était également que de 22 degrés à l'ombre. Cette impression subjective a été également constatée dans d'autres endroits où se trouve une accumulation de gaz, dans la grotte du Chien ainsi qu'aux cavernes de Pyrmont.

2° Action physiologique de l'acide carbonique sur les organes des sens.

La première impression produite par le gaz sur les organes des sens en général est une sensation de froid assez marquée, mais qui s'évanouit rapidement et est suivie d'une chaleur douce et agréable d'abord, puis vive et irritante. Si on laisse l'action du gaz se prolonger, on peut observer de vraies phlegmasies, comme on l'a constaté, par exemple, chez certains ouvriers mineurs, ou tout au moins une exaltation de la sensibilité, plus ou moins intense, suivant l'organe : dirigé sur l'oreille, le jet de gaz carbonique détermine des bourdonnements, des tintements, une cuisson vive; sur l'œil, il produit des éblouissements, des picotements, qui amènent vite le larmoiement et une injection des vaisseaux de cette région ; dans la bouche, il donne un goût acide spécial, d'abord rafraîchissant, puis donnant une sensation de chaleur dans toute la bouche. C'est surtout sur l'organe de l'odorat que son action s'exerce avec le plus d'intensité ; l'effet est instantané : c'est une sensation tout à fait comparable à celle que produit le retour nauséeux de vins acides, mais elle est beaucoup plus forte, sans cependant être douloureuse; tout le monde, du reste, a pu en juger en buvant soit un soda, soit du champagne.

En somme, l'influence physiologique du gaz est à peu près la même sur les divers organes des sens; aussi n'ajouterons-nous pas d'autres détails plus caractéristiques, d'autant plus que les applications thérapeutiques nous fourniront des développements plus intéressants.

3° Action sur les organes et la fonction de la digestion.

L'influence du gaz sur l'appareil digestif est plus importante à étudier, d'abord parce que son administration par cette voie est, sinon la plus efficace, du moins la plus fréquente, et ensuite parce qu'ici l'acide carbonique est en connexion plus intime avec l'organisme : il y a action topique par ingestion, mais il y a un effet général produit par suite de l'absorption par l'estomac.

L'action *immédiate* du gaz sur l'estomac a été très-peu étudiée et est du reste fort peu employée : à part une contraction spasmodique de la glotte et une sensation de chaleur très-vive à l'épigastre, on n'observe pas de phénomène bien important. Ce n'est guère que par l'intermédiaire d'un véhicule qu'on le fait agir sur les organes digestifs, soit dissous et comprimé dans l'eau ou dans des boissons alcooliques, soit en pleine effervescence, ou en effervescence imminente, à l'aide de mélanges appropriés.

Dobson a fait quelques expériences pour voir l'effet produit sur le pouls par l'ingestion de l'acide carbonique à l'état naissant dans l'estomac ; il s'est servi pour cela d'un mélange effervescent composé de :

Sel de tartre	3 scrupules et 3 grains.
Jus de citron. . . .	un peu plus de 1 once.

Le pouls étant, au moment de prendre ce mélange, à 71, s'éleva à 74 au bout de cinq minutes, à 77 au bout de dix, descendit à 76 au bout de quinze, et enfin revint à 71 au bout de trente. A ce moment, il absorba de nouveau la même dose, et en cinq minutes le pouls était à 74, à 77 dans dix, dans quinze à 80; dans vingt à 75, et dans une heure à 71. De ces expériences plusieurs fois répétées, Dobson conclut que l'air fixe est un léger stimulant pour l'estomac, qu'il accélère les mouvements du cœur et des artères, et qu'il étend son influence au cerveau ainsi qu'au système nerveux périphérique [1].

Cette action sur le système nerveux, par suite de l'absorption du gaz, a été notée par la plupart des auteurs; souvent elle est due en partie à la présence des liquides alcooliques dans lesquels il se trouve dissous; mais on l'observe journellement dans les établissements d'eaux minérales riches en acide carbonique : alors on voit des symptômes plus ou moins prononcés d'ivresse se manifester chez les personnes qui commencent à faire usage de l'eau. Parfois ils se bornent à un peu de vertige, d'autres fois ils prennent une intensité remarquable, en ce qu'elle est presque instantanée et qu'elle se dissipe en général avec une très-grande rapidité. Du reste, sans aller chercher les eaux minérales, ne sait-on pas que l'eau de Seltz bue un peu en abondance, avec une quantité insignifiante d'un vin très-ordinaire ou un sirop quelconque, suffit pour amener ces symptômes chez des femmes très-nerveuses. Nous ne pourrions pas

[1] A medical commentary on fixed air, by Mathew Dobson; in-8°. Chester, 1779.

nous étendre plus longtemps sur ce sujet sans empiéter sur l'action thérapeutique du gaz [1].

4° Action de l'acide carbonique injecté dans le système circulatoire.

Nous avons déjà montré, dans le chapitre sur l'emphysème, avec quelle facilité le gaz carbonique était absorbé quand on l'injecte dans le tissu cellulaire sous-cutané ou bien dans le péritoine, et en même temps quelle innocuité il présente introduit dans l'organisme par cette voie. On ne pouvait pas en conclure rigoureusement, mais on pouvait prévoir qu'injecté directement dans le système circulatoire, il offrirait en partie les mêmes phénomènes.

Nysten avait déjà fait un certain nombre d'expériences tendant à prouver que l'on peut injecter de l'acide carbonique dans la veine jugulaire et même dans la carotide, sans amener d'accidents graves,

[1] Nous ajouterons seulement que l'action de l'acide carbonique sur la digestion est on ne peut plus variée, suivant les individus et suivant même une foule de circonstances. Certaines personnes trouvent l'eau de Seltz très-digestive, d'autres ne peuvent pas la supporter et en sont réellement incommodées. Peut-être faudrait-il faire ici la part du mode de préparation de l'eau de Seltz artificielle, et rejeter sur les procédés industriels de sa fabrication les mauvais effets qu'en éprouvent beaucoup d'individus. Cela est si vrai, que certaines eaux naturelles, Seltz, Saint-Galmier, Condillac, etc., très-peu minéralisées du reste, et n'agissant guère que par l'acide carbonique qu'elles renferment en abondance, sont tolérées plus aisément, constituent une boisson bien plus agréable et exercent sur la digestion une influence beaucoup plus salutaire.

pourvu que le gaz fût injecté à petites doses et lentement; si, au contraire, l'opération était poussée activement, si le gaz était introduit dans le sang trop brusquement et en trop grande quantité, on provoquait la mort, par suite de la distension des cavités du cœur.

On avait objecté à ces expériences que l'acide carbonique, étant introduit par la veine jugulaire, n'avait pas le temps d'exercer son action sur le sang, puisqu'il se trouvait tout de suite transporté au poumon, où il s'exhalait au dehors. Nous avons dès lors, en répétant ces essais, voulu faire en sorte que le gaz se trouvât plus longtemps en contact avec le sang, et pour cela nous l'avons injecté dans la veine crurale. Le résultat que nous avons obtenu concorde tout à fait avec les conclusions formulées par Nysten.

Sur un chien d'assez forte taille, nous avons injecté, dans l'espace de quarante minutes, 1 litre d'acide carbonique, en ayant soin de ne pas pousser dans la veine plus de 5 à 6 centilitres à la fois. A la fin de l'opération, l'animal ne paraissait pas sensiblement affecté.

Le lendemain de cette expérience, nous injectâmes chez ce même chien, toujours par la veine crurale, encore 1 litre de gaz, mais cette fois dans l'espace de neuf minutes et en poussant 20 centilitres à la fois. Après l'injection des 20 derniers centilitres, l'animal ne fait plus que trois ou quatre inspirations et meurt. L'autopsie est faite immédiatement.

Les cavités droites du cœur sont très-distendues;

en frappant dessus légèrement avec la pulpe du doigt, on perçoit une résistance et une élasticité des plus manifestes. L'aorte incisée ne donne d'abord issue qu'à du sang, puis on voit des bulles assez nombreuses s'échapper. Le cœur gauche est rempli d'un sang très-spumeux et un peu moins rouge qu'à l'état normal. Le cœur droit est incisé, et il en jaillit avec effervescence une écume noirâtre et puis un sang très-noir. Pas de caillots dans le cœur. La veine cave est distendue par du gaz, qu'on peut voir sourdre en pressant sur cette veine.

Les poumons présentent extérieurement une coloration rose ardoisée. A la périphérie du poumon droit, sur une lame très-mince, on trouve une ecchymose assez large. Les reins présentent à la coupe une surface très-brune.

Dans les deux expériences précédentes, nous avons constaté, en auscultant le cœur, un bruit de clapotement très-fort, chaque fois que l'on poussait du gaz dans la veine; ce bruit est tout à fait analogue, et cela se comprend aisément, au gargouillement qui se produit dans une caverne, chez les phthisiques.

Ces expériences ne prouvent rien de nouveau, mais elles viennent à l'appui de celles de Nysten; aussi adoptons-nous ses conclusions et admettons-nous, contrairement à l'opinion de Collard de Martigny, que c'est là une preuve de plus en faveur de l'innocuité de l'acide carbonique.

Un physiologiste très-distingué, M. Brown-Séquard, sans attaquer le fond des expériences de Nysten, a cru pouvoir établir, d'après des faits d'une autre nature, que le gaz carbonique jouit réellement de propriétés toxiques. Continuant les essais tentés par Bichat dans cette voie, il a étudié l'action du sang chargé d'acide carbonique injecté dans les vaisseaux, et il en est arrivé à cette conclusion, qui est la meilleure réfutation que nous puissions donner de ses expériences : « Quand on compare les phénomènes d'une asphyxie complète à ceux qui se montrent si vite après une injection de sang chargé d'acide carbonique, on trouve qu'ils sont absolument semblables les uns aux autres, avec cette différence qu'ils sont plus violents dans la transfusion que dans l'asphyxie. Il semble, dans les deux cas, que les phénomènes en question dépendent d'un empoisonnement par l'acide carbonique[1]. » Certainement, nous croyons que le fait de la transfusion ajoute un élément nouveau à la question, qui dès lors devient complexe : nous n'avons pas l'intention, et ce n'est pas en effet ici le lieu, d'exposer les phénomènes produits par la transfusion du sang; mais enfin ce qui nous semble incontestable, c'est qu'il n'est pas indifférent de faire pénétrer de l'acide carbonique dans le sang sous forme d'injection gazeuse ou par le procédé de la transfusion, et puisque M. Brown-Séquard a constaté que, même en opérant par la transfusion, on n'arrivait à provoquer d'accidents sérieux qu'à la condition d'introduire une certaine quantité de sang et assez promptement,

[1] Comptes rendus de l'Acad. des sc., 1857, p. 815 (cité d'après M. Herpin).

il nous accordera bien que les phénomènes *d'apparence toxique* qu'il a obtenus doivent être en grande partie attribués au procédé opératoire.

5° Action sur les organes et la fonction respiratoires.

Les premiers savants qui ont étudié les propriétés de l'acide carbonique ont connu parfaitement l'action délétère qu'il exerce sur les animaux qui le respirent. Ainsi Van Helmont savait que c'était à la présence du *gaz sylvestre* que certaines cavernes en Italie et en Allemagne devaient les qualités nuisibles de leur air. Hales se convainquit expérimentalement de l'influence de l'air fixe sur de petits animaux; ses expériences furent ensuite répétées par tous ceux qui s'occupaient de ce gaz; mais on ne paraissait pas chercher à s'expliquer pourquoi et en quoi il était nuisible. Macbride s'étonne de voir le même air tuer un moineau qui le respire et guérir un malade qui l'absorbe par les intestins. Dobson le considère comme un poison en quelque sorte foudroyant, ce qui n'empêche pas qu'il lui attribue des effets salutaires dans certains états pathologiques, mais inspiré avec de l'air. A cette époque-là, c'est-à-dire de 1770 à 1780, encouragés par les expériences de Macbride, les médecins anglais commençaient à prescrire l'air fixe dans certaines maladies, — question sur laquelle nous aurons à revenir en détail,— et l'administrant à l'intérieur sous forme de boissons effervescentes, souvent même en nature injecté dans le rectum, ils finirent par le donner à respirer, nous verrons plus loin dans quels cas. On constata des guérisons obtenues par ce dernier procédé ; mais quant à son action physiologique, on ne s'en préoccupa guère. Du reste, pouvait-on arriver à des résultats vraiment scientifiques en expérimentant comme l'on faisait? On prescrivait au malade de respirer plusieurs fois par jour les vapeurs qui s'exhalaient d'un mélange effervescent, composé ordinairement d'un carbonate ou un tartrate alcalin et de jus de citron ou d'acide sulfurique; par conséquent, pas le moindre dosage possible du médicament. Cependant l'administration de ce gaz ne demeura pas longtemps dans cet état de pur empirisme : ainsi, sous l'influence des idées de Beddoës, l'action physiologique et thérapeutique des gaz devint le sujet d'études sérieuses et de nombreuses expériences; grâce aussi à l'habileté de son ami l'illustre James Watt, leur mode d'administration prit un caractère scientifique : on put les doser, les combiner à volonté, toujours dans des proportions bien déterminées. Cependant nous devons dire que dans ces tentatives de médecine pneumatique, l'acide carbonique fut un peu négligé; les résultats qu'on en avait obtenus n'avaient pas eu beaucoup de retentissement, en sorte qu'il fut un peu sacrifié à l'oxygène, dont les effets étaient si frappants. En somme, la physiologie ne progressa guère de ce côté.

En France, vers la même époque, les opinions étaient très-partagées relativement à l'action physiologique de l'acide carbonique. Sigaud de la Fond, dans son *Essai sur différentes espèces d'air fixe* (2e édit., 1785), se borne à rapporter ce qu'on savait déjà, à savoir que les animaux meurent quand on les fait respirer dans l'air fixe. Mais l'année suivante, dans le premier volume de l'*Encyclopédie méthodique*, Guyton de Morveau publia sur *l'air fixe* un article qui était très-avancé pour l'époque, plus exact même, plus scientifique que tel article paru d'hier que nous pourrions citer et signé par un chimiste. L'article de Guyton de Morveau est d'autant plus intéressant qu'on y trouve déjà indiqué assez nettement le rôle physiologique de l'acide carbonique, tel que le comprend M. Claude Bernard et tel que nous l'admettons. Aussi nous pardonnera-t-on de le citer tout au long.

« On ne doit pas être étonné que les animaux plongés dans le gaz acide méphitique périssent sur-le-champ, il suffit pour cela qu'il ne puisse servir à la respiration, qu'il ne soit pas de l'air, ou du moins qu'il n'en contienne plus dans l'état de liberté qui le constitue air respirable. Cependant on pourrait en dire autant de l'air nuisible (azote) et du gaz inflammable (hydrogène), qui font aussi périr les animaux, et M. Fontana croit devoir mettre entre eux une grande différence. Suivant ce grand physicien, ces gaz sont par eux-mêmes innocents, au lieu que l'acide méphitique tue comme un fluide malfaisant, comme un poison capable d'altérer l'économie, quoiqu'il soit uni à beaucoup d'air commun, même d'air vital, et que le phlogistique du poumon puisse se dégager librement. *Je ne serais pas éloigné d'admettre que l'acide méphitique eût réellement quelque propriété particulière qui le rendît plus dangereux à respirer, par exemple, en s'opposant davantage à la sécrétion de ce fluide excrémentitiel de même nature, que nous avons vu qui accompagnait l'expiration, et surchargeant ainsi le sang d'une matière dont il cherche à se débarrasser.* Mais la principale cause de mort me paraît toujours la cessation d'une fonction absolument nécessaire à la vie, du moins jusqu'à ce qu'il soit bien prouvé qu'une petite quantité de gaz méphitique introduit dans le poumon avec assez d'air vital pour fournir à la respiration, produit néanmoins des effets délétères. Or, il y a grand nombre de faits contraires à cette assertion. M. le comte de Morozzo a vu un moineau vivre trente-huit minutes dans un mélange à parties égales d'acide méphitique et d'air vital; un autre a vécu treize minutes dans un mélange de deux parties d'acide méphitique et d'une partie d'air vital; un troisième a vécu quatre minutes et demie, le mélange étant aux trois quarts d'acide méphitique; un quatrième a vécu encore une minute et demie, le mélange étant à quatre cinquièmes; tandis qu'un oiseau de même espèce expira en une demi-minute dans l'acide méphitique pur. (*Journ. de phys.*, t. XXV, p. 128.)

« Les asphyxies seraient bien autrement fréquentes dans les assemblées nombreuses, si l'acide méphitique mêlé à l'air respirable exerçait son action malfaisante comme tout autre poison mêlé aux aliments. Au mois d'octobre 1783, je me trouvai au fond d'une mine où le méphitisme était au point que trois lumières s'éteignirent à la fois dans mes mains, et je n'éprouvai qu'une respiration un peu plus difficile [1]. »

Je m'abstiens pour le moment de tout commentaire sur cet article si remarquable, parce que j'aurai à y revenir plus d'une fois, à propos d'expériences ultérieures.

Comme compensation, il faut ajouter que, dans cette même Encyclopédie, Fourcroy, ayant à traiter à peu près le même sujet dans une autre partie de ce grand ouvrage, non-seulement se montrait rien moins qu'enthousiaste pour les effets thérapeutiques obtenus à l'aide de l'acide carbonique, mais encore revenait à l'erreur commune, consistant à mettre sur le compte de ce gaz en grande partie les accidents causés par l'air confiné [2].

En 1792, Séguin, dans un mémoire lu à l'Académie des sciences, rapportant le compte rendu d'expériences qu'il avait faites sur l'acide carbonique, disait que, mêlé à l'air à la dose de 1/10, il picote les poumons et cause un resserrement de la poitrine, ce qui est vrai, mais que, à la dose de 1/5 ou 1/4, il détermine l'asphyxie. Lui-même, dit-il, a subi cet accident, et son pouls s'était élevé de 73 à 137 pulsations. L'assertion d'un savant justement considéré mérite bien d'être discutée. Et d'abord, qu'est-ce que cette asphyxie dont parle Seguin, si ce n'est ces accidents de suffocation qu'on détermine chez un animal

[1] Encyclop. méthod., partie *Chimie*, t. I, p. 98 (1786).

[2] *Op. cit.*, partie *Médecine*, t. I, art. AIR (1787).

que l'on plonge dans l'acide carbonique et qu'on retire un instant après, comme, par exemple, les oiseaux qui servent aux démonstrations de chimie, ou le chien qu'on asphyxie plusieurs centaines de fois par an dans la *Grotto del cane?* Nos expériences sont jusqu'à un certain point d'accord avec celles de Séguin. Mais ce n'est pas ainsi que l'ont interprété les auteurs qui ont rapporté les expériences de Séguin, et plusieurs se sont en partie fondés là-dessus pour donner à l'acide carbonique l'action délétère que nous lui contestons. MM. Pelouze et Frémy, dans la dernière édition de leur grand *Traité de chimie* (1860-1865), voulant dire un mot de l'action de l'acide carbonique sur l'organisme, se bornent à répéter, d'après Séguin : Mêlé à l'air à la dose de 1/5 ou 1/4, il détermine l'asphyxie. En 1860, on a, ce semble, le droit d'exiger un peu plus de précision qu'en 1792. Une atmosphère artificielle, ainsi dosée, est-elle absolument irrespirable? détermine-t-elle l'asphyxie immédiatement? Sinon, combien de temps peut-on la respirer? Au bout de combien de temps l'asphyxie survient-elle? Toutes questions que soulève cette assertion, sans en résoudre une seule.

En 1802, Dumas, professeur de physiologie à l'École de Montpellier, donna, dans la traduction du *Traité* de Thomas Reid *sur la phthisie pulmonaire,* le résultat des recherches auxquelles il s'était livré à propos des deux gaz qu'on avait successivement préconisés pour la cure de cette maladie. Les expériences furent faites sur deux chiens, auxquels il fit respirer pendant un mois et demi, et plusieurs fois par jour, un mélange d'acide carbonique et d'air. « Ces animaux, dit-il, devenaient peu à peu incapables de respirer une telle atmosphère. Le premier mourut au milieu d'une expérience ; je tuai le second dès qu'il manifesta des signes de faiblesse. J'observai, avant leur mort, qu'ils avaient l'un et l'autre une respiration difficile, une voix rauque et éteinte, la bouche pleine d'écume, et tout le corps considérablement émacié. J'ouvris d'abord le cadavre du premier, et j'examinai particulièrement les organes de la poitrine. Je trouvai les poumons adhérents à la plèvre du côté gauche ; le reste des poumons, demeuré libre, était rempli d'une matière lymphatique et séreuse, dans laquelle nageaient des pelotons de gelée ou de substances à demi-membraneuses. Les poumons parurent semés de taches noirâtres : ils étaient d'un tissu lâche et comme pulpeux ; leur volume était diminué au point qu'ils égalaient à peine, en grosseur, les poumons d'un animal qui vient de naître. J'aperçus des grumeaux de sang cantonnés à l'orifice des vaisseaux pulmonaires ; les autres cavités m'offrirent des organes parfaitement sains.

« Les poumons du second animal ne présentèrent que des adhérences multipliées, et je vis bien que je l'avais fait périr avant que le gaz eût suffisamment agi [1]. »

[1] Essai sur la nature et le traitement de la phthisie, traduit de Th. Reid, avec un discours préliminaire et des notes par C. L. Dumas, p. 353.

Cette observation de chiens soumis journellement, pendant un mois et demi, à l'action de l'acide carbonique, est peut-être unique dans la science : dans tous les cas, elle est des plus intéressantes. Toutefois nous n'interpréterons pas les résultats de la même manière que l'auteur : Dumas s'est livré à ces expériences pour voir s'il ne produirait pas, comme il disait, une phthisie artificielle, et nous croyons qu'il s'est fait un peu illusion pour voir les effets qu'il attendait. Quant à nous, nous trouvons, dans l'altération décrite par cet auteur, ce que nous pensions aussi devoir se produire, nous appuyant, du reste, sur des données beaucoup plus scientifiques ; nous voyons là la pneumonie au troisième degré, avec un peu de pleurésie sèche. Dans nos expériences sur les chiens, nous sommes arrivés à un résultat analogue, en ce sens que, sur des animaux qui avaient respiré quatre ou cinq jours de suite des mélanges d'air ou d'oxygène et d'acide carbonique, nous avons constaté, deux ou trois fois, une pneumonie au premier degré, assez limitée il est vrai, mais, malgré cela, très-caractérisée. Les points noirâtres ou apoplectiques, signalés par Dumas, ont leur analogue dans les taches ecchymotiques que nous avons trouvées. Dans nos expériences aussi, comme on le verra plus loin, les poumons étaient notablement rapetissés. Quoique l'interprétation des faits décrits par Dumas ne nous paraisse pas très-juste, nous n'en regrettons pas moins vivement qu'il n'ait pas donné suite, comme il l'avait promis, à des expériences réellement originales et menées avec beaucoup de soin.

Les recherches du célèbre physiologiste de Montpellier n'eurent pas toute la publicité qu'elles méritaient. Heureusement, à la même époque, un autre physiologiste, qui a laissé un plus grand nom, donnait, à Paris, une vive impulsion aux études expérimentales sur les animaux, et faisait entrer la physiologie dans cette voie de conquêtes brillantes, suivie avec tant de succès par Magendie et M. Claude Bernard. Bichat fit de nombreuses expériences sur l'asphyxie, déterminée comparativement dans des milieux différents, et principalement dans les gaz; il admit parfaitement que l'acide carbonique n'est pas toxique, et que les animaux ne meurent pas dans ce gaz aussi vite qu'on voulait bien le dire. Nysten, son ami et collaborateur, continua, après la mort de Bichat, ces recherches sur l'action des gaz introduits dans le torrent circulatoire. Entre autres résultats intéressants pour le sujet qui nous occupe, il arriva à démontrer que l'on pouvait injecter de l'acide carbonique dans le système veineux en quantité considérable, mais avec les précautions nécessaires pour ne pas occasionner la distension du cœur pulmonaire, sans donner lieu à d'autre phénomène consécutif notable qu'une faiblesse musculaire qui cesse au bout de quelques jours [1].

Parmi les travaux publiés depuis 1811 sur l'action

[1] Nysten, Recherches de physiol. et de chimie pathologiques, 1811.

physiologique de l'acide carbonique sur la respiration, nous mentionnerons à peine un Mémoire de Rolando, professeur à l'Université de Turin, Mémoire dans lequel l'auteur conclut que l'acide carbonique agit comme un poison, et que son action se porte principalement sur le cerveau [1]. Nous n'insisterons pas sur ce travail, qui n'a qu'une importance très-médiocre.

Il n'en est pas de même du Mémoire de Collard (de Martigny), publié dans le même recueil deux ans après, en 1826, et reproduit partiellement, c'est-à-dire quant aux points capitaux et aux conclusions, par presque tous les auteurs de cette époque. Ce n'est pas qu'il ait une grande valeur scientifique, mais on lui en a fait une bien supérieure à celle qu'il mérite, parce qu'on n'a pas pris la peine de vérifier, ni même de discuter ses observations et ses expériences.

Collard (de Martigny) a écrit son Mémoire pour prouver que l'acide carbonique n'est pas seulement irrespirable comme l'azote ou l'hydrogène, mais encore essentiellement toxique. Voici ses arguments : 1° si l'on fait respirer un oiseau dans une cloche renfermant 79 parties d'acide carbonique et 21 d'oxygène, il succombe en moins de deux minutes et demie. Cela prouve simplement que l'oiseau, au bout de ce temps, a épuisé la quantité d'oxygène qu'il pouvait absorber, et que la quantité d'acide carbonique est trop grande pour que l'exhalation gazeuse pulmonaire puisse se faire ; il y a obstacle matériel à la respira-

[1] Arch. génér. de méd., 1re série, t. V, p. 132.

tion, mais il n'y a pas le moins du monde empoisonnement. Nous ferons observer en passant que l'oiseau n'est pas un bon terme de comparaison à prendre pour étudier la physiologie de la respiration et l'appliquer à l'homme. L'oiseau est l'animal chez lequel cette fonction acquiert son maximum d'intensité, et chez lequel, par suite, une entrave quelconque amène des troubles plus profonds ; c'est, en un mot, une balance trop sensible. Mais il y a encore une autre cause d'erreur, vice d'expérience dans lequel sont tombés un grand nombre de savants : en faisant respirer un animal sous une cloche, on se met tout à fait en dehors de l'expérience qu'on veut entreprendre ; car, dès la première respiration, l'animal ne se trouve plus dans une atmosphère artificielle parfaitement dosée et de composition invariable. Chose capitale ! il respire un milieu confiné, il absorbe les produits de l'air expiré, il absorbe les miasmes qui s'exhalent de son corps ; il y a donc là une action complexe, qui n'est plus celle de l'acide carbonique mêlé à une quantité déterminée d'air ou d'oxygène, les proportions des gaz restant invariablement les mêmes pendant toute la durée de l'expérience. On verra plus loin, par nos expériences, qu'en procédant comme nous l'indiquons, la tolérance des animaux pour des atmosphères de cette espèce peut être poussée beaucoup plus loin qu'on ne l'a cru jusqu'à présent ;

2° Dans un mélange renfermant 79 parties d'oxygène et 21 d'acide carbonique, Collard (de Martigny) dit avoir vu mourir les oiseaux au bout de deux à quatre minutes. Les mêmes critiques de tout à l'heure trouvent encore ici leur place, et la meilleure preuve que nous puissions donner de leur justesse, ce sont les résultats auxquels sont arrivés MM. Regnault et Reiset, en évitant les causes d'erreur que nous avons signalées : ces chimistes ont vu que les oiseaux pouvaient respirer ce mélange pendant un temps infiniment plus long. Quant à l'innocuité relative d'une semblable atmosphère sur les chiens, et même sur l'homme, on la trouvera démontrée plus loin.

Après ces expériences si peu probantes, l'auteur cite le cas d'une servante qui, descendant dans une cave où fermentait du suc de raisins, éprouva en entrant des accidents cérébraux, vertiges, serrement de tempes, grande faiblesse, évanouissement presque complet : le flambeau qu'elle tenait à la main fut trouvé à terre, renversé et *brûlant encore*, quand on y pénétra quelques minutes après. Collard attribue naturellement à l'acide carbonique tous les symptômes éprouvés par cette femme, et il croit triompher tout à fait lorsque, soulignant cette circonstance du flambeau qui brûlait encore à terre, il donne à entendre qu'il y avait beaucoup d'oxygène et très-peu d'acide carbonique, et qu'il faut que ce dernier gaz soit donc bien actif pour produire d'emblée de tels accidents. En effet, s'il y avait assez peu d'acide carbonique dans la couche inférieure de cette atmosphère non agitée pour que la combustion continuât à s'y faire, à plus forte raison devait-il y avoir moins encore de ce gaz dans les couches moyenne et supérieure qui devaient baigner la tête de la servante, quand elle est entrée dans la cave. A ce fait, on pourrait répondre par un autre, à savoir celui de Guyton de Morveau qui s'est trouvé dans une mine où le méphitisme était tel que trois lumières s'éteignirent entre ses mains, sans cependant ressentir d'autre symptôme qu'une respiration un peu plus difficile. Mais il y a une réponse plus directe, une interprétation toute naturelle, qui aurait pu venir à l'idée de Collard (de Martigny), au moins à titre d'objection, si ce n'est comme explication. Cet auteur devait savoir que, pendant la fermentation du raisin dans les cuves, il se produit des vapeurs alcooliques en quantités variables, suivant la période du travail. Dom le Gentil, prieur de Fontenay, ordre de Cîteaux, avait, le premier ou un des premiers, fait remarquer que le gaz qui s'élève des cuves lorsque la fermentation est déjà avancée, n'est pas de l'acide carbonique pur, parce qu'il est mélangé à de l'esprit-de-vin vaporisé. Maret dit avoir constaté le même fait [1], et conseille judicieusement, si l'on veut avoir de l'acide carbonique pur, de ne pas employer celui que rendent les cuves sur la fin de leur travail. Frédéric A. de Humboldt [2], ayant recueilli de l'acide carbonique qui s'était exhalé de la bière et du vin de Champagne, trouva que, par le refroidissement, il s'était formé quelques gouttes d'alcool : Chaptal avait aussi observé le même phénomène. Par conséquent, la pré-

[1] Encyclopédie méthodique, partie *Chimie*, article ACIDE MÉPHITIQUE (pharmacie).

[2] Annal. de chim., 1re série, t. XXVII, p. 143.

sence dans l'air de cette cave de vapeurs alcooliques, en quantité probablement considérable, était un fait à peu près incontestable ; aussi notre opinion est que les accidents éprouvés par cette femme ont été dus en majeure partie à ces vapeurs alcooliques, qui, on le sait aujourd'hui, suffisent à elles seules pour produire parfois des symptômes d'intoxication alcoolique aiguë. De plus, il faut remarquer que, sous l'influence de l'absorption de l'alcool, comme l'ont très-bien démontré MM. Ludger-Lallemand et Perrin, confirmant sur ce point celles de Vierordt et de Ducheck, la quantité d'acide carbonique exhalée diminue, contrairement à ce que la théorie de la combustion de l'alcool dans l'organisme avait fait admettre. Voilà donc une accumulation de gaz carbonique qui se fait dans le sang, et, par suite de cette tendance à devenir du sang veineux, quoi d'étonnant qu'il se produise ces symptômes cérébraux amenés par une hématose insuffisante, comme on l'observe chez les anémiques?

Nous n'insisterons pas sur le cas rapporté à la suite du précédent par Collard (de Martigny), puisqu'il s'agit d'air confiné et chargé, en outre, d'oxyde de carbone, gaz très-délétère : les accidents ne pouvaient donc être attribués à l'acide carbonique, lorsqu'il y avait une cause bien plus naturelle. La preuve, du reste, que les symptômes éprouvés par la dame qui fait le sujet de cette observation étaient dus à l'oxyde de carbone plutôt qu'à l'acide carbonique, c'est qu'ils persistèrent pendant plusieurs jours. Or on sait, et nos expériences nous l'ont confirmé, que les symptômes produits par l'acide carbonique, même lorsqu'ils sont très-intenses, disparaissent très-rapidement; d'un autre côté, nous rapporterons tout à l'heure deux essais d'inspiration d'oxyde de carbone qui ont produit des accidents remarquables par leur gravité ainsi que par leur longue durée.

Il serait beaucoup trop long de discuter page par page le Mémoire si discutable de Collard : il est cependant encore une assertion trop erronée pour ne pas la signaler et la réfuter en même temps. Pour continuer à prouver que l'acide carbonique est essentiellement délétère, cet auteur établit d'abord que dans l'asphyxie par les gaz simplement irrespirables, mais non toxiques, tels que l'azote et l'hydrogène, on n'observe que des symptômes déterminés par l'altération d'une fonction, la respiration; dans l'asphyxie par le gaz carbonique, au contraire, il trouve ceux qui sont produits par une *lésion profonde* de l'encéphale. Cette lésion profonde, que, du reste, il ne dit pas avoir matériellement constatée, nous l'avons cherchée en vain sur les chiens que nous avons asphyxiés de cette manière : jamais rien de semblable ne s'est présenté à nous.

Après le Mémoire de Collard (de Martigny), le travail le plus étendu que nous ayons à signaler sur l'action physiologique de l'acide carbonique, est l'article que Christison a consacré à ce gaz dans son ouvrage sur *les poisons* [1]. Le titre de son livre indique déjà l'opinion de l'auteur, lequel, du reste, n'a pas apporté

[1] A treatise on poisons, third édit. 1836, p. 744 et seq.

d'arguments nouveaux pour la soutenir; il se borne à reproduire ceux de Rolando et de Collard, et met sous la rubrique de *Empoisonnement par l'acide carbonique* les accidents causés par les vapeurs de charbon, l'air confiné, les vapeurs des fours à chaux, des cuves de brasseur, enfin par la fumée âcre qui se dégage d'une mèche qu'on vient d'éteindre et qui est en grande partie composée d'acroléine. Il est évident que si l'on peut donner le nom d'acide carbonique à des choses aussi complexes que celles que nous venons d'énumérer, il ne sera pas bien difficile de le faire considérer comme un poison des plus énergiques, surtout quand l'auteur a une tendance assez manifeste à généraliser cette dénomination de poison, pour faire même de l'oxygène un *poison narcotique*.

Une partie beaucoup plus intéressante de l'article de Christison est celle dans laquelle il rend compte des essais d'inhalation d'oxyde de carbone tentés bravement, à Dublin, par deux gentlemen : les faits de ce genre sont assez rares pour qu'ils vaillent la peine d'être rapportés. Nous ne connaissons, dans la science, de faits analogues que les deux observés par M. Samuel Witte sur lui-même [1] : nous aurons de la sorte un terme de comparaison pour l'acide carbonique.

« L'un de ces individus, après avoir fait deux ou trois inhalations, fut saisi de vertige, de tremblement, et eut un commencement d'insensibilité; puis survint de la langueur, de la faiblesse, de la céphalalgie, symptômes qui persistèrent pendant quelques heures.

[1] Cité par Orfila, Toxicologie, t. I, p. 552 (1843).

« L'autre commença par bien vider ses poumons, et fit ensuite trois ou quatre inspirations de gaz pur, et tout d'un coup tomba sur le dos, privé de sentiment et de mouvement. Pendant une demi-heure, il demeura insensible et en apparence inanimé, avec un pouls presque éteint. On essaya en vain plusieurs moyens de le ranimer; à la fin, on lui insuffla de l'oxygène dans les poumons. Alors l'animation revint promptement; mais, le reste de la journée, il fut affecté d'agitation convulsive de tout le corps, avec stupeur, céphalalgie et un pouls fréquent, irrégulier. Après que ses sens eurent recouvré leur état normal, il éprouva encore des vertiges, des éblouissements, des nausées, des alternatives de sueurs et de frissons, suivis d'un sommeil fiévreux, interrompu, mais irrésistible. »

Il est facile de le voir, ce cortége de symptômes est bien différent de celui qui accompagne une asphyxie simple, c'est-à-dire par arrêt mécanique de la respiration, comme cela arrive pour l'acide carbonique; il y a eu là évidemment une intoxication par l'oxyde de carbone. Du reste, les nécropsies comparatives, à la suite de mort dans chacun de ces gaz, achèveront d'établir les différences tranchées qui existent entre leurs modes d'action.

Depuis cette époque, on est un peu revenu de l'action si délétère de l'acide carbonique, grâce en partie aux travaux des physiologistes contemporains, qui, en montrant dans l'acte complexe de la respiration un simple phénomène d'échanges gazeux, ont expliqué, mieux qu'on ne l'avait fait jusqu'à présent, le mode d'action des milieux non respirables et en particulier de l'acide carbonique. Magnus, Vierordt, MM. Regnault et Reiset, Lothar-Meyer, Fernet et Claude Bernard, sont ceux qui ont le plus contribué à éclairer cette question. Il serait cependant injuste de ne pas accorder une certaine influence aux travaux des médecins d'eaux minérales sur l'action de l'acide carbonique naturel qui s'exhale d'un grand nombre de sources, notamment à Nauheim, à Kissingen, à Marienbad, à Saint-Alban et autres lieux. Nous aurons, du reste, à en parler plus en détail en traitant la partie thérapeutique de ce chapitre.

Nous ne voulons pas terminer cette revue des principaux travaux publiés sur le sujet qui nous occupe sans signaler les recherches intéressantes de M. Ozanam [1], ainsi que celles de MM. Ludger-Lallemant, Perrin et Duroy [2], quoique les idées théoriques émises par le premier de ces auteurs soient assez discutables et qu'on puisse reprocher à tous les quatre de n'avoir pas donné à leurs expériences une plus grande précision, principalement en ce qui concerne le dosage de l'acide carbonique inspiré. Telle est, assez résumée, l'histoire critique de l'action physiologique de l'acide carbonique. A notre tour, maintenant, d'exposer les expériences que nous avons entreprises sur cette même question.

[1] Essai sur les anesthésies, etc., etc., 1858.
[2] Du rôle de l'alcool et des anesthésiques, etc., 1860.

1. *Expériences sur les animaux.*

L'appareil dont nous nous sommes servi dans toutes nos expériences, tant sur les animaux que sur nous-même, consiste essentiellement en deux ballons cylindriques en caoutchouc, gradués à l'aide d'une tige de bois et par un mécanisme assez ingénieux.

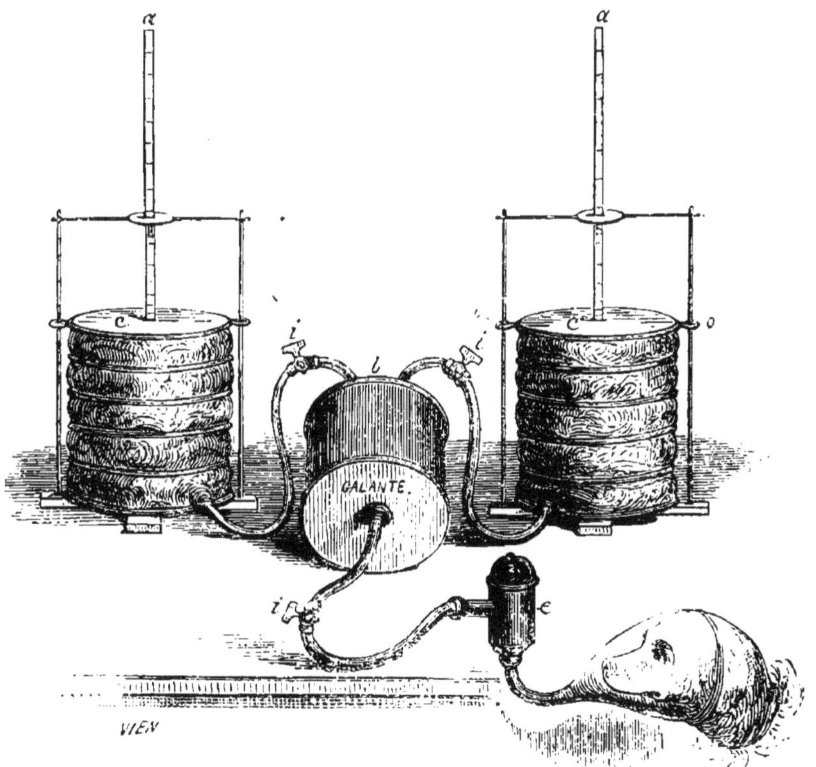

Ces deux ballons *cc*, dont la capacité est de 26 litres chaque, sont munis à leur face inférieure de deux tubes en caoutchouc, terminés par un robinet en cuivre ; l'un de ces tubes sert à introduire le gaz ou mélange gazeux que l'on veut doser ; l'autre sert à faire passer la quantité voulue de ce contenu dans un autre ballon *b*, non gradué et de capacité de 32 litres, destiné à renfermer le mélange gazeux dosé, tel qu'on veut l'expérimenter. De ce récipient, le gaz se rend au dehors par un tuyau en caoutchouc muni d'un robinet, et terminé par une espèce de muselière très-solide, assez large pour recevoir la tête de l'animal, et munie d'un manchon de caoutchouc qui s'adapte hermétiquement tout autour du cou de l'animal, sans produire une constriction gênante. L'animal est ainsi complétement coiffé par cette muselière, mais les dimensions sont assez grandes pour que sa tête puisse y être fixée facilement et en même temps soit à l'aise. Le tuyau qui aboutit à la muselière est surmonté, à 25 centimètres environ de cette dernière, d'un autre tuyau *c* qui lui est perpendiculaire, de même calibre, mais très-court, à peu près 4 centimètres, et qui communique avec lui et avec l'air extérieur au moyen d'un orifice situé à l'angle de réunion des deux tuyaux. Cet orifice circulaire est fermé au moyen d'une bille en moelle de sureau.

Quand l'animal fait une inspiration, il opère le vide dans le tuyau ; alors la bille empêche l'air d'entrer par l'orifice, et, par suite, le mélange gazeux arrive seul dans les poumons de l'animal : pendant l'expiration, l'air qui sort des poumons soulève la bille de sureau et s'échappe dans l'atmosphère.

Il est à peine nécessaire d'ajouter que l'animal en expérience est convenablement lié et maintenu de façon que les appareils ne puissent être dérangés par ses soubresauts, et de façon aussi qu'il ne puisse être gêné dans sa fonction principale, au point de vue qui nous occupe, la respiration.

Première expérience.

Sur un chien épagneul de taille moyenne (40 centimètres environ) et assez vigoureux, on met à nu l'artère et la veine fémorales, pour voir les changements qui pourront survenir dans leur coloration durant le cours de l'expérience, puis on lui fait respirer un mélange d'air et d'acide carbonique, ce dernier formant un dixième de la masse gazeuse.

Au bout de deux minutes, les inspirations deviennent plus amples ; en pinçant assez fort les lèvres de la plaie avec une pince à dissection, l'animal ne manifeste qu'une légère impression, il réagit peu ; mais en pinçant le nerf crural, la sensibilité est fortement accusée. Deux minutes plus tard, même état. Au bout de huit minutes, la sensibilité des tissus paraît complétement abolie, et celle du nerf crural est très-sensiblement diminuée ; l'animal semble dormir. On retire brusquement la muselière, et l'animal s'éveille instantanément ; délivré de ses liens, il court partout sans avoir l'air le moins du monde affecté par ce qu'on vient de lui faire.

Seconde expérience.

On laisse reposer le chien pendant cinq minutes, et puis on lui fait respirer un mélange renfermant deux fois autant d'acide carbonique que précédemment, c'est-à-dire une atmosphère au cinquième. Au bout de quelques respirations, il est dans une résolution complète, il ronfle même assez fort. La sensibilité des chairs est complétement abolie, quoique l'on pince un point très-douloureux, les bords de la plaie ; le nerf crural est toujours très-sensible. Au bout de huit minutes, l'animal a respiré 60 litres de ce mélange, par conséquent, 48 litres d'air et 12 litres d'acide carbonique. On le débarrasse de son appareil, et après s'être secoué pendant quelques secondes, il nous fait l'effet d'être aussi bien portant qu'auparavant.

Durant ces deux expériences, les vaisseaux fémoraux et les tissus mis à découvert, observés attentivement, n'ont pas présenté de modification sensible dans leur coloration.

Troisième et quatrième expériences.

Deux expériences sont faites, à un jour d'intervalle, sur un chien moins fort et moins grand que le précédent, avec une atmosphère renfermant également un cinquième d'acide carbonique. Dans l'une et l'autre, on constate que l'animal se débat plus vivement; de plus l'artère fémorale, mise à nu, bleuit sensiblement au bout de quatre minutes le premier jour, et au bout de six minutes le deuxième jour.

La sensibilité subit les mêmes changements que dans les deux premières expériences. Mais à la fin, quand on débarrasse le chien de sa muselière, il est moins alerte que l'autre, et même le second jour, après avoir respiré pendant treize minutes et demie, au lieu de courir également comme l'autre, il glisse un peu sur ses jambes ; il est haletant, et il finit par s'étendre volontairement à terre.

Cinquième, sixième et septième expériences.

Ces trois expériences ont été faites avec une atmosphère formée de trois parties d'air et une d'acide carbonique, par conséquent un mélange au quart.

La cinquième, faite sur l'animal qui avait servi aux expériences précédentes, n'a présenté aucun phénomène nouveau, c'est-à-dire qu'on observe les mêmes symptômes constatés déjà.

La sixième est pratiquée sur un chien d'assez forte taille, qui respire pour la première fois une atmosphère artificielle. Dès les premiers moments, les inspirations sont larges et profondes ; au bout de trois minutes, l'animal laisse aller ses matières fécales ; il accuse assez de gêne à en juger par les efforts considérables qu'il fait pour se débarrasser de l'appareil et échapper des mains qui le retiennent. Il ne paraît pas avoir de la tendance au sommeil ni à l'insensibilité. Cependant, vers la fin de l'expérience, au bout de huit minutes, il est devenu assez calme, et la sensibilité a diminué. Après neuf minutes, on le délivre, il a l'écume à la bouche, respire avec force et court dans toute la pièce.

Une chienne de taille un peu plus haute est soumise au même mélange. Elle se débat moins vivement que le chien précédent, et paraît dormir au bout de quatre minutes. Cependant, par moments, elle se débat encore assez violemment ; il y a un degré d'insensibilité relative qui s'accuse davantage à mesure que l'inspiration continue ; on pique avec la pointe d'un bistouri une plaie récente de la cuisse, sans qu'il y ait la moindre réaction. Au bout de douze minutes, on suspend l'expérience ; la chienne a l'écume à la bouche, la respiration précipitée, très-haletante ; au lieu de courir, elle se couche et paraît assez affectée. Il est évident qu'elle a offert moins de résistance vitale, car, pendant plus de deux heures après, elle a accusé un malaise assez prononcé, que sa vivacité considérablement amoindrie et un certain degré d'affaissement traduisaient clairement.

Huitième, neuvième et dixième expériences.

Le mélange gazeux est composé de deux tiers d'air et un tiers d'acide carbonique. Dans ces trois expériences, dont deux sont faites sur le même chien après quelques minutes de repos, on constate comme particularité assez notable, que le sommeil anesthésique est obtenu beaucoup plus rapidement que dans les expériences précédentes, dans l'espace de deux minutes en moyenne. La sensibilité du nerf crural est bien amoindrie, mais elle persiste. L'artère crurale paraît bleuie, ainsi que le sang des tissus incisés ; cependant en coupant l'artère crurale chez ces deux chiens, on trouve que le sang est parfaitement vermeil. Chez l'un de ces chiens qui respirait pour la troisième fois une atmosphère artificielle, l'anesthésie a été poussée assez loin pour que l'on pût pratiquer des incisions sur une plaie récente, sans que l'animal donnât le moindre signe de douleur.

Onzième et douzième expériences.

Ces deux expériences ont été faites avec une atmosphère composée de parties égales d'air et d'acide carbonique. Dans la première, ne nous proposant pour but que d'étudier la susceptibilité de l'animal en présence d'un mélange à si hautes doses d'acide carbonique, nous ne le laissons respirer que pendant quatre minutes ; l'anesthésie était déjà obtenue ; le chien se débattait, mais pas avec une violence extraordinaire. A peine délivré de sa muselière, il respire très-fort, paraît un moment étourdi, à peine une seconde, puis se met à courir comme s'il n'eût pas été mis en expérience.

Sur un autre chien, nous avons voulu voir jusqu'où irait la tolérance pour un mélange ainsi dosé, et quelles lésions l'autopsie révélerait dans ces circonstances, chez un chien ayant d'ailleurs servi dans trois expériences. Cet animal se débat plus vivement que le précédent ; à la quatrième minute, il lâche les urines ; le pouls est accéléré, la respiration devient anxieuse ; la plaie de la cuisse prend une teinte livide.

Au bout de dix minutes, la respiration est très-faible, les battements du cœur sont à peine sensibles, la prostration est complète ; cependant par moments l'animal fait encore quelques soubresauts, peut-être même sont-ce des contractions spasmodiques involontaires. Au bout de treize minutes — et après que 60 litres de ce mélange ont déjà été consommés, — l'animal ne donnant plus signe de vie, on le débarrasse de son appareil, et on pratique la respiration artificielle pendant quelques instants pour s'assurer s'il est bien mort; puis on procède immédiatement à l'autopsie.

Le sang des tissus est en général très-noir. A la surface des poumons on constate quelques ecchymoses très-nettes ; rien d'anormal à la surface du cœur; les cavités cardiaques présentent un peu de sang assez noir, très-fluide et pas de caillots; aorte normale ; les bronches renferment un peu d'écume.

Les poumons ne sont pas gorgés de sang, ils sont même plutôt affaissés ; leur couleur n'a pas sensiblement changé ; les ecchymoses que nous avons signalées sont en général superficielles ; on en trouve cependant trois qui vont plus profondément, et offrent assez l'aspect de plaques apoplectiques.

La pie-mère présente une injection assez vive, mais il n'y a pas le moindre piqueté dans la substance cérébrale.

Les reins et le foie sont congestionnés; à la surface de ce dernier, on aperçoit des taches ecchymotiques.

Treizième, quatorzième, quinzième et seizième expériences.

Après avoir essayé l'effet d'un mélange à parties égales d'air et d'acide carbonique, il nous a paru intéressant de voir quelles modifications amènerait dans les résultats la substitution de l'oxygène pur à l'air, les doses restant les mêmes; nous avons donc fait respirer à un chien épagneul une atmosphère d'oxygène et d'acide carbonique à quantités égales. Le nerf crural est mis à nu, mais ce n'est qu'au bout de huit minutes que sa sensibilité est notablement amoindrie; à partir de ce moment, le pouls est intermittent; l'animal ne réagit que faiblement; son sommeil ressemble tout à fait à celui qu'on produit à l'aide du chloroforme. Au bout de quinze minutes, ce chien ayant respiré déjà 100 litres de mélange gazeux, on enlève sa muselière; il s'éveille instantanément, mais il chancelle sur ses jambes; une particularité digne de remarque, c'est que le train postérieur est beaucoup plus faible que le train antérieur.

A propos de ce dernier fait, que nous avons vu se produire, à des degrés différents, dans quatre autres expériences, peut-être y aurait-il quelque intérêt à rapprocher cette perturbation nerveuse de celle qui se manifeste chez quelques malades immédiatement après l'ingestion de certaines eaux minérales très-riches en acide carbonique, et qui a été observée surtout chez les buveurs de la source du Sprüdel à Carlsbad; bon nombre de ces buveurs sont, en effet, frappés au sortir de la source comme d'une paraplégie instantanée, plus ou moins complète, plus ou moins marquée suivant les individus, mais présentant surtout toujours, comme symptômes précurseurs, ceux d'une ivresse presque complète, quoique fugace. Du reste, nous dirons encore un mot sur ce sujet, quand nous traiterons de l'action de l'acide carbonique administré dans les eaux minérales.

Le lendemain de l'expérience précédente, nous faisons respirer au même chien le même mélange. Cette fois la respiration est plus accélérée, les inspirations plus profondes; l'animal consomme une quantité considérable de mélange gazeux en un espace de temps très-court, si bien qu'au bout de quatorze minutes, il avait respiré 140 litres, c'est-à-dire 70 litres d'oxygène et 70 litres d'acide carbonique, dose énorme comme on voit. Qu'on parle après cela de l'influence toxique du gaz que nous étudions. Cette expérience ne nous a présenté aucun phénomène nouveau.

Deux jours après cette dernière, nous en faisons une troisième sur le même animal et dans les mêmes conditions. Cette fois, on obtient l'insensibilité complète du nerf crural, mais pendant quelques instants seulement. Au bout de quinze minutes, on pratique la section de l'artère crurale, le sang qui en jaillit est très-rouge.

Enfin, dans une quatrième expérience, on fait respirer au même chien le mélange à parties égales, mais cette fois uniquement pour l'endormir et l'anesthésier assez profondément, de façon à lui injecter plus facilement de l'acide carbonique pur dans la veine crurale. En effet, ce résultat est obtenu au bout de quatre minutes, et en lui injectant rapidement du gaz dans la veine, on fait succomber l'animal au bout de trois minutes.

A l'autopsie pratiquée immédiatement, on trouve le cœur très-manifestement distendu; les cavités droites renferment un sang très-spumeux, et sur leurs parois on trouve des caillots fibrineux organisés, qui ne paraissent pas de formation récente. Le sang des cavités gauches ne contient pas du tout de gaz, non plus que celui des veines caves supérieure et inférieure; ce sang est très-noir. Il n'y a pas de traces de pneumonie.

Après avoir fait respirer des mélanges gazeux à parties égales, et avoir constaté une tolérance remarquable, nous pensions qu'il était difficile d'aller plus loin. Nous avons pourtant encore fait une série d'expériences avec une atmosphère renfermant un quart d'oxygène et trois quarts d'acide carbonique; nous avions donc formé ainsi un mélange dosé à peu de chose près comme l'air atmosphérique, sauf que, au lieu de 79 parties d'azote, il y avait 75 parties d'acide carbonique, et par conséquent 25 d'oxygène.

Le chien soumis à cette expérience manifeste dès le début une agitation très-grande; au bout de deux minutes, convulsions assez énergiques; et après huit minutes la sensibilité des nerfs est complétement abolie; on les tiraille sans que l'animal réagisse. Le pouls est devenu très-lent. On enlève alors la muselière, et quelques instants après le chien ne semblait pas plus affecté qu'avant l'inhalation.

Trois jours plus tard, on renouvelle l'expérience sur le même animal, avec un mélange toujours aux trois quarts. Au bout de trois minutes, l'anesthésie des tissus est complète ; on pince les bords d'une large plaie, on incise les muscles, sans provoquer la moindre réaction chez l'animal, qui, du reste, paraît profondément endormi. Au bout de quinze minutes, on pince fortement et on tiraille le nerf sciatique sans éveiller la sensibilité. A ce moment, les inspirations sont très-profondes, le pouls est fort et irrégulier ; par instants, quelques soubresauts ou mouvements convulsifs. A vingt minutes, la respiration est très-faible et accompagnée d'un râle sourd ; à vingt-deux minutes, plus le moindre mouvement.

On ouvre immédiatement le thorax et on voit le cœur qui continue de battre très-lentement et avec une impulsion extrêmement affaiblie ; puis, quand on l'a mis à nu par l'incision du péricarde, il reprend son rhythme normal. Ses cavités (gauches et droites) sont remplies d'un sang noir très-fluide, sans caillots. Il sort par la trachée une assez grande quantité d'écume bronchique sanguinolente. Le poumon gauche est fortement congestionné ; un petit fragment placé sur l'eau surnage un instant et puis s'enfonce ; en pressant sur le parenchyme pulmonaire, on fait sortir de l'écume sanguinolente en abondance ; dans quelques points, il y a une véritable pneumonie.

Dans une autre expérience comparative, nous avons observé à peu près les mêmes symptômes que nous venons de signaler : anesthésie complète, même du nerf sciatique, au bout de dix minutes ; le pouls est alors irrégulier, par moments intermittent, l'impulsion artérielle est singulièrement affaiblie. A la vingtième minute surviennent des convulsions, et à vingt-deux minutes, l'animal paraissant à la dernière extrémité, on est obligé de suspendre l'expérience, le mélange gazeux étant épuisé. La muqueuse buccale est en partie décolorée. Le chien, cette fois, ne se remet que très-lentement ; il a beaucoup de peine à se tenir sur ses jambes, et son train postérieur reste dans la demi-flexion. 130 litres de mélange gazeux ont été consommés dans cette expérience, qui nous montre, en quelque sorte, le *nec plus ultrà* de la tolérance de l'organisme chez le chien, que nous avons pris pour sujet de nos expériences de préférence à tout autre animal facilement opérable, parce que ses conditions biologiques nous paraissent le plus en concordance avec celles de l'homme.

Avant de tirer de toutes ces expériences des conclusions générales, nous ferons remarquer combien il a été difficile d'obtenir chez nos chiens une anesthésie complète, anesthésie des nerfs aussi bien que des autres organes ; on peut déjà en induire que si l'acide carbonique jouit d'une innocuité relative, surtout eu égard au rôle d'agent toxique énergique qu'on a voulu lui donner, il n'est pas un des anesthésiques les plus puissants pour les animaux qui se rapprochent le plus de l'homme. En vain nous objectera-t-on les expériences de M. Ozanam : M. Ozanam a expérimenté sur des lapins, c'est-à-dire sur des animaux que l'habitude d'un milieu ambiant plus ou moins confiné, rend moins susceptibles à l'action d'une atmosphère pauvre en élément vital. Nous aussi nous avons obtenu chez des lapins une insensibilité complète et même assez rapidement, en leur faisant respirer un mélange d'air et d'acide carbonique à parties égales. Mais quand nous avons élevé la quantité d'acide carbonique aux deux tiers, nous avons tué les lapins, une fois au bout de douze minutes, une autre fois au bout de vingt-trois. Aussi, nous avons de la peine à admettre que M. Ozanam ait pu faire respirer de l'acide carbonique pur, même avec les intermittences pendant lesquelles il faisait passer un peu d'air.

II. *Expériences sur l'homme.*

Après avoir expérimenté sur les animaux et m'être à peu près convaincu de l'innocuité relative de l'acide carbonique mélangé avec une quantité suffisante d'oxygène ou d'air, j'ai voulu essayer sur moi-même l'action de ces atmosphères artificielles.

Dans une première série d'expériences, j'ai respiré un mélange d'oxygène et d'acide carbonique d'abord au dixième, c'est-à-dire dans les proportions suivantes : oxygène, 18 litres; acide carbonique, 2 litres. Après avoir inspiré ces 20 litres de mélange gazeux, j'ai éprouvé une sensation de chaleur assez intense dans toute la poitrine, mais particulièrement au niveau de l'épigastre, sensation qui a persisté environ un quart d'heure. Pendant les dernières inspirations, mon visage s'était un peu injecté, et le mouvement respiratoire sensiblement activé, malgré mon envie de respirer lentement; de plus le vertige a commencé à me prendre, débutant d'abord par une légère céphalalgie; du reste, ce vertige a été assez léger et s'est évanoui une ou deux minutes après la fin de l'expérience, qui a duré environ quatre minutes. Il n'est pas survenu de changement appréciable dans l'état du pouls.

Deux de mes élèves répètent devant moi la même expérience : l'un n'éprouve aucun symptôme bien net; l'autre, au contraire, de tempérament très-sanguin, accuse les mêmes sensations que j'ai constatées sur moi-même, avec cette différence que chez lui ces phénomènes sont notablement plus marqués.

Dans une seconde série d'expériences, nous avons respiré le mélange d'oxygène et d'acide carbonique au cinquième, c'est-à-dire 4 litres d'acide carbonique pour 16 litres d'oxygène. Cette fois, le goût du mélange gazeux, presque nul précédemment, présente une acidité toute spéciale et très-manifeste, mais nullement désagréable. Au bout de quelques inspirations, je ressens à l'épigastre une forte chaleur, qui s'irradie dans toute la poitrine; puis j'éprouve une sensation toute particulière, en quelque sorte instinctive, qui semble m'avertir que je ne respire pas un air approprié à mon organisme; cette sensation, beaucoup plus subjective qu'objective, se traduit par un besoin impérieux de remplir mes poumons qui me paraissent vides ; de là une accélération forcée du mouvement respiratoire. A la fin de cette expérience, ma figure était très-rouge, mes yeux un peu proéminents, la respiration anxieuse et haletante ; de plus, le vertige était beaucoup plus prononcé que la première fois ; il a aussi persisté plus longtemps, ainsi que la chaleur de la poitrine, encore sensible une heure après. Le pouls a présenté quelques modifications qui méritent d'être signalées : c'est d'abord une élévation de huit pulsations (de 76 à 84), à laquelle nous n'attachons pas une grande importance, parce qu'elle a été produite, au moins en partie, par l'accélération de la respiration ; mais de plus il est devenu notablement moins fort et moins plein.

Mes élèves respirent après moi une même quantité de mélanges gazeux, et accusent à des degrés différents les symptômes que je viens d'énumérer. Chez l'un ils sont moins marqués que chez moi ; l'autre, au contraire, est manifestement plus susceptible à l'action de l'acide carbonique ; il rend compte des mêmes phénomènes, mais il les a éprouvés avec une intensité plus considérable, ce que nous avons cru devoir attribuer à son tempérament sanguin. L'action du gaz s'est également prolongée chez cet élève pendant plus d'une heure, en diminuant graduellement.

Enfin j'ai voulu essayer d'un mélange renfermant 18 litres d'oxygène pour 6 d'acide carbonique, et j'ai eu beaucoup de peine à poursuivre l'expérience jusqu'au bout; vers les dernières inspirations j'étais réellement incommodé; les symptômes que j'ai décrits précédemment avaient évidemment atteint leur paroxysme; il m'eût été impossible en ce moment de respirer le mélange gazeux quelques secondes de plus sans suffoquer. Cependant il fut parfaitement supporté par celui de mes élèves qui avait paru le moins sensible à l'action du gaz, tandis que l'autre put à peine comme moi achever de vider son ballon.

Après cette expérience, je jugeai inutile d'aller plus loin en augmentant la dose d'acide carbonique; très-certainement on n'aurait pu sans danger continuer à respirer en suivant une progression ascendante. Je le crois d'autant mieux que mes élèves ayant par inadvertance ajouté de l'acide carbonique à un mélange préparé à l'avance, et ayant produit ainsi, sans s'en douter, un nouveau mélange renfermant alors un tiers d'acide carbonique, il leur fut impossible de faire plus de deux ou trois inspirations : une constriction spasmodique instantanée de l'arrière-gorge empêchait tout mouvement respiratoire.

Dans la plupart des expériences précédentes, nous avons exploré la sensibilité, et nous ne l'avons jamais trouvée altérée; la plus petite piqûre d'épingle était ressentie vers la fin de l'expérience comme à l'état normal. Quant à la tendance au sommeil, nous ne l'avons jamais non plus constatée, pas plus sur nous-même que sur nos élèves. En faisant ces recherches, nous avions pour but de vérifier si l'acide carbonique pouvait agir comme un anesthésique général, comme un succédané du chloroforme, ainsi que l'a affirmé un peu trop théoriquement notre confrère M. Ozanam. Je sais bien ce que pourrait nous répondre M. Ozanam pour expliquer comment l'acide carbonique n'a pas exercé sur mes élèves ni sur moi d'action anesthésique ou hypnotisante ; il pourrait nous dire que c'est surtout par la durée de son influence plutôt que par la dose plus ou moins considérable que sa véritable action se manifeste. C'est pour juger de la valeur de cette objection, qui, après tout, pouvait bien être parfaitement fondée, que j'ai fait respirer à un de mes élèves, sur le désir qu'il en avait du reste lui-même manifesté, un mélange d'air et d'acide carbonique au huitième; l'expérience a duré dix minutes, pendant lesquelles 120 litres de ce mélange ont été consommés, non-seulement sans la moindre anesthésie, mais même sans que les symptômes ordinaires que nous avons signalés fussent ressentis avec une intensité notable au bout de ce laps de temps.

Toutes les expériencces précédentes prouvent donc que l'on peut respirer une atmosphère chargée d'une quantité d'acide carbonique beaucoup plus considérable que celle que l'analyse a constatée dans un air confiné ayant déterminé des accidents d'asphyxie plus ou moins complète, sans que la respiration soit sérieusemeut entravée, du moins pendant quelques minutes. Du reste, j'ai vu un de mes élèves respirer 32 litres de ce mélange gazeux au quart, et n'éprouver à la suite que des symptômes très-fugaces.

Il est facile de s'en convaincre déjà, en supposant

que nos expériences sur les chiens n'aient pas paru assez concluantes pour être appliquées à l'homme, le gaz acide carbonique est loin d'être aussi nuisible, aussi délétère que le croyait Collard (de Martigny) et avec lui tant d'autres savants. Pour sûr, il ne justifie pas la réputation de poison dangereux qu'on lui avait donnée si gratuitement. Et cependant nous l'avons mis dans les meilleures conditions pour manifester toute son influence ; nous avons même fait mieux, conservant les mêmes proportions d'acide carbonique que dans les expériences rapportées plus haut, nous avons remplacé l'oxygène par une quantité égale d'air, de sorte que la somme de gaz irrespirables augmentait sensiblement dans ces nouveaux mélanges, l'air renfermant à peu près quatre cinquièmes d'azote. Ainsi, dans le mélange au quart que j'ai fait respirer à mes élèves, sur 32 litres de mélange gazeux renfermé dans le ballon, il y avait 8 litres d'acide carbonique et 19 litres d'azote, c'est-à-dire 27 litres de gaz irrespirables pour 5 litres seulement d'oxygène. Eh bien, malgré cette proportion considérable de gaz impropres à la respiration, mes élèves ont respiré ce mélange jusqu'au bout, ce qui n'a pas duré moins de six minutes, sans ressentir des symptômes beaucoup plus marqués que précédemment. L'un d'eux, celui qui avait jusqu'à présent supporté le mieux ces atmosphères artificielles, a paru éprouver les phénomènes déjà décrits avec un peu plus d'intensité, surtout le vertige et cette accélération de la respiration qu'on ne peut maîtriser. Il nous semble naturel, en effet, que la quantité d'air vital diminuant, pour une même quantité de mélange gazeux, les phénomènes respiratoires soient plus entravés, plus troublés.

Il est certain aussi que si, dans ce dernier mélange gazeux d'air et d'acide carbonique, nous avions remplacé les 19 litres d'azote par 19 litres d'acide carbonique, il eût été impossible de respirer au delà de quelques secondes. Il faut donc que, si l'acide carbonique n'est pas un agent toxique, comme j'espère l'avoir pleinement démontré, il ne soit pas irrespirable à la manière de l'azote, et ici nous touchons à la physiologie intime de ces gaz, sur laquelle nous n'insisterons que lorsque nous aurons à formuler nos conclusions concernant l'action physiologique générale de l'acide carbonique.

Quoique la respiration dans l'acide carbonique pur n'ait qu'un intérêt exclusivement scientifique, et ne soit susceptible, croyons-nous, d'aucune application utile, notre travail ne serait pas complet, si nous ne mentionnions les essais qui ont été faits avec une atmosphère composée uniquement de ce gaz. Il est évident que la mort doit infailliblement arriver dans un délai très-court pour les organismes chez lesquels la respiration compte comme une fonction capitale.

Toutefois, contrairement à ce que croyait Dobson, l'acide carbonique ne tue pas instantanément les animaux; du reste, Priestley l'avait nettement établi : « Les insectes et les animaux qui respirent peu sont suffoqués dans l'air fixe, mais il n'y meurent pas sur-le-champ. Les mouches, ainsi que les papillons, tombent communément dans l'engourdissement et paraissent mortes, après avoir été tenues dans une atmosphère d'air fixe; mais elles reviennent à l'air libre. Une grosse grenouille exposée à l'air fixe pendant six minutes enfla beaucoup et parut bien près de mourir. Mais elle revint lorsqu'elle fut remise dans l'air commun[1]. »

Cette faculté qu'ont les animaux de revenir à la vie lorsqu'on ne pousse pas trop loin l'asphyxie avec l'acide carbonique, et la rapidité même avec laquelle disparaissent tous les symptômes de détresse, sont encore une preuve des plus remarquables en faveur de l'innocuité de ce gaz. Un exemple des plus curieux sous ce rapport est assurément celui du chien que l'on montre aux étrangers dans la grotte célèbre des environs de Naples. « Le gardien a un chien dont il lie les pattes pour l'empêcher de fuir, et qu'il dépose ensuite au milieu de la grotte. L'animal manifeste une vive anxiété, se débat et paraît bientôt expirant. Son maître l'emporte alors hors la grotte, et l'expose au grand air, en le débarrassant de ses liens. Peu à peu l'animal revient à la vie, puis tout à coup il se lève et se sauve rapidement, comme s'il redoutait une seconde séance. Voilà plus de trois ans que le chien que j'ai vu fait le service, et qu'il est ainsi chaque jour asphyxié et désasphyxié plusieurs fois. Sa santé

[1] Priestley, Observ. et exp., t. I.

générale est excellente, et il paraît se trouver à merveille de ce régime[1]. »

Plusieurs savants ont cherché à déterminer la durée de la vie dans l'acide carbonique, et on a trouvé qu'elle était en moyenne de une à trois minutes; les oiseaux succombent le plus vite, et on le conçoit sans peine, la respiration se faisant chez eux avec plus d'activité que dans n'importe quelle autre classe d'animaux à sang chaud.

La plupart des auteurs s'accordent assez pour admettre que la mort survient plus vite quand l'atmosphère est composée d'acide carbonique pur que lorsque l'expérience est faite avec tout autre gaz simplement irrespirable, tel que l'azote ou l'hydrogène : la physiologie de la respiration nous paraît parfaitement appuyer cette opinion, attendu que, dans le premier cas, cette fonction, si essentielle à la vie, est impossible; tandis que, dans le second, elle peut se faire, quoique dans des conditions anormales. Cependant, tel n'est pas le résultat des expériences de Broughton[2], lesquelles nous semblent avoir été faites avec toute la précision désirable. Ainsi, d'après cet auteur, les animaux plongés dans l'acide carbonique succomberaient moins rapidement que dans tout autre gaz non respirable; la différence, dit-il, est, en général, de 1/2 à 3 minutes; et ce dernier terme est à peu près le même que l'asphyxie par submersion ou par strangulation. Une observation faite par le même expéri-

[1] Const. James, Voyage scientif. à Naples; 1844, p. 7.

[2] Arch. génér. de méd., 1830.

mentateur, et que nous n'avons pas constatée en opérant avec des mélanges, c'est que la température du corps des aninaux, au lieu de s'abaisser, s'est élevée sensiblement, comme s'ils eussent été exposés à l'influence d'une forte chaleur extérieure.

On voit par ce court aperçu, et on le comprend aisément, quels dangers présente la respiration de l'acide carbonique pur. Malgré cela, il s'est trouvé des savants qui ont osé les affronter. De ce nombre est Pilâtre de Rosier, dont la fin malheureuse montra quel dévouement il avait pour la science, ainsi que le témoigne également le fait suivant. Pour juger du degré d'irrespirabilité du gaz en question, il descendit, à l'aide d'une échelle, dans une cuve de brasseur qui en était remplie, et voici quelles furent les impressions de ce voyage périlleux, digne pendant de celui qui termina son existence : « Il éprouva d'abord dans tout son corps une chaleur légère qui donna lieu à une transpiration plus abondante. Il ressentait dans les yeux un picotement qui l'obligeait à les fermer souvent ; et lorsqu'il voulut tenter une inspiration, il en fut empêché par une sensation violente qui lui fit craindre d'être suffoqué. Il voulut sortir de la cuve; mais ne trouvant pas l'échelle, et le besoin de respirer devenant très-impérieux, il fut saisi d'un vertige très-fort accompagné d'un tintement d'oreilles. Il parvint enfin à sortir; et, quoiqu'il n'éprouvât alors aucune difficulté à respirer, il ne pouvait distinguer aucun objet autour de lui, et il trouvait son sens de l'ouïe engourdi. En répétant l'expérience, il reconnut que, pendant aussi longtemps qu'il pouvait se dispenser d'inspirer, il pouvait aller et venir, et même parler dans ce gaz; mais chaque fois qu'il essayait une inspiration, la crainte d'être immédiatement suffoqué, d'après la sensation qu'il en éprouvait, le retenait toujours[1]. »

M. Constantin James, dont nous avons cité plus haut le travail intéressant, a, lui aussi, essayé de respirer le gaz carbonique pur dans la *Grotte du Chien*. Après être resté quelques secondes dans le gaz sans respirer, uniquement pour étudier son action sur le sens du goût, de la vue, etc., il se décida à faire une forte inspiration. « A l'instant, dit-il, je fus saisi d'une sorte d'éblouissement, de vertige, ainsi que d'un resserrement douloureux dans toute la poitrine. Un mouvement instinctif et raisonné m'obligea aussitôt à relever la tête pour respirer un air pur. Au bout de quelques minutes, il n'y paraissait plus. Je repris mon attitude horizontale; mais, procédant avec plus de prudence, je fis une toute petite inspiration. Même saisissement que la première fois; seulement la suffocation fut moindre. Je ressentais toujours une oppression très-forte, ainsi qu'une espèce de bouillonnement vers le front. Je ne puis mieux comparer cette dernière sensation qu'à celle qu'on éprouve lorsque, buvant du vin de Champagne, un peu de la liqueur s'échappe par les narines. C'est presque aussi pénible[2]. »

[1] Biblioth. britan. (sciences et arts), t. XXXI, p. 230.

[2] *Op. cit.*, p. 8.

Ces deux observations, si nettes et si explicites, suffiraient à elles seules pour montrer la véritable action physiologique de l'acide carbonique, son irrespirabilité et, en même temps, son immunité de toute influence toxique.

Cette immunité de toute influence toxique ne saurait être mieux démontrée, après tout ce que nous avons déjà dit là-dessus, que par le résultat des nécropsies faites sur des individus morts dans ce gaz pur. Il est assez rare qu'on ait eu l'occasion d'ouvrir des individus morts non plus dans la vapeur de charbon, mais dans le gaz carbonique seul; cette circonstance donne beaucoup d'intérêt aux détails qui suivent :

« J'ai eu l'occasion d'examiner moi-même, dit Carl. Ferd. de Graefe [1], dans l'été de 1832, le cadavre d'un jeune homme qui s'est asphyxié volontairement, à ce qu'il paraît, dans la grotte de Pyrmont. Il était à moitié assis sur la terre. Sa tête était appuyée sur une de ses mains relevée, comme s'il avait voulu se garantir du contact du mur contre lequel la partie supérieure de son corps était appuyée ; le corps était penché du côté droit. La position du cadavre paraît être celle que le jeune homme a dû prendre en voulant s'endormir. Les paupières étaient à demi baissées, et la cornée, qui n'était pas entièrement recouverte par la paupière, avait conservé son brillant, bien que le corps fût déjà froid comme du marbre ; et même, lors de l'autopsie, qui eut lieu ultérieure-

[1] Die Gasquellen, etc. (Sur les eaux gazeuses de l'Italie et de l'Allemagne). Berlin, 1842. Cité par M. Herpin, p. 175.

ment, le cadavre avait l'apparence d'une personne endormie et se reposant tranquillement.

« L'ouverture du cadavre du jeune homme fut faite en ma présence.

« Les extrémités étaient froides; les yeux n'étaient point saillants; ils étaient presque entièrement recouverts par les paupières; la conjonctive n'était pas rouge, mais la cornée avait un brillant extraordinaire; les pupilles étaient très-dilatées, les lèvres pâles, la figure également pâle; les traits n'étaient aucunement altérés : ils n'avaient rien de caractéristique et présentaient l'apparence d'une personne endormie.

« Les veines des enveloppes du cerveau, tous les vaisseaux sanguins étaient remplis d'un sang noirâtre. Le sang sortait des sinus et du tissu même de l'organe comme une sorte d'exsudation; il s'écoulait par gouttes lorsque l'on coupait transversalement la moelle épinière pour former des disques.

« La langue était un peu gonflée, pâle; l'épiglotte était relevée, la glotte était libre; la surface interne des voies aériennes n'était pas rougie, mais elle était recouverte par une petite quantité de mucus écumeux. La capacité de la poitrine était remplie par les poumons, qui avaient, à leur partie supérieure, une teinte bleuâtre; mais la partie inférieure ne présentait pas une rougeur extraordinaire.

« Les veines jugulaires contenaient beaucoup de sang, surtout dans le voisinage du cœur; il n'y en avait que très-peu dans le cœur lui-même. Dans le ventricule droit, il n'y en avait pas plus que dans le ventricule gauche.

« Les intestins étaient un peu rouges; les reins avaient une couleur plus foncée qu'à l'ordinaire; la vessie, presque vide, était déprimée. »

Steinmetz et Mundhenk, médecins de Pyrmont, ont eu l'occasion de faire, sur les cadavres d'asphyxiés dans la grotte de Pyrmont, les mêmes remarques que F. de Graefe.

Il y a loin de cette habitude extérieure si calme et de cette absence de lésions bien caractérisées à l'aspect que présentent les individus qui ont succombé sous l'influence de la vapeur de charbon : visage vultueux, de teinte violacée, ainsi que les lèvres, humectées par une écume sanguinolente; les yeux injectés; souvent traces de blessures involontaires produites par des convulsions énergiques, sans compter les lésions cérébrales et pulmonaires décrites dans la plupart des traités de médecine légale.

Dans cette étude critique et expérimentale de l'action physiologique qu'exerce l'acide carbonique sur l'organisme, nous ne nous sommes occupé que du gaz qui de l'extérieur vient au contact de notre corps et le pénètre de différentes manières. Mais il est une autre source de gaz que nous ne pouvons passer sous silence, source incessante et féconde dont le fonctionnement régulier est en rapport intime avec l'harmonie de la nature vivante : cette source vient de l'organisme lui-même, elle naît des combustions lentes qui se font dans toutes les parties du corps et qui ont leur siége dans les capillaires. L'émonctoire principal de cette source est la surface pulmonaire et accessoirement la peau. Or, comme les modifications que subissent les matières ingérées pour concourir à ce résultat final, la nutrition, sont en majeure partie des phénomènes d'oxydation, on conçoit combien il serait intéressant d'étudier cette production continuelle d'acide carbonique, ainsi que les phases diverses qu'elle peut présenter. On conçoit aussi que le rendement de cette source de gaz, si je puis m'exprimer ainsi, soit en quelque sorte une mesure fidèle pour juger du fonctionnement normal de tous les appareils qui concourent à l'acte complexe de la nutrition, et puisse être appliqué à l'étude des maladies. Cette question, qui n'est encore qu'ébauchée, mais qui cependant a déjà été l'objet de recherches intéressantes de la part de Gregor, Hannover, Rayer, Doyère, Hervier et Saint-Lager, nous ne la traiterons pas ici, parce que nous n'aurions rien de nouveau à ajouter après ce qui a été dit, et puis aussi parce qu'elle sort un peu du cadre de notre travail.

Mais ce n'est pas tout que de constater les variations que subit l'exhalation de l'acide carbonique sous l'influence d'une foule de circonstances tant physiologiques que pathologiques, car, en somme, ce n'est là qu'un résultat brut dont la connaissance demeure à peu près stérile, si l'on n'en possède pas parfaitement bien la genèse, si l'on ne peut déterminer d'une façon précise la corrélation étroite qui l'unit à sa cause. Il reste encore une inconnue à dégager de ce problème, c'est de rechercher ce que devient l'acide carbonique au milieu de l'organisme quand le chiffre de son exhalation tombe au-dessous de la moyenne normale. Voilà, en effet, une substance excrémentitielle, produit ultime de la décomposition organique, qui se trouve retenue en plus ou moins grande quantité dans le sang : quels symptômes, quelles lésions va produire sa non-élimination?

Pour juger de l'étendue et de l'importance de cette question, il suffit de réfléchir un instant aux nombreux cas dans lesquels les fonctions de l'hématose peuvent être troublées à tel ou tel degré, et que nous ne saurions rappeler ici que de la façon la plus générale : maladies du sang, maladies du cœur, maladies de l'appareil respiratoire, et principalement les rétrécissements des voies aériennes, affections du système nerveux, etc., etc. Dans tous les cas pathologiques auxquels ces diverses maladies peuvent donner lieu, et dans lesquels l'hématose peut être plus ou moins profondément entravée, il s'agirait de faire la part, dans les symptômes qui se produisent, de ce qui revient aux lésions organiques et de ce qui est l'effet immédiat de l'accumulation de l'acide carbonique dans le système sanguin. Quant à nous, c'est à cette dernière cause que nous attribuerions volontiers l'insensibilité remarquable que nous avons rencontrée chez des malades à qui nous pratiquions la trachéotomie pour des maladies du larynx et de la trachée avec imminence d'asphyxie. Nos expériences sur les animaux nous paraissent plaider en faveur de notre opinion. Du reste, nous essayerons plus tard d'élucider ce point de physiologie pathologique dans un travail étendu que nous préparons sur *la trachéotomie chez l'adulte*, à propos de laquelle nous avons déjà, il y a quelques années, adressé une note à l'Académie des sciences. Il y aurait aussi à se demander si dans l'anesthésie par l'éther ou le chloroforme, et dans les phénomènes physiologiques produits par l'alcool, l'acide carbonique ne jouerait pas un rôle important par sa rétention partielle dans le sang.

Malheureusement, nous manquons de données positives pour résoudre toutes ces questions. On peut voir, du reste, par les expériences contradictoires présentées pour expliquer la production de l'asphyxie, pour savoir, par exemple, si c'est à la diminution de l'oxygène ou à l'augmentation de l'acide carbonique qu'est due la cessation des mouvements respiratoires et finalement de la vie, combien le problème est complexe. Il est certain qu'il y a là des recherches on ne peut plus intéressantes à faire, et, pour le moment, nous sommes forcé de nous borner à les signaler.

Nous en avons fini avec la partie physiologique de l'action exercée par l'acide carbonique sur l'organisme. Avant d'examiner l'influence thérapeutique de cet agent, nous croyons utile de résumer, sous forme de conclusions, les principaux points que nous avons cherché à élucider et sur lesquels nous avons voulu plus particulièrement appeler l'attention.

CONCLUSIONS.

1° L'acide carbonique exerce sur la surface du corps une action excitante d'autant plus marquée que la peau est plus fine et douée de plus de sensibilité. Les régions pénienne et périnéale sont plus spécialement le siége de cette action.

2° L'analgésie de la peau, *quand on l'obtient,* ne se produit que sous l'influence d'un jet continu de gaz sur une portion très-limitée du corps.

3° L'action sur les organes des sens participe de l'influence générale exercée sur le tégument externe: par conséquent, excitation vive, exaltation sensorielle ou perturbation nerveuse, tous phénomènes ordinairement assez fugaces.

4° Sur les voies digestives, action stimulante, qui entraîne avec elle une légère excitation névro-vasculaire.

5° Injecté dans les veines, il est absorbé en grande quantité et éliminé rapidement, si l'opération est conduite avec les précautions convenables; ou bien il agit mécaniquement en produisant une distension considérable des cavités cardiaques et, par suite, la mort.

6° Introduit dans l'organisme par les voies respiratoires, l'acide carbonique ne produit pas les phénomènes toxiques qu'on lui a si souvent attribués : en effet, d'abord à la dose de 1/5, ou même 1/4, pour 4/5 ou 3/4 d'air atmosphérique ou d'oxygène, les mammifères peuvent le respirer longtemps sans paraître sérieusement incommodés ; chez l'homme, il ne survient quelques troubles, assez légers du reste, qu'au bout d'un temps variable suivant le degré de susceptibilité des individus, mais généralement assez long pour qu'un effet thérapeutique ait la latitude de se produire, si l'emploi du gaz est indiqué. Ensuite les lésions après la mort dans ce gaz, tant sur l'homme que sur les animaux, ne ressemblent pas à celles causées par un agent toxique avec lequel il a été souvent confondu, l'oxyde de carbone.

7° La plupart des accidents produits par la vapeur de charbon, l'air confiné, les vapeurs des cuves en fermentation, mis à tort sur le compte de l'acide carbonique, doivent être en grande partie imputés, soit à l'oxyde de carbone, à l'hydrogène sulfuré, aux vapeurs alcooliques ou bien à d'autres gaz mal connus qui prennent naissance dans ces cas.

8° L'acide carbonique est simplement irrespirable. Il ne l'est pas à la manière de l'azote ou de l'hydrogène, sans être pour cela plus nuisible que ces deux gaz. La respiration consistant essentiellement en un échange de gaz entre le sang et l'air, et cet échange ne pouvant se faire, comme le prouvent les lois physiques, qu'entre des gaz de nature différente, il est parfaitement évident que l'acide carbonique respiré pur met un obstacle matériel à la fonction pulmonaire et, par suite, détermine l'asphyxie. L'azote et l'hydrogène, quoique impropres à jouer le rôle d'agent vital dans l'hématose, quoique irrespirables en un mot, le sont moins cependant que l'acide carbonique, parce que, étant différents par leur nature du gaz qui doit être éliminé, l'échange peut se faire pendant quelques instants.

9° Les phénomènes très-réels d'anesthésie obtenus à l'aide de ce gaz chez plusieurs espèces d'animaux, ne nous paraissent pas pouvoir être provoqués chez l'homme sans danger d'asphyxie, d'après ce que nous venons d'établir et aussi d'après le résultat de nos expériences sur nous-même. Nous croyons donc que ce serait commettre une grave imprudence que de vouloir, sur la foi d'une théorie d'ailleurs discutable, essayer de produire l'anesthésie complète chez l'homme à l'aide de ce gaz.

CHAPITRE II

APPLICATIONS MÉDICALES.

1° Fièvres continues.

Si nous commençons l'étude de l'action thérapeutique de l'acide carbonique par l'examen des résultats que son emploi a donnés dans le traitement des fièvres continues, ce n'est pas d'une façon tout à fait arbitraire. En effet, une des premières propriétés connues de ce gaz fut son efficacité comme agent antiputride, pour nous aujourd'hui d'une importance assez minime, mais qui, grâce aux théories médico-chimiques de l'époque, a servi de point de départ à presque toutes les autres applications thérapeutiques qui en ont été faites par les médecins de la seconde moitié du dernier siècle. L'idée de putridité, de ferment putride donnant lieu à la production d'une foule de maladies s'était si généralement répandue dans les esprits, qu'il était impossible qu'on n'accordât pas la plus grande confiance et qu'on ne douât pas d'une puissante vertu médicatrice une substance qui pouvait passer, d'après les expériences les plus récentes, comme le meilleur des antiseptiques. C'est ainsi que le scorbut, les fièvres continues de toute nature, les ulcères rebelles furent successivement traités soit par l'air fixe en nature, soit par des substances qui en étaient chargées. Aussi allons-nous d'abord exposer comment fut établie cette action antiputride de l'acide carbonique, pour ensuite examiner l'application qu'on en fit au traitement des fièvres continues à forme dite *putride*.

Pour montrer les propriétés antiseptiques de l'air fixe et expliquer le rôle que joue ce gaz dans l'organisme, M'Bride s'appuie sur l'expérience suivante :

Il prit trois morceaux de viande fraîche, en plaça un dans une tasse à thé et le recouvrit soigneusement de suif fondu ; un autre, sous une ventouse, où il fit le vide à l'aide d'une petite pompe pneumatique, aussi exactement qu'il put, et il laissa l'autre en plein air. Au bout de soixante heures, le dernier « fut trouvé sensiblement putride, quoiqu'en partie desséché ; » le deuxième était moisi, et son odeur était pire que celle du dernier ; « en examinant le morceau qui était couvert de suif, je le trouvai parfaitement doux [1]. »

De cette expérience il conclut que la putréfaction « arrive en conséquence de la fuite de l'air fixe [2] ; » mais comme il ne fait pas de différence entre l'air fixe et l'air qui se trouve dans les solides et les liquides de l'organisme, il peut ajouter sans transition :

« Les fluides animaux sont également pendant longtemps sans devenir putrides, si l'on n'en laisse pas échapper l'air ; les chirurgiens rencontrent souvent de grandes collections de sang extravasé ou de sérosités, qui, après avoir été pendant des années en-

[1] M'Bride, Essais d'expériences, trad. par Abbadie, 1766, p. 110.
[2] *Loc. cit.*, p. 170.

tières dans leurs kystes fermes et durs, ne laissent apercevoir rien de putride à leur première issue; mais bientôt après que l'ouverture est faite et que l'air trouve une route pour s'échapper, l'évacuation devient d'une fétidité insupportable ; et l'on voit que les plaies faites par une simple incision dans les parties charnues, et qui sont de nature à dispenser de les panser souvent, se cicatrisent en très-peu de temps, sans aucun signe de suppuration, qui est un certain degré de putréfaction, si on a le soin de les couvrir et d'empêcher la fuite de l'air [1]. »

Puisque la putréfaction arrive par la fuite de l'air fixe, il était assez logique de supposer que le même air pouvait arrêter et enlever la putréfaction à un corps quelconque sur lequel on le ferait agir. « L'air fixe, quand il est transmis d'un corps sain dans un autre qui est putride, paraît rendre à ce dernier le principe qui y avait été détruit ou qu'il avait perdu [2]. »

C'est là-dessus que l'auteur se fonde pour conseiller dans le scorbut, certaines fièvres putrides et même dans la fièvre jaune des Indes-Occidentales, l'emploi de doses répétées de mélanges effervescents (carbonates alcalins et jus de citron) à prendre pendant l'effervescence, et des boissons *d'une espèce très-fermentable.* « Lind, dit-il, empêche souvent l'accès d'une fièvre en prescrivant ces mélanges. »

Notons en passant qu'on peut juger déjà de l'em-

[1] Macbride, *op. cit.*
[2] Macbride, *op. cit.*

ploi assez fréquent de l'air fixe en médecine, dès cette époque : il n'était probablement venu encore à l'idée de personne de le prescrire en nature, débarrassé de tout mélange, mais il n'y avait plus que ce pas à faire, et c'est principalement à Percival qu'est dû ce progrès.

Priestley fit aussi quelques expériences dans le même sens que Macbride ; mais où il se fourvoya complétement, c'est lorsqu'il crut déduire d'expériences nouvelles que l'air fixe tend à corriger l'air vicié par la respiration des animaux ou par la putréfaction. De ces fausses prémisses, Priestley tira une conclusion dont les praticiens de son temps se chargèrent de confirmer la justesse : « Les médecins pourraient se servir avec succès de l'application de l'air fixe dans bien des maladies putrides, d'autant mieux qu'on peut l'administrer sous forme de lavement avec beaucoup de facilité, ce qui le mettrait souvent en contact immédiat avec une grande partie de la matière putride. Il n'y a pas à craindre qu'il cause trop de distension aux intestins, puisqu'il est absorbé si promptement par toute substance fluide ou humide.

« L'air fixe n'étant pas nuisible par lui-même, mais seulement par son excès, je ne crois pas qu'il soit dangereux d'essayer de le respirer. Quoi qu'il en soit, il passe aisément à l'estomac, dans l'eau de Pyrmont naturelle ou artificielle, dans les liqueurs en fermentation vive, ou dans une diète végétale. Il serait même possible que cet air fût pompé en quantité par les vaisseaux absorbants de la peau, si l'on suspendait le corps, à l'exception de la tête, au-dessus d'un vaisseau rempli d'une liqueur en fermentation violente; ce qui pourrait être très-salutaire dans quelques maladies putrides. L'air fixe, ayant alors un plus libre accès à la peau produirait, sans doute un plus grand effet [1]. »

On trouve dans cette page, quoique sommairement indiquées, la plupart des applications médicales de l'air fixe. Mais Percival, de Manchester, n'avait pas attendu que Priestley formulât ainsi les indications de l'acide carbonique, pour l'expérimenter en grand. Il est, en effet, de tous les médecins, celui qui paraît l'avoir enployé le plus souvent et dans les cas les plus variés ; aussi aurons-nous fréquemment occasion de le citer. Nous devons dire, cependant, qu'en prescrivant l'air fixe dans les affections putrides, Percival s'appuyait en grande partie sur les conseils de Priestley, ce qu'il avouait du reste parfaitement.

Voici le résumé des observations de fièvre putride traitée par l'air fixe, rapportées par Percival :

Premier cas. — Jeune homme présentant tous les symptômes d'une fièvre typhoïde à forme adynamique; les symptômes prennent une certaine gravité à partir du dixième jour. On prescrit alors du quinquina, de l'élixir de vitriol, de la teinture de rose, etc. — Pas d'amélioration.

Le quatorzième jour, on modifie ainsi le traitement : vin d'orange à discrétion, dans un état de fermentation vive, ti-

[1] Priestley, Expér. et observ. sur l'air, trad. Gibelin, 1775-1780.

sane de quinquina saturée d'air fixe; lavement d'air fixe à l'aide de l'appareil qui sert à administrer des fumées de tabac.

Le quinzième jour, amendement subit de tous les symptômes.

Le seizième, le mieux augmente, on cesse les lavements et l'on continue le reste du traitement.

Le dix-septième, presque tous les symptômes ont disparu. — La convalescence a été rapide [1].

Second cas. — Fièvre typhoïde à forme adynamique grave (stupeur, incontinence des matières fécales, hémorrhagies anales, ballonnement du ventre, etc.).

Le second jour du traitement, on prescrit une saignée de 8 onces; le lendemain, un purgatif salin; le surlendemain, une potion à base de nitrate de potasse : persistance des symptômes.

Le cinquième jour, on prescrit des lavements d'acide carbonique, répétés toutes les deux ou trois heures; eau chargée d'air fixe à discrétion; vésicatoire entre les épaules.

Le sixième, les principaux symptômes continuent, mais les selles ne sont plus fétides; ballonnement diminué.

Le septième, plus de diarrhée; les autres symptômes persistent.

Le huitième, exacerbation des symptômes; le ballonnement augmente, mais il diminue immédiatement après chaque lavement d'air fixe.

Finalement, la mort survint, et voici à ce propos les réflexions de l'auteur :

« Relater un cas qui s'est terminé fatalement comme preuve de l'efficacité d'un médicament peut sembler peut-être singulier, mais cela ne peut être traité d'absurde lorsque le médicament a produit ce

[1] Percival, Essays, t. I, p. 234.

qu'on attendait de lui. En effet, dans le cas précédent, l'air fixe a été employé, non dans l'espoir qu'il guérirait la fièvre, mais pour combattre les symptômes de putridité et atténuer l'irritation des intestins. La maladie présentait un caractère de malignité trop prononcé, le système nerveux était trop profondément affecté et les forces du malade trop épuisées par les pertes de sang qu'il avait subies, pour qu'on pût attendre la guérison, même de la part des plus puissants antiseptiques [1]. »

Percival rapporte un troisième cas tout à fait analogue au premier. Nous nous contentons de le signaler.

Tout à fait à la même époque, William Hey, chirurgien à Leeds, employait beaucoup l'air fixe dans le traitement des fièvres putrides, absolument comme Percival, et en obtenait d'excellents résultats, comme on peut le voir dans un article qu'il publia sur ce sujet dans les *Philosophical Transactions* pour l'année 1772, ainsi que dans une lettre écrite sur ce sujet à Priestley [2].

Dobson, dans la troisième section de son ouvrage sur l'air fixe, rapporte également quatre cas de fièvre putride dans lesquels l'emploi de l'air fixe à l'intérieur produisit en très-peu de temps la disparition de symptômes très-alarmants; tous ces cas se terminèrent par une guérison complète. Le médicament a été administré sous forme de boissons salines en

[1] Percival, *loc. cit.*, et Med. and phil. Commentaries, t. I, p. 307.
[2] Priestley, *op. cit.*, t. I, p. 379 de la traduct.

état d'effervescence, à doses répétées. Hey, au contraire, le prescrivit principalement à l'état gazeux pur et en lavement. Dobson paraît également avoir retiré de bons effets de l'emploi de l'air fixe dans la petite vérole pour combattre les symptômes putrides qui accompagnent parfois cette maladie.

L'usage de l'air fixe devint à cette époque tellement répandu, qu'on le prescrivait non-seulement dans les fièvres continues, mais encore dans presque toutes les maladies qui semblaient offrir des symptômes analogues à ceux qu'on appelait *putrides*. Ainsi, dans les angines, on l'administra fréquemment, et notamment dans les angines ulcéreuses [1]; dans tous ces cas, on trouva qu'il activait singulièrement la cicatrisation des ulcérations et qu'il faisait disparaître beaucoup plus rapidement que les topiques ordinairement employés les symptômes qui accompagnent l'inflammation de ces parties. Nous pourrions citer quelques-uns des cas rapportés par Dobson, soit d'angine simple, soit d'angine gangréneuse et ulcéreuse: mais comme dans ces circonstances l'acide carbonique a agi principalement comme cicatrisant, nous aurons occasion d'en reparler dans un autre paragraphe.

Quand nous aurons ajouté qu'en France, à la même époque, on a préconisé également l'acide carbonique dans le traitement des fièvres continues, et que d'assez nombreux exemples ont été publiés à l'appui,

[1] Johnstone, A treatise on the malignant angina, or putrid and ulcerous sore throat, etc., etc., in-8°; Worcester, 1779.

nous aurons à peu près dit tout ce qui a été tenté pour cette classe de maladies. Quant au mode d'action, il mérite de nous arrêter quelques instants.

Quelque bizarre que paraisse au premier abord pour nous ce mode de traitement des fièvres continues, et quelque arbitraires que semblent aussi les théories sur lesquelles on s'appuyait, il est certain qu'il n'y avait là rien d'absolument irrationnel. En effet, leurs boissons effervescentes étaient en somme des potions alcalines, et l'on pourrait même attribuer une partie de l'effet thérapeutique obtenu dans ces cas précisément à cette médication alcaline qui agissait vraisemblablement en augmentant la fluidité du sang et prévenant par suite les manifestations congestives et phlegmasiques du côté des organes. Nous comprenons aussi parfaitement que les lavements d'air fixe aient parfaitement réussi en modifiant les ulcérations des intestins, comme les douches de ce gaz modifient les surfaces ulcérées, c'est-à-dire en les détergeant et favorisant leur cicatrisation; peut-être vaudrait-il la peine de revenir à cette pratique complétement abandonnée aujourd'hui. Quant aux médecins qui prescrivaient de respirer l'acide carbonique mêlé d'air, leur idée n'était pas non plus sans fondement. A ce sujet, nous citerons les réflexions suivantes, qui certainement ne sont pas sans avoir une certaine valeur : « Ce ne peut pas toujours être l'indication du médecin de réparer la perte de la portion d'air respirable qui environne le malade ; mais il doit se trouver des cas, tels que ceux des maladies putrides et inflammatoires, où une augmentation de la partie irrespirable de l'air peut être avantageuse. En effet, dans ces maladies, la respiration d'un air portant toute la quantité d'oxygène que nous pouvons condenser, en augmentant la chaleur animale et en accélérant la circulation, doit naturellement augmenter la fièvre, l'inflammation et la putréfaction ou décomposition du sang et des autres humeurs. Les gaz *corrompus* ou impropres à la respiration doivent agir dans ces maladies d'une manière tout à fait opposée; leur respiration doit ralentir l'inflammation, arrêter la putréfaction et diminuer tous les autres symptômes. Ils doivent, en quelque sorte, produire l'effet de ce qu'on nomme rafraîchissants. L'expérience confirme tous les jours ces principes, sans qu'on s'en doute [1]. »

2° Phthisie pulmonaire.

Ici, comme pour beaucoup d'autres maladies, l'empirisme vulgaire a précédé l'application raisonnée et scientifique. Ainsi, bien avant que les propriétés de l'acide carbonique fussent connues, on avait remarqué que la vapeur qui s'exhale de la terre fraîchement remuée est extrêmement salutaire aux phthisiques. C'est pourquoi M. François Solano, de Lucques, médecin à Antequera, en Espagne, recommandait les bains de terre comme un remède fort utile dans

[1] Van Mons, Rapport sur les moyens de désinfecter l'air, Bruxelles, 1795; et Annales de chimie, 1re série, t. XXIX.

la phthisie[1] ; il faisait coucher ou asseoir ses malades une fois par jour dans une fosse et les recouvrait jusqu'au cou de terre remuée nouvellement. Fouquet apprit de lui cette méthode d'après Sprengel, et la conseilla, non-seulement dans la phthisie, mais encore dans les anciens ulcères des jambes[2]. Les recherches de la chimie ont montré que ces émanations gazeuses étaient en grande partie formées d'acide carbonique.

A cette médication empirique s'en rattache une autre qui a eu plus de vogue, quoique d'une pratique peu commode, et qui n'en a pas moins été oubliée comme la précédente : c'est la *respiration dans les étables*.

A une époque où les phénomènes chimiques de la respiration n'étaient pas encore connus, ou du moins mal connus, on attribuait à l'air expiré des vertus singulières et tout à fait contraires, selon qu'il émanait d'une personne présentant tous les signes d'une belle santé, ou bien d'une personne chétive, de faible constitution ou malade. A ce propos, on a rappelé l'histoire de la Sunamite dont on se servit pour réchauffer la vieillesse de David, l'histoire également du sérail *salubre* de cet Hermippus, qui prolongea ses jours jusqu'à cent cinq ans et cinq jours, soutenu, dit la tradition, par le souffle de plusieurs jeunes filles. On admettait que l'haleine renferme des particules matérielles assimilables et jouissant des mêmes condi-

[1] Sprengel, Hist. de la méd., t. IV.

[2] Mémoire lu à la Soc. roy. de méd. de Montpellier, le 30 déc. 1774, et inséré *in* Gazette de santé, 1775, p. 201.

tions de santé et de tempérament que les personnes qui l'exhalent. Une idée aussi étrange ne pouvait être appuyée que par de bien mauvaises preuves. On a pu déjà s'en convaincre par l'interprétation que donne Read des deux traditions relatives à David et à Hermippus, ainsi que des autres faits rapportés dans son opuscule [1]. Cet auteur en déduit que l'air imprégné de la transpiration insensible et pulmonaire des bestiaux doit avoir sur nous une action aussi bénigne, leur organisation physique se rapprochant beaucoup de la nôtre. Quant à la façon dont il explique l'action de cet air sur la maladie qu'il veut combattre, elle est toute empreinte de l'humorisme chimique inauguré par Van Helmont, mais un peu suranné pour l'époque de Read : « L'air des étables agit sur les phthisiques par les parties vitales balsamiques et sulfureuses de la respiration et de la transpiration des vaches ; ces parties, s'introduisant dans le sang par le canal aérien et les pores inhalants, communiquent à ce fluide un caractère balsamique, onctueux et incrassant, qui le dispose à l'assimilation du nouveau chyle et conséquemment à la nutrition ; il agit outre cela en topique dans les phthisies occasionnées par des ulcères au poumon, en adoucissant l'âcreté des humeurs qui y croupissent, en détruisant les callosités et facilitant la régénération des chairs, etc., etc. »

Bergius, médecin suédois, préconisa également

[1]. Essai sur les effets salutaires du séjour des étables dans la phthisie, par M. Read, D. M. M. Paris et Londres, 1767.

cette méthode et assura en avoir obtenu d'excellents résultats. En France, elle ne paraît pas avoir été patronnée par aucun médecin bien connu ; elle resta la propriété de quelques empiriques, à en juger par une observation assez curieuse, écrite en français et insérée dans un ouvrage de Beddoës[1]: c'est l'histoire d'une jeune femme « tombée en consomption, » suivant ses propres expressions, et qui, voyant les premiers médecins de Paris désespérer de la guérir, à cause de l'état avancé de la maladie, se résigna à habiter pendant neuf mois une étable avec trois vaches, d'après le conseil d'un individu qui passait pour charlatan. La guérison fut bien réelle et se maintint assez longtemps, puisqu'elle n'écrivit son observation que dix-sept ans après sa maladie. On ne peut évidemment rapporter exclusivement à l'acide carbonique le mérite de cette cure : l'uniformité de température, les vésicatoires, les toniques, le régime lacté peuvent légitimement en réclamer leur part ; mais enfin il est incontestable que cette atmosphère artificielle, rendue moins excitante par l'augmentation de la quantité d'acide carbonique, a dû contribuer largement à la guérison. Les quelques essais tentés avec le gaz carbonique respiré à l'état naissant autorisent à admettre cette opinion. Dans un autre de ses ouvrages[2], Beddoës parle de quatre autres cas de phthisie à la dernière période traitée par la respiration de

[1] Medical cases and speculations (4e et 5e parties des *Consider. on the medicin. powers... of factit. airs*). Bristol, 1798, p. 123.

[2] Contrib. to phys. and med. knowledge, p. 365; Bristol, 1799.

l'air des étables, seulement avec des conditions différentes d'installation. Dans deux cas, il n'y eut pas d'effet produit, ni en bien, ni en mal, et la maladie suivit sa marche fatale, sans donner de répit ; dans les deux autres, il y eut une amélioration très-marquée, mais malheureusement passagère, et qui ne fit que retarder la terminaison funeste.

Percival, de Manchester, a traité plus de trente cas de phthisie pulmonaire par l'air fixe, en prescrivant à ses malades d'inspirer le gaz qui s'échappe d'un mélange effervescent composé de craie et de vinaigre. « La fièvre hectique, dans plusieurs cas, dit-il, a été très-heureusement combattue, l'expectoration est devenue moins pénible et de meilleur aspect. Je n'ai pourtant pas été assez heureux pour obtenir une guérison complète, quoique l'usage de l'air fixe fût accompagné de l'emploi de médicaments internes appropriés. Mais le docteur Withering me dit qu'il a obtenu un résultat plus satisfaisant : un phthisique confié à ses soins a été entièrement guéri par un semblable traitement ; un autre a été amélioré, et un troisième, dont l'état était vraiment sans espoir, a pu prolonger deux mois son existence, grâce à cette médication. Il est bon d'observer que l'air fixe ne me paraît pouvoir être employé avec quelque chance de succès que dans la dernière période de la phthisie, lorsque l'expectoration devient purulente. Après la rupture et l'écoulement au dehors d'une vomique, un pareil remède promet aussi d'être un puissant palliatif [1]. »

[1] Percival, Essays, t. I, p. 71, 1773.

Quant à Dobson, qui a écrit sur l'air fixe un petit traité fort remarquable pour l'époque, voici quelle était son opinion sur l'efficacité de ce gaz :

« Pour ce qui est de mon expérience relativement aux effets de l'air fixe dans la consomption pulmonaire, je puis dire que je n'ai jamais vu de cas de guérison à l'aide de ce traitement, lorsque l'affection était causée par des tubercules. Mais j'ai vu l'air fixe produire d'excellents résultats dans les cas d'abcès du poumon, soit qu'ils fussent consécutifs à une péripneumonie, soit à une lésion accidentelle [1]. »

A l'appui, il rapporte un cas de pneumonie traumatique et un cas de tuberculisation ou de gangrène pulmonaire, — car le diagnostic n'est rien moins que bien établi, — dans lesquels l'administration de l'air fixe à l'intérieur, sous forme de mélange effervescent et en inspiration, a paru produire une très-heureuse influence sur la marche de la maladie, surtout à une période où des symptômes assez graves faisaient craindre une terminaison fatale.

D'autres praticiens, contemporains de Percival et de Dobson, ont aussi reconnu les bons effets de l'inhalation de l'acide carbonique dans la phthisie confirmée [2].

Le docteur John Ewart, qui exerçait à Bath dans

[1] Dobson, A medic. Comment. on fixed air, p. 51 et seq. 1re édit., Chester, 1779.

[2] Francis Home, Clinical experiments, etc., etc.; in-8°. Edinburgh, 1779.— Simmons, Practical observ. on the treatment of consumption ; London, 1779.

la seconde moitié du dernier siècle, dit également avoir eu deux cas de guérison de phthisie par l'acide carbonique. De ces deux cas, publiés dans un recueil de lettres du docteur Withering, un seul nous reste : c'est celui que Beddoës a publié dans son principal ouvrage à l'appui des effets thérapeutiques de l'air fixe. Voici l'histoire abrégée de ce cas :

Une femme de vingt-deux ans, à la suite d'une pleurésie grave, fut prise des symptômes ordinaires d'une phthisie confirmée : toux fréquente, expectoration très-abondante et fièvre hectique. C'est dix-huit mois après le début de sa maladie que le docteur Ewart vit cette personne pour la première fois, et il constata un amaigrissement considérable, venu progressivement, un teint d'un rouge hectique, une fréquence notable du pouls avec exacerbation régulière tous les soirs, suivie de sueurs profuses, une toux presque continuelle, avec expectoration si abondante, que la malade mouillait plusieurs mouchoirs par jour. On lui fit respirer journellement le gaz carbonique qui s'échappait d'un appareil disposé à cet effet, et quand la malade ne respirait pas directement le gaz, on continuait à entretenir l'appareil de façon que l'atmosphère de la chambre fût constamment très-chargée d'acide carbonique, quoique l'on renouvelât l'air de temps en temps. Sous l'influence de cette médication, les symptômes les plus inquiétants s'amendèrent tellement vite, l'embonpoint et la vigueur revinrent si bien, que la guérison paraissait prochaine. Mais, à la suite d'une imprudence commise par la malade, une nouvelle poussée inflammatoire se produisit, qui nécessita l'intervention des antiphlogistiques ; à la suite de cet accident, on reprit l'inhalation du gaz, rendue nécessaire par la réapparition de la toux et de l'expectoration, avec leur intensité primitive. Ces symptômes furent rapidement combattus de cette façon, et la malade partit pour la Russie au bout de quatre mois de ce traitement, sinon guérie définitivement, du moins considérablement améliorée. Deux ans après, cette dame accouchait d'un enfant très-bien portant [1].

L'auteur ajoute qu'il a eu occasion d'administrer l'acide carbonique dans un grand nombre de cas de phthisie; mais, quoiqu'il ait constamment réussi à faire disparaître la toux, il n'est jamais arrivé à un résultat semblable au précédent.

En France, à peu près vers la même époque, des essais du même genre furent tentés; malheureusement il en reste peu de chose; les recueils scientifiques d'alors n'offrent à peu près rien d'intéressant à glaner. Cependant Soucelier (de Nuitz) prétend avoir guéri, à l'aide de l'air fixe, un cas de phthisie [2].

En Italie, l'acide carbonique fut employé dans cette maladie, avec certain succès probablement, puisqu'il parut vers la fin du dernier siècle, à Pavie, un ouvrage dont le titre promet des faits intéressants pour le sujet qui nous occupe [3]. C'est tout ce que nous pouvons en dire, car il nous a été impossible de nous le procurer.

En Allemagne, on discuta et l'on expérimenta beaucoup l'acide carbonique, de même que l'oxygène. Un médecin, qui s'occupait alors activement de médecine pneumatique, le docteur Girtanner, nous a

[1] Beddoes, Consider. on the med. use... of factit. airs, part. I et II, 3rd ed. Bristol, 1796, p. 93.

[2] Maret, Encycl. méth., *loc. cit.*

[3] Brera, Osservazioni e sperienze sull' uso del arie mefitiche inspirati nella tisi pulmonale. Pavie (1796?).

transmis un cas des plus intéressants, parce que l'air fixe fut administré à l'exclusion de tout autre médicament. Aussi allons-nous rapporter ce cas tout au long.

« Le 3 avril 1795, le professeur Hoffmann emmena le docteur Girtanner pour lui faire voir un étudiant âgé de vingt-trois ans, sur lequel il voulait qu'on essayât la nouvelle médication. Le malade était sur un sofa, incapable de se lever ; il avait l'air abattu ; tout son corps était extrêmement amaigri, sa langue, d'un rouge vif, ses mains, brûlantes ; le pouls était à 120 ; sa voix était faible. Il se plaignait d'une toux violente qui le privait de sommeil toute la nuit et le fatiguait encore beaucoup le jour. Son expectoration était abondante, les crachats étaient épais et de couleur de soufre. Pendant la nuit, il suait tellement, qu'il se sentait comme dans l'eau. Il avait aussi une diarrhée colliquative très-forte, et parfois des épistaxis qu'il était difficile d'arrêter. En faisant une large inspiration, il ressentait une vive douleur dans le poumon droit. Il y avait un an et demi qu'il était tombé malade à la suite d'un refroidissement, et il allait de jour en jour plus mal, malgré les soins que lui donnaient deux des plus célèbres médecins de Gœttingue.

« Dans la soirée, le docteur Girtanner lui fit respirer un mélange d'un quart d'acide carbonique pour deux quarts d'air atmosphérique. Après être resté quelques secondes sans remuer, le malade dit qu'il sentait comme si on lui eût enlevé un poids qui eût jusqu'alors pressé sur lui ; il pouvait respirer plus librement, et il éprouvait dans le poumon droit une sensation de chaleur douce et agréable. Au bout d'un quart d'heure, il inspira une seconde dose du mélange, et au bout d'une demi-heure, une troisième. On lui recommanda de ne manger que des viandes fumées et salées, de s'abstenir de végétaux, de boire de l'eau et de la bière, mais pas de vin. Pas d'autre prescription.

« Jusqu'au 7 mai, il respira deux fois par jour trois doses du mélange gazeux susmentionné. Après on porta la quantité à quatre doses chaque fois. Jusqu'au commencement de mai, il continua à aller mieux : son appétit revenait, il dormait assez paisiblement la plus grande partie de la nuit, et sans tousser beaucoup ; son expectoration était moins abondante et moins jaune ; les épistaxis n'avaient pas reparu ; la fièvre hectique était légère et ne durait que quelques heures ; il était moins maigre, il pouvait se promener dans sa chambre et se distraire un peu. Le pouls seul n'allait pas mieux : il était toujours petit, dur et très-fréquent : 120 à 130 par minute.

« Pendant les premiers jours de mai, sa santé resta à peu près stationnaire, ce qu'on trouva lié à des causes morales et non à des causes physiques. Lorsqu'elles n'existèrent plus, son état s'améliora si rapidement, que le docteur Girtanner suspendit, le 6 juin, l'administration du gaz. Le malade dormait alors très-bien, n'avait plus de sueurs nocturnes ; sa toux était sèche ; son pouls à 90 dans la matinée et 100 à 120 dans la soirée ; ses joues n'étaient plus d'un rouge vif ; ses mains n'étaient plus brûlantes, et il avait assez de force pour faire en une fois des promenades de deux à trois heures.

« Le 3 juillet, on lui permit de reprendre son régime antérieur ; d'ailleurs il était fatigué des viandes salées et il se plaignait de ce que cela le faisait tousser.

« Le 4, à la suite d'une promenade par un temps froid et humide, il eut un frisson et toussa toute la nuit ; mais le lendemain matin, il ne se plaignait que du froid.

« Le 8, il recommença à respirer le mélange gazeux. Il en prit quatre doses deux fois par jour, parties égales d'air et d'acide carbonique.

« Le 9, il remarqua que le poumon gauche semblait maintenant affecté, tandis que le droit paraissait sain. Cette douleur du côté gauche disparut cependant au bout de trois à quatre jours de l'usage du gaz. Ensuite, pour diminuer la toux, il prit plusieurs jours de suite une potion opiacée en se couchant, et à partir de ce moment, sa guérison fit de rapides progrès.

« Vers le milieu d'août, la toux avait disparu, le pouls était de 70 à 80 ; les forces et l'appétit étaient revenus, ainsi que le sommeil ; le malade ne se plaignait plus de rien, si ce n'est d'une petite toux insignifiante. Le 27 du même mois, il se trouva assez vigoureux pour quitter Gœttingue et entreprendre un voyage d'environ 80 milles à pied, qu'il accomplit très-bien. Aujourd'hui il est parfaitement bien, d'après les nouvelles qu'a reçues de lui le docteur Girtanner [1]. »

Cependant le docteur Girtanner ne paraît pas avoir été bien renseigné en ce moment, car ce fut précisément à la suite de ce voyage à pied que ce jeune homme éprouva une rechute violente et mourut le 20 novembre 1795, malgré les inspirations d'air fixe auxquelles il se soumit de nouveau, avec une foi en ce médicament si entière, qu'il trépassa presque l'appareil entre les mains [2].

Quoi qu'il en soit, il n'en est pas moins vrai qu'il y a eu dans ce cas une guérison temporaire, ou au moins une amélioration des plus évidentes. Du reste, cette guérison apparente produisit à Gœttingue une profonde sensation ; des essais nouveaux furent tentés à l'hôpital de Richter, et c'est le résultat de ces essais qui fut le sujet de la dissertation inaugurale de Muehry (*On the use of the inspiration of fixed air in consumption;* Goettingen, 1796), travail que nous n'avons pu nous procurer [3]. Hufeland publia égale-

[1] The med. and chirurg. Review, t. IV, p. 29.

[2] Beddoës, Contrib. to phys. and med. knowledge, p. 360.

[3] Cité d'après Beddoës, *eod. loc.*

ment un travail dans lequel il recommandait vivement de continuer ces applications thérapeutiques des airs factices, et rapportait deux ou trois cas dans lesquels l'acide carbonique avait produit une amélioration assez marquée dans la dernière période de la phthisie. Nous ne pouvons assurer que les conseils de Hufeland aient été suivis, nous croyons même qu'il eut peu d'imitateurs dans cette voie.

Nous dirons ailleurs quel fut le règne éphémère de la thérapeutique pneumatique : il n'y a donc pas à s'étonner que ce mode de traitement de la phthisie ait été abandonné, comme tant d'autres du reste. Cependant il paraît avoir été repris avec quelque succès en France, il y a vingt à trente ans, mais alors dans de tout autres conditions de réussite. On sait, en effet, qu'à Saint-Alban, où existent des sources abondantes d'acide carbonique pur, M. Goin a eu l'idée de soumettre un grand nombre de ses malades à la médication gazeuse soit seule, soit associée à la médication hydro-minérale[1]. Nous ne croyons pas que jamais M. Goin ait prétendu guérir la phthisie pulmonaire par l'inspiration de l'acide carbonique, comme on a semblé le lui faire dire[2] ; mais ce qui est certain et incontestable, c'est que, sous l'influence de cette *diète respiratoire*, il a réussi à améliorer singulièrement et à enrayer pour un temps plus ou moins long des affections chroniques pulmonaires ayant toute l'appa-

[1] Eaux minérales de Saint-Alban, 1834.

[2] Terver, De l'inhalation du gaz carbonique dans la chlorose (Thèses de Paris, 1854), p. 17.

rence de phthisies confirmées. Voici un de ses cas les plus intéressants.

Observation recueillie par M. le docteur Goin.

« Une demoiselle âgée de dix-huit ans, d'une constitution lymphatico-nerveuse, arrive à Saint-Alban dans un état déplorable. Son habitude extérieure est celle d'une personne de douze ans, tant le corps est grêle et ses différentes parties peu développées. Point de travail menstruel ; asthénie générale des fonctions organiques et apathie morale. Chaque mois, pendant sept à huit jours, il survient de la toux avec un peu de chaleur dans la poitrine. Plusieurs membres de la famille sont morts phthisiques. Les eaux minérales en bains et en boisson donnèrent une certaine impulsion aux fonctions organiques, et pendant trois mois il y eut amélioration dans l'état général de cette malade ; mais alors, soit naturellement, soit par suite du vice de l'onanisme auquel elle se serait livrée, la poitrine devint plus particulièrement le siége de symptômes indiquant une vive irritation, tels que chaleur brûlante, toux sèche et fréquente, prenant un caractère paroxystique, le soir et le matin ; dyspnée. Retour à Saint-Alban la saison suivante, mais dans un état si fâcheux, que l'usage des eaux n'était plus possible. La malade ne pouvait plus sortir de sa chambre ; l'air extérieur provoquait des crises de toux qui anéantissaient les forces et se terminaient par des défaillances. Ce fut alors qu'en désespoir de cause nous essayâmes l'emploi du gaz en inspiration. Trois mois d'une très-belle saison furent consacrés à ce nouveau traitement, aidé de toutes les ressources de l'hygiène.

« En quittant Saint-Alban au bout de ce temps-là, la constitution de cette jeune personne s'était améliorée à mesure que la toux énervante se calmait. Cette amélioration continua à faire des progrès dans le midi de la France, où elle s'était rendue pour y passer l'hiver, et où les régles parurent pour la première fois [1]. »

M. Nepple a fait aussi des recherches très-intéressantes sur l'application des gaz de Saint-Alban à diverses affections chroniques de la poitrine. Nous lui emprunterons l'observation suivante, qui vient corroborer la précédente.

« Mme Desv... est petite, maigre, d'une chétive apparence. Dans son enfance, le cuir chevelu, les paupières, les ailes du nez, l'entrée des fosses nasales, ont été couverts d'une gourme épaisse et humide, dont elle avait été débarrassée à treize ans par les eaux de Saint-Alban, prises sur les lieux. A dix-huit ans, les règles ayant paru pour la première fois, mais avec peine, irrégularité et peu d'abondance, une éruption eczémateuse s'est emparée des oreilles ; puis il est survenu de la toux, de l'oppression, des points douloureux dans différentes parties du thorax, une expectoration mucoso-puriforme, souvent striée de sang, avec fièvre rémittente légère. Vésicatoires, cautère, lait d'ânesse, lichen, dépuratifs, enfin la plupart des moyens employés en pareil cas, ont été successivement essayés pendant quatre années, et sans aucun succès ; les eaux du mont Dore, prises l'année dernière, ont plutôt aggravé que soulagé cette espèce de phthisie humorale.

« La malade, âgée de vingt-quatre ans, s'était rendue à Saint-Alban, contre l'avis de son médecin ordinaire, mais d'après le souvenir du bien qu'elle y avait éprouvé quelques années auparavant.

« En la voyant, je pensai d'abord comme son médecin, et je cherchai à la dissuader de faire usage des eaux, leur basse température et leur qualité stimulante me paraissant évidem-

[1] Nepple, Traitement par le gaz carbonique à Saint-Alban (Gaz. méd. de Paris, 1846, p. 486.)

ment contraires à son état, d'autant mieux que le pouls était fébrile, qu'il y avait des sueurs nocturnes, et que fréquemment les crachats étaient teints de sang; mais je la trouvai si obstinément résolue à suivre ses idées à cet égard, que je ne m'appliquai plus qu'à en prévenir ou en atténuer les mauvais réultats, en lui faisant couper les eaux avec des sirops mucilagineux et en la tenant à l'usage presque exclusif du gaz.

« L'inspiration de celui-ci produisit bientôt une amélioration sensible dans la toux, l'expectoration et la dyspnée; la boisson d'eau minérale, malgré sa fraîcheur, fut beaucoup mieux supportée que je ne m'y attendais. Au bout d'un mois, l'estomac commençant à se fatiguer et le mieux obtenu restant stationnaire, je renvoyai la malade, en lui conseillant de revenir après quinze jours de repos. Elle arriva dans les premiers jours du mois d'août, dans un état encore plus satisfaisant qu'à son départ; elle recommença à respirer le gaz assidûment, à prendre chaque jour un litre d'eau minérale coupée avec un tiers de lait chaud; l'appétit était bon; le mouvement fébrile n'existait plus. Elle est repartie à la fin d'août, non entièrement guérie, mais dans une voie d'amélioration qui peut faire espérer un rétablissement complet. »

Cette malade était-elle réellement phthisique? Quoiqu'elle présentât la plupart des symptômes qui dérivent de la phthisie tuberculeuse, nous nous garderons bien d'affirmer que tel était son état; cependant, s'il n'existait pas de tubercules d'origine strumo-dartreuse constitutionnelle, au moins sommes-nous certain que nous avons affaire à une affection grave des poumons, à quelque chose de plus qu'une bronchite chronique. La respiration du gaz a produit évidemment de bons effets; mais nous pensons que ces effets se seraient bornés à une simple amélioration momentanée, si la boisson des eaux n'y avait pas été jointe[1].

Que faut-il penser de tous ces faits isolés? Loin de nous la prétention de vouloir ranger l'acide carbonique parmi ces nombreux spécifiques éphémères de la phthisie, qui n'ont jamais eu de succès qu'entre les mains de leurs inventeurs. Nous espérons mieux, sans espérer autant : nous croyons qu'avec un fluide aériforme doué des propriétés que nous lui connaissons, qui se met en communication aussi directe avec l'organe principal de la respiration et qui agit aussi immédiatement sur la fonction elle-même, on pourrait peut-être constituer une espèce de diète respiratoire qui, dans certains cas de phthisie, probablement les cas où la maladie affecte des individus à tempérament nerveux, irritable, ou chez lesquels il y a tendance aux hémorrhagies actives, mettrait l'organisme dans le milieu le plus favorable à une profonde modification, laquelle seule peut conduire à une guérison plus ou moins prochaine, quand toutefois elle est encore possible.

Quant à des faits précis constatant l'heureuse influence de l'acide carbonique sur la phthisie, notre expérience personnelle ne nous a rien appris, et c'est même pour cela que nous avons donné avec tous leurs détails les observations que nous avons pu recueillir dans les auteurs, afin d'engager nos confrères à essayer d'un moyen aussi commode à employer

[1] Nepple, *loc. cit.*

dans les établissements spéciaux, et aussi inoffensif dans tous les cas. Aujourd'hui, — et ceci est un encouragement, — nous avons de bien plus grandes facilités que les médecins du dernier siècle pour pratiquer, avec le plus de chances de succès, la thérapeutique pneumatique. Nous savons, en effet, qu'en envoyant un malade à une station d'eaux minérales pourvue d'une source d'acide carbonique, nous commençons déjà à modifier par le déplacement les conditions pathogéniques dans lesquelles il se trouve; puis on peut associer la médication hydro-minérale à l'inhalation gazeuse comme un utile adjuvant, sans compter les autres ressources que fournit l'hygiène. Il serait donc fort regrettable qu'à la proposition de renouveler les essais tentés autrefois, on se contentât de répondre par cette espèce de fin de non-recevoir : Tout cela a déjà été fait; tout cela est usé !

3° Asthme.

Nous ne voulons d'autre preuve des services qu'on peut attendre du gaz carbonique habilement manié, que les résultats obtenus par MM. Goin et Nepple entre autres, à Saint-Alban, dans les affections des organes respiratoires autres que la phthisie. Cette dernière maladie n'est pas, en effet, la seule contre laquelle on ait essayé avec quelque succès le traitement par le gaz carbonique. L'asthme a pu être combattu très-avantageusement dans quelques cas, et notamment dans le suivant :

Observation recueillie par M. le docteur Goin.

« Deveau, menuisier, âgé de cinquante-cinq ans, d'un tempérament nerveux sanguin, fortement constitué, était affecté d'accès d'asthme depuis dix ans. Ces accès, survenus sans cause appréciable, s'étaient aggravés chaque année ; ils avaient rendu impossible le coucher horizontal et imprimé au dos et aux épaules une voussure très-prononcée. Depuis quelque temps, les accès se répétaient tous les soirs régulièrement et avec beaucoup d'intensité.

« M. le docteur Pétra de Montagny m'avait adressé ce malade pour qu'il fût soumis exclusivement à l'usage du gaz. Je lui fis en conséquence respirer cet agent gazeux chaque soir, très-peu de temps avant l'heure présumée des accès. Ceux-ci s'en trouvèrent rapidement amoindris quant à leur intensité; puis, au bout de quinze jours, ils ne reparurent plus le soir. Mais quelques étouffements dans la matinée annoncèrent leur tendance à se reproduire à une autre heure. Le malade, averti et sur ses gardes, ayant eu recours à l'inspiration du gaz aussitôt qu'il éprouvait quelques symptômes avant-coureurs de ses attaques d'asthme, parvint enfin de cette manière à les éloigner définitivement.

Pendant une année entière, la guérison ne s'est pas démentie ; mais, après cette époque, des accès d'étouffements légers et irréguliers recommencèrent à se faire. Soumis de nouveau à la même médication, Deveau a été complétement débarrassé de son affection.

Il paraît que l'asthme de ce malade était ce qu'on appelle l'asthme nerveux essentiel, sans complication d'affection catarrhale ou organique du cœur [1].

M. Durand-Fardel, qui a fait d'intéressantes re-

[1] Nepple, *loc. cit.*

cherches sur la médication par le gaz carbonique, à Vichy, a traité également de cette façon plusieurs cas d'asthme et a obtenu quelques bons effets. Il cite à l'appui l'observation suivante :

« M. L***, ingénieur civil, âgé de cinquante-trois ans, arrivé à Vichy le 4 août 1857, avait eu, il y a seize ans, une première attaque de goutte aux orteils. De semblables attaques ont reparu de distance en distance, puis elles se sont éloignées et ont cessé de se montrer. Depuis deux ans M. L*** est devenu sujet à des accès d'asthme, durant plusieurs heures avec assez de violence, sans toux, accompagnés d'un état névropathique assez caractérisé. La santé générale est bonne. De temps en temps quelques douleurs légères apparaissent aux doigts et aux orteils. Les accès d'oppression se montrent, depuis quatre mois, à des intervalles assez rapprochés. Le jour de l'arrivée du malade à Vichy, il est survenu un accès violent auquel j'assiste : râle sibilant épars et léger des deux côtés, sonorité normale, oppression assez vive, face colorée, anxiété, circulation un peu agitée. Rien au cœur. *Inhalation d'acide carbonique* deux fois par jour, pendant dix minutes; quatre verres du puits Chomel. Ce traitement est suivi pendant trois semaines. L'année suivante se passe dans un état de santé; un peu d'oppression de temps en temps, mais pas d'accès d'asthme. »

« Est-ce à l'acide carbonique que ce résultat est dû, ou à l'action de l'eau de Vichy sur la diathèse goutteuse? Nous ferons remarquer que le traitement thermal proprement dit a été réduit à fort peu de chose [1]. »

A l'appui des observations de MM. Goin et Durand-

[1] Union médicale, 1858.

Fardel, nous pourrions citer des faits analogues constatés à d'autres stations d'eaux minérales pourvues de sources gazeuses. Mais, malheureusement, dans certaines salles d'inhalation, l'acide carbonique se trouve mêlé à d'autres gaz dont on ne connaît pas la proportion, quand même on en connaît la nature d'une façon bien précise ; de sorte que l'action particulière à l'acide carbonique ne se dégage pas nettement de cette action un peu complexe des fluides aériformes et de la vapeur d'eau minéralisée qui constituent l'atmosphère du vaporarium dans plusieurs établissements. Quant à notre expérience personnelle, elle ne nous a appris que peu de chose sur cette question. Cependant nous citerons un cas dans lequel le gaz en question a paru avoir une certaine influence sur l'asthme. Nous avons observé un malade, entré dans notre service pour une fracture de la jambe, et qui était tourmenté depuis longues années par un asthme qui revenait régulièrement à certaines époques de l'année et durait chaque fois quinze à vingt jours, presque sans rémission. Ce malade, du reste, n'était pas affecté d'emphysème pulmonaire et n'expectorait que très-peu; mais les accès étaient très-fréquents et très-pénibles. Des inspirations d'oxygène pur, essayées tout d'abord, produisirent une excitation assez vive et provoquèrent un peu de toux, mais tout en déterminant une certaine amélioration. Nous eûmes l'idée d'associer un quart d'acide carbonique à l'oxygène, de façon que le malade respirait journellement un mélange gazeux renfermant 15 litres d'oxygène et 5 litres d'acide carbonique. Ce mélange fut parfaitement supporté par le malade, qui en retira immédiatement un bien-être des plus marqués, et au bout de dix jours la cessation complète de ses accès, lesquels n'ont pas reparu pendant le reste de son séjour à la Maison de santé.

4° Angines chroniques.

M. le docteur Spengler[1] et M. le docteur Willemin[2] ont étudié, le premier à Ems, le second à Vichy, l'action de l'acide carbonique dans des cas de pharyngites et de laryngites chroniques. Ces auteurs ont constaté l'efficacité du gaz, principalement dans les cas où ces phlegmasies affectent la forme granuleuse. Les faits cités à l'appui nous paraissent assez concluants pour qu'il vaille la peine d'essayer ce traitement lorsque les moyens ordinaires auront échoué. Il sera facile, du reste, en procédant avec ménagement, et en mélangeant le gaz avec une quantité suffisante de vapeur d'eau, minéralisée ou non, d'obvier aux inconvénients que pourrait occasionner la respiration d'une trop grande quantité d'acide carbonique. Quant au mode d'administration, on peut employer, soit l'inhalation franche, soit simplement le douchage; c'est ce dernier qu'a adopté M. Willemin dans les essais qu'il a tentés à Vichy.

[1] Le Monde thermal, novembre 1864.

[2] Revue d'hydrologie, décembre 1858.

« J'inaugurai, dit-il, notre salle d'inhalation de gaz carbonique en y conduisant un malade atteint d'angine chronique, avec gonflement des amygdales, soulèvement mamelonné de la muqueuse pharyngienne, enchifrènement presque constant, accompagné d'une demi-surdité traitée l'hiver précédent, et sans succès, par l'électricité. Ici, comme dans bien des cas semblables, ce fut moins l'aspiration que le douchage que je fis pratiquer ; l'embout du tuyau de caoutchouc fut porté au fond de la bouche et le jet de gaz dirigé, soit latéralement sur les tonsilles, soit sur la peau rétropharyngienne. (La plupart des malades trouvèrent au gaz une saveur piquante, un goût sucré ; quelques-uns éprouvèrent un pressant besoin de saliver.) Ce premier malade, après dix minutes d'un douchage qui ne le fatigua nullement, trouva qu'il avait plus de liberté dans les voies aériennes. Il fit une nouvelle séance semblable le lendemain et le surlendemain ; après la troisième, il m'affirma que, « depuis plusieurs mois, il n'avait pas respiré aussi librement. » De fait, le timbre de sa voix n'était pas nasonné, l'ouïe était libre. Ce résultat était d'autant plus significatif que le sujet était à la fin de sa cure de Vichy (nécessitée par d'autres indications) et que celle-ci, comme celle qu'il avait faite par les mêmes eaux l'année précédente, avait été sans influence sur son angine. Malheureusement, il dut quitter Vichy après la cinquième séance.

« La plupart de ces malades retirèrent de cette médication des améliorations évidentes contre une affection qui, chez beaucoup d'entre eux, remontait à plusieurs années; chez l'un d'eux, la voix était entièrement cassée, l'angine et l'enrouement dataient de onze ans. Il ne fut jamais fatigué par les séances, qu'il fit durer jusqu'à trente minutes, pendant lesquelles il pratiquait, non-seulement le douchage du pharynx, mais encore l'aspiration du gaz; à la fin de la cure, il se trouvait dans un état de grande amélioration, sa voix était plus forte et plus claire, les granulations persistaient encore, mais elles étaient moins saillantes [1]. »

5° Scorbut.

Une affection contre laquelle l'acide carbonique paraît avoir été employé avec grand succès est le scorbut; du moins c'est à ce gaz qu'on a fait honneur des heureux résultats obtenus à l'aide de substances qui renferment de ce gaz, mais qui contiennent d'autres éléments qui doivent aussi entrer en ligne de compte. Le capitaine Cook remarqua que, parmi les divers antiscorbutiques généralement recommandés, la petite bière — celle que l'on fait avec la drèche — lui semblait posséder le plus d'efficacité. Aussi voulait-il qu'on en donnât, non-seulement à tous ceux chez lesquels se manifestaient les premiers symptômes du scorbut, mais encore chez ceux

[1] *Loc. cit.*

que leur tempérament, leur constitution prédisposaient à cette affection. Sir John Pringle, dans un discours sur les moyens de préserver la santé des matelots [1], se rallie aux théories de Macbride et admet que c'est à l'air fixe que la bière doit ses propriétés antiscorbutiques. A l'appui de cette opinion, il énumère différentes boissons qui sont réputées jouir des mêmes propriétés, le vin, le cidre et autres liquides préparés avec des fruits, comme aussi les diverses espèces de bière, toutes boissons qui renferment de l'acide carbonique en plus ou moins grande quantité. Cependant, ajoute Pringle avec raison, quoique ce soit probablement à l'air fixe contenu dans les fruits et les liqueurs fermentés qu'est due en grande partie leur efficacité dans le scorbut, l'acide qui entre dans la composition de chacun d'eux concourt aussi à leur influence. Percival avait du reste rapporté, en **1773**, un cas dans lequel un individu affecté de diathèse scorbutique et qui en portait des manifestations au visage, avait été guéri par l'air fixe appliqué à l'extérieur sur les parties malades sous forme de fumigations, et voyant que le gaz avait merveilleusement modifié l'éruption et tari l'écoulement séreux qui se produisait en abondance, il en conclut peut-être trop facilement que ce gaz, administré à l'intérieur, aurait produit un changement très-heureux dans l'état général. Notons en passant que, dans ce cas entre autres, Percival avait remarqué l'action hypno-

[1] Med. and. phil. Comment., t. IV, p. 310 (1776).

tisante de l'acide carbonique[1], sans toutefois paraître y donner plus d'attention, ni essayer d'en tirer parti.

6° Rhumatisme chronique, goutte; névroses diverses.

Les bains généraux de gaz carbonique jouissent en Allemagne, auprès de plusieurs stations d'eaux minérales, d'une grande efficacité dans le traitement de ces affections chroniques de l'appareil locomoteur et du système nerveux, souvent rebelles aux moyens ordinaires de la thérapeutique. Ainsi, d'après le docteur O. Dirüf (*notes inédites*), « le rhumatisme chronique et la goutte, s'il n'y a pas encore des altérations anatomiques permanentes, sont les affections dans lesquelles l'application du gaz carbonique produit les résultats les plus satisfaisants. Il y a même des malades de cette catégorie dont la peau ne supporte aucune espèce de bain d'eau, mais seulement le bain de gaz sec. » M. Balling[2], qui exerce également à Kissingen, est tout à fait de l'avis de M. Dirüf. Nous citerons encore l'opinion de M. Rotureau, qui a étudié d'une façon spéciale l'action des bains de gaz.

« Les bains de gaz ont été employés avec succès, surtout dans les affections rhumatismales. Il n'est pas de saison dans laquelle des rhumatisants à une

[1] *Loc. cit.*, p. 79.

[2] Kissingen, ses Eaux minérales et ses Bains, 1858; 2e édit. française, p. 122.

période plus ou moins avancée n'en éprouvent un très-grand bienfait.

« La manifestation rhumatismale la plus grave peut-être est, comme on le sait, la paralysie. Le traitement gazeux a contre elle des effets extrêmement puissants.

« De toutes les formes de paralysie, la paraplégie cède le plus vite et guérit le mieux. Aussi tous les paralytiques qui arrivent à Nauheim privés d'une plus ou moins grande partie de leurs membres inférieurs sont-ils soumis d'emblée à la médication sèche.

« Lors même que la paralysie est complète, le mouvement revient chaque jour peu à peu, et quelquefois d'une manière assez marquée pour que le progrès se reconnaisse après chaque bain. Il est des cas même où le traitement a été si efficace, que quinze bains ont suffi pour permettre la marche à des rhumatisants qui n'avaient pu se servir de leurs membres depuis des années entières.

« On est frappé aussi de voir combien l'action du gaz est puissante dans les paralysies hystériques...

« Ce que je viens de dire du gaz de Nauheim sur les paralysies essentielles, si je puis m'exprimer ainsi, ne doit pas être appliqué à celles qui reconnaissent pour cause une affection organique du cerveau et de la moelle, ou qui sont occasionnées par un foyer sanguin dans le centre nerveux [1]. »

Certaines névralgies chroniques, telles que le tic

[1] Étude sur les eaux minérales de Nauheim, 1856, p. 141.

douloureux, la sciatique, ont été combattues avec succès par les bains généraux et les douches de gaz carbonique, lorsque de nombreux traitements, longtemps continués, avaient complétement échoué. Les auteurs cités plus haut sont tous unanimes sur ce point, principalement pour la sciatique, tant qu'elle n'est pas symptomatique d'une lésion organique avancée. Mais il est une autre affection dans laquelle l'acide carbonique a produit des effets remarquables, c'est l'atonie des organes génitaux consécutive soit à des excès vénériens, soit à une anémie profonde liée à une maladie constitutionnelle (syphilis, intoxication paludéenne, etc.). On sait, du reste, qu'à l'état physiologique, l'action du gaz, en bain général, sur les organes génito-urinaires est des plus marquées, ce qui tient évidemment non pas à une action élective, mais uniquement à la finesse plus grande de la peau et aussi au degré de sensibilité de cette région. Nous ne croyons pas cependant que l'effet produit par le gaz dans ces cas puisse être durable, à moins qu'un traitement général approprié ne vienne en corroborer l'influence passagère.

Si nous mettons sur le compte de l'acide carbonique les heureux résultats obtenus à l'aide du gaz des sources de Nauheim et de Kissingen, c'est qu'en effet l'analyse a démontré que dans ces deux sources notamment, ainsi du reste qu'à Saint-Alban, l'acide carbonique constituait presque exclusivement le gaz qui sert aux inhalations. A Kissingen, on l'a trouvé mêlé à peine à un centième d'air atmosphérique, et à Nauheim, où une analyse exacte a été faite par M. Chatin, on a trouvé sur 100 volumes de gaz :

Acide carbonique.	93,4
Azote.	6,2
Oxygène.	0,4
	100,0 [1]

Il n'en est pas de même du gaz de certaines autres sources, que l'on a trouvé efficace dans plusieurs affections chroniques, et dont l'efficacité a été rapportée un peu arbitrairement à l'acide carbonique, puisque ce dernier ne s'y trouve pas en proportion comparable à celles mentionnées ci-dessus, et de plus, qu'il y est associé à d'autres gaz et à de la vapeur d'eau minéralisée, dont il faut nécessairement faire la part dans l'effet thérapeutique produit. Ceci s'applique en particulier aux inhalations pratiquées à Ems et au mont Dore. A Ems notamment, on ne connaît pas encore la composition exacte de l'air du vaporarium, ainsi qu'il résulte d'une communication verbale de M. le docteur Busch et d'une note qu'il a bien voulu nous laisser sur ce sujet. Aussi tous les médecins, sauf un, ont abandonné à Ems les inhalations du vaporarium et se contentent alors d'administrer l'eau minérale pulvérisée. Quant à l'air de la salle d'inhalation du mont Dore, on sait qu'il est formé en majeure partie d'eau minérale pulvérisée et d'une certaine quantité d'acide carbonique ; or, il nous semble qu'il faudrait voir en quelque sorte une panacée univer-

[1] Rotureau, Eaux minérales de Nauheim, p. 140.

selle dans le gaz carbonique, pour lui attribuer, d'après M. Herpin [1], les effets thérapeutiques produits par une eau minérale dont la thermalité, l'élément alcalin et l'élément arsenical suffisent à expliquer l'efficacité dans plusieurs maladies chroniques de l'appareil respiratoire et les affections rhumatismales.

[1] *Op. cit.*, p. 287.

CHAPITRE III

APPLICATIONS CHIRURGICALES.

Les applications chirurgicales de l'acide carbonique comprennent tous les cas d'affections variées dans lesquelles ce gaz a pu être employé utilement à titre de topique pour modifier des surfaces ulcérées, les déterger, enlever ou diminuer la mauvaise odeur qui s'en exhale, activer le travail de cicatrisation et produire dans la partie malade un état d'analgésie sinon complète, au moins très-marquée. Voilà donc plusieurs effets thérapeutiques dont nous aurions à étudier la manifestation. Mais il est facile de comprendre que cette action désinfectante, cette action détersive, analgésique, cicatrisante, ne se produisent guère l'une sans l'autre, qu'il y a entre elles un rapport de corrélation évidente, que le gaz n'exerce pas chacune de ses propriétés isolément, et qu'en somme, dans le résultat général obtenu, dans cette heureuse influence du gaz sur une plaie, par exemple, s'il faut faire la part de chacune des propriétés de l'acide carbonique, il faut aussi tenir compte de l'effet produit par leur concours mutuel simultané.

Aussi, au lieu d'examiner séparément l'*action désinfectante*, l'*action détersive*, etc., etc., du gaz carbonique, avons-nous trouvé qu'il serait plus pratique, sinon plus intéressant, de passer successivement en revue, après un aperçu historique de la question, les différentes maladies chirurgicales dans lesquelles ce gaz peut être appliqué avec quelque succès.

HISTORIQUE.

Percival, de Manchester, paraît être le premier, ou au moins un des premiers, qui ait eu l'idée d'employer l'acide carbonique pour modifier des plaies ou des ulcères de mauvaise nature. Il y fut conduit d'abord par la connaissance qu'il avait des propriétés antiputrides de ce gaz, et aussi par les bons effets qu'il en avait retirés dans le traitement de la phthisie à une période avancée. « Puisque l'air fixe, dit-il, est capable de modifier la surface purulente des poumons, on doit logiquement en induire qu'il pourra être également appliqué avec succès extérieurement sur des ulcères sordides. C'est ce que l'expérience a confirmé. Dans des cas où le cataplasme de carottes n'a produit aucun effet, la matière sanieuse du cancer a été corrigée par l'air fixe, la douleur a été allégée et la plaie a pris un meilleur aspect. Les cas que je rapporte sont actuellement à l'infirmerie de Manchester, dans le service de mon ami le docteur Withering. Il y a deux mois que ces observations ont été écrites (mai 1772), et le même remède a été sans cesse appliqué pendant cette période, mais sans nouveau succès. La marche du cancer semble être arrêtée par l'emploi de l'air fixe, mais il est à craindre qu'on n'obtienne pas une seule guérison. Toutefois un palliatif, dans une maladie aussi affreuse et aussi désespérée, doit être considéré comme une très-précieuse acquisition [1]. »

Dobson, qui a aussi essayé l'acide carbonique dans les mêmes cas que Percival, a obtenu les mêmes résultats que ce médecin. Dans les cancers, il n'a jamais constaté que l'application de l'air fixe ait fait faire un progrès sensible vers la guérison; cependant la douleur a été combattue avec succès. Dans les ulcères anciens, de mauvais aspect, le gaz a produit d'excellents effets : la douleur a toujours été calmée, l'aspect de la plaie a été heureusement modifié, et dans quelques cas il a amené une guérison complète.

Comme on le voit, l'action analgésique et cicatrisante de l'air fixe était déjà bien établie lorsque Beddoës apprit du savant Hollandais Ingen-Housz que l'acide carbonique jouissait de la propriété singulière de calmer presque instantanément une douleur même très-vive, celle, par exemple, que produit la vésication. L'expérience d'Ingen-Housz consistait à appliquer un petit vésicatoire sur le doigt, puis enlever l'épiderme et alors laisser le doigt à l'air, puis le

[1] Percival, Medic., philos. and experim. Essays, t. I, p. 74.

mettre successivement dans une cloche pleine d'oxygène et enfin dans une autre pleine d'acide carbonique. La douleur, déjà assez vive à l'air libre, devenait beaucoup plus intense dans le bain d'oxygène, et disparaissait rapidement quand le doigt était plongé dans l'acide carbonique. Cette expérience fut répétée plusieurs fois par Beddoës, toujours avec le même résultat, ce qui, en passant, inspire à cet auteur la réflexion suivante : « Une grande partie de l'art de la chirurgie moderne consiste à préserver du contact de l'air les plaies et certaines espèces d'ulcères. Les expériences précédentes démontrent alors parfaitement quel est dans l'air l'élément nuisible [1]. » Toutefois Beddoës a tort, selon nous, de rapporter ces expériences comme une nouveauté, lorsque, deux pages plus loin, il dit avoir constaté avec quel succès étonnant on a appliqué l'air fixe au traitement de plusieurs cas de cancer, notamment à l'hôpital de Bath. A ce propos, il rappelle une brochure que le docteur Ewart avait publiée en 1794, concernant l'histoire de deux cas de cancer traités avec succès par l'acide carbonique [2]; ces deux observations ont été souvent citées depuis et même rapportées tout au long : mais ce qui est moins connu, c'est le résultat final, que l'auteur, trop pressé de faire connaître ce qu'il croyait peut-être une découverte, n'avait pas eu la patience

[1] Beddoës, *op. cit.*, Ire part., p. 43, 3e éd.

[2] Ewart, The history of two cases of ulcerated cancer of the mamma, etc., etc. In-8°, London, 1794.

d'attendre et qu'il communiqua deux ans plus tard à Beddoës. Il s'agissait, dans le premier cas, d'une femme de cinquante-huit ans, affectée d'un cancer ulcéré situé à la partie supérieure de la mamelle gauche et occupant une étendue de 4 à 5 pouces. L'odeur exhalée par cette plaie était repoussante; il s'en écoulait un liquide ichoreux très-fétide; en outre, la malade éprouvait en cet endroit des douleurs vives presque continuelles. Dès le lendemain même de la première application d'acide carbonique, cette surface ulcérée fut avantageusement modifiée; la douleur disparut complétement, l'odeur infecte fut chassée tout à fait, et les bords de la plaie se cicatrisèrent si bien, qu'il ne resta bientôt plus, au bout de deux mois et demi, qu'un trajet fistuleux, lequel se combla rapidement, et l'ulcère se trouva ainsi entièrement fermé. Dans les derniers temps, on associa un traitement interne à l'action locale du gaz: on fit prendre chaque jour à la malade environ 1 centigramme d'acide arsénieux.

Peu de temps après la publication de ce cas, on fit courir le bruit que cette femme était morte; on l'imprima même, et c'est en réponse à cette assertion inexacte que Ingen-Housz écrivit, le 12 octobre 1795, la lettre suivante à Beddoës [1]: « A mon retour à Bath j'ai vu la première malade, dont le large ulcère cancéreux au sein avait guéri, mais avait reparu dès qu'on avait cessé l'application de l'acide carbonique.

[1] Beddoës, Considerat., etc., etc. IIIe part., p. 101, 2e éd.

Toutefois, l'ulcère n'a plus un aspect aussi hideux, et lorsqu'on y applique l'acide carbonique, il ne produit aucune douleur, comme je l'ai constaté. Je pense qu'il guérira de nouveau si on continue de faire usage du gaz, puisqu'il y a toujours amélioration tant qu'on applique ce médicament. En somme, je crois que c'est là un cas des plus remarquables pour prouver la grande efficacité de l'acide carbonique dans le traitement des ulcères sordides. »

Environ dix mois plus tard, le 26 août 1796, Ewart écrivit lui-même à Beddoës pour lui annoncer que la femme sujet de la première observation n'était pas morte, comme on l'avait annoncé, mais que son ulcère récidivé ne s'était pas cicatrisé comme la première fois, malgré l'application constante d'acide carbonique. Le seul résultat auquel on était arrivé et qui s'était toujours maintenu était la disparition complète de la douleur et de la fétidité [1].

Si nous donnons tous ces détails, c'est d'abord parce qu'ils sont très-peu connus, et ensuite parce qu'en ne les rapportant pas avec le commencement de l'observation, on a pu commettre quelque méprise et croire à une guérison parfaite [2] là où il n'y avait qu'une cicatrisation temporaire.

Quant à la seconde malade, dont le cas était très-

[1] Beddoës, *op. cit.*, V^e part., p. 32.

[2] Follin, Note sur l'anesthésie locale par le gaz acide carbonique (Arch. gén. de méd., 1856; 5e sér., t. VIII, p. 611).

analogue au précédent, et chez laquelle l'acide carbonique avait enlevé la douleur et arrêté la marche envahissante de l'ulcère, elle mourut d'une affection chronique des voies respiratoires.

Nous avons eu dans notre pratique des cas analogues, c'est-à-dire dans lesquels les douches de gaz acide carbonique longtemps prolongées ont réussi à déterger l'ulcère cancéreux, à enlever la douleur et arrêter les progrès du mal, si bien que la malade reprenait du courage et des forces et que sa santé redevenait relativement excellente, quoique son affection restât seulement stationnaire. Il nous est alors arrivé aussi de voir de ces malades ainsi améliorés et en apparence en voie de guérison parfaite, mourir, dans un temps plus ou moins éloigné, d'une maladie tout à fait étrangère à leur affection primitive.

Nous pourrions citer d'autres cas du même genre observés en Angleterre, à peu près à la même époque; mais comme ils ne présentent rien de particulier, nous les passerons sous silence.

Lorsque, il y a une dizaine d'années, on commença en France à appliquer l'acide carbonique au traitement des cancers ulcérés, on parut innover cette méthode dans notre pays; on rapporta les deux cas d'Ewart, et l'on ne se douta pas, en apparence du moins, que des essais analogues et tout aussi nombreux avaient été tentés chez nous, quelques années après la publication des faits de Percival. C'est ainsi qu'au début du travail dont nous avons donné tout à l'heure l'indication, M. Follin réclame en sa faveur une priorité que nous sommes loin de pouvoir lui accorder : « Je viens de faire, dit-il, sur quelques malades l'essai d'un nouveau procédé d'anesthésie locale qui, avant moi, n'avait point été employé en France; ce procédé consiste à mettre des surfaces ulcérées et douloureuses en rapport avec un courant continu de gaz acide carbonique. » Or, voici où en était la question en France, quatre-vingts ans environ avant que la phrase précédente fût écrite :

Les résultats obtenus en Angleterre par Percival, Hey, Warren et autres, avaient eu assez de retentissement en France pour qu'il vînt à l'esprit de quelques praticiens de vérifier les effets annoncés, vulgarisés principalement par Priestley. De tous côtés on fit des expériences; mais c'est surtout de Dijon, où l'Académie des sciences et arts entretenait alors une grande activité scientifique, que vinrent des faits à l'appui de l'heureuse influence de l'air fixe sur les ulcères de toute nature et autres affections. J. L. Targioni, de Florence, envoya également à la Société de médecine le détail du traitement d'un cancer au sein par l'air fixe. Ce remède avait fait cesser les douleurs, corrigé le mauvais caractère de la suppuration et remis la santé de la malade dans un meilleur état. Le cancer avait été à moitié cicatrisé [1].

A Paris, des cas assez probants avaient aussi été publiés. La Société royale de médecine, justement

[1] Hist. et mém. de la Soc. roy. de méd., 1776, p. 327 (Histoire).

émue de ces faits et voulant être édifiée sur cette question, jugea une enquête nécessaire; elle nomma une commission pour appliquer l'air fixe dans un nombre indéterminé de cas d'ulcères et de cancers, et faire ensuite un rapport à ce sujet, rapport dont Lalouette fut chargé. Disons-le tout de suite, le résultat de l'enquête ne fut pas très-favorable à l'acide carbonique, du moins les avantages qu'on en retira dans ces essais furent trouvés bien minces, à côté des effets surprenants que d'autres praticiens disaient en avoir obtenus. Tel qu'il est, cependant, ce rapport n'en est pas moins remarquable, et quoiqu'il prête à la critique, nous le signalons tout de même comme un des documents les plus intéressants pour l'histoire médicale de l'acide carbonique. De plus, il est très-peu connu, car M. Herpin lui-même ne le cite pas dans sa monographie si complète sur l'acide carbonique : c'est ce qui nous a engagé à le donner ici presque en entier.

« Je me suis servi du gaz qui se dégage de la craie par l'intermédiaire de l'acide vitriolique. Je l'ai fait passer par deux vessies qui communiquaient ensemble au moyen d'un tuyau, dont l'une était ouverte et dans l'orifice de laquelle les parties malades étaient enveloppées, les mains d'un aide étaient placées sur la circonférence pour l'assujettir. En pressant la seconde vessie, le fluide aériforme était dirigé vers la première et, par conséquent, vers la surface sur laquelle je voulais l'appliquer.

« J'ai fait prendre intérieurement, à plusieurs des

malades que j'ai traités, de l'eau fortement imprégnée d'air fixe, et j'ai placé sur les parties ulcérées des linges et de la charpie, que j'ai eu soin de faire imbiber souvent avec cette même eau.

« Les maladies que j'ai essayé de combattre avec ces différents procédés ont été : 1° des ulcères au sein, aux jambes et à l'utérus, dont les uns offraient des signes d'inflammation et les autres étaient livides et donnaient des marques d'atonie ; 2° des excoriations érysipélateuses ou dartreuses ; 3° des tumeurs squirrheuses ou cancéreuses en différents états.

« L'effet général et le plus commun du bain d'air fixe sur un ulcère a été le suivant. L'application de ce fluide n'excitait aucune sensation douloureuse ; immédiatement après qu'elle était finie, la partie malade paraissait plus mouillée qu'auparavant par un fluide qui n'était point puriforme, mais aqueux ou séreux ; bientôt cette humidité disparaissait, et la plaie suppurait moins dans l'intervalle de chaque pansement. Souvent l'inflammation succédait après un certain nombre d'applications ; et si l'on ne traitait pas convenablement, ou si l'on insistait trop longtemps sur cette méthode, l'inflammation était suivie d'une fonte considérable, qui augmentait la surface de l'ulcère.

« Ce qui a apporté le plus de différence dans les effets produits par l'application de ce moyen a été la tension des solides ou leur laxité, leur disposition à la phlogose ou à l'inertie, leur sécheresse ou leur humidité, enfin leur inflammation ou leur affaissement.

« Dans tous les cas où, la peau ayant été affectée superficiellement, la sensibilité de la région ulcérée s'était jointe à la rougeur des bords, la suppuration étant ichoreuse et très-abondante, l'usage de l'air fixe a produit de la douleur, du gonflement, de la sécheresse et de la fièvre, et il a fallu l'abandonner en peu de jours, pour recourir aux émollients et aux relâchants.

« Le résultat a été le même dans le traitement des ulcères peu profonds, étendus et environnés d'un rouge foncé, de pellicules farineuses, de croûtes ou d'une éruption dartreuse.

« Dans tous les ulcères accompagnés d'un gonflement ou d'une disposition inflammatoire vers leurs bords ou dans leurs fonds, l'air fixe, après un certain nombre d'applications, a augmenté la phlogose et diminué l'évacuation.

« Le seul cas où ce moyen ait eu du succès a été dans le traitement des ulcères pâles, livides, avec relâchement dans les solides, empâtement du tissu cellulaire et suppuration très-abondante.

« J'ai remarqué que l'air fixe a souvent augmenté l'accroissement des végétations ou champignons charnus.

« J'ai eu deux fois occasion de faire cette remarque. Malheureusement je ne me suis point aperçu que ce gaz soit un remède capable de guérir les cancers; il en est seulement dont il diminue les douleurs et dans le traitement desquels il produit quelques bons effets. Ce sont les cancers ouverts profondément et dont les chairs sont abreuvées par des humeurs putrides et abondantes ; alors le bain d'air fixe déterge la plaie, diminue l'évacuation des matières sanieuses, donne aux chairs une meilleure apparence, et produit quelquefois un ou deux points de cicatrice ; mais lorsque ces progrès sont à un certain degré, on n'obtient plus aucun avantage ; une nouvelle fonte survient et toutes les espérances s'évanouissent. C'est ce que j'ai eu occasion d'observer sur un cancer à l'œil, sur un second au sein, et sur un troisième à l'utérus.

« Les tumeurs squirrheuses très-sensibles et qui commencent à s'ulcérer sont irritées par l'application de l'air fixe, qui en accélère la dégénérescence.

« Il est essentiel de remarquer que si l'on prolonge trop longtemps l'usage de ces moyens, lorsque l'ulcère se dessèche, l'expérience a prouvé que l'on doit craindre la métastase de l'humeur dont on a empêché la sortie.

« Des faits qui ont été observés et des réflexions auxquelles ils ont donné lieu, on peut conclure ce qui suit :

« L'air fixe doit être regardé comme un léger styptique qui agit sur les fibres en les irritant, et sur les humeurs à la manière des antiseptiques et à raison de son acidité. Comme il porte de l'astriction, son usage peut avoir des suites fâcheuses, s'il est appliqué sur des fibres tendues, sensibles et irritables. Si, au contraire, elles sont lâches, il en ranime le ton : étant mêlé avec les humeurs qui baignent une solution de continuité, il fait ce que l'air des effervescences produit sur les mélanges alimentaires qui tendent à se corrompre ; il arrête les progrès de la putréfaction, mais cet effet ne paraît être que local et passager ; il n'agit point sur la cause, et le mal, après s'être arrêté, persiste souvent. Employé trop longtemps, il est rare qu'il ne produise pas des accidents d'inflammation. Son application peut donc être utile, si l'on n'y a recours que dans le traitement des ulcères qui ne sont point disposés à la phlogose, si l'on sait le suspendre à propos, lorsque la circonstance l'exige, si l'on a la plus grande attention à prévenir les effets de la métastase, et si on l'emploie sans trop y insister et concurremment avec les autres moyens pour donner de la consistance aux chairs affaissées et pour diminuer l'abondance de la suppuration ichoreuse [1]. »

Aux conclusions un peu trop rigoureuses du travail de Lalouette, on pourrait opposer non-seulement les faits remarquables que nous avons déjà rapportés, mais bien d'autres encore, qui apportent des preuves assez concluantes en faveur de l'action analgésique et cicatrisante de l'acide carbonique ; ainsi, le cas que l'abbé Magellan communiqua en 1776 à l'Académie des sciences, dans lequel il s'agissait d'un vaste cancer ulcéré qui avait été réduit au quart de son étendue sous l'influence de l'air fixe ; l'observation du cancer de la lèvre guéri par la seule application de l'air fixe, communiquée au *Journal de phy-*

[1] Hist. et Mém. de la Soc. roy. de méd., ann. 1777-1778, p. 251.

sique de l'abbé Rosier par M. Minors, chirurgien de l'hôpital de Middlesex. Nous rappellerons encore que Enaux avait traité plusieurs cas d'ulcères squirrheux par l'acide carbonique : il faisait donner deux douches de gaz par jour et panser la plaie avec de la charpie imbibée d'eau méphitique (c'est-à-dire chargée d'air fixe). Dans un de ces cas, Enaux obtint une amélioration notable : la fétidité de l'ulcère fut enlevée, la plaie devint nette, et il y eut un commencement de cicatrisation; dans un autre cas, un ulcère de la paume de la main, il eut une guérison complète. Soucelier (de Nuitz) avait également obtenu un succès remarquable dans un cas du même genre. Enfin, ce qui montre combien cette question avait été étudiée sérieusement, Maret, dans son article déjà cité [1], se demande, à propos des résultats moins satisfaisants constatés par la commission officielle, si l'acide carbonique n'agirait pas différemment, selon qu'on l'applique à l'état naissant ou bien préparé depuis quelque temps. Cette question, très-neuve et très-avancée pour l'époque, touche à un des points les plus curieux de la chimie générale, et n'a pas encore été étudiée d'une façon satisfaisante. L'opinion de Maret est qu'à l'état naissant l'acide carbonique est beaucoup plus excitant que lorsqu'il est préparé depuis un temps plus ou moins long. Cela nous paraît assez probable. Nous savons en effet, maintenant, qu'en général les corps à l'état naissant sont doués

[1] *Acide* méphitique (pharmacie) (ENCYCL. MÉTH., part. *Chimie*).

de propriétés électriques évidentes, dont l'influence se manifeste principalement par l'activité plus grande qu'ils affectent alors, soit par eux-mêmes, soit par rapport aux substances avec lesquelles on les met en combinaison. Nous aurons, du reste, encore l'occasion de dire quelques mots sur ce sujet, à propos du mode d'action de l'acide carbonique des sources minérales.

Il est facile de voir, par l'aperçu historique qui précède, qu'à part l'emploi de l'acide carbonique dans les maladies de l'utérus et dans l'accouchement prématuré artificiel, toutes les autres applications chirurgicales de ce gaz avaient été tentées dès le dernier siècle. De nos jours, ce n'est guère que depuis 1855 ou 1856 que l'administration de ce gaz a pris une certaine importance dans la pratique soit hospitalière, soit civile, et est devenue le sujet d'une foule de publications intéressantes que j'aurai l'occasion de citer. On comprendra aisément que, ayant moi-même publié ou fait publier, depuis dix ans environ, un nombre considérable de notes, d'observations, de thèses, etc., sur ce sujet, dans bien des questions je serai obligé ou de me citer moi-même ou de répéter en termes à peu près analogues ce que j'aurai déjà dit antérieurement à ce travail. On me permettra de faire remarquer que j'apporte ici quelques documents nouveaux, lesquels, sans rien changer aux résultats généraux déjà obtenus, viennent au moins les corroborer en augmentant le nombre des cas traités avec succès par le gaz carbonique.

Avant d'entrer dans le détail des applications chirurgicales de l'acide carbonique que nous avons à signaler, nous croyons utile de mettre sous les yeux du lecteur, en guise d'introduction ou de généralités, les conclusions d'un travail fait en commun avec M. Leconte, et présenté à l'Académie des sciences en 1859 :

1° Le gaz carbonique, injecté sous la peau, n'est nullement toxique ;

2° Il active la réparation des tendons divisés ;

3° L'acide carbonique, contrairement à l'action de l'oxygène et de l'hydrogène, favorise *au plus haut degré* l'organisation des plaies sous-cutanées et amène la guérison dans un laps de temps beaucoup plus court que dans les ténotomies faites en dehors de l'influence de l'air ;

4° Des ulcérations gangréneuses, des plaies diphthéritiques ou de mauvaise nature, qui ont résisté à des traitements antérieurs, guérissent rapidement sous l'influence de ce gaz.

L'acide carbonique semble donc appelé, ainsi que l'avait annoncé le premier Priestley, à jouer un rôle important dans la thérapeutique des plaies.

A l'appui de cette dernière assertion, nous avons publié trois ans plus tard, en 1862, une nouvelle note ainsi conçue :

« Dans notre Mémoire précédent, nous avons montré que tandis que l'oxygène, mis chaque jour au contact des tendons divisés, retarde d'une manière très-sensible la réparation des plaies sous-cutanées, tandis que l'azote est complétement dépourvu d'action, l'acide carbonique, au contraire, active d'une manière merveilleuse la réparation des tendons divisés.

« Ce fait une fois bien constaté, il était naturel d'espérer que l'acide carbonique, mis au contact d'une plaie des téguments exposée au contact de l'air, agirait de la même manière, c'est-à-dire qu'il en hâterait considérablement la cicatrisation, si on parvenait à le maintenir pendant un temps convenable au contact de la plaie qu'il s'agissait de modifier. Pour atteindre ce but, nous avons fait construire des appareils en caoutchouc, de diverses formes et de diverses longueurs, des manchons emboîtant soit la jambe ou l'avant-bras, soit même un membre presque entier.

« Puis, avec un appareil gazogène très-simple et spécial, on fait arriver l'acide carbonique dans le

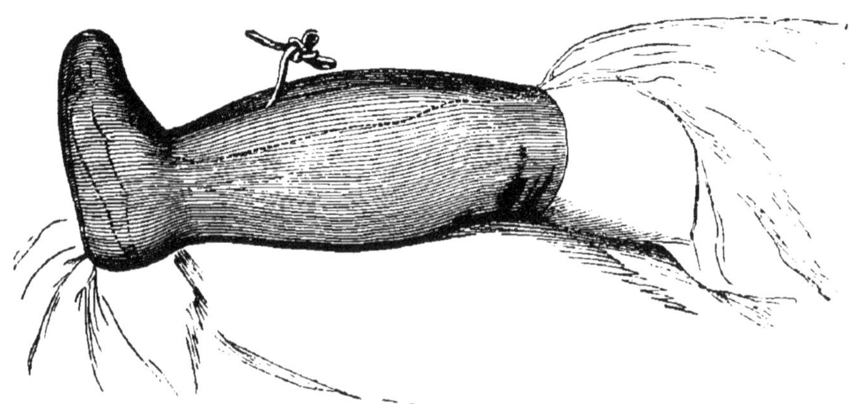

manchon de caoutchouc. Tantôt on se contente d'une application dans les vingt-quatre heures, tantôt le gaz est renouvelé toutes les six ou huit heures, suivant les indications à remplir.

« Grâce à ces manchons, nous avons pu maintenir pendant quatre et six heures, et même plus, des membres affectés de plaies en contact avec l'acide carbonique.

« Nos appareils sont d'une application tellement facile, que ce nouveau mode de traitement des plaies par l'acide carbonique peut être confié à toute personne intelligente. Lorsque le manchon qui doit contenir l'acide carbonique est appliqué, une large bandelette de diachylon est placée sur le bord du manchon, afin de prévenir la perte du gaz. Il importe que la compression ne soit pas assez forte pour gêner la circulation du membre. Il faut donc avoir des appareils proportionnés au volume des parties sur lesquelles on fait ces applications.

« Le membre malade étant placé dans un de nos appareils en caoutchouc rempli d'acide carbonique, voici les phénomènes physiologiques que l'on observe :

« 1° Le malade accuse une sensation de chaleur et de picotement dans toute l'étendue du membre soumis à l'action du gaz, et surtout à la plaie; de plus, on observe une légère injection de la peau;

« 2° Après quelque temps d'application de l'appareil, on y trouve une quantité plus ou moins grande de liquide, fournie par l'exhalation de la plaie et la transpiration sensible et insensible du membre.

« Cette circonstance oblige à laver un peu l'appareil avec une petite éponge, toutes les douze ou vingt-quatre heures, suivant l'état et l'étendue de la plaie, si l'application doit être continue.

« L'excitation que produit l'acide carbonique sur les plaies indique que cet agent ne doit être appliqué qu'aux plaies anciennes, atoniques, rebelles, et non pas aux plaies récentes, pour la cicatrisation desquelles la nature fait tous les frais.

« Toutefois l'excitation par l'acide carbonique est bien plus faible que celle de l'oxygène.

« Sous l'influence de l'acide carbonique, les plaies se détergent et prennent une teinte rosée; leurs bords s'affaissent, et, dans un espace de temps très-court, une pellicule cicatricielle se forme sur le pourtour de la plaie, en même temps qu'apparaissent sur divers points de la surface des îlots de cicatrisation qui, marchant du centre à la périphérie, viennent s'unir sur les bords.

« Plusieurs malades atteints d'ulcères gangréneux, de plaies diphthéritiques ou de mauvaise nature, ayant résisté à des traitements antérieurs, ont été traités par nous depuis plus de deux ans, dans le service chirurgical de la Maison municipale de santé, et ont guéri *avec une rapidité vraiment remarquable.* »

Ceci bien établi, nous pouvons maintenant passer en revue les différentes affections dans lesquelles nous avons trouvé une heureuse application de l'acide carbonique à titre de topique.

1° Cancers ulcérés.

Il est malheureusement des cas trop nombreux de cancer dans lesquels ni l'instrument tranchant, ni les caustiques, ni aucun autre moyen chirurgical ne sont capables d'apporter la moindre chance d'amélioration. Arrivés à la période d'ulcération, ils deviennent pour les malades un foyer d'infection continuelle, une source de douleurs incessantes qui font un véritable supplice de cette dernière période de la maladie et en précipitent toujours le terme fatal. Dans ces cas-là, les palliatifs les moins efficaces valent encore mieux que toutes les panacées et les prétendus spécifiques. Aussi devons-nous nous estimer très-heureux d'avoir à notre disposition un agent qui, s'il ne répond plus aux merveilleuses propriétés qu'on lui avait attribuées un peu légèrement, est au moins le palliatif le plus précieux que nous puissions opposer à une aussi terrible affection.

Le nombre de cancers ulcérés soit du sein, soit de l'utérus et autres organes, que nous avons traités par l'acide carbonique, est déjà assez considérable, sans compter les cas de même genre publiés par nos confrères MM. Maisonneuve, Ch. Bernard et Follin, pour que l'application de ce gaz soit devenue pour nous une pratique usuelle sur laquelle l'expérience clinique s'est tout à fait favorablement prononcée.

Nous ne rapporterons en détail aucune observation nouvelle relative au cancer, parce que nous ne pourrions que répéter ce que nous avons déjà constaté et fait consigner dans la thèse d'un de nos élèves, M. Le Dreux, du moins pour ce qui concerne le cancer de l'utérus [1]. Nous nous bornerons à exposer sommairement le résultat général de notre pratique jusqu'à ce jour.

Dans tous les cas d'ulcère cancéreux que nous avons traités par l'acide carbonique, nous avons obtenu, comme effet immédiat, une action détersive des plus rapides, au point que, le lendemain même de la première application, l'aspect de la plaie était profondément modifié : la suppuration devenait moins abondante et moins fétide, et au bout de quelques séances la mauvaise odeur avait tout à fait disparu ; cet état s'est maintenu à peu près le même pendant toute la durée du traitement. La douleur a été calmée souvent aussi dès le début et presque instantanément, d'autres fois un peu plus tard, mais toujours il y a eu soulagement évident. Nous avons vu plusieurs cancers ulcérés, arrêtés dans leur marche envahissante grâce à l'acide carbonique, commencer à se cicatriser, quelquefois dans une grande étendue et de façon à faire croire à une guérison apparente. C'est ainsi qu'il nous est arrivé de pouvoir donner à de pauvres malades qui se croyaient vouées à une mort très-prochaine une prolongation inattendue de leur existence et même l'espoir vraisemblable d'une guérison plus ou moins éloignée. Encore une fois, l'acide carbonique

[1] Thèses de Paris, 1862.

n'est pour nous, dans tous ces cas, qu'un palliatif, mais comme tel, on peut dire, sans crainte d'exagération, qu'il agit merveilleusement. Nous faisions allusion, tout à l'heure, à certains faits de notre pratique; mais la thèse de M. Le Juge, dans laquelle sont rapportés les essais tentés à l'hôpital de la Charité, montre bien que nous n'avons pas été le seul à observer des résultats aussi satisfaisants [1].

Habituellement, nous faisons administrer à nos malades au moins deux douches gazeuses par jour, et pendant environ dix minutes chaque fois. Lorsque la fétidité de l'ulcère est très-prononcée, nous prescrivons trois et jusqu'à quatre douches par jour. L'appareil que nous employons de préférence, pour ces injections, est celui de Mondollot, modifié d'après nos indications spéciales.

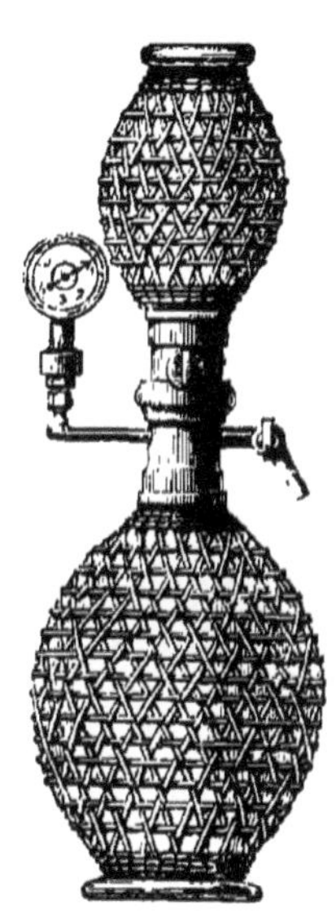

A propos de ces applications gazeuses, on a parlé d'accidents survenus chez des femmes à qui l'on administrait des douches utérines, accidents nerveux analogues à ceux qu'on observe dans l'asphyxie par la vapeur de charbon. Sans vouloir nier que de tels faits se soient produits, nous serions assez porté à croire qu'on en a probablement exagéré l'importance. Ce que nous pouvons affirmer, c'est que nous n'avons

[1] Le Juge, Thèses de Paris, 1858, n° 184.

jamais encore constaté chez nos malades d'accidents de ce genre. Chez quelques-unes, le gaz a produit parfois une excitation assez vive, qui nous a obligé d'en modérer l'emploi, mais aucun trouble n'est, que je sache, survenu.

Tout ce que nous venons de dire s'applique spécialement aux cancers du sein et de l'utérus, parce que ce sont surtout ceux-là que nous avons eu occasion de traiter : il est presque inutile d'ajouter que ces observations s'appliquent tout aussi bien à n'importe quelle espèce de cancer accessible aux agents modificateurs externes.

2° Ulcères et plaies rebelles.

On s'est beaucoup préoccupé, et avec raison, de l'heureuse influence exercée par l'acide carbonique dans les cancers dont nous venons de parler : les nombreux essais auxquels on s'est livré prouvent tout l'intérêt qu'on attachait à cette question, intérêt on ne peut plus mérité, du reste. Mais il nous semble qu'on a un peu trop laissé dans l'ombre, ou du moins qu'on n'a peut-être pas assez apprécié les services que pouvait rendre ce même gaz dans des cas qui, sans être aussi graves, sont tout de même fort souvent embarrassants : nous voulons parler de ces ulcères anciens qui affectent principalement les membres inférieurs et se montrent si rebelles à toute action cicatrisante. Ce sont ordinairement des plaies contuses qui, mal soignées, négligées ou entravées dans leur travail de cicatrisation par une irritation continuelle quelconque, finissent par prendre tout à fait le caractère d'ulcères et résistent dès lors parfois aux plus puissants modificateurs. D'autres fois, ce sont de vrais ulcères gangréneux, survenus sans cause connue et dont la réparation, aidée par les meilleurs topiques, est d'une lenteur désespérante, quand toutefois ils n'ont pas de tendance à l'envahissement. Dans tous ces cas, lorsque les moyens les mieux appropriés et les plus énergiques auront échoué, on trouvera dans l'acide carbonique un auxiliaire bien précieux : c'est surtout dans ces circonstances que nous l'avons employé, et généralement avec un succès inespéré.

Le nombre de cas de plaies ou d'ulcères dans lesquels nous avons employé l'acide carbonique s'élève aujourd'hui à une trentaine environ. Quelques-uns ont été publiés dans les journaux de médecine de ces dernières années; on trouvera le résumé de quatre cas différents dans la thèse de notre regretté élève et ami le docteur Salva [1], dont le travail consciencieux sera consulté avec fruit pour tout ce qui concerne l'action analgésique et cicatrisante de l'acide carbonique. Parmi nos observations inédites, nous en choisissons deux qui nous paraissent des plus concluantes.

Plaie du cou-de-pied ; nombreux traitements sans succès. Cicatrisation par l'acide carbonique.

X***, âgé de quarante-deux ans, garçon de recette, a joui constamment d'une bonne santé; tempérament sanguin, ex-

[1] Du gaz acide carbonique comme analgésique et cicatrisant des plaies. Paris, 1860.

cellente constitution. Dans le courant du mois d'octobre 1860, il a vu un abcès se former un peu au-dessous et en avant de la malléole interne de la jambe gauche, par suite de fatigues et du frottement du bord de la chaussure. Le 27 décembre suivant, on lui a ouvert cet abcès, qui était devenu gros comme la moitié d'un œuf, et depuis on s'est borné à entretenir des cataplasmes sur la plaie, qui est restée constamment dans le même état; elle présentait l'ouverture laissée par l'incision du bistouri, et il y avait, de plus, en cet endroit un décollement de la peau sur une surface de 6 centimètres carrés environ, ainsi qu'une légère rétraction des chairs au-dessous. La marche causait beaucoup de douleur au malade, et l'état de la plaie persistait tel que nous venons de le décrire, et tel que nous avons pu le constater lors de l'entrée du malade, le 15 mars 1861, à la Maison municipale de santé, dans le service de M. Demarquay.

A la visite du matin, on trouve sur une étendue de 5 à 6 centimètres carrés, un peu au-dessous et en avant de la malléole interne, une peau blanchâtre, épaissie, séparée par une incision à travers laquelle M. Demarquay introduit une sonde cannelée pour examiner la plaie sous-cutanée, puis il excise ce lambeau de peau, et l'on voit alors une plaie d'assez mauvais aspect.

D'abord on pratique un pansement simple à la glycérine, puis par occlusion avec des bandelettes de diachylon; pas d'amélioration notable. On essaye ensuite des cautérisations successives au nitrate d'argent, puis par le fer rouge, et enfin un pansement avec le vin aromatique; en outre, pendant tous ces traitements locaux, on faisait prendre au malade un bain sulfureux tous les deux jours.

Tous ces divers traitements n'ont pu modifier notablement l'aspect de la plaie, même au bout de six semaines.

Le 23 avril, on commence les applications d'acide carbonique. On enferme la jambe malade dans un manchon de caoutchouc ayant la forme d'un bas très-large, et hermétiquement appliqué contre le membre au-dessus du genou, puis on remplit l'appareil de gaz.

Au moment où le gaz arrive sur la plaie, le malade n'éprouve d'autre sensation que celle d'un air tiède qui arrive doucement sur la plaie; puis, quelques moments après, le malade sent sa jambe comme dans une étuve. — On doit renouveler le gaz trois fois dans les vingt-quatre heures.

24 avril. La plaie a complétement changé d'aspect du jour au lendemain. Au moment d'appliquer le gaz, la plaie était noirâtre, un peu sanguinolente, enfin paraissait de mauvaise nature. Aujourd'hui elle est vermeille, nette, et ne saigne nullement, elle a tout à fait l'aspect d'une plaie en bonne voie de cicatrisation. On continue les applications de gaz.

26. La plaie conserve son bon aspect; on voit déjà la cicatrisation commencer.

27. La plaie s'est rétrécie sensiblement du jour au lendemain. De plus, le malade n'éprouve plus, comme avant, des douleurs intolérables.

30. La cicatrisation fait des progrès rapides et s'effectue à la fois à la circonférence et au centre.

6 mai. La cicatrisation paraît complète; il reste à peine un petit pertuis fistuleux, au-dessous duquel une légère fluctuation dénote la présence d'un peu de pus. La partie malade est à peine douloureuse.

8 mai. La plaie s'est un peu rouverte. On continue toujours les applications.

14. La cicatrisation paraît définitive.

Ainsi, vingt jours d'application continuelle d'acide carbonique ont produit la cicatrisation d'une plaie datant de quatre mois et qui avait résisté au traitement par les bandelettes de diachylon, par l'eau froide, le vin aromatique, le fer rouge, le nitrate d'argent, etc.

De temps en temps quelques petites croûtes se sont

formées ultérieurement et ont remis à nu quelques parties de la plaie, ce qui a considérablement retardé la guérison définitive ; le malade, en effet, n'a quitté la Maison de santé que le 9 juillet. Mais l'action analgésique et surtout cicatrisante du gaz acide carbonique n'en est pas moins remarquable dans cette observation, et nous nous demandons même si la rapidité avec laquelle la cicatrisation a marché dans les premiers temps n'a pas contribué au retard de la guérison définitive, en produisant la formation du tissu cicatriciel avant que la plaie fût suffisamment modifiée.

Plaie de la jambe cicatrisée par l'acide carbonique.

Mlle X***, âgée de vingt-six ans, tempérament lymphatique, demoiselle de magasin, obligée par sa profession à se tenir presque constamment debout, entre à la Maison municipale de santé pour une plaie située à la jambe gauche.

La maladie a débuté, il y a quatorze mois, par des douleurs que la marche seule provoquait ; au bout de deux mois, les douleurs s'exacerbant, la malade a consulté un médecin qui lui fit appliquer une pommade noire (nous n'avons pu savoir laquelle). Après quelques applications de ce topique est apparue une petite plaie qui n'a fait que croître lentement pendant plusieurs mois et que l'on a pansée avec la pommade camphrée et le camphre en poudre.

Aujourd'hui 18 avril 1861, la plaie, de forme irrégulièrement losangique, occupe tout le côté externe de la jambe gauche sur une étendue de 14 centimètres de long et 9 de large ; elle présente un très-mauvais aspect ; sa surface est très-inégale et parsemée d'excroissances qui sont comme taillées à pic ; douleurs violentes, pas de sommeil.

Interrogée sur ses antécédents, la malade dit n'avoir jamais eu de maladies vénériennes; cependant, comme l'aspect de la plaie présente assez d'analogie avec les ulcères syphilitiques, on soumet la malade à l'iodure de potassium et au protoiodure de mercure. On applique pendant quelques jours des cataplasmes de fécule sur la plaie, pour calmer l'irritation qu'y avaient produite les topiques antérieurs.

Le 22, on commence les applications d'acide carbonique. On enferme la jambe de la malade dans la botte en caoutchouc dont nous avons parlé précédemment, et l'on remplit l'appareil de gaz, qu'on renouvelle trois fois par jour.

Du jour au lendemain il s'est produit une amélioration extraordinaire; les chairs, auparavant noirâtres et souillées de pus qui séjournait dans les inégalités de la plaie, sont aujourd'hui roses et nettes; la malade ne souffre plus et n'a plus d'insomnie.

Au moment où le gaz arrive au contact de la plaie, la malade éprouve la sensation d'un air tiède, qui devient bientôt brûlant, mais sans produire de cuisson.

Le 26, on voit déjà paraître des îlots de cicatrisation, qui augmentent les jours suivants, et forment au milieu de la plaie de petites plaques de cicatrice qui tendent à se réunir.

Le 7 mai, on touche légèrement avec le nitrate acide de mercure un point de la plaie formant excroissance et qui paraissait réfractaire à l'action du gaz.

La cicatrisation marche en quelque sorte à vue d'œil.

Le 14, la plaie est réduite à peine à une étendue de 2 centimètres carrés.

Le 2 juin, la plaie est complétement fermée et la cicatrice paraît bien affermie; la malade reste encore quelques jours, pour donner un peu de forces à sa jambe par un exercice modéré; elle quitte la Maison le 8, et on lui recommande de continuer son traitement interne pendant deux mois.

Si l'on n'avait que ce fait pour établir l'action cicatrisante de l'acide carbonique, il est certain qu'il serait facile de lui opposer une foule d'objections. On pourrait dire que la guérison de la plaie a été due au traitement interne, quoiqu'on ne pût assurer qu'elle fût de nature syphilitique ; on pourrait dire que les bandelettes de diachylon auraient produit le même résultat, etc., etc. Cependant la rapidité avec laquelle la cicatrisation a marché, et surtout la métamorphose complète qui s'est opérée sur la plaie, du jour au lendemain, dès la première application du gaz, démontrent bien évidemment l'action cicatrisante de ce gaz ; et si le traitement interne a été pour quelque chose dans la guérison, il faut au moins admettre que l'acide carbonique a été un excellent adjuvant.

3° Phlegmons diffus et abcès chauds ; ulcérations de diverse nature.

Dans certains cas de phlegmons diffus très-douloureux, on a procuré un soulagement considérable aux malades en plaçant leurs membres dans une atmosphère d'acide carbonique. M. Maisonneuve a publié deux faits de ce genre très-intéressants [1], dans lesquels l'action analgésique du gaz a été des plus efficaces et d'une utilité d'autant plus précieuse, que l'on n'a guère de moyens pour combattre l'élément douleur dans cette grave maladie.

Il ne faudrait pas conclure de ces faits que l'application locale d'acide carbonique pourra le plus souvent produire une analgésie assez profonde pour

[1] Gaz. des Hôp., 1856, p. 502.

permettre de pratiquer une opération chirurgicale. Nous avons même démontré, en traitant de l'action physiologique du gaz, qu'en respirant des mélanges aussi chargés d'acide carbonique qu'on pouvait le faire sans danger sérieux d'asphyxie, on n'arrivait pas à provoquer une diminution bien marquée de la sensibilité cutanée chez l'homme. L'expérimentation clinique nous a prouvé aussi que, même localement, si la peau ou la muqueuse sont intactes, son action comme analgésique est nulle ou à peu près. Dans un cas notamment où j'avais à pratiquer une cautérisation au fer rouge pour une sciatique, une douche prolongée d'acide carbonique n'a pu amener un degré appréciable d'analgésie cutanée. Je n'ai pas eu de meilleur résultat également dans un cas d'abcès de la joue que j'avais à ouvrir et pour lequel j'avais fait donner une douche de gaz dans la bouche.

Mais, s'il paraît nécessaire que l'acide carbonique soit en contact immédiat avec les tissus privés de leur tégument, il faut dire que son action est alors des plus marquées. Nous signalerons d'une façon spéciale diverses espèces d'ulcérations, en général assez douloureuses, dans lesquelles l'application de l'acide carbonique a produit les plus heureux résultats. Du reste, cette médication était très-employée dans la seconde moitié du dernier siècle, pour des lésions de ce genre. Dobson rapporte, par exemple [1], que White, Henry, Haygarth et d'autres, ont traité ainsi des

[1] *Op. cit.*, 2nd ed. London, 1787, p. 47.

cas d'ulcérations de l'arrière-gorge, d'inflammation gangréneuse de la voûte palatine, de la langue et des gencives, et ont vu se produire une amélioration rapide, un soulagement instantané, et finalement une guérison plus prompte, même dans des cas assez graves, que par les traitements ordinairement prescrits. Des ulcérations syphilitiques de la bouche ont également été guéries très-vite par ce moyen. J'ai vu, pour ma part, des ulcérations de la langue très-douloureuses et rebelles à une foule de traitements, qui se trouvaient modifiées en très-peu de temps sous l'influence du gaz. Dans ces cas, je prescris aux malades de se gargariser souvent, de se rincer la bouche avec de l'eau de Seltz. Ce remède très-simple m'a complétement réussi dans des cas où j'avais vu déjà échouer de nombreux collutoires. J'ai vu notamment un jeune homme affecté de syphilis depuis deux ans, et ayant constamment quelque manifestation spécifique, se trouver très-incommodé par des ulcérations irrégulières qui couvraient une partie de sa langue et lui causaient des douleurs intolérables, surtout pendant les repas. On lui avait fait appliquer des collutoires au chlorate de potasse, puis au borax; on avait touché ces ulcérations avec le sulfate de cuivre, et tout cela sans que la moindre amélioration fût apportée. Sous l'influence de gargarismes répétés avec de l'eau de Seltz, les douleurs disparurent dès le premier jour de ce nouveau traitement, les ulcérations diminuèrent d'étendue et se cicatrisèrent au bout de peu de jours. Nous avons eu, en novembre 1864, dans notre service un cas tout à fait analogue, sauf que le malade en question ne présentait rien qui pût affirmer le caractère syphilitique de ces ulcérations. Un collutoire au chlorate de potasse a augmenté singulièrement les douleurs, si bien qu'on a été obligé de le suspendre; mais les gargarismes avec l'eau de Seltz ont d'abord immédiatement enlevé la douleur, et puis, au bout de trois jours de ce nouveau traitement, ces ulcérations, qui étaient depuis plusieurs semaines dans un état stationnaire, ont pris un meilleur aspect et sont en voie de réparation. Du reste, Percival avait déjà employé ce traitement pour des aphthes très-douloureux. Les fumigations d'air fixe amenèrent aussi dans ce cas un soulagement immédiat.

4° *Maladies des organes des sens.*

Nous n'avons guère eu jusqu'à présent d'occasion favorable, dans notre pratique, pour appliquer l'acide carbonique au traitement de quelque affection des organes des sens. Mais, comme nous ne pouvons passer sous silence les heureux résultats que d'autres médecins ont obtenus par ce moyen, nous ne saurions mieux faire que d'emprunter à M. Rotureau les quelques pages qui suivent [1].

« *Maladies de l'oreille externe.* — Dans toutes les surdités qui tiennent à une affection chronique du conduit auditif, les douches gazeuses rendent de très-grands services : ainsi leur utilité est reconnue dans

[1] Étude sur les eaux minérales de Nauheim, p. 144 et suiv.

toutes les otorrhées qui dépendent soit d'une subinflammation de la muqueuse, soit d'une maladie des os déterminée surtout par un vice scrofuleux.

« Les douches ont produit encore d'heureux effets lorsque la paracousie a une cause différente, que l'examen le plus attentif essaye vainement de localiser. Je conseille donc, dans tous les cas, de faire suivre cette médication aux malades chez lesquels les autres modes de traitement seraient devenus impuissants; mais, comme cette tentative elle-même pourrait ne pas vaincre la surdité, il importe alors que les malades ne conçoivent pas des espérances dont la perte leur laisserait de trop vifs regrets.

« J'ai remarqué que, pendant l'application de l'ajutage, le malade éprouve toujours et immédiatement une plus grande sensibilité de l'ouïe. A quelle cause attribuer ce phénomène?

« Je pense que l'impétuosité du jet gazeux, le bruit qu'il fait, la force avec laquelle il s'écoule, suffisent pour stimuler assez la membrane du tympan et expliquer cette hyperesthésie du sens auditif.

« Ces mêmes raisons expliquent aussi, ce me semble, la plus grande sensibilité de l'ouïe qui persiste quelques moments après la cessation de la douche.

« Il est à remarquer encore que, même dans les surdités qui ne doivent pas guérir, la perception des sons reste plus facile et plus distincte pendant près de deux heures après la douche et sous l'influence de son effet. Seulement, dans ces cas et ce temps écoulé, la surdité revient à son même degré, tandis qu'elle diminue progressivement et de jour en jour chez celui qui peut être ramené à l'état physiologique.

« Le médecin qui dirige la cure s'apercevra ordinairement, après quinze séances environ, si la maladie est ou n'est pas curable.

« J'avertis que ces phénomènes divers se présentent au surplus, quelquefois, sans qu'en apparence il soit possible, avant ou après le traitement, de rien constater d'organique, et que, lorsqu'il existe un écoulement purulent, on peut reconnaître, à sa quantité et à sa nature, la marche, si lente qu'elle soit dans les premiers temps, vers la guérison espérée.

« Les injections gazeuses doivent être dosées suivant les exigences des cas que l'on a à traiter. Je ne puis donc rien dire ici d'absolu; mais on commence le plus souvent par une ou deux douches chaque jour, et l'on en porte plus tard le nombre à quatre, cinq ou six, suivant les malades et les maladies [1]. »

« *Maladies palpébrales et oculaires.* — Dans les paralysies de la paupière supérieure qui sont le résultat d'un refroidissement brusque, les douches gazeuses rendent au voile supérieur de l'œil sa tonicité et conduisent à une prompte guérison.

« On ne doit pas employer les douches lorsque la paralysie de la paupière est le symptôme d'une affection cérébrale, dépend d'une hémorrhagie, d'un ra-

[1] Nous rappellerons ici que M. E. Barbier et M. Willemin ont publié, le premier dans *le Monde thermal*, 1863, p. 196, le second dans la *Revue d'hydrologie*, décembre 1858, des observations qui confirment les résultats constatés à Nauheim par M. Rotureau.

mollissement ou, ce qui arrive si fréquemment, de la présence d'une tumeur se développant à la base du crâne ou du cerveau. Ce que j'ai dit, en m'occupant des paralysies en général, me dispense d'insister de nouveau sur ce point.

« On obtient par les douches gazeuses la guérison d'inflammations oculo-palpébrales; mais le traitement diffère dans les conjonctivites aiguës et dans celles qui sont chroniques.

« Dans les conjonctivites aiguës, il faut veiller à ce que le malade ne reçoive, au commencement surtout, le jet gazeux que sur la paupière. Si la douche portait directement sur le globe oculaire, l'inflammation ne tarderait pas à augmenter, et les douleurs pourraient devenir si violentes, qu'il n'y aurait pas moyen de continuer le traitement. Lorsque la douche n'est dirigée que médiatement sur la conjonctive et pendant un temps assez long pour que les paupières rougissent complétement à l'extérieur, on obtient, dès les premiers jours, une amélioration marquée de la conjonctivite même la plus aiguë.

« Du reste, on a rarement à traiter, à Nauheim, ces sortes de conjonctivites. Les malades des environs ou ceux qui sont atteints pendant le temps qu'ils sont aux eaux viennent seuls réclamer le secours des douches.

« Si le traitement des conjonctivites palpébrales ou oculaires aiguës est peu fréquent, celui des conjonctivites chroniques est beaucoup plus commun.

« On sait que, s'il en est qui cèdent assez facilement aux topiques aidés, au besoin, d'un traitement général, il en est d'autres qui ne peuvent être que difficilement guéries. Dans les cas où tous les moyens employés n'ont amené aucun résultat satisfaisant, il faut prescrire au malade, s'il s'agit d'enfants surtout, de changer de climat, d'aller au bord de la mer ou dans les montagnes, pour essayer d'obtenir une guérison inutilement cherchée jusqu'alors.

« L'action des douches dans les conjonctivites est rapide et change bientôt l'aspect des malades, chez lesquels disparaissent successivement la photophobie, le larmoiement, la lagophthalmie et le boursouflement des paupières. Elles peuvent donc être d'un secours précieux dans ces conjonctivites chroniques.

« L'inflammation peut être profonde et altérer une partie plus importante de l'organe de la vision ; ce n'est plus la muqueuse qui est malade, c'est la cornée transparente, et il y a *kératite,* soit aiguë, soit chronique. Les douches gazeuses sont employées aussi avec succès; mais il faut appliquer à la kératite aiguë les observations que j'ai présentées en parlant du traitement de la conjonctivite aiguë.

« Lorsque la kératite est chronique, vasculaire et superficielle, ou ulcéreuse et profonde, les dangers qu'elle fait courir au malade rendent plus important encore le traitement par les douches.

« Dans la kératite vasculaire superficielle, ou même intersticielle, l'amélioration suit ordinairement les premières applications gazeuses.

« Si la kératite est profonde et compliquée d'ulcérations, cause fréquente de la perte de la vue par écoulement du liquide des milieux et par procidence de l'iris, le jet d'acide carbonique, pour être moins prompt, n'est pas moins sûr dans son action curative. Ainsi, les ulcérations de la cornée se détergent, creusent de moins en moins, deviennent chaque jour plus superficielles, et le malade ne conserve bientôt plus que des albugo ou des leucoma, qui disparaissent eux-mêmes sous l'influence d'une saison prolongée.

« Il est probable que si l'inflammation, plus profonde encore, affectait l'*iris*, le gaz de Nauheim aurait la même action salutaire; mais je n'ai pas eu l'occasion de constater son influence sur des ophthalmies de cette nature; et comme j'ignore si quelques-unes ont été traitées à Nauheim depuis que l'établissement du Petit-Sprudel y est organisé, je m'abstiens d'insister sur ce point.

« Il me reste à constater l'effet des douches gazeuses dans l'*amaurose;* et ici il m'est aisé de ne parler que d'après des observations nombreuses, car c'est peut-être dans cette maladie que l'influence des douches carboniques a le plus excité l'attention.

« L'amaurose est ou en train de se produire ou confirmée, et c'est surtout dans sa première phase qu'il est important d'employer les douches du Petit-Sprudel, afin d'empêcher son développement; mais je ne saurais trop conseiller de recourir le plus promptement possible à ce moyen curatif, dont on a si souvent constaté l'efficacité, car on sait qu'après un certain délai l'amaurose, maladie toujours si grave et si inquiétante, devient incurable au dernier chef.

« Sous l'influence des douches, la maladie s'arrête au bout de quelques jours, et il est des cas où, faisant subitement comme un retour sur elle-même, elle disparaît et laisse l'organe reprendre ses fonctions.

« *Maladies des fosses nasales.* — Les douches locales du gaz du Kleiner-Sprudel s'emploient dans l'augmentation et les changements de caractère du mucus sécrété par la membrane pituitaire. Lorsque ces troubles dépendent d'une inflammation chronique simple de la muqueuse qui tapisse les fosses nasales, ils sont assez promptement modifiés et guéris. Lorsque c'est une altération des os qui les produit, le traitement est plus long; mais on finit toujours par triompher du mal, pourvu, bien entendu, qu'il ne s'agisse pas d'accidents syphilitiques ou cancéreux.

« Sous l'influence des douches, la sécrétion de la membrane de Schneider diminue peu à peu, et son odeur devient en même temps de moins en moins fétide.

« Les individus qui sont privés congénitalement du sens de l'odorat n'ont rien à attendre de l'usage des douches de gaz ; mais dans les cas où l'anosmie résulte d'une maladie antérieure des fosses nasales, les douches locales, en stimulant la muqueuse et en surexcitant sa vitalité, peuvent rendre à son état physiologique un sens complétement assoupi. »

A titre de renseignement intéressant, nous ajouterons que Percival a rapporté dans ses *Essays* un cas d'ozène dans lequel les fumigations d'acide carbonique ont produit le meilleur effet.

Du reste, c'est par les applications empiriques du gaz carbonique des sources de Pyrmont et autres lieux au traitement des maladies des yeux et des ulcères de la face que l'acide carbonique est entré dans la thérapeutique populaire, bien avant même d'avoir été découvert et étudié par les chimistes.

5° *Maladies des voies urinaires.*

L'application de l'acide carbonique au traitement des maladies des voies urinaires remonte au dernier siècle. A cette époque, on l'a surtout préconisé pour dissoudre les calculs de la vessie, et de nombreuses publications en ont alors signalé les excellents effets[1]. Seulement, il est arrivé souvent pour l'acide carbonique une méprise un peu analogue à celle qui plus tard faisait administrer des composés chlorés pour des substances oxygénées. En effet, comme nous l'avons fait observer à propos du traitement des fièvres continues par l'acide carbonique, en croyant prescrire ce gaz et guérir par ses propriétés, c'était plutôt des alcalins qu'on donnait, et c'était par la médication alcaline surtout qu'on obtenait de bons résultats. Cependant l'intention d'agir sur la gravelle par l'acide carbonique était des plus manifestes; c'était même l'objet d'une préoccupation sérieuse de la part

[1] Simon Lanphier, Dissert. med. inaug. de calculo renum et vesicæ. Edinburgh, 1778. — Nathanaël Hulme, *in* Fourcroy, la Médecine éclairée par les sciences physiques, etc., etc.

de quelques savants, comme on va pouvoir en juger.

« On peut se demander, dit Priestley, si l'air fixe contenu dans notre nourriture peut être entraîné avec le sang dans le courant de la circulation et arriver à imprégner ainsi l'urine. J'ai trouvé que cela peut avoir lieu ; en effet, il m'est arrivé plus d'une fois, en soumettant à l'action de la chaleur une certaine quantité d'urine fraîche, d'en retirer environ un cinquième de son poids d'air fixe pur, comme j'ai pu m'en assurer en constatant qu'il précipitait la chaux de l'eau de chaux et qu'il était presque complétement absorbé par l'eau ; et cependant une excellente pompe à air ne démontrait pas la moindre trace d'air dans ce liquide.

« Je dois faire observer toutefois qu'il fallait plusieurs heures pour chasser cet air par la chaleur ; et après l'opération, il s'était déposé au fond du vaisseau une quantité considérable de sédiment blanchâtre. C'était probablement quelque matière calcaire avec laquelle l'air fixe avait été combiné ; et grâce à cet air fixe, la matière calcaire, qui autrement aurait formé une pierre ou de la gravelle, a pu être maintenu en dissolution. C'est pourquoi de l'eau chargée d'air fixe et ingérée dans l'estomac peut, en imprégnant l'urine, la rendre capable de dissoudre les matières calcaires plus facilement qu'elle ne l'eût fait sans cela ; l'emploi de cette eau peut donc être considéré comme un moyen de prévenir la formation de la pierre dans la vessie ou d'en opérer la dissolution, ainsi que l'a proposé mon ami le docteur Percival [1]. »

Percival, en effet, déjà parfaitement édifié sur les effets remarquables de l'acide carbonique dans la phthisie, les angines, les ulcères cancéreux et les fièvres putrides et malignes, avait appris avec le plus grand intérêt qu'un médecin de Londres, le docteur Saunders, habile chimiste, employait ce gaz pour dissoudre les calculs. Mais, ignorant le résultat obtenu et la manière dont les essais avaient été conduits, sa curiosité fut excitée au plus haut degré, et l'espoir d'établir l'efficacité d'un tel remède lui fit entreprendre des recherches sur ce sujet avec tant d'ardeur, qu'il disait familièrement que la dissolution des *calculs* était sa *pierre* philosophale.

Après avoir étudié les travaux de Black et de Cavendish sur la composition chimique des calculs, il fit des expériences directes pour voir le mode d'action de l'acide carbonique sur ces concrétions. Dans une première expérience, un calcul de forme oblongue et du poids de 52 grains fut placé dans un courant d'eau fortement chargée d'acide carbonique ; au bout de quarante-huit heures d'immersion, le calcul ne pesait plus que 49 grains 1/2, et il était devenu plus friable. Un autre calcul, extrait de la même vessie et pesant 42 grains 1/2, fut laissé pendant quarante heures dans un courant de la même eau non chargée d'acide carbonique ; au bout de ce temps, il pesait

[1] Priestley, Exper. and observ. on air, etc., 2nd vol.

42 grains; la texture et la consistance ne paraissaient pas changées. Dans une troisième expérience, on exposa le calcul au-dessus d'un dégagement d'acide carbonique, et l'on constata que son poids fut augmenté de 1 grain 1/2, mais il devint plus friable, les lamelles qui le composaient furent désagrégées, et une portion se détacha de la superficie [1].

D'autres expériences du même genre furent faites par Percival et donnèrent à peu près les mêmes résultats. Aussi, confiants dans ces essais et dans un cas de guérison de la pierre publié par Hulme et qui eut à cette époque un certain retentissement [2], les praticiens employèrent fréquemment alors, pour combattre la gravelle et dissoudre les calculs dans la vessie, soit les mélanges effervescents ordinaires, composés de jus de citron et de sel d'absinthe, soit le *remède de Hulme,* qui consistait dans l'administration d'abord d'une dissolution étendue d'alcali végétal, et quelques moments après, de 3 ou 4 onces d'eau acidulée avec quelques gouttes d'acide sulfurique.

A propos du cas de Hulme, voici les détails intéressants que donne Dobson : « Le malade de Hulme, qu'on a cité comme un exemple de guérison de la pierre à l'aide de l'air fixe, étant mort dernièrement, on a fait son autopsie et on a trouvé dans la vessie une foule de petits calculs, avec quelques autres divisés en très-petits fragments. Ces calculs avaient tous une surface rugueuse, présentant des aspérités

[1] Percival, *op. cit.*

[2] Med. and philos. Comment., t. V, p. 171.

disposées irrégulièrement; on en conclut qu'une dissolution partielle avait commencé à se faire. La cause immédiate de la mort de ce malade fut trouvée dans une obstruction formée par l'hypertrophie de la prostate[1]. »

Quant au mode d'administration de l'air fixe dans le cas de gravelle, Dobson n'approuve pas autant l'injection directe du gaz dans la vessie que son introduction dans le torrent circulatoire à l'aide de boissons ingérées en l'état d'effervescence, et en prescrivant de l'eau gazeuse comme boisson ordinaire.

On conçoit, à la rigueur, que cette médication, continuée avec persévérance pendant cinq ou six semaines et même plusieurs mois, ait produit d'excellents effets, qu'elle ait guéri plusieurs cas de diathèse urique, et dissous partiellement et même en totalité certains calculs, tels que ceux formés principalement d'urates. Mais il nous paraît difficile d'attribuer à l'acide carbonique seul le mérite de ces cures plus ou moins complètes; nous serions même très-porté à croire que dans des médications de ce genre il n'a joué qu'un rôle tout à fait accessoire. Certes, nous ne demandons pas mieux que de pouvoir guérir à peu près sûrement la gravelle et les calculs par l'administration pure et simple de l'eau de Seltz; mais, sans vouloir mettre en doute les faits de guérison obtenus par l'usage exclusif de cette boisson[2], du moins il est permis de croire que c'étaient des cas

[1] Dobson, *op. cit.*, VIIIe chap.

[2] Brocklesby, *Med. obs. and inquir.*, t. IV, p. 7, 2e éd. London,

probablement fort légers. Nous n'insistons pas plus longtemps sur ce mode de traitement de la gravelle, attendu que nous aurons l'occasion d'en dire encore un mot dans l'article consacré à la médication hydro-gazeuse.

Une application plus utile et plus immédiate de l'acide carbonique est l'emploi qu'on en a fait dans le traitement de certains cas de cystite et de névralgie vésicale. Aux faits intéressants publiés il y a une dizaine d'années par M. Broca, nous pourrions ajouter une foule d'observations du même genre, tendant à prouver que, dans ces différentes affections, l'acide carbonique est un des meilleurs palliatifs ou adjuvants ; parfois même, administré à l'exclusion de tout autre médicament, il a réussi dans des cas traités inutilement de différentes manières. Nous avons eu notamment, au mois de juillet dernier, un cas de névralgie vésicale survenue sans cause connue chez une femme de trente ans et se manifestant par des accès fréquents (environ une vingtaine par jour) d'une durée de cinq à dix minutes chaque fois, dans lequel les injections d'acide carbonique, pratiquées deux fois par jour, ont produit une amélioration rapide, puisque dès le quatrième jour de cette médication, la malade n'avait plus que trois accès dans la journée, et au bout de quinze jours une guérison complète, ou du moins provisoire. Ajoutons que antérieurement à l'administration du gaz, on avait pres-

1772. — Mascagni, Mémoires de la Soc. ital. — Fourcroy (le Journal de), ou la Médecine éclairée par les sciences physiques, 4 v. (*passim*).

crit sans succès des antinévralgiques à l'intérieur.

En même temps que cette malade se trouvait dans notre service, une autre, qui nous avait été adressée par M. le docteur B***, était soumise au même traitement pour une affection différente. Cette dernière était affectée de catarrhe vésical très-intense, avec symptômes d'inflammation très-marqués; il y avait dysurie, ténesme, quelquefois incontinence d'urine; les envies d'uriner étaient extrêmement fréquentes, d'autant plus que la vessie, fortement contractée sur elle-même, n'admettait qu'une quantité assez minime de liquide. Nous essayâmes d'abord quelques injections émollientes; mais, le peu de capacité de la vessie les rendant en quelque sorte illusoires, nous essayâmes les injections gazeuses. Elles parurent très-douloureuses dès l'abord; la malade disait souffrir horriblement lorsqu'on lui injectait le gaz dans la vessie. Nous ne nous laissâmes pas arrêter par ses plaintes, un peu exagérées peut-être; tout autre topique, du reste, eût été au moins aussi irritant. Au bout de quatre jours, le pus que déposait l'urine de la malade, en quantité considérable, avait diminué de moitié; c'est ce qui engagea cette femme à supporter le traitement. Du reste, les douleurs n'étaient déjà plus si fortes dans la journée, et les envies d'uriner moins fréquentes; enfin il y avait une amélioration marquée. Malgré cela, l'affection ne céda que très-lentement, et quoiqu'il n'y eût plus de pus dans les urines au bout d'un mois de traitement, la malade souffrait encore, mais peu, comparativement à ce qu'elle éprouvait lorsqu'elle était entrée dans le service.

Dans tous ces divers cas, l'acide carbonique agit à la façon d'un sédatif, mais d'un sédatif tout à fait spécial. Néanmoins son action primitive produit une excitation assez prononcée, mais très-fugace, qui paraît exaspérer les symptômes inflammatoires déjà existants, et qui pourrait bien être due simplement à un effet mécanique, c'est-à-dire qu'il agirait d'abord comme corps étranger, et consécutivement, par suite de la facilité de son absorption par la muqueuse vésicale, comme analgésique, détersif, etc., etc.

Quant au mode d'administration des douches vésicales, on peut se servir soit de petites vessies en caoutchouc, de la capacité de 30 à 40 centilitres, remplies de gaz, qu'on fait passer dans le réservoir urinaire au moyen d'une sonde ordinaire [1]. Ce procédé est commode, en ce que l'appareil est très-portatif. Un procédé plus élégant sans doute consiste à appliquer l'appareil Mondollot à cette pratique, et pour cela on se sert alors d'une sonde à double courant, afin que l'excès de gaz poussé dans la vessie puisse librement s'échapper au dehors. De plus, il faudra injecter le gaz assez lentement et observer attentivement la région hypogastrique, pour voir s'il ne survient pas une trop grande intumescence, ce qui peut se produire par suite de l'obstruction d'un des yeux de la sonde par du mucus ou autre produit. Si l'on ne prend ces précautions, on risque de produire, par une trop grande distension, une éraillure de la

[1] Voir la figure ci-contre.

vessie, et, par suite, un épanchement de gaz dans le péritoine, comme cela m'est arrivé une fois. J'injectais de l'acide carbonique chez un malade affecté de cystite chronique, lorsque tout à coup il pousse un cri et dit que sa vessie vient de se crever. En effet, nous constatâmes un gonflement assez prononcé à

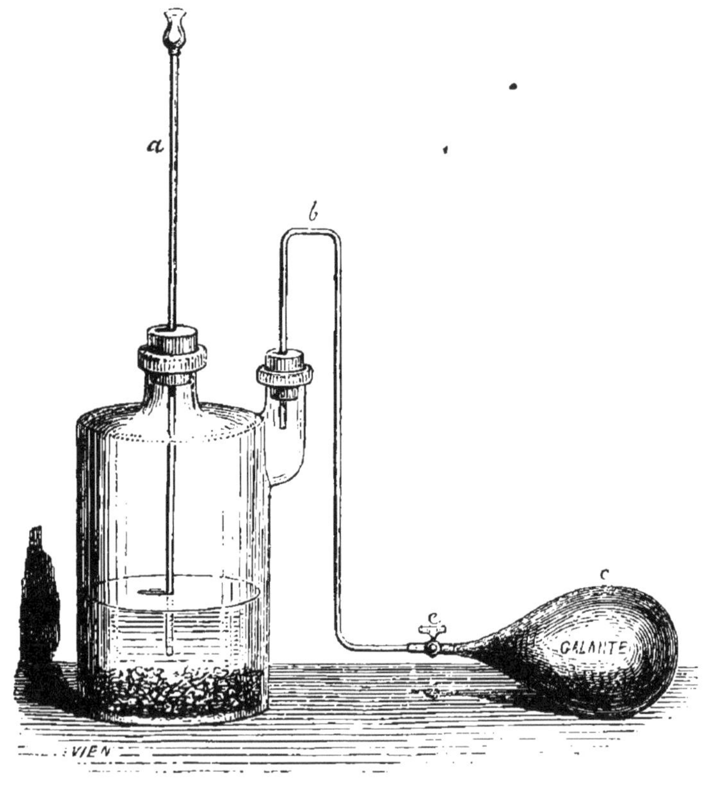

la région hypogastrique, et en retirant la sonde, nous vîmes qu'un des yeux était complétement bouché par du mucus. Si le gaz injecté eût été de l'air, je n'aurais pas été sans quelque inquiétude. Mais, sachant combien les membranes muqueuses et séreuses absorbent facilement le gaz carbonique, et connaissant également l'innocuité de ce gaz ainsi mis en contact avec les tissus, je fus à peu près rassuré sur les effets consécutifs de cet épanchement gazeux. En effet, après quelques douleurs, plutôt occasionnées probablement par cette éraillure de la vessie, le gaz se résorba lentement, et au bout de deux heures il paraissait avoir complétement disparu.

Quand on pratique des injections vésicales, il faut avoir soin de laisser le gaz en contact avec la vessie quelques instants, d'abord quelques secondes s'il y a un état d'irritation considérable, puis une ou deux minutes; enfin on arrive à le faire séjourner dans la vessie jusqu'à ce qu'il soit complétement résorbé. On renouvelle les injections deux à trois fois par jour.

Affections utérines diverses.

De l'action physiologique du gaz acide carbonique il était facile de déduire l'heureuse application qu'on pouvait en faire dans plusieurs maladies utérines qui tiennent à une trop grande excitation, et qui ont besoin d'un antiphlogistique spécial. Car, il faut bien le dire, si l'acide carbonique est considéré par quelques auteurs comme un stimulant, d'autres[1], au contraire, et en plus grand nombre, en font un sédatif, un contro-stimulant. Mojon est aussi de cette opinion. Cet auteur a employé avec succès des fumigations d'acide carbonique pour combattre l'amé-

[1] Thornton, *in* Beddoès, Consider., etc., 3rd part., p. 152-154. — James Johnson, *in* Braithwaite's Retrospect of Med. and Surg., t. II, p. 87.

norrhée et les douleurs qui précèdent l'évacuation menstruelle[1], que ce trouble fonctionnel soit lié à une hypérémie du système utérin causée par une certaine prédominance naturelle du côté de ces organes, ou à une congestion dépendante d'une fatigue trop grande de ces mêmes organes. Du reste, d'après MM. Willemin[2], Constantin Paul[3] et autres, les douches gazeuses réussissent aussi bien dans les cas de dysménorrhée par atonie et faiblesse générale. Elles ramènent rapidement la menstruation, quelquefois même d'une façon instantanée, elles dissipent les douleurs qui l'accompagnent et font disparaître souvent les leucorrhées invétérées liées à cet état d'asthénie. Il est évident qu'un traitement interne approprié devra être ajouté à l'action du gaz, si l'on veut que l'amélioration produite par ce dernier se maintienne.

Les douches gazeuses ne sont pas indispensables, paraît-il, pour obtenir ces bons résultats. L'eau chargée d'acide carbonique peut les remplacer parfaitement. Nous n'avons encore pu nous assurer par nous-même si l'eau de Seltz en injection est un agent aussi efficace pour les états pathologiques que nous venons de signaler que les douches de gaz; mais nous n'avons pas de peine à admettre qu'elle puisse, dans bien des cas, être substituée au gaz sans désavantage; du reste, M. Constantin Paul, qui a fait des recherches spéciales

[1] Bulletin général de Thérapeutique, t. VII, p. 350.
[2] Revue d'hydrologie médicale, 1858.
[3] Gazette des hôpitaux, 1863.

sur ce sujet, assure en avoir retiré les mêmes effets. Il est à peine besoin de faire ressortir l'importance pratique de ces résultats, à cause de la facilité bien plus grande que l'on a de se procurer l'eau de Seltz que l'acide carbonique à l'état gazeux.

Parmi les autres affections utérines qui ont été heureusement modifiées par l'administration de douches d'acide carbonique, nous citerons d'abord les engorgements et les ulcérations simples du col, avec ou sans déviation organique. Nous l'avons fréquemment employé dans ces cas, et toujours avec quelque succès; nous avons pu calmer ainsi des douleurs souvent intolérables, tarir les sécrétions plus ou moins fétides qui existaient depuis longtemps et même parfois cicatriser complétement des ulcérations combattues vainement par d'autres moyens. Ces résultats sont assurément assez remarquables et valent bien la peine qu'on ait recours à ce mode de traitement. Cependant nous ne nous faisons nullement illusion sur son degré relatif d'efficacité : si nous l'avons vu fréquemment réussir, nous devons dire aussi que nous l'avons vu échouer également, quoique employé avec beaucoup de persistance. Aussi ne partageons-nous pas à cet égard l'optimisme du docteur Granville, de Kissingen, et de M. Herpin, de Metz; nous ne croyons pas, comme ces auteurs, que l'acide carbonique soit en quelque sorte une panacée pour les maladies de l'utérus, ainsi qu'ils semblent le proclamer.

« Les propriétés que possède l'acide carbonique

gazeux ou en dissolution dans l'eau minérale, pour le traitement des maladies utérines, sont des plus importantes et des plus précieuses pour l'humanité. Elles donneront lieu bientôt, nous l'espérons, à d'heureuses modifications dans la thérapeutique actuelle, et qui auront pour but d'amener et de favoriser la résolution des engorgements de l'utérus, de faire cicatriser les ulcérations de cet organe, au lieu de recourir, comme on le fait trop généralement aujourd'hui, aux cautérisations multipliées, aux instruments, etc., moyens barbares, presque toujours insuffisants, et qui augmentent souvent le mal au lieu de le guérir.

« Nous ne saurions nous élever assez contre la déplorable tendance qu'ont les praticiens de nos jours à faire des applications multipliées de la pierre infernale et des opérations douloureuses dans les maladies de l'utérus, et surtout, il faut bien le dire, de l'abus que l'on fait aujourd'hui de ces moyens atroces sur des organes aussi fragiles et aussi délicats.

« Nous avons l'intime conviction que, dans la grande majorité des cas d'engorgement du corps et du col de l'utérus, dans les granulations, excoriations et ulcérations simples du col, des irrigations faites avec des eaux minérales carbo-gazeuses, chlorurées ou calciques, seraient suffisantes, grâce aux propriétés analgésiques, cicatrisantes et résolutives du gaz carbonique, pour opérer promptement, sans douleurs et sans opérations, la résolution de l'engorgement, la cicatrisation des ulcérations, la guérison complète des maladies dont il s'agit et, par suite, celle de la déviation de l'organe.

« Après quarante années d'expériences, s'écrie le vénérable docteur Granville, il m'est bien permis d'élever la voix contre ces funestes innovations... Je rends grâces à Dieu, tant pour les malades que pour la conscience des praticiens, de ce que le traitement des maladies des femmes n'a pas besoin de ces manœuvres. Le remède est un de ceux qui opèrent tout seuls; le gaz carbonique contenu dans nos eaux trouvera son chemin, il produira ses bons effets sans que l'on ait besoin de recourir au spéculum, aux cautérisations ni aux instruments tranchants [1]. »

Cette diatribe contre les *moyens barbares* et les *moyens atroces* de l'art chirurgical nous paraît une exagération regrettable. Les propriétés médicamenteuses de l'acide carbonique, quelque salutaires qu'elles soient, ne doivent pas nous rendre injustes envers les autres agents que la science nous fournit. Pour ce qui est de notre expérience, nous pouvons dire qu'un emploi judicieux de la cautérisation actuelle ou potentielle produira, dans certains cas, de bien meilleurs résultats que l'application de l'acide carbonique, sans compter que ces moyens sont loin d'être aussi effrayants et aussi dangereux que le prétendent les auteurs cités plus haut. Il est beaucoup plus facile évidemment de poser comme règle l'administration de l'acide carbonique dans la plupart des maladies

[1] Herpin, *op. cit.*, p. 403.

de l'utérus, et de bannir même le spéculum de la pratique; mais la science ne peut pas se contenter d'un diagnostic par à peu près, et, à notre avis, dans l'intérêt des malades et de l'art, il est plus sage de rechercher avec soin, et à l'aide de tous les moyens d'investigation qui sont en notre pouvoir, quel est, pour chaque cas donné, le traitement le mieux approprié. Nous sommes certain qu'en agissant ainsi, on sera forcé d'être un peu plus éclectique en fait de thérapeutique utérine [1].

Les réflexions que nous venons de faire s'appliquent également aux névralgies du vagin et de l'utérus, ainsi qu'aux différentes espèces de métrite qu'on a essayé de traiter par les douches gazeuses. Ce mode de traitement nous a beaucoup mieux réussi dans le premier que dans le second cas. Nous avons communiqué à la Société de chirurgie les résultats que nous avons obtenus, à savoir que certaines névralgies du vagin et du col de l'utérus avaient cédé assez rapidement sous l'influence des douches d'acide

[1] A l'appui de notre opinion concernant l'efficacité assez limitée de l'acide carbonique dans le traitement des affections utérines, nous pouvons citer celle de M. le docteur O. Diruf, qui a fait une étude approfondie des nombreuses applications du gaz carbonique, fourni en grande quantité par les sources de Kissingen, notamment par le Rakoczy, le Pandur et le Schönborn. Dans une note détaillée que ce praticien distingué a bien voulu nous envoyer sur ce sujet, nous trouvons qu'il n'a obtenu de résultats satisfaisants que « dans le cas de faiblesse et de torpidité des organes génitaux, dans la dysménorrhée, l'aménorrhée et le catarrhe de la matrice et du vagin, *en tant que ces affections ne sont pas la suite d'un déplacement de la matrice ou de quelque autre altération anatomique.* »

carbonique données deux à trois fois par jour; nous n'assurons pas que ce médicament produira le même effet dans tous les cas possibles de névralgie de ces organes, mais il vaut certainement la peine d'être essayé. Quant à la métrite et au catarrhe utérin, nous avons en général obtenu une amélioration et une guérison plus rapide avec le glycérolé de tannin, soit seul quand l'affection est légère, soit aidé par la cautérisation au fer rouge ou avec le nitrate d'argent, quand il faut modifier plus activement la surface malade.

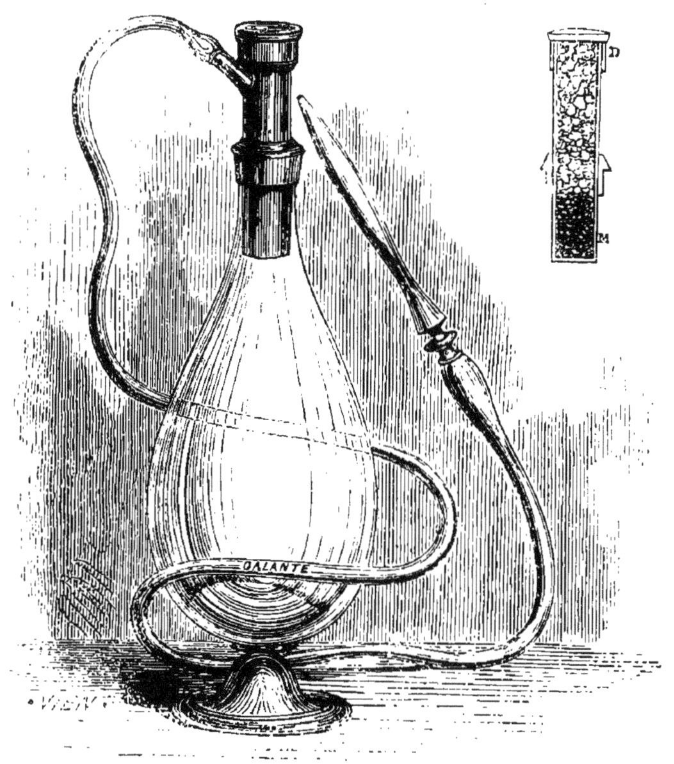

En résumé, l'administration des douches d'acide carbonique est surtout utile, et rend même de grands services dans les cancers ulcérés du col. Ainsi que cela résulte des faits que nous avons observés et dont plusieurs ont été consignés dans les thèses des docteurs Salva et Ledreux, et comme d'ailleurs nous l'avons démontré en 1856, dans une communication à la Société de chirurgie.

Quant à l'administration des douches utérines, on peut employer soit l'appareil de M. Fordos (voir la figure ci-dessus), soit l'appareil fabriqué par M. Mondollot et auquel on adapte le tube à ajutage qui se trouve dans l'appareil de Fordos.

Nous ne dirons rien de la préparation de l'acide carbonique : le procédé est trop simple et trop connu pour que nous croyons utile d'insister sur ce sujet.

CHAPITRE IV

DE LA MÉDICATION HYDRO-CARBONIQUE.

Dans les chapitres précédents, nous avons successivement indiqué la plupart des maladies dans lesquelles le gaz carbonique a été employé avec quelque succès. Quoique le nombre de ces maladies soit déjà assez notable, nous pourrions l'augmenter singulièrement en y ajoutant tout ce que pourrait nous fournir la thérapeutique hydro-minérale, c'est-à-dire le traitement par les eaux minérales plus ou moins chargées d'acide carbonique. Mais notre but n'est pas de faire de cet ouvrage un compendium de tous les faits qui se rapportent de près ou de loin au gaz dont nous parlons ; cette tâche laborieuse a, du reste, été entreprise et menée à bonne fin par notre confrère M. Herpin.

Nous comprenons parfaitement que cet auteur, entraîné par les allures envahissantes qu'affecte en général une monographie, ait pu passer en revue presque toute la pathologie et y trouver constamment place pour le traitement par l'acide carbonique ; nous comprenons par la même raison comment, dans l'action des eaux minérales renfermant une certaine quantité de ce gaz, il a pu attribuer à ce dernier la plus belle part dans l'effet curatif obtenu. Nous n'en croyons pas moins, toutefois, que M. Herpin a exagéré souvent l'importance du rôle joué par l'acide carbonique. Nous avons déjà, à propos des maladies de l'utérus, critiqué sa manière de voir à ce sujet : nous allons de nouveau nous expliquer sur ce point, quoique notre expérience trop limitée en fait de thérapeutique hydro-minérale ne nous permette pas de développer cette question avec tous les détails qu'elle comporte.

Malgré les travaux nombreux publiés sur les eaux minérales, nous sommes encore aujourd'hui, il faut l'avouer, bien peu fixés sur leur vrai mode d'action, et principalement sur la part qui revient à chacun de leurs principes constituants. Des auteurs très-sérieux, se refusant à admettre l'efficacité de doses presque homœopathiques, n'accordent aux substances renfermées dans les eaux qu'une part très-minime dans les résultats thérapeutiques obtenus. Quelques esprits, trop sceptiques ou trop humoristiques, attribuent les cures produites par les eaux minérales au changement d'air, d'hygiène, d'habitude, aux distractions, au régime, à l'influence exercée sur le moral, etc., etc. D'autres en font tout simplement honneur à l'eau prise en abondance, et n'accordent pas plus d'effet actif aux principes minéraux naturels qu'elle tient en dissolution qu'aux principes extractifs et autres renfermés dans les tisanes. Enfin quelques-uns disent *in petto* que c'est à l'électricité développée par les eaux minérales que celles-ci doivent leur puissance d'action et leur effet curatif. Hypothèses que tout cela ! dira-t-on ; vues de l'esprit plus ingénieuses que solides !

Assurément ce n'est pas moi qui déciderai la question ; je dirai même que toutes ces conceptions théoriques ne paraissent nullement dénuées de fondement, et si les faits donnés à l'appui sont susceptibles d'être discutés, il n'en est pas moins vrai qu'elles ont été présentées et développées par des hommes de beaucoup de talent. Mais voici qu'une autre hypothèse s'est fait jour : ici ce n'est plus l'électricité, ce n'est pas l'eau, ce n'est pas la thermalité, ce n'est pas la minéralisation qui est le principe vivifiant des sources naturelles, qui est leur bonne fée... Voyez-vous cette eau qui jaillit avec un petillement et un bouillonnement qui révèlent la présence d'une force cachée, mystérieuse, mais puissante ? C'est le dieu bienfaisant de la source qui se manifeste ainsi sous la forme d'un esprit, d'un souffle, d'un gaz, et qui va devenir l'Esculape du temple élevé en l'honneur de la source. Ce dieu sauveur, métamorphosé en vapeur bleuâtre, vous l'avez nommé, c'est l'acide carbonique.

Comme on le voit, nous retombons ici dans l'exclusivisme que nous signalions tout à l'heure. Certainement je ne m'oppose pas, moins même que tout autre, à ce que l'acide carbonique guérisse le plus de maladies possible ; je l'ai assez employé et préconisé pour avoir, je pense, quelque droit à limiter le champ de ses applications en connaissance de cause. Quelque édifié que je sois sur les propriétés excellentes de ce gaz, je ne vois pourtant pas la nécessité d'en faire une panacée, surtout aux dépens de substances dont l'action sur l'organisme est très-bien connue, très-bien démontrée.

Je suis loin de vouloir nier que l'acide carbonique contenu dans les eaux minérales conserve, à l'état de dissolution, les propriétés qu'on lui connaît à l'état gazeux; mais enfin on ne peut pas non plus contester que les principes fixes de ces mêmes eaux n'aient aussi leur action propre. Et alors pourquoi attribuer précisément au gaz la part la plus large — sinon entière — dans l'effet thérapeutique obtenu? Il y a là évidemment une interprétation erronée des faits, interprétation qui, loin de simplifier la théorie de la médication hydro-minérale, comme on pourrait le croire d'abord, ne fait que la rendre plus obscure. Oui, peut-être qu'au premier abord cette idée d'expliquer le mode d'influence de certaines eaux salines, ferrugineuses et alcalines, par l'action spéciale de l'acide carbonique, paraît réduire la thérapeutique des eaux naturelles à une espèce de système unitaire des plus commodes et des plus pratiques. Mais cette simplicité n'est que apparente et ne saurait manquer d'aboutir à une confusion des plus fâcheuses. Cette confusion inévitable, qu'amènerait la prétendue identité d'action de sources très-diverses, on voit aisément quelles conséquences elle pourrait avoir pour le praticien qui se croirait autorisé par là à prescrire indifféremment Vichy ou Schwalbach, Nauheim ou Saint-Honoré, le mont Dore ou Saint-Alban.

Nous avons choisi à dessein les six stations précédentes pour bien montrer combien peuvent être dissemblables, par leur nature propre et par leurs effets, des sources ayant cependant toutes et en quantité notable un principe commun, l'acide carbonique. Or, s'il est hors de doute, comme j'espère que l'admettent la plupart des médecins hydrologues, que ces sources ont chacune une spécialité d'action très-diverse, c'est que le gaz en question ne joue qu'un rôle accessoire, c'est aussi que les principes fixes minéralisateurs ont sur l'élément gazeux une supériorité d'influence médicatrice des plus manifestes.

Maintenant que nous avons dépouillé l'acide carbonique des hautes attributions qu'on lui a données si gratuitement, il s'agit de lui rendre cependant la part restreinte, mais très-légitime, qui lui revient dans l'effet curatif des eaux qui le renferment.

Quand ces eaux sont administrées à l'intérieur, l'acide carbonique joue le rôle d'un léger stimulant pour l'estomac, et par là favorise singulièrement leur action. C'est là-dessus qu'est basé l'emploi de sources alcalines faiblement minéralisées à titre d'*eaux de table,* telles que Saint-Galmier, Condillac et autres, qui toutes sont éminemment digestives. Dans des sources fortement minéralisées, comme Vichy, Pougues, Carlsbad, etc., il fait que ces eaux, naturellement d'un goût salin et amer peu agréable, à cause de la quantité de leurs sels, deviennent acidules, piquantes, et ne provoquent pas — ou moins — de nausées. Par suite, elles sont bien plus aisément supportées par le tube digestif et sont ainsi susceptibles de produire une action thérapeutique bien plus marquée. Cela est si vrai, que, lorsqu'à une de ces stations quelque orage a déterminé dans la source un grand dégagement d'acide carbonique, le lendemain les gens qui boivent de cette eau la trouvent d'un goût très-désagréable, la digèrent mal et en sont souvent incommodés; mais peut-être que ces phénomènes sont dus plutôt au changement momentané survenu dans la composition chimique de l'eau, sous l'influence d'une cause perturbatrice aussi puissante que l'électricité.

Dans les eaux sulfureuses, parmi lesquelles, du reste, peu sont gazeuses, l'acide carbonique joue à peu près le même rôle que dans les précédentes.

Dans les eaux ferrugineuses, l'acide carbonique en excès facilite beaucoup l'absorption des sels de fer qui constituent leurs principes fixes.

Quand on administre à l'extérieur, à titre de topiques, des eaux minérales chargées d'acide carbonique, ce gaz recouvre alors presque toute la spécialité d'action qu'on lui connaît, employé à l'état libre. Et à ce titre, nous croyons en effet que dans l'efficacité des sources de Saint-Nectaire, de Vichy, de Nauheim, de Schwalbach, pour combattre les troubles fonctionnels de l'utérus ou les engorgements de cet organe, l'acide carbonique doit très-réellement avoir une bonne part. Du reste, ce fait est très-bien admis par les médecins qui ont le mieux étudié ces eaux, M. Willemin, M. Vernière, M. Rotureau, etc. On comprend également que, dans la majorité des cas où les bains de gaz carbonique sont indiqués, les bains de l'eau minérale chargée de gaz pourront être prescrits avec chance de succès; cependant il y aura à tenir compte, pour juger de l'opportunité de cette prescription ainsi que dans le résultat obtenu, des principes fixes de la source.

Nous ne passerons pas en revue toutes les affections dans lesquelles les eaux riches en acide carbonique peuvent être recommandées; nous ne pourrions que répéter ce que nous avons dit dans les articles précédents, en traitant des différentes applications du gaz.

MODES D'ADMINISTRATION DU GAZ ACIDE CARBONIQUE.

1° En inspiration.

Nous avons déjà décrit, en traitant de l'action physiologique de ce gaz, l'appareil dont nous nous sommes servi pour nos expériences sur les animaux. Pour le rendre applicable à l'homme, il n'y a qu'à changer l'embout, qui était disposé de manière à coiffer la tête des chiens, en un autre embout s'adaptant autour des lèvres, et tel qu'on le verra figuré à la fin du chapitre suivant, qui traite de l'oxygène. Nous avons dit de quelle façon on pouvait à volonté mélanger l'acide carbonique avec n'importe quelle dose d'air ou d'oxygène ou tout autre gaz. Il est même facile de comprendre comment on peut prolonger, aussi longtemps qu'on veut, la respiration d'une atmosphère artificielle, pourvu qu'on ait des appareils qui produisent continuellement des gaz, de façon que les gazomètres aient le temps de se remplir pendant que l'on inspire le mélange du récipient. Il est presque inutile d'ajouter que ce récipient peut être séparé de l'appareil et transporté aisément.

Si l'on ne pouvait se procurer l'appareil complet

susmentionné, on pourrait cependant encore, à la rigueur, garnir le récipient du mélange que l'on veut faire respirer, en opérant de la manière suivante :

On dispose le récipient plein d'eau sur une cuve à eau (ou tout autre ustensile pouvant en tenir lieu), de manière que l'ouverture du ballon, laquelle plonge dans le liquide, se trouve en communication avec un appareil servant à produire de l'oxygène (si c'est ce gaz qu'on désire associer à l'acide carbonique; si c'était de l'air, on n'aurait qu'à élever un peu le récipient au-dessus de la cuve, de façon à laisser lentement pénétrer l'air dans le ballon). La sensation de flot que l'on perçoit en agitant légèrement le ballon indiquerait la hauteur de l'eau dans ce récipient et, par conséquent, la quantité de gaz ou d'air qui aurait déjà pénétré. On peut, de cette façon, remplir le ballon aux trois quarts ou aux quatre cinquièmes, et par suite doser le mélange d'une façon assez approximative. On achève ensuite de le remplir en le mettant en communication avec un appareil qui dégage de l'acide carbonique. Il est préférable de terminer par là l'opération, parce que, ce gaz étant très-soluble dans l'eau, si l'on commençait par faire arriver dans le ballon l'acide carbonique, comme il aurait à traverser une masse d'eau quatre à cinq fois plus considérable, il faudrait quatre à cinq fois plus de temps, le liquide absorbant jusqu'à saturation presque tout le gaz, à mesure que celui-ci le traverse.

L'appareil que M. Chavanon, pharmacien à Paris, a imaginé pour préparer et doser l'oxygène, pourrait également, avec une modification insignifiante, être employé pour l'acide carbonique. On n'aurait qu'à remplacer le ballon en verre contenant le peroxyde de manganèse par un flacon à deux tubulures dans lequel on a mis des fragments de craie ou de marbre, que l'on décompose à l'aide de l'acide sulfurique ou de l'acide nitrique étendus.

2° Topiquement.

Quand il s'agit d'une plaie vers la partie inférieure des membres, on emploie un manchon en caoutchouc, dont on applique hermétiquement l'orifice autour du membre malade au moyen d'une bandelette de diachylon, de façon à empêcher l'accès de l'air, mais en évitant de produire une constriction gênante. Deux ou trois fois par jour on renouvelle le gaz et on profite de ce moment pour donner issue aux liquides que l'action stimulante des gaz fait exsuder de la plaie.

Pour les douches de gaz, on emploiera de préférence l'appareil de Mondollot, que nous avons modifié et que nous avons figuré précédemment, et qui n'est qu'un appareil Briet renversé. Du reste, à défaut de celui-là, on pourrait se servir tout simplement d'un siphon ordinaire à eau de Seltz, en ayant soin de le renverser complétement, de façon alors que l'extrémité libre de la tubulure en verre qui se trouve dans le siphon se trouve dans une atmosphère de gaz, au lieu de plonger dans le liquide. Pour plus de commodité, on fera bien de projeter auparavant un peu de liquide. Il sera également très-facile d'adapter à l'ajutage du siphon un tube en caoutchouc qui rende plus aisée l'administration des douches.

LIVRE II

OXYGÈNE

CHAPITRE I

HISTOIRE MÉDICALE DE L'OXYGÈNE.

I. Priestley et ses précurseurs.

Ce ne serait pas être paradoxal, de parti pris, que de vouloir faire remonter l'origine historique de l'oxygène à une époque assez reculée. D'après Burdach [1], déjà, depuis Démocrite, on admettait que l'air fournit au sang quelque principe nécessaire à la vie, et qu'on désignait sous le nom d'*esprit vital* ou de πνευμα. En présence d'une notion aussi précise, il semble qu'il n'y ait plus qu'un pas à faire pour voir découvrir l'air vital et surgir la médecine pneumatique [2]. Ce petit pas, il a fallu plus de deux mille ans à la science pour le franchir. Nous pourrions remonter encore plus haut et nous étendre sur le culte

[1] Physiol., t. IX, p. 521, trad. Jourdan.

[2] Nous avons souvent employé, dans le cours de cet ouvrage, les termes *médecine pneumatique,* mais toujours comme synonyme de l'*application des gaz à la thérapeutique*. Il eût été peut-être plus juste de réserver exclusivement cette dénomination pour désigner l'école ou la doctrine médicale fondée par Athénée; mais nous avons pensé que, toute confusion étant impossible en pareil sujet, nous pouvions nous servir indifféremment de cette expression sans crainte de méprise.

symbolique que, un siècle et demi avant Démocrite, les philosophes de l'Ecole empirique, et surtout Anaximène, avaient voué à l'air, dont ils faisaient l'élément par excellence, la vie, l'âme et même Dieu. Mais l'érudition serait ici mal placée, et ne serait du reste que d'un intérêt médiocre. Nous avons cru cependant qu'il était curieux de rechercher quels pouvaient être les précurseurs de Priestley dans la découverte des propriétés de l'oxygène, et ici, on le voit, nous rentrons tout à fait dans l'historique de la question qui nous occupe.

Comme on l'a souvent fait remarquer, il y a deux manières de découvrir une planète : dans un cabinet de travail, à l'aide seul du calcul, ou bien au haut d'un observatoire, à l'aide de la lunette astronomique. Et plus d'une fois les yeux de l'esprit ont vu bien avant les yeux du corps, et tout aussi juste. Il en a été de même pour l'oxygène, dont l'induction a annoncé l'existence longtemps avant que l'expérience l'eût démontrée.

On a l'habitude de faire remonter jusqu'à Mayow l'histoire de la découverte de l'oxygène. Mais deux cents ans environ avant lui, la science était aussi avancée au point de vue spéculatif. On trouve en effet dans un traité bien oublié aujourd'hui, et même peu connu dans l'époque où il a été publié, *Traité de l'air et de la flamme*[1], les lignes suivantes, qui renferment en germe la théorie chimique de la respiration et de la combustion :

[1] Œuvres scientifiques de Léonard de Vinci.

« Le feu détruit sans cesse l'air qui le nourrit ; il se ferait du vide, si d'autre air n'accourait pas le remplir.

« Lorsque l'air n'est pas dans un état propre à recevoir la flamme, il n'y peut vivre ni flamme ni aucun animal terrestre ou aérien [1]. »

Ce qui précède a été écrit par Léonard de Vinci, qui vivait dans la seconde moitié du quinzième siècle, et qui cultivait avec ardeur les sciences physiques et naturelles. Malheureusement pour la postérité, les contemporains de ce grand artiste, et leurs successeurs immédiats, n'ont vu dans Léonard de Vinci que l'auteur de *Joconde*, de *la Vierge aux Rochers* et autres chefs-d'œuvre ; cela suffisait, il faut bien le dire, à sa gloire et à leur admiration, mais le savant a été méconnu et oublié. Peut-être aussi ses vues parurent-elles trop hardies pour l'époque. Mayow, du reste, qui est pourtant venu deux siècles plus tard, a eu à peu près la même destinée scientifique. Ce sont là en quelque sorte des météores lumineux qui traversent à différents moments le ciel sombre de la science et l'illuminent un instant : puis, tout retombe dans l'obscurité de l'ignorance et de l'erreur. Pour celui qui étudie l'histoire de ce long enfantement de la science moderne, ce sont comme des jalons qui l'aident à suivre la marche tantôt embarrassée et pénible, tantôt hardie et triomphante, de l'esprit humain à la recherche de la vérité.

[1] Venturi, Essai sur la vie et les ouvrages de Léonard de Vinci, 1797.

Dès 1668, Mayow admit que « l'esprit nitro-aérien est le principe vital de l'air, aliment de la combustion et de la respiration ; qu'il ne constitue qu'une portion de la masse de l'air, et que les animaux, par leur respiration, le consomment ainsi que le ferait un corps enflammé ; enfin, que les particules igno-aériennes, absorbées par la respiration, sont destinées à changer le sang veineux en sang artériel, et que cette absorption est la cause de la chaleur qui se développe dans le corps humain. Il admettait aussi que l'air enlève au sang des vapeurs ou effluves qui se trouvent ainsi expulsées de l'organisme. » Il développa ces idées et les confirma par des expériences assez précises, dont il donna le récit dans son ouvrage sur *le sel de nitre et l'esprit nitro-aérien*, publié à Oxford en 1674.

Mentionnons, en passant, N. Le Fèvre, Robert Boyle et Drebbel, qui ont émis vers la même époque des idées analogues à celles de Mayow, puis le chimiste Hales, dont la *Statique des végétaux* [1] renferme des vues très-ingénieuses qui contribuèrent à hâter l'heure de l'importante découverte à laquelle nous arrivons enfin.

C'est le 1er août 1774 que l'oxygène fut isolé pour la première fois. Le fait est assez remarquable pour que nous donnions ici quelques détails circonstanciés sur la découverte d'un gaz qui était appelé à jouer un si grand rôle dans la chimie et la médecine. Laissons parler Priestley :

[1] Londres, 1735.

« Le 1er août 1774, je tâchai de tirer de l'air du mercure calciné *per se*, et je trouvai sur-le-champ que, par le moyen d'une forte lentille, j'en chassais l'air très-promptement. Ayant ramassé de cet air environ trois ou quatre fois le volume de nos matériaux, j'y admis de l'eau, et je trouvai qu'elle ne s'absorbait pas ; mais ce qui me surprit plus que je ne puis l'exprimer, c'est qu'une chandelle brûla dans cet air avec une flamme d'une vigueur remarquable[1]. »

Voilà l'oxygène enfin découvert[2] ! Pourtant, ce n'est qu'après avoir constaté l'identité du gaz obtenu en décomposant le minium par la chaleur ou l'électricité, avec le gaz du mercure calciné, que Priestley reconnut bien avoir isolé réellement l'air vital ou *air déphlogistiqué*, comme il l'appelait. Mais non, il n'avait trouvé que l'oxygène chimique, le gaz qu'on extrait des oxydes et qui active si fort la combustion ; l'oxygène physiologique et médical était encore à découvrir. Bien plus, Priestley ne se doutait nullement pas tout d'abord du résultat qu'il avait obtenu ; il croyait n'avoir dégagé du mercure calciné qu'un air ayant les plus grandes analogies avec l'air com-

[1] Priestley, Expér. et observ. sur l'air, etc., trad. Gibelin, t. II, p. 41.

[2] Au point de vue purement chimique, il y aurait à examiner jusqu'à quel point Bayen, Scheele et Lavoisier ont pris part, chacun de leur côté, à cette importante découverte. Mais comme nous ne traitons ici que de l'*histoire médicale* de l'oxygène, nous croyons juste de laisser tout l'honneur de la découverte à celui qui l'a isolé et expérimenté physiologiquement pour la première fois.

mun et étant même « substantiellement » la même chose. Ce n'est que le 8 mars 1775, après avoir vu une souris placée dans une cloche remplie de cet air y vivre deux fois plus longtemps que dans l'air ordinaire, qu'il crut à la salubrité supérieure de ce fluide [1].

Convaincu dès lors qu'il avait découvert le principe vital de l'atmosphère, Priestley chercha à en faire quelques applications utiles ; il proposa de l'employer pour purifier l'air des appartements et des salles où se trouve enfermée une foule. Puis il pensa qu'il pourrait être utilisé comme agent thérapeutique : « L'augmentation de force et de vivacité qu'acquiert dans cet air la flamme d'une chandelle peut faire conjecturer qu'il serait particulièrement salutaire aux poumons dans certains cas de maladie, lorsque l'air commun ne suffirait pas pour en évacuer assez promptement l'effluve putride phlogistique. Mais peut-être pouvons-nous inférer aussi de ces expériences, que le pur air déphlogistiqué, quelque utile qu'il pût être comme remède, ne nous conviendrait pas autant dans l'état ordinaire de santé. Car tout de même qu'une chandelle se consume beaucoup plus promptement dans l'air déphlogistiqué que dans l'air commun, nous pourrions aussi *vivre*, pour ainsi dire, *trop vite*, et les forces vitales pourraient être trop tôt épuisées dans cette pure espèce d'air. Du moins, un moraliste peut nous dire que l'air qui

[1] Voir l'histoire si curieuse de cette seconde découverte, *loc. cit.*, p. 49 et suiv.

nous a été accordé par la nature est aussi bon que nous le méritons. » — Cet argument, tiré des causes finales, semble empreint d'une certaine ironie sous la plume du libre penseur que ses opinions philosophiques peu orthodoxes forcèrent à quitter son pays. Il est vrai que ces mêmes opinions, jointes à sa haute réputation de chimiste, lui valurent à Paris un accueil des plus flatteurs, qui dut le consoler un peu de son exil. Mais reprenons notre intéressante citation :

« Mon lecteur ne sera pas étonné qu'après avoir déterminé la bonté supérieure de l'air déphlogistiqué par la vie des souris, et par les autres épreuves que j'ai rapportées ci-dessus, j'aie eu la curiosité de le goûter moi-même. J'ai satisfait ma curiosité en le respirant avec un siphon de verre ; et par ce moyen j'en ai réduit une grande jarre pleine à l'état d'air commun. La sensation qu'éprouvèrent mes poumons ne fut pas différente de celle que cause l'air commun. Mais il me sembla ensuite que ma poitrine se trouvait singulièrement dégagée et à l'aise pendant quelque temps. Qui peut assurer que dans la suite cet air pur ne deviendra pas un objet de luxe très à la mode. Il n'y a jusqu'ici que deux souris et moi qui ayons eu le privilége de le respirer [1]. »

En écrivant ces lignes, Priestley ne prévoyait guère la bizarre destinée que devait avoir l'oxygène dans le monde médical.

Comme nous ne faisons pas ici l'histoire chimique

[1] *Loc. cit.*, p. 125.

de l'oxygène, ni même l'histoire de la respiration, nous ne nous arrêterons pas à mentionner tous les travaux qui se rapportent de près ou de loin au gaz que nous étudions. Nous n'insisterons que sur ceux qui traitent de l'action thérapeutique de l'air vital.

II. De Priestley à Fourcroy.

La découverte de Priestley imprima une impulsion considérable aux travaux de ses contemporains sur cette partie si intéressante de la chimie appliquée à la physique animale. Aussi se fit-il un grand mouvement scientifique dans cette voie,.que tentèrent, du reste, la plupart des savants qui ont illustré la seconde moitié du dix-huitième siècle. Et lorsqu'on se reporte par la pensée à cette époque, on comprend combien les esprits durent être alors séduits par cette idée de posséder, après tant de tâtonnements, de pouvoir manipuler à l'aise et employer à leur gré cet air pur qu'ils avaient entrevu depuis si longtemps sans pouvoir l'isoler. Aussi les expériences chimiques et physiologiques, sur la respiration, n'ont jamais été aussi nombreuses qu'à cette époque. Il suffit de citer les noms de Spallanzani, de Fontana, d'Ingen-Housz, de Kirwann, de Berthollet, de Lavoisier, etc., pour montrer que les savants les plus illustres de l'époque avaient à cœur de faire faire quelque progrès à la science dans cette voie. La physiologie y gagna certainement beaucoup, mais la médecine n'y eut guère de profit.

Dès qu'on sut parfaitement bien, grâce à Lavoisier, la composition élémentaire de l'air, on voulut étudier le rôle de chacun de ses constituants dans l'acte de la respiration, et la plus grande partie des recherches furent dirigées dans ce but. Chacun se plut à répéter l'expérience de Priestley, et de redire après lui que les animaux vivaient beaucoup plus longtemps dans l'air vital que dans l'air commun. Fontana [1], Spallanzani [2], le comte de Morozzo [3], Ingen-Housz [4], ont publié de nombreuses recherches sur ce sujet, et nous allons essayer d'indiquer la part d'originalité qui revient à chacun d'eux dans ces recherches.

D'après Fontana, la vie moyenne des souris, dans une masse donnée d'air commun, est de trente minutes, tandis que, dans un pareil volume d'air pur, elle est de cent quarante minutes : les jeunes y vivent moins que les vieilles.

Spallanzani, qui fit de nombreuses expériences sur la respiration dans toute l'échelle animale, chercha surtout à faire ressortir l'influence de l'organisation particulière de l'animal sur la quantité d'oxygène qui lui est nécessaire. C'est ainsi qu'en comparant, sous

[1] Recherches sur l'air nitreux et l'air déphlogistiqué, t. V de l'ouvrage de Priestley.

[2] Sennebier et Spallanzani, Rapports de l'air avec les êtres organisés.

[3] Sur la respir. anim. dans le gaz déphlogist. (Journal de physique, t. XXV, 1784).

[4] Sur l'air déphlogist., etc. (Mémoires de la Société de phil. expér. de Batavia, t. VI, 1782; compte rendu dans le Journal de médecine, t. LXI, p. 188).

ce rapport, les chenilles, leurs chrysalides et leurs papillons, Spallanzani a vu les chenilles en absorber assez, les chrysalides, très-peu, et les papillons, beaucoup. Sennebier, qui commente les expériences de son ami, paraît fort étonné et même intrigué par cette différence, dont il ne sait d'abord pénétrer la cause. « Cependant, dit-il, il semblerait que la quantité du gaz oxygène absorbé fût proportionnelle à la quantité du mouvement que l'animal déploie dans ces trois états [1], » et il en conclut que cette différence d'absorption a sa raison dans la variété d'organisation du système musculaire. Faisons remarquer, en passant, que Beddoës est arrivé, par d'autres moyens, ainsi que nous-même, à localiser dans le système musculaire l'action spéciale de l'oxygène.

Le comte de Morozzo, qui a expérimenté principalement sur les oiseaux, a remarqué que ces animaux manifestaient dans l'oxygène plus de gaieté, plus de vivacité, et que lorsqu'on les laisse mourir dans ce gaz, la fin de leur vie n'est pas accompagnée de convulsions pareilles à celles qu'on observe chez les oiseaux qu'on laisse mourir dans une quantité limitée d'air ordinaire. De plus, le cœur conserve son irritabilité pendant plusieurs heures après la mort, fait qui a été constaté avec beaucoup de soin par La Metherie[2]. Ce dernier, plus connu comme philosophe que par ses travaux scientifiques, s'est même assuré que

[1] *Op. cit.*, t. II.

[2] De la Metherie, Essai analytique sur l'air pur, etc.; 2e éd., t. II, p. 22.

ce phénomène se produisait le plus longtemps possible lorsque la mort avait lieu dans l'oxygène.

Nous n'insistons pas sur ces travaux, quelque intéressants qu'ils soient, nous ne faisons que les mentionner, parce que, nous le répétons encore une fois, nous ne faisons pas l'historique de la respiration, mais seulement l'histoire *médicale* de l'oxygène.

Ingen-Housz a essayé sur lui-même les propriétés médicinales de l'oxygène. Après en avoir respiré une certaine quantité, il s'est senti plus gai, plus robuste, plus d'appétit; son sommeil a été plus doux et plus rafraîchissant qu'à l'ordinaire. Ceci semble une transition au rôle purement médical de l'oxygène. En effet, nous passons maintenant à une série de travaux qui ont eu pour but d'éclairer l'action physiologique et thérapeutique de l'oxygène sur l'organisme.

Il est assez curieux de signaler ce fait, qu'à deux ans d'intervalle trois thèses ont été soutenues, au plus fort de ces expériences que nous venons d'énumérer rapidement, sans presque avoir été remarquées. Deux ont paru à Edimbourg [1], et nous n'avons réussi à en retrouver que l'annonce dans les journaux anglais de l'époque; l'autre, soutenue à Montpellier [2], fut jugée assez intéressante pour qu'un compte rendu en fût donné par le *Journal de médecine* [3], et on voit

[1] Jonathan Stokes, De aere dephlogisticato; Edinburgh, 1782. — Henricus Burton, De usu et effecti aeris puri in corpus humanum; Edinburgh, 1788.

[2] Positiones chymico medicæ de aere vitali seu dephlogisticato, tanquam novo sanitatis præsidio, auctore Alex. Poulle; Monspel., 1784.

[3] Journal de médecine, t. LXIII, p. 247, 1785.

en effet, par le trop court résumé de cet article, qu'elle était digne d'éloges : les indications et les contre-indications de l'emploi médical de l'oxygène y sont signalées, quoique trop brièvement, avec une netteté fort remarquable pour l'époque, 1785 :

«... C'est à cet air que le sang doit sa vitalité ; il est l'aliment de la chaleur animale ; il convient aux asthmatiques, dont l'état n'est pas fondé sur un excès d'irritabilité ; il est utile dans les fièvres bilieuses, putrides, malignes ; dans la peste, dans la phthisie, pourvu qu'il n'y ait ni inflammation, ni sensibilité excessive. On peut le mêler aux fumigations qu'on emploie dans les maladies de poitrine, et s'en servir pour purifier l'air qui a besoin d'être renouvelé. Il peut être d'un grand secours pour rappeler à la vie les personnes suffoquées ; enfin, il peut prolonger les derniers moments des vieillards, en ranimant le feu de la vie prêt à s'éteindre en eux. »

Nous avons dit que sitôt que l'oxygène eût été isolé, les expériences physiologiques avaient été multipliées pour savoir jusqu'à quel point il est nécessaire à l'entretien de la vie, quelle quantité un homme en consomme journellement. Les sociétés savantes commencèrent à s'émouvoir de ce sujet, et, en 1784 ou 1785, la Société royale de Médecine mit au concours la question de l'utilité de l'eudiométrie, et des services qu'elle pouvait rendre à l'art médical [1]. Le mémoire couronné est des plus intéressants et des plus

[1] Ce titre n'est peut-être pas textuel, mais c'en est tout au moins le sens. Voyez Mémoires de la Société de médecine, 1789, t. X.

consciencieux que nous connaissions. En effet, Jurine, de Genève, qui en est l'auteur, s'est livré à une foule de recherches sur la respiration, et en particulier sur l'analyse de l'air contenu dans les poumons à l'état de santé et dans quelques maladies.

Les conclusions auxquelles Jurine est arrivé, quoique n'ayant pas trait d'une façon spéciale à l'action thérapeutique de l'oxygène, méritent d'être signalées, parce qu'elles nous paraissent propres à élucider un peu le rôle que joue le gaz dans les phénomènes intimes de la vie :

« L'état de fièvre donne lieu à une production plus grande d'acide carbonique.

« Pendant la période de frisson d'une fièvre, j'ai constaté que l'air du lit contenait 3 pour 100 d'acide carbonique, et pendant la transpiration 7 pour 100.

« Après une saignée de 500 grammes pratiquée à un individu de trente-six ans, la quantité d'acide carbonique produit fut réduite d'un quart, de 8 à 6 pour 100. »

«... Les connaissances que j'avais acquises, dit-il ailleurs, par la répétition de tant d'expériences faites sur l'air du poumon des personnes en santé, me laissaient entrevoir l'espérance de trouver, par l'analyse de l'air émanant de la poitrine dans telle ou telle maladie, des modifications particulières propres à caractériser la maladie et à faire sentir la nécessité d'employer pour quelques-unes l'air vital concentré ou dilué, ou l'acide crayeux, comme un remède essentiel et très-utile ; mais j'ai été déçu de cette espérance [1]. » Cependant, quelques pages plus loin, on trouve l'observation suivante, « qui devient intéressante, dit-il, par le long usage qu'on a fait de l'air vital dans une maladie de poitrine, et qui m'a été communiquée par un de mes amis, professeur de physique : c'est lui-même qui l'a faite sur Mlle M***, âgée de trente et un ans. »

« Cette demoiselle, d'après le rapport de son médecin, était décidément phthisique ; il avait épuisé inutilement, pour la guérir ou la soulager, toutes les ressources de l'art : le mal faisait des progrès journaliers, lorsqu'elle se détermina à faire usage de l'air vital. Elle le commença le 24 avril ; peu de temps après, elle vit reparaître ses forces, qui avaient été très-abattues ; de sorte que, sur la fin du mois de mai, elle en eut suffisamment pour être en état de faire des promenades à cheval, même assez longues. Cette demoiselle en respirait chaque jour une cloche qui contenait environ 700 onces d'eau. Cette opération se faisait en deux reprises : elle respirait d'abord en se pinçant le nez pendant environ dix minutes, ou jusqu'à ce que la facilité qu'elle éprouvait en commençant se changeât en difficulté ; on fermait alors le robinet, et on laissait reposer la cloche sur l'eau, à peu près douze heures ; après quoi elle en respirait l'air environ cinq minutes. Au bout de ce temps, la bougie n'y brûlait pas mieux que dans l'air atmosphérique, et quelquefois moins bien. Cette malade continua pendant six mois l'usage de ce remède ; elle le cessa en octobre, et mourut l'hiver suivant. Mon ami était persuadé que si elle eût voulu se soumettre à un régime seulement raisonnable, elle aurait vécu beaucoup plus longtemps ; mais elle gâtait tout le bien que ce remède pouvait lui faire, en vivant dans le plus grand monde, en soupant continuellement dehors et en mangeant

[1] *Loc. cit.*, p. 47.

beaucoup et sans choix ; enfin, en menant un genre de vie qui aurait été nuisible à une personne bien portante [1]. »

Cette observation, assez curieuse, jointe à celle que Caillens avait publiée en 1783 dans la *Gazette de santé*, à celle que Chaussier avait présentée en 1785 à l'Académie de Dijon et à bon nombre d'autres qui n'étaient pas publiées, mais dont les résultats se propageaient de bouche en bouche, puis les nombreuses expériences physiologiques sur le degré exceptionnel de salubrité de l'air vital, tout cela finit par émouvoir non-seulement le corps médical, mais même le public tout entier. Aussi le gouvernement ne fit que céder à un vœu général, lorsqu'il demanda à l'Académie des sciences son opinion sur l'opportunité d'un remède qu'on disait si efficace dans le traitement de la phthisie pulmonaire. C'est Fourcroy qui fut chargé de se prononcer sur la valeur thérapeutique de l'oxygène. Mais comme ce chimiste a joué un grand rôle dans l'histoire médicale de ce gaz, avant de parler de son rapport, nous mentionnerons le résultat des expériences cliniques que tentait à la même époque le chimiste Chaptal. Quoique la lettre dans laquelle se trouve consigné ce résultat soit postérieure en date à la publication du mémoire de Fourcroy, nous allons en parler ici, parce qu'elle a été écrite sous l'inspiration des mêmes idées qui ont donné lieu aux investigations de l'Académie des sciences. Voici donc ce que Chaptal écri-

[1] *Loc. cit.*, p. 30.

vait de Montpellier, le 1er septembre 1789, à son ami Berthollet[1] :

« *Premier cas : dernière période de la phthisie.* — L'effet en fut si prompt, que, dans l'espace de trois semaines, le malade fut en état de se lever, et eut assez de forces pour fournir à d'assez longues promenades. Il rechuta six mois après, et n'ayant plus la commodité de respirer cet air, il mourut. Ce jeune homme désirait avec ardeur l'usage de cet air : il se sentait soulagé dès qu'il le respirait, il éprouvait une sensation de chaleur, qui de la poitrine se répandait dans tous les membres, et paraissait animer par degrés et vivifier cette machine défaillante.

« Jai eu occasion de faire des observations parfaitement semblables sur un autre jeune homme âgé de vingt-deux ans. L'effet du remède n'a pas été heureux ; mais il a inspiré la même gaieté, et sous ce seul point de vue, ce remède est précieux, car dans des cas déséspérés, c'est un remède très-avantageux que celui qui répand des fleurs sur les bords de notre tombe et nous masque l'horreur de ce passage effrayant.

« L'effet de ce gaz dans le poumon me fit croire qu'il pouvait convenir dans les cas où ce viscère est engorgé par des humeurs pituiteuses, et toutes les fois qu'il s'agit d'animer et de réveiller cet organe languissant ; en conséquence, j'ai essayé de le faire respirer à un asthmatique qui en a été prodigieusement

[1] Annal. de chim. et de phys., 1re série (un des quatre premiers volumes).

soulagé. Je crois qu'il ne convient que dans les cas d'asthme humide, et qu'il serait dangereux dans l'asthme sec.

« Je dois observer à ceux qui seraient tentés de faire usage du gaz oxygène, qu'il est très-dangereux d'employer celui qu'on extrait des oxydes mercuriels. J'ai observé constamment que l'usage de cet air produit la salivation au bout de quelques jours. Je ne doutai pas, d'après cette observation, qu'il ne tînt en dissolution quelque peu de mercure, et je me suis convaincu de ce fait par les trois expériences suivantes. » Suit le détail de ces expériences, qu'il serait trop long de rapporter ici; mais voici la conclusion, elle est assez curieuse :

« Le mercure monte donc en dissolution et en vapeurs avec les gaz, il en reste même en dissolution à la température de l'atmosphère. Les médecins pourraient peut-être s'emparer de ce moyen pour présenter le mercure très-divisé, et le faire prendre à leurs malades sous une forme agréable et commode. »

Cette note de Chaptal n'a pas une grande importance, vu qu'elle n'est relative qu'à deux cas isolés; mais elle sert du moins à montrer les progrès que faisait dans les esprits la médication par l'oxygène.

C'est encore pour suivre l'ordre chronologique des idées, plutôt que celui des dates, que nous allons retarder l'arrivée de Fourcroy. Nous étions tout à l'heure à Montpellier, occupés à suivre des expériences cliniques sur la phthisie; il est tout naturel que, puisque nous trouvons à deux ou trois années de là un travail original sur le même sujet et issu de la même école, nous lui donnions tout de suite la place qu'il mérite d'occuper. Les recherches que nous allons exposer font le pendant de celles que nous avons déjà analysées, en traitant de l'action physiologique de l'acide carbonique. Elles ont été faites dans le même esprit, dans le même but, à savoir : pour essayer de produire artificiellement la phthisie, en faisant respirer précisément le gaz que l'on préconisait comme moyen curatif de cette affection.

Dumas (de Montpellier) donna en 1792, dans les notes qui accompagnent sa traduction de l'*Essai* de Thomas Reid, *sur la nature et le traitement de la phthisie pulmonaire*, le résultat de quelques expériences physiologiques intéressantes, concernant l'action de l'oxygène. Après avoir distingué deux formes principales de phthisie, suivant que cette affection se produit chez des sujets nerveux, doués d'une organisation très-irritable, qui sont alors atteints de symptômes spasmodiques et inflammatoires nombreux, ou bien dans une économie frappée d'atonie profonde, incapable de réagir par elle-même, et qui subit ordinairement la forme lente de la phthisie, Dumas établit que dans le premier cas, l'emploi de l'oxygène aurait les plus funestes effets. « Je crois pouvoir avancer, dit-il, fondé sur l'expérience, que l'usage continué d'un tel air introduirait dans les poumons ce degré d'irritation vive, qui mène quelquefois à l'état tuberculeux ou à l'état ulcéreux, dont cette maladie est la suite nécessaire. J'ai suivi avec quelques soins des expériences faites dans cette vue sur des animaux, et je me suis convaincu que, soumis pendant quelque temps à l'impression du gaz oxygène, les poumons s'irritent, s'enflamment, se rougissent et se déchirent. La partie déchirée forme une plaie qui s'agrandit, s'étend, suppure et prend le caractère ulcéreux, qui est une cause de phthisie. Je vais rendre compte des expériences que j'ai faites à ce sujet sur des animaux vivants, et que personne avant moi n'a tentées.

« J'ai pris un chien de moyenne grandeur et parfaitement sain ; je l'ai placé sous un large récipient purgé d'air atmosphérique et rempli d'oxygène. J'adaptai deux siphons tubulés au récipient, et je fis placer à la tubulure un robinet que je pouvais ouvrir et fermer à volonté. L'un des siphons me servait à faire sortir l'air chargé de gaz oxygène à mesure qu'il se souillait par la respiration de l'animal; l'autre s'ouvrait dans le récipient, pour renouveler au besoin la quantité de gaz oxygène qui se perdait ; en sorte que, par le moyen de mes deux siphons, j'étais maître de maintenir dans l'air du récipient une pureté constante, et d'y conserver toujours la même quantité d'oxygène. Mon appareil ainsi préparé, et le chien mis sous le récipient plein d'oxygène, je l'ai laissé dans cette atmosphère, qu'il a respirée presque sans mélange pendant l'espace de six heures. Au bout de ce temps, la respiration m'a paru devenir plus précipitée, plus rapide, et l'animal a donné des signes d'inquiétude. Je l'ai retiré alors et rendu à une atmosphère moins pure et mieux faite pour lui. Le soir, j'ai renouvelé la même épreuve, et je l'ai répétée constamment deux fois par jour jusqu'au vingt-huitième, où les poumons cessèrent de se mouvoir avec la même aisance. Il fallut diminuer le temps de l'épreuve, et je ne la continuai quinze jours encore qu'avec la plus grande difficulté. A cette époque, l'animal perdit presque entièrement la faculté de respirer et de crier; sa respiration devint sonore, sibileuse, pénible, les sons de sa voix rauques et étouffés; ses yeux parurent ternes et languissants; il perdit subitement une grande quantité de poils, surtout aux environs de la poitrine; il tomba dans un amaigrissement considérable, et je crus voir en lui toutes les marques d'une phthisie commençante, lorsque je me déterminai à le tuer et à lui ouvrir le thorax, pour examiner l'état des poumons, et vérifier ce que j'avais d'abord préjugé.

« La cavité de la poitrine étant mise à découvert, je trouvai sa partie droite remplie d'une sérosité âcre et de beaucoup de sang grumelé. L'humeur séreuse, jetée sur les charbons ardents, se dissipa dans l'air, à l'exception d'une pellicule qui s'éleva sous forme de vessie, et demeura longtemps attachée aux charbons. Le sang coagulé présenta une consistance charnue, analogue à celle de la couenne pleurétique, et il s'était cantonné vers la partie supérieure des poumons, correspondante aux bronches et à la trachée. Les vaisseaux bronchiques en paraissaient même farcis et distendus. La plèvre était déjà légèrement adhérente aux poumons, surtout dans leur partie inférieure, qui se trouvait en même temps collée à toutes les parties adjacentes ; cette membrane était rouge, tuméfiée, et comme frappée d'inflammation. Les poumons, rougis et semés de petites déchirures, avaient contracté nn endurcissement considérable, comme il arrive aux organes qui sont demeurés longtemps enflammés. Enfin, j'aperçus dans le voisinage des bronches une petite plaie suppurante, dont les bords, durs et calleux, menaçaient de dégénérer bientôt en ulcères. L'inspection anatomique de ces parties ne me permit donc pas de douter que l'oxygène avait porté une action irritante sur le poumon, et qu'il en était résulté tous les accidents ordinaires de la phthisie[1]. »

Nous n'avons pas hésité à donner tout au long cette observation, parce qu'elle est une des plus intéressantes et des plus sérieuses qui aient été faites sur l'action physiologique et pathologique de l'oxygène. Néanmoins nous n'acceptons pas rigoureusement les conclusions qu'on pourrait tirer de ces expériences, parce que, pour être tout à fait probantes, il faudrait qu'elles eussent été multipliées et non bornées à un seul animal. Telles qu'elles étaient cependant, ces recherches du célèbre physiologiste de Montpellier étaient sans contredit ce que la science avait tenté

[1] Annal. de chim. et de phys., 1re série, t. XXIX (extrait des notes ajoutées par Dumas à sa traduction de l'Essai de Th. Reid sur la phthisie pulmonaire.)

jusqu'alors de plus méthodique, de plus ingénieux et de plus précis sur l'action de l'oxygène.

Nous arrivons enfin à Fourcroy. Ici nous demandons la permission d'insister un peu longuement sur les idées que se faisait ce chimiste de l'application de l'oxygène à la physiologie et à la thérapeutique; non pas que ses travaux aient beaucoup contribué à faire progresser les tendances régnantes et l'heureuse impulsion qu'elles avaient reçue, mais parce qu'ils ont eu un certain retentissement à cette époque, et parce qu'ils ont imprimé leur cachet sur presque tout ce qui a été depuis lors publié en France, et même un peu à l'étranger sur ce sujet.

III. Fourcroy.

Parmi tous les chimistes et médecins qui, en France, ont écrit sur l'emploi médical de l'oxygène, Fourcroy est assurément celui qui s'est occupé le plus longtemps de cette question. Il en a fait la préoccupation d'une grande partie de sa vie, et il y attachait une importance capitale. Aussi allons-nous donner quelque développement à ce chapitre pour les raisons que nous faisions valoir tout à l'heure, et aussi parce que ce côté de l'œuvre scientifique de Fourcroy a été tout à fait laissé dans l'ombre par la plupart de ses biographes. Dans son *Dictionnaire historique de la médecine*, Dézeimeris énumère avec soin un nombre considérable de mémoires, plus ou moins importants, publiés par ce savant sur la physique, la chimie, l'histoire naturelle, mais ne signale aucune espèce de travail sur l'emploi médical de l'oxygène; et dans l'étude biographique que cet historien lui consacre, on ne trouve rien non plus qui rappelle cette phase si curieuse de la vie intellectuelle de notre chimiste.

Pour prouver que nous n'exagérons nullement l'importance de cette lacune, disons tout de suite que la question du rôle que l'oxygène lui paraissait appelé à jouer en médecine l'a occupé pendant une vingtaine d'années au moins. Du reste, quoi d'étonnant? Il y avait à peine huit à dix ans que Priestley avait enfin isolé cet air vital dont les anciens avaient d'avance fait la réputation en l'appelant, sans le connaître, le *pabulum vitæ*. Il ne fallut pas longtemps à l'esprit philosophique de Fourcroy pour comprendre quelle action puissante devait exercer sur l'économie un agent aussi énergique et aussi universellement répandu. Dès lors, son parti fut pris; le germe d'une vaste étude était dans sa tête : lequel des deux, du chimiste ou du médecin, — car il était l'un et l'autre, — allait le féconder par l'expérience et l'observation? C'est ce que nous montrerons bientôt.

Un fait certain assurément, c'est que pour Fourcroy cette étude, ces recherches sur l'application de la chimie à la biologie primaient une foule de travaux qui ont pour la postérité une bien plus grande valeur; il en a fait, en quelque sorte, sa pierre philosophale; bien plus, il y voyait une *révolution!*... Peu après 89, il était bien permis d'avoir cette idée fixe. C'est lui-même qui le dit dans son *Mémoire sur l'application de la chimie à l'art de guérir*, publié en 1798 : « ..... en un mot, je désire une révolution sans doute dans la théorie de la médecine ; je l'appelle par mes vœux; je l'annonce depuis quinze ans dans mes leçons; je la proclame dans tous mes ouvrages; j'en aiderai de tous mes pouvoirs, de toutes mes facultés, la naissance; mais je veux une révolution sage, lente, réfléchie, etc., etc.[1]. »

On s'étonnera peut-être, à soixante-dix ans de distance, que Fourcroy ait trouvé si facilement à faire une révolution dans la médecine avec un remède nouveau. Observons d'abord qu'il vivait à un moment où l'on ne s'étonnait plus de rien, tant les bouleversements politiques précipités et les découvertes merveilleuses des sciences physiques avaient alors disposé les esprits aux innovations. Et puis, c'était bien tentant pour un médecin-chimiste d'établir un système médical !

Fourcroy paraît bien, en effet, être pénétré de sa mission; écoutez-le plutôt. « Quand on sent une fois la nécessité de trouver à l'art médical ses véritables bases dans la philosophie de la nature, dans les lois mieux connues de l'attraction intime que les corps exercent les uns sur les autres, on ne peut pas être satisfait par ce premier résultat qui se confond si souvent, ou avec l'expression des préjugés, ou avec les erreurs nées d'une observation précipitée, si l'on

[1] Annal. de chim. et de phys., 1re série, t. XXVIII.

n'y joint point des expériences sur le mode d'action du médicament, sur l'effet immédiat qu'il produit dans les fonctions de nos organes[1]. »

On voit qu'il parle d'or et qu'il sent la nécessité, pour élever à la science un monument durable, d'unir l'expérience à l'observation raisonnée. Nous verrons tout à l'heure comment il a rempli son programme. En attendant, nous ferons remarquer qu'il se montre un peu sévère pour les autres, c'est-à-dire pour les savants qui lui semblent compromettre ses procédés scientifiques, ou aller sur ses brisées. On dirait qu'il s'est réservé exclusivement le terrain de la chimie physiologique et médicale, et les hypothèses hardies qui se produisent autour de lui dans cet ordre d'idées lui paraissent autant d'usurpations. En voici un exemple curieux. D'après certaines expériences galvano-chimiques sur la grenouille, faites un peu légèrement, Frédéric Humboldt, — le même qui, après avoir conquis un grand nom dans la science, devait s'appeler un peu plus tard *Alexandre* Humboldt, — s'était empressé de conclure encore plus légèrement que « *le stimulus le plus fort de la fibre nerveuse est celui de l'alcali. Il paraît que c'est par leur azote que ces sels* (des sels alcalins) *jouent ce rôle dans le système irritable et sensible... C'est cet alcali, répandu dans tout le système, qui sert de stimulus bienfaisant à la fibre animale. C'est par lui que je m'explique la férocité des peuples ichtyophages !!*[2]» Fourcroy trouva

[1] *Loc. cit.*

[2] Annal. de chim. et de phys., 1re série, t. XXII.

ces conclusions un peu avancées, et même fort risquées, sans compter qu'il avait grandement raison; il craignit que ces témérités scientifiques ne jetassent quelque discrédit sur ses études de prédilection. Aussi écrivit-il à Van Mons, au sujet de ces expériences : « Je pense que M. Humboldt va un peu trop loin dans ses explications... J'ai peur que si quelques chimistes continuent de se presser autant, les médecins n'aient bientôt raison de crier contre cet empiétement de la chimie[1]. » Fourcroy ne se doutait pas qu'en disant cela il faisait une très-forte critique de lui-même. Sa lettre lui valut une réponse de la part de Humboldt, qui se défendit tant bien que mal, mais qui surtout lui manifesta la plus grande admiration pour ses travaux, et son vif désir de voir enfin paraître l'ouvrage qu'il lui avait annoncé sur la chimie animale. Là-dessus, nouvelle lettre de Fourcroy, dans laquelle il répond d'avance aux objections qu'on ne manquera pas de lui faire sur ses prétentions exagérées. Ainsi, il se défend vivement de vouloir donner « une *théorie entière* de la physique animale, fondée sur les connaissances chimiques modernes, et, à plus forte raison, d'établir sur les mêmes bases, une doctrine pathologique[2]. » Il dit qu'on se hâte trop de généraliser, de conclure sur des faits isolés; il ajoute même un peu hypocritement, et faisant sans doute une insinuation à l'adresse d'un de ses rivaux d'outre-Manche, à Rollo : « Que sera-ce si je vous rappelle les trop

[1] *Loc. cit.*

[2] *Op. cit.*, t. XXVII, p. 70 (1re série).

hâtives applications à la pathologie et à la thérapeutique; si je vous retrace les maladies nouvellement classées par la surabondance de l'hydrogène, de l'oxygène, et ces remèdes circonscrits dans les genres d'oxygénants ou de désoxygénants, dont quelques modernes essayent déjà de composer tout l'art de guérir. » Cependant, comme Fourcroy ne peut pas condamner lui-même ses propres idées, il s'empresse de dire : « Parce qu'il y a une grande vérité déjà trouvée dans cette composition générale de la physique animale, faut-il croire qu'on a saisi toutes les vérités et qu'on peut déjà faire, avec des aperçus, quelque importants qu'ils soient, un système complet de médecine[1]? » C'est le cas de dire sournoisement à notre auteur : « Vous êtes orfévre... » Je me trompe : « Vous êtes chimiste. »

Jusqu'à présent, on n'a vu dans Fourcroy qu'un homme qui a en tête une grande idée synthétique, qui hésite, qui n'avoue pas ce qu'il pense, et craint toujours que les travaux faits sur les mêmes données que les siens ne lui enlèvent son originalité ou le fassent juger d'avance défavorablement. Il est temps de le montrer à l'œuvre et de présenter un compte rendu critique de ses travaux sur la question qui nous intéresse.

Le résultat des recherches de Fourcroy sur le rôle que joue l'oxygène dans l'organisation animale, et les applications thérapeutiques qu'on peut en faire,

[1] *Op. cit.*, t. XXVII, p. 70 (1re série).

se trouve consigné dans deux mémoires publiés à dix ans d'intervalle : l'un, en 1789, sur les propriétés médicinales de l'air vital ; l'autre, en 1798, sur l'application de la chimie à l'art de guérir, etc. Au point de vue des résultats pratiques, ils ont tous les deux la même importance, à peu près nulle ; mais le dernier est très-intéressant au point de vue spéculatif, en ce qu'il nous montre par quelle série de considérations chimiques, Fourcroy est arrivé à constituer son système, quoiqu'il récuse l'idée de *système;* c'est pourquoi nous commencerons par étudier ce dernier.

Voici donc quel fut le point de départ de notre auteur pour ses *inductions* concernant les propriétés médicales de l'oxygène.

Ici nous ne pouvons mieux faire que de le laisser exposer lui-même l'histoire de ses idées, d'autant plus qu'il a lui-même à son service une éloquence très-réelle, que nous ne saurions lui donner si nous voulions essayer de le remplacer dans l'exposé de ses conceptions.

« Lorsque Berthollet expliquait, en 1779 et 1780, la causticité des sels métalliques par leur avidité à enlever le phlogistique aux matières animales ; lorsqu'il faisait voir que la dissolution aqueuse de sublimé corrosif, mise en contact avec la chair, se précipitait en mercure doux, tandis que la matière animale était devenue friable, il était déjà facile de prévoir que le rôle, attribué dès lors au phlogistique, appartenait réellement à l'oxygène dont l'action devait avoir lieu d'une manière inverse; c'est-à-dire que le sublimé corrosif cédait à la matière animale son oxygène, au lieu de lui enlever son phlogistique; et ce fut ainsi que Berthollet, ayant renoncé, en 1785, à la théorie du phlogistique, après les découvertes de Lavoisier, expliqua l'action des oxydes métalliques comme caustiques sur les organes des animaux. Ce fut à cette époque, et même dès la fin de 1784, que je commençai à présenter dans mes cours, comme un fait positif, ce que je n'avais, jusque-là, énoncé que comme une chose encore hypothétique. Je faisais voir, par des expériences, que les caustiques métalliques (l'oxyde d'arsenic, l'oxyde rouge de mercure, l'oxyde gris d'argent) brûlaient véritablement les substances animales, qu'ils se laissaient enlever, par ces substances, leur principe oxygène, et que ces oxydes repassaient ainsi à l'état métallique; je rapprochai encore, à la même époque, l'action des graisses chauffées avec les oxydes métalliques dans la préparation des onguents, parce qu'il était naturel de considérer le phosphore et les graisses si abondants au sein des matières animales, comme des corps très-propres à éclairer sur la nature de l'altération que les substances animales éprouvaient de la part des caustiques métalliques. Bientôt je poussai dans mes leçons cette idée plus loin; en faisant observer aux élèves que l'énergie des caustiques n'était que l'extrême de la puissance médicamenteuse, je commençai, en 1785 et 1786, à faire entrevoir que l'action de quelques médicaments pourrait bien provenir de l'oxygène qui entrait dans leur composition. L'étude des propriétés de ce principe, qui m'occupait alors avec ardeur, me le faisait voir jouant un rôle immense dans les phénomènes chimiques. Précipité de l'air vital atmosphérique dans les corps combustibles par l'effet même de la combustion, je le montrai constamment caractérisé dans sa combinaison avec les corps brûlés comme principe de leur saveur et de leur âcreté, en offrant à la jeunesse studieuse l'exemple du charbon, du soufre, du phosphore, presque insipides et devenant aigres, piquants, caustiques même par l'addition de l'oxygène; l'exemple de l'arsenic, du cuivre, du mercure, de l'antimoine, n'ayant qu'une action faible ou nulle sur les animaux dans leur état métallique, et passant à la nature d'irritants, de purgatifs, d'émétiques, de corrosifs même, suivant la proportion d'oxygène qui leur était unie dans les diverses préparations pharmaceutiques auxquelles ils étaient soumis.

« Ainsi, je m'élevai peu à peu, d'expérience en expérience, de méditation en méditation, à considérer la propriété purgative, émétique, stimulante, fondante, comme les premiers degrés ou les termes progressifs d'une graduation ou d'une échelle médicamenteuse dont l'inertie ou la faiblesse était le minimum, et la causticité destructive de l'organisation animale était le maximum ou le sommet.

« Les objections que je me fis à moi-même, loin d'arrêter la marche de ma raison dans cette succession d'idées, ne firent que l'accélérer, par la promptitude et l'assurance que les faits chimiques me fournirent. L'eau, de tous les corps le plus oxygéné, puisqu'il en contient 0,85, n'a qu'une action médicamenteuse très-faible, parce que le principe qui y fixe l'oxygène, les 0,15 d'hydrogène qui le saturent, le retiennent avec trop de force, pour qu'il puisse se porter sur les matières animales ; sans cela, au lieu d'offrir à l'homme et aux animaux le présent qui étanche leur soif et soutient leur existence, la nature ne leur aurait donné qu'un principe incendiaire et destructeur, plus désorganisant encore que ces acides minéraux puissants, dont l'art chimique a su opérer la séparation des composés où ils existent, ou la composition totale. Ce que j'ai conçu de l'inactivité médicamenteuse de l'eau, je l'ai simplement appliqué à tous les corps naturellement ou artificiellement oxygénés, qui n'exercent non plus, malgré la présence de l'oxygène, qu'une action faible ou nulle sur les organes des animaux vivants.

« Ainsi s'est formé graduellement pour moi un second principe sur la propriété médicamenteuse des substances oxygénées ; savoir, que ces substances ne sont réellement des médicaments, ou n'exercent des effets sensibles dans nos corps, qu'autant que, contenant de l'oxygène, elles l'abandonnent plus ou moins facilement aux matières animales dont elles ont le contact [1]. »

Nous n'abuserons point des citations ; nous te-

[1] Ann. de chim. et de phys., 1re série, t. XXVIII, p. 241 ; 1798.

nions seulement à bien constater que le point de départ de Fourcroy est purement chimique : c'est là précisément qu'est le défaut de la cuirasse. Voilà des oxydes qui se comportent d'une certaine façon dans une cornue; pourquoi en serait-il autrement dans l'organisation animale? Il ne dit pas cela en propres termes, mais telle est exactement son opinion. Pour lui, la propriété médicamenteuse d'une substance dépend de la quantité d'oxygène, et, de plus, elle est en raison directe de l'attraction de ce principe pour les matières animales, et de la rapidité avec laquelle il peut quitter les composés dont il fait partie, pour s'unir à ces substances organisées. L'économie est bien pour lui réellement une cornue ambulante dans laquelle l'oxygène peut quitter à son gré telle ou telle des combinaisons qui le renferment et se porter tantôt sur l'estomac, tantôt sur les intestins. Cette idée, on la retrouve presque à chaque page de son mémoire; elle y est délayée outre mesure. Mais si Fourcroy avait mieux observé ce que deviennent certains oxydes introduits dans l'organisme, il aurait vu que tous ne sont pas réduits à l'état métallique, que même certains d'entre eux agissent moins activement que le métal administré à l'état de pureté; enfin, s'il avait plus sérieusement examiné l'action physiologique et thérapeutique des composés riches en oxygène, il aurait vu également qu'une foule d'entre eux ne paraissent nullement agir par l'oxygène qu'ils renferment.

La théorie chimique de Fourcroy sur le rôle médical de l'oxygène ne pouvait, du reste, manquer d'être entachée d'erreur, et le conduire à des résultats complétement inexacts, puisqu'elle ne reposait que sur des faits au moins très-hypothétiques, quand ils n'étaient pas absolument faux, ce qui tenait à l'état encore peu avancé de la chimie sur la composition élémentaire des corps. Ainsi, il dit que la première occasion qu'il eut de constater l'action énergique de l'oxygène fut, dans son laboratoire, un jour que deux de ses élèves, en préparant de l'acide muriatique oxygéné, en respirèrent par mégarde une quantité assez notable. Inutile de donner des détails sur tout ce que Fourcroy put observer *à cette occasion*, puisque nous ne traitons pas ici des propriétés du chlore, et que le gaz qui avait produit les accidents de coryza aigu dont ce chimiste avait été témoin ne renfermait de l'oxygène que théoriquement.

Ayant vu que l'oxygène imaginaire de son acide muriatique avait la propriété d'épaissir et de coaguler les liquides animaux, Fourcroy trouva très-ingénieux et surtout très-heureux, sous le rapport de la couleur locale, — je veux dire médicale, — de faire intervenir ce vieux phénomène de la *coction des humeurs* dans les maladies, si en honneur et de si grande importance dans l'ancienne médecine, pour donner encore un beau rôle à son oxygène universel. « Cette coction, dit-il, consiste dans un épaississement égal et homogène d'une humeur quelconque; effet qu'on ne peut pas méconnaître pour une fixation d'oxygène... La formation du pus rentre encore dans la même classe, provient de la même cause et obéit aux mêmes lois. »

C'est pourtant là ce que Fourcroy appelle *chercher les vraies bases de la médecine dans la philosophie de la nature*. Ces accidents d'irritation vive causés par le chlore lui avaient ouvert des horizons infinis pour l'avenir de la pathologie et de la thérapeutique. Voilà quelle avait été son observation. Quant à son expérience, c'est-à-dire à ses faits cliniques, ils se réduisent à l'application externe de son acide muriatique oxygéné sur un ulcère cancéreux, à l'administration du même corps à l'intérieur, en boisson, chez un individu affecté de syphilis ; enfin, à la constatation des excellents effets de ce même acide fantastique comme antiputride, antiseptique, antivirulent, toujours grâce à l'oxygène dont il est *surchargé*, selon l'heureuse expression de Fourcroy. J'allais oublier la pommade oxygénée qu'on a tant préconisée à cette époque, et qu'on obtenait en faisant réagir l'acide nitrique sur l'axonge. Cette pommade s'est trouvé avoir entre les mains de Fourcroy et d'autres médecins de l'époque des propriétés merveilleuses.

Nous n'insisterons pas plus longtemps sur ce mémoire de Fourcroy, qui ne peut avoir pour nous l'importance que lui attribuait son auteur, à cause des hautes tendances philosophiques qu'il présentait. Nous dirons quelques mots du premier travail se rapportant à l'oxygène, qui fut publié par Fourcroy.

Ici, du moins, nous sommes sur le terrain de l'expérience physiologique et de la clinique. Mais qu'est-ce que le résultat de quelques expériences isolées et de faits cliniques assez mal observés? évidemment aujourd'hui nous ne pouvons leur accorder qu'une valeur très-médiocre. Voici le résumé de ce mémoire *sur les propriétés médicinales de l'air vital*, lu en 1789 à la Société royale de médecine, et dont un extrait a été donné dans les *Annales de chimie*[1].

Il s'agit d'une vingtaine de cas de phthisie traités par l'oxygène, et chez la plupart des malades observés par Fourcroy ou dont il a pu recueillir l'histoire, la respiration de l'air vital a amené d'abord un bien-être très-marqué, un amendement des principaux symptômes, enfin un changement assez manifeste pour faire espérer une guérison prochaine. Mais tous ces phénomènes n'ont été que passagers; et, au bout de deux ou trois semaines de ce traitement par l'oxygène, des accidents inflammatoires violents sont survenus, la marche de l'affection a été, dès ce moment, bien plus rapide qu'auparavant et la terminaison fatale, par suite, précipitée.

Frappé par ces résultats fâcheux, Fourcroy a voulu en chercher la cause et il a eu l'idée alors, — il était bien temps, en effet, — de faire des expériences sur les animaux. Voici à ce sujet une des conclusions de son travail :

« Lorsqu'on plonge un animal dans une cloche pleine d'air vital, sa respiration s'accélère, la dilatation de sa poitrine devient considérable, son cœur et

[1] 1re série, t. IV, p. 83.

ses artères se contractent avec plus de force et de vitesse que dans l'état naturel ; il est bientôt dans un véritable état fébrile ; ses yeux deviennent rouges et saillants, la sueur coule de toutes parts sur son corps, la température de toutes les régions s'élève singulièrement ; enfin, il est bientôt attaqué d'une fièvre inflammatoire extrêmement aiguë, qui se termine par une gangrène et une sidération dont sa poitrine est le principal foyer. »

Le résultat expérimental énoncé par Fourcroy s'accorde si peu avec celui des autres observateurs, Priestley, Spallanzani, Morozzo, Dumas, de Montpellier, Beddoës, Broughton et nous-même, que l'on peut se demander si l'auteur du mémoire dont il s'agit a bien réellement fait respirer de l'oxygène à ses animaux. Les méprises qu'il a commises plus d'une fois à cet égard autorisent jusqu'à un certain point à faire quelques réserves sur la valeur de ces expériences et sur les conclusions qu'on peut en tirer. Fourcroy, lui, en avait conclu de suite que « l'air vital porte l'incendie dans les vaisseaux pulmonaires, et y verse un torrent de chaleur qui produit tous les symptômes décrits ci-dessus. » C'est à peu près dans les mêmes termes que m'ont répondu plus d'un médecin, plus d'un chimiste, à qui je faisais part de l'intention que j'avais d'employer l'oxygène dans ma pratique.

« L'action de l'air vital sur la respiration étant bien constatée, et la chaleur vive qu'il excite dans les poumons étant la base de cette action, Fourcroy a pensé que si son usage était contre-indiqué dans toutes les maladies où la chaleur et le mouvement sont déjà trop énergiques, il pourrait être utile dans toutes les affections caractérisées par la sensation de froid et par la lenteur des mouvements. Il en a vu de bons effets dans la chlorose des jeunes filles, les affections scrofuleuses des enfants, les empâtements du bas-ventre qui sont si communs à cet âge, l'asthme humide et chronique, les obstructions du bas-ventre, l'affection hypochondriaque, le rachitis commençant, les dyspnées opiniâtres accompagnées de pâleur à la peau et de faiblesse générale. Ses effets avantageux dans les maladies se sont manifestés par une augmentation très-sensible de chaleur à la peau, par la coloration du visage, par l'accélération du pouls ; ces symptômes vont même tellement en croissant, qu'au bout de quelques semaines de l'usage de l'air vital, il en résulte un véritable mouvement fébrile, une augmentation générale d'activité des solides, dont l'influence dans la guérison des maladies chroniques n'est plus un problème pour les médecins accoutumés à méditer sur la marche de la nature dans la guérison spontanée de plusieurs de ces maladies [1]. »

Sans doute, dans ce qui précède, il y a des indications utiles, des inductions justes ; mais c'est autre chose que nous voudrions trouver dans Fourcroy, ce sont des observations nettes et explicites, des faits cliniques bien observés. Comme nous l'avons montré avant de parler de Fourcroy, ces idées se trouvaient

[1] *Loc. cit.*, p. 83 et seq.

déjà acquises à la science et avaient été formulées d'une façon au moins aussi précise. Et c'est pourtant là la seule chose qu'il y ait de profitable pour nous dans les travaux de Fourcroy : ces quinze à vingt lignes, qui ne renferment rien qui n'eût été dit auparavant, c'est là ce qu'il y a de moins hypothétique et de plus scientifique dans les deux mémoires de Fourcroy.

En somme cependant, la théorie de Fourcroy, quelque erronée qu'elle fût au point de vue chimique et surtout au point de vue médical, indiquait assurément une hauteur de vues très-remarquable ; et pour ne la considérer que sous le rapport de la chimie, elle montre ce que ce savant aurait été capable de faire, s'il était venu à une époque ultérieure. A coup sûr, ce n'était pas une idée ordinaire que de suivre l'oxygène dans tous les composés dont il fait partie et d'étudier la part d'action qu'il apporte avec lui dans les combinaisons où il entre[1]. Seulement, avant d'étudier dans un composé donné cette action spéciale de l'oxygène, il fallait d'abord être bien certain qu'il y en eût réellement et ne pas s'exposer à attribuer à César ce qui appartenait à Pompée, je veux dire à l'oxygène ce qui était l'effet du chlore, comme cela lui est arrivé, par exemple, pour l'acide muriatique et les muriates oxygénés de mercure. Mais hâtons-nous de le dire, à la décharge de Four-

[1] Pour avoir une idée plus complète du rôle chimique de l'oxygène tel que l'entendait Fourcroy, il faut lire son ébauche d'oxygénologie dans l'*Encyclopédie méthodique*, part. CHIM., art. *Gaz oxygène*, t. III.

croy, ses théories, quelque ingénieuses qu'elles eussent pu être, devaient forcément être en quelque sorte condamnées d'avance, attendu qu'il était impossible de faire la philosophie de la chimie avant que cette science fût constituée.

IV. École de Fourcroy.

L'influence de cette chimiâtrie que nous venons d'étudier, trop longuement peut-être, fut des plus pernicieuses pour l'avenir médical que semblait avoir l'oxygène à ses débuts. Comme cela arrive toujours, ses imitateurs allèrent encore plus loin que lui. Nous allons les passer en revue aussi rapidement que possible, car il n'y a guère eu de profit pour l'art de guérir dans tous ces essais systématiques que nous allons énumérer.

En 1797, Rollo fit paraître à Londres, en collaboration avec Cruickshank pour la partie chimique, son *Histoire de deux cas de diabète sucré*, etc., etc.[1], à propos desquels il se donne la fantaisie, lui aussi, d'établir un système médical. La doctrine de Rollo tient à la fois de celle de Beddoës et de celle de Fourcroy. Beddoës ayant émis cette hypothèse que chez les phthisiques l'économie lui semblait surchargée d'oxygène, tandis que chez les scorbutiques il y a au contraire défaut de ce même principe, Rollo conçoit tout de suite l'idée de classer les maladies selon qu'elles

[1] An account of two cases of the diabetes mellitus, etc., etc. London, 1797; 2 vol. in-8°.

sont causées par la suroxygénation ou bien la désoxygénation du sang ; et alors il place dans son cadre pathologique la phthisie à côté du diabète, qui était pour lui la plus haute expression de la suroxygénation du sang. Puis, Fourcroy admettant que les substances oxygénées n'agissent, à titre de remèdes, qu'en raison de leur oxygène, Rollo imagine une matière médicale fort peu compliquée : il y a des suroxygénants et des désoxygénants. Voilà la nosologie et la thérapeutique réduites à leur plus simple expression.

Rollo ne s'en tint pas là dans ses innovations si peu réussies ; ayant lu dans différents recueils les bons résultats qu'on avait obtenus à l'aide de l'acide nitrique dans les maladies vénériennes[1], il y vit une action spéciale de l'oxygène, et il en conclut hardiment que le mercure peut être, dans ces maladies, remplacé avantageusement par les substances oxygénées. Mais, trouvant le mode d'administration de l'oxygène par les voies respiratoires trop précaire, il crut bien préférable, pour arriver au même but, de donner de l'acide nitrique, de l'acide citrique, du chlorate de potasse et surtout de l'*acide muriatique oxygéné*. Cette partie de l'ouvrage de Rollo fut vivement combattue par Benjamin Bell[2], qui affirma que l'acide nitrique n'avait réussi dans aucun des cas où il l'avait employé. « B. Bell croit que ce remède est tout à fait inutile, et il attribue les succès obtenus pendant son administration, non à son efficacité,

[1] *Op. cit.*

[2] A treatise on gonorrhea virulenta, etc.; 2nd ed.; Edinburgh.

mais à certaines causes qui ne sont pas encore bien connues, et qui font souvent disparaître spontanément plusieurs symptômes vénériens (les bubons, par exemple), sans le secours d'aucuns remèdes. Enfin cet auteur pense que l'acide nitrique employé comme remède interne, ou comme remède externe, n'a aucune propriété qui le différencie des autres acides[1]. »

C'est sous l'inspiration des idées de Rollo, dont il venait de traduire l'ouvrage sur le diabète sucré, que Alyon publia, en 1798, un mémoire sur les propriétés médicinales de l'oxygène dans les maladies vénériennes. Inutile de répéter ce que cet élève de Fourcroy entendait par oxygène. Après Alyon vient Fournier[2], qui, dans un mémoire lu à la Société de médecine de Paris, cherche à établir que le mercure n'agit dans les maladies vénériennes que par l'oxygénation qu'il acquiert dans les différentes préparations auxquelles on le soumet pour l'administrer. C'est pourquoi lui aussi emploie avec confiance, et par suite avec succès, le même acide nitrique : il n'est pas jusqu'au tétanos qu'on n'ait guéri par ce spécifique universel. Mais, patience ! voici le progrès. Quelques années après, l'acide nitrique ne guérissant peut-être plus, Burdin[3] eut l'idée, dans différentes affections chroniques de la poitrine, d'administrer les éthers, sous prétexte qu'ils contiennent beaucoup d'oxygène.

[1] Recueil de littér. méd. étrang., t. I, p. 227.

[2] Journal de Sédillot, t. V, p. 358.

[3] Journal de Sédillot, t. X, p. 144.

Il serait trop long et vraiment fastidieux de pousser plus loin cette aride énumération. Nous aurions voulu consacrer quelques lignes à Baumès, qui, dans sa nosologie, fit arriver à son apogée la doctrine dont nous esquissons l'histoire [1]. Mais qu'ajouterait à tout ce que nous venons de dire, le tableau des *oxygénèses*, des *hydrogénèses*, des *phosphorigénèses*, etc. ?

En résumé, dans toutes ces tentatives de thérapeutique un peu fantastique faites par les imitateurs de Fourcroy, nous voyons qu'il est question à chaque pas d'oxygène, mais nous n'en trouvons nulle part ; ou plutôt leurs mémoires en sont pleins, et s'ils n'en donnent pas à leurs malades, certes ce n'est pas l'intention qui leur manque. Ce gaz est en quelque sorte un Protée qu'ils croient tenir et manier à leur gré, mais qui leur échappe constamment. Voilà pourtant où en était arrivé Fourcroy, à bannir malgré lui complétement l'oxygène de la thérapeutique, lui qui avait été un de ses plus fervents promoteurs.

Il est temps de rentrer dans le domaine de l'expérience et de l'observation. C'est en Angleterre que nous allons les retrouver, c'est Beddoës qui va nous remettre dans la bonne voie, celle de la physiologie et de la clinique.

[1] Baumès, Fondements de la science des maladies ; 4 vol. in-8°, 1802.

V. Beddoës.

Au premier coup d'œil, l'ouvrage de Beddoës [1] paraît on ne peut plus confus, et, de fait, cette confusion existe réellement dans la disposition des matières. On voit que l'auteur ne s'est guère préoccupé de faire un livre ; il a expérimenté beaucoup, il a donné le résultat de ses expériences, et à la suite sont venus se grouper un peu en désordre, et presque à mesure qu'ils se produisaient, les faits cliniques dont il était témoin ou que lui envoyaient des gens compétents et dignes de foi.

Malgré cela, on est frappé tout d'abord du caractère vraiment scientifique [2] que possède l'ouvrage, au moins la première partie. Beddoës montre tout de suite cette originalité, qu'il a compris la question d'une façon bien plus pratique que Fourcroy, et qu'il a su éviter l'écueil dans lequel étaient tombés les physiologistes de son époque. En effet, à ce moment, on s'évertuait à faire des expériences sur la respiration, mais en tournant toujours dans le même cercle. Ainsi, on avait à cœur de savoir au juste le rapport numérique entre les différentes quantités des gaz inspirés et expirés. Sans doute cette recherche était très-importante, mais on ne voyait pas assez que les procédés d'analyse que possédait alors la chimie

[1] Nous voulons parler du principal, les *Considerations on the factitious airs*, etc.

[2] Relativement aux essais plus ou moins insignifiants tentés par d'autres auteurs.

étaient insuffisants pour arriver à des résultats bien précis, sans compter que la composition exacte des corps connus était encore très-mal déterminée, comme on peut s'en convaincre par les erreurs capitales de Fourcroy. Ainsi, nous voyons Beddoës entreprendre des expériences physiologiques; seulement, il ne se propose pas pour but de savoir quelle quantité d'acide carbonique expire un homme dans un temps donné, ni quelle quantité d'air entre dans les poumons à chaque inspiration. Il part d'un fait certain : l'oxygène est le principe vital de l'air, et il se demande quel effet peut produire une atmosphère qui contient deux, trois, quatre fois plus de ce principe vital que l'air ordinaire. Le raisonnement et les lois physiologiques lui indiquent, lui font prévoir une excitation générale, un surcroît d'action dans toute l'économie, et une plus grande résistance vitale. Les expériences sur les animaux et sur lui-même, jointes à celles d'autres observateurs, le confirment dans cette vérité. Reste à utiliser, au profit de la thérapeutique, un agent aussi répandu et d'une puissance dont il n'a encore qu'une idée générale. On voit déjà combien son point de départ est différent de celui de Fourcroy. Du reste, on pouvait s'y attendre: Fourcroy, médecin par la force des circonstances, était chimiste par goût, par les tendances spéciales de son esprit. Beddoës, médecin avant tout, et surtout élève de Brown, était, au besoin, professeur de chimie, quand l'occasion s'en présenta à Oxford; mais, même alors, il n'oubliait pas que Boerhaave, peu suspect de partialité en pareille matière, avait dit de la chimie : *optima medicinæ ancilla, domina pessima*. Aussi n'a-t-il demandé à cette science que ce qu'elle pouvait lui donner d'un peu certain, des gaz bien définis, faciles à préparer, et sur la nature desquels il n'y eût pas de méprise possible ; à la physique, si honorablement représentée alors par James Watt, il a demandé des appareils commodes pour manipuler les gaz aisément et en rendre l'application aussi praticable que possible. Puis, guidé par ses expériences physiologiques et par des considérations inductives qui ne manquaient pas de justesse, il entreprit non pas de fonder un nouveau système médical, non pas de vouloir guérir toutes les maladies par l'inspiration de tel ou tel gaz, mais de résoudre quelques problèmes de thérapeutique. Il lui était arrivé maintes fois, comme à tous ceux qui exercent la profession médicale, de se trouver en présence de cas dans lesquels les moyens ordinaires avaient échoué, contre lesquels il avait en quelque sorte épuisé en vain tout l'arsenal de la thérapeutique. Devant des faits pareils, il était bien permis d'avoir recours à pire médicament héroïque qu'à l'oxygène ou l'hydrogène. Du reste, ces gaz étaient découverts depuis peu, ils n'avaient presque pas été encore utilisés comme remèdes, on avait donc les meilleures raisons pour s'attendre à quelque efficacité. Quelques succès isolés encouragèrent Beddoës à poursuivre ses expériences cliniques ; il en parla à ses amis, qui, de leur côté, essayèrent, faute de mieux, cette médication nouvelle, et c'est ainsi que se forma peu à peu, en Angleterre, la médecine pneumatique. Cependant, si l'ensemble des faits observés par Beddoës et ses partisans a l'air de former un corps de doctrine, ce n'est tout à fait qu'en apparence ; de temps en temps, on trouve dans les *Considérations sur les airs factices* quelques idées de généralisation, mais n'englobant ordinairement qu'un nombre très-limité de cas.

Pour montrer que Beddoës ne faisait pas des expériences et n'établissait pas des théories avec parti pris d'avance et dans des vues complétement systématiques, il suffit de citer ce qu'il écrivait, en 1797, au docteur Rollo, qui rapporte ces lignes dans son *Traité du diabète sucré* : « Je n'ai point à présent de théorie chimique sur les maladies; mon opinion sur le scorbut, qui me paraissait très-probable, qui était conforme aux idées du docteur Trotter, est démentie par les faits [1]. »

On voit, par cet aveu, quel bon marché il faisait de toutes les théories et surtout des siennes, et comme il les sacrifiait volontiers lorsqu'il ne pouvait pas les concilier avec les faits. Cette profession de foi doit être prise en considération sérieuse par la critique, parce qu'elle est une garantie de la véracité des expériences présentées. Dans certaines parties du principal ouvrage de Beddoës, un lecteur minutieux d'aujourd'hui trouverait peut-être une légère teinte de charlatanisme, parce qu'on a usé et abusé, de nos jours, de ce procédé de correspondance pour tromper

[1] Rollo and Cruicksh., On diab. mell., t. II, p. 8.

la crédulité du public; mais l'impartialité de l'auteur suffit pour nous convaincre de l'authenticité de ses observations, garantie, du reste, par des noms assez connus [1] : la seule critique qu'on pourrait en faire, c'est qu'elles manquent souvent de netteté, surtout au point de vue du diagnostic de la maladie, ce qui enlève une certaine valeur aux résultats obtenus, ou du moins nous rend un peu défiants dans maintes circonstances. Il est vrai que cette partie de la médecine, la science du diagnostic, aujourd'hui si précise dans la majorité des cas, grâce aux progrès de l'auscultation et à la percussion, était alors bien peu avancée. Aussi était-on souvent obligé, dans la description d'une maladie, de mentionner seulement les signes les plus apparents, avec leurs principales modifications et puis le résultat final.

Nous croyons en avoir assez dit sur l'œuvre de Beddoës, considérée en général. Entrons dans les détails, et analysons successivement ses deux principaux ouvrages.

En 1793, Beddoës fit paraître son premier ouvrage sur la médecine pneumatique, dans lequel il donna ses idées et ses observations concernant la nature et le traitement de la gravelle, du scorbut, de la consomption, du catarrhe et de la fièvre, ainsi que d'autres questions de physiologie et de pathologie [2].

[1] Il suffit de citer Ferriar, Thornton, Erasme Darwin, Crawford, Carmichaël, Gimbernat, etc.

[2] Observ. on the nature and cure of calculus, sea-scurvy, etc. Bristol, 1792. — *Id.*, London, 1793.

Vers la même époque, le docteur Trotter, déjà avantageusement connu par sa dissertation inaugurale : *De ebrietate ejusque effectibus in corpus humanum* [1], qui lui avait valu de vifs éloges de la part de Cullen, publie la 2e édition de ses observations sur le scorbut [2], dans lequel il partageait les vues de Beddoës sur la thérapeutique pneumatique.

Beddoës et Trotter, quoique admettant les mêmes idées générales sur l'heureuse influence de l'application de l'oxygène au traitement du scorbut, n'avaient cependant pas tout à fait la même opinion sur la nature de cette affection. Trotter attribuait la maladie à une insuffisance d'oxygène dans le sang seulement; pour Beddoës, c'était l'économie tout entière qui était désoxygénée, et comme preuve il donnait la décoloration des solides et la rigidité des muscles et des tendons. Il supposait aussi que l'oxygène est nécessaire pour la contraction musculaire et qu'il entre alors dans quelque nouvelle combinaison. Il admettait encore que la cause finale de l'accélération de la respiration, à la suite d'un violent exercice, est la nécessité de redonner à l'organisme l'oxygène dépensé, et ces observations expliquent, ajoute-t-il, l'espèce de scorbut passager qui se produit après une tempête pendant laquelle les matelots ont fatigué considérablement. La mort, chez les scorbutiques, observe Beddoës, paraît fréquemment survenir, parce que le sang est incapable de stimuler le cœur gauche, les

[1] Edinburgh, 1786.

[2] Obs. on the scurvy, 2nd éd., 1792.

fibres musculaires de cet organe se trouvant privées d'irritabilité, et le sang, d'oxygène.

Il serait trop long d'exposer ici avec détail les ingénieuses inductions de Beddoës sur la nature et les causes du scorbut. La conclusion la plus importante de cette première étude est que l'oxygène est l'agent incitateur de l'action musculaire.

Ensuite il expose ses vues sur la formation de la graisse dans l'économie animale. Les idées théoriques qu'il présente sur ce sujet sont assurément très-discutables; il en est une cependant qui paraît appuyée par des faits assez curieux. Il admet qu'il y a tendance dans l'organisme à la formation exagérée de la graisse toutes les fois qu'il y a insuffisance d'oxygène. Or le docteur Trotter a observé que, lorsqu'un nègre prenait rapidement de l'embonpoint, on pouvait facilement déterminer en combien peu de temps (si l'on peut s'exprimer ainsi) il serait atteint par le scorbut; de plus, sur un vaisseau qui portait un assez nombreux équipage, le seul individu qu'il ait vu affecté de scorbut était un jeune matelot d'une corpulence remarquable. L'émaciation produite par les acides pris en excès et la disparition de l'obésité sous l'influence d'un régime exclusivement végétal montrent que ce traitement est analogue à celui du scorbut.

L'application que fit Beddoës de ses idées théoriques sur l'oxygénation du sang, à l'étude de la phthisie, nous paraît digne d'être signalée.

Un fait acquis à la science depuis fort longtemps,

et considéré comme tel il y a près d'un siècle, c'est que la grossesse, survenant chez une femme atteinte de phthisie, retarde momentanément le progrès de cette affection qui ne fait que suivre une marche plus rapide après la délivrance. Parmi les nombreuses explications qui ont été données de ce phénomène, celle de Beddoës peut être citée comme une des plus ingénieuses.

« Le sang du fœtus, dit-il, est oxygéné par celui de sa mère, par l'intermédiaire du placenta. Or, pendant la grossesse qui nécessiterait un surcroît d'absorption d'oxygène, puisqu'il y a deux êtres qui respirent, les poumons fonctionnent de façon à en recevoir de moins en moins, par suite de l'obstacle apporté à l'action du diaphragme. Si donc la diminution de la quantité de l'oxygène absorbé est l'effet de la grossesse, ne serait-ce pas là précisément ce qui arrête les progrèe de la phthisie, et s'il en est ainsi, n'y aurait-il pas alors un excès d'oxygène dans l'économie des phthisiques? D'après cela, en partant de cette idée, ne pourrions-nous pas découvrir un traitement de cette affection fatale ? [1] »

Si Beddoës, au lieu de s'appuyer sur des idées presque exclusivement chimiques (ce qui heureusement ne lui arrive pas souvent), avait commencé par bien étudier l'action physiologique de l'oxygène, et puis son action sur les plaies, comme il l'a fait plus tard, peut-être aurait-il trouvé une explication plus

[1] *Op. cit.*

satisfaisante. Dans tous les cas, il aurait certainement compris que, puisque la même quantité, et même moins d'oxygène, est destinée, pendant la grossesse, à une masse sanguine plus considérable, les capillaires du poumon doivent se trouver bien moins chargés d'oxygène pendant ce laps de temps, et, par suite, l'action de ce gaz sur la plaie pulmonaire résultant de la tuberculisation, en supposant qu'il y ait caverne, ou sur la partie de l'organe affecté simplement de phlegmasie diathésique, doit être moins excitante. Ajoutons à cela que le sang est, pendant la grossesse, chargé d'une plus grande quantité d'acide carbonique qu'à l'état normal, et l'on sait quelles propriétés cicatrisantes bien manifestes possède ce gaz.

Nous donnons ces explications pour ce qu'elles valent, car il y a encore beaucoup de choses inconnues, même aujourd'hui, dans la façon dont agissent les gaz sur l'organisme.

En présence des résultats du malheureux essai que fit Fourcroy de l'oxygène sur des phthisiques, Beddoës admet la possibilité de deux cas : 1° La phlegmasie diathésique peut altérer la structure des poumons, de façon à leur faire transmettre au sang une quantité d'oxygène plus considérable que normalement; 2° ou bien, quelque cause qui nous échappe ayant rendu les poumons aptes à transmettre, ou le sang à attirer une plus grande quantité d'oxygène, une inflammation pulmonaire peut s'ensuivre.

Enfin, Beddoës pense que la phlegmasie à forme spéciale, qui est particulière à la phthisie, dépend de ce que l'oxygène est introduit dans l'économie en léger excès d'une façon plus graduelle. Il en conclut que le régime des phthisiques devrait être tout à fait l'opposé de celui des scorbutiques. Ainsi, viandes salées, et surtout diète huileuse. De plus, on doit chercher à diminuer la quantité d'oxygène introduite dans les poumons, en faisant respirer aux malades de l'air additionné d'azote et d'hydrogène, et en les faisant dormir dans des lieux confinés, en maintenant la température assez basse [1].

Nous avons insisté un peu longuement sur cet ouvrage de Beddoës, et nous l'avons fait à dessein, parce que c'est celui qui renferme le plus de théories, sans pour cela présenter l'aspect d'un ensemble systématique.

Ces idées, on le comprendra facilement, étaient bien faites par leur extrême nouveauté et par leur originalité, pour piquer vivement la curiosité du monde médical. Heureusement, on était à une époque où, comme nous l'avons déjà remarqué, les découvertes les plus étonnantes se succédaient avec une rapidité extraordinaire ; aussi cette espèce de révolution dans la thérapeutique ne fut pas accueillie par une indifférence et une incrédulité générales, comme

[1] Nous sommes loin d'admettre toutes les idées de Beddoës, et notamment pour ce qui concerne ce paragraphe, nous faisons nos réserves; il est évident qu'ici notre auteur a été un peu trop tranchant : nous espérons montrer, au contraire, que, dans bien des cas de tuberculisation, l'oxygène est parfaitement indiqué.

célà n'eût pas manqué si elle se fût produite dans un de ces moments d'apathie scientifique, de halte intellectuelle pour ainsi dire, qui semblent être une loi fatale du progrès. L'ouvrage de Beddoës, et même celui du docteur Trotter, furent mentionnés avec éloge par le recueil médical périodique le plus autorisé d'alors, les *Medical and Philosophical Commentaries*, dirigés par le docteur Duncan, et pour juger de l'importance que ce dernier leur donnait, disons qu'il les plaçait, à ce point de vue, sur la même ligne que les travaux sur l'électricité galvanique, dont la découverte était toute récente [1].

Encouragé dans ses essais d'innovations thérapeutiques, Beddoës se livra à de patientes recherches sur ce sujet inexploré. Mais il comprit vite que, réduit à ses propres ressources, il n'aurait guère les moyens de faire des expériences sérieuses et profitables pour la science ; aussi voulut-il fonder, par souscription nationale, un établissement spécial pour le traitement des maladies par les gaz, idée qu'avait déjà eue Wedgewood, dans les derniers jours de sa vie. Dans ce but, il fit part de son projet au directeur des *Medical and Philosophical Commentaries*, qui lui donna son entière approbation ; aussi l'année suivante, on pouvait lire dans la publication périodique du docteur Duncan, à l'article *Nouvelles diverses*, la note suivante :

« Le docteur Beddoës, bien connu déjà du monde

[1] Med. and philos. Comment., t. XVIII, préface et p. 86.

savant par quelques travaux originaux, vient de proposer, dans une circulaire, l'établissement d'une institution pour étudier d'une façon péremptoire les effets de ces puissants agents, les fluides élastiques, dans diverses maladies, et pour découvrir le meilleur moyen de les obtenir et de les appliquer.

« Que les différents fluides élastiques, en agissant sur l'économie par la respiration, exercent une grande influence, personne ne pourrait le contester; les récentes observations du docteur Beddoës et autres praticiens prouvent surabondamment que l'application des fluides élastiques au traitement des maladies est à la fois très-réalisable et promet d'heureux résultats. Il s'agit donc d'établir nettement avec quel succès elle peut contribuer à soulager les souffrances humaines, et c'est là un sujet qui réclame l'attention, non-seulement des médecins praticiens, mais aussi de tous les philanthropes. Nous avons donc le ferme espoir que cette louable recherche trouvera l'aide et le succès qu'elle mérite [1]. »

Nous avons assez développé les théories de Beddoës sur la phthisie, ainsi que les circonstances dans lesquelles fut proposé l'établissement de l'*Institut pneumatique*, pour faire justice de la façon dont tout cela était interprété, en France, dans un recueil des plus estimés de l'époque. « J'observerai que le docteur Beddoës, savant professeur de chimie à l'Université d'Oxford, en perfectionnant la chimie pneu-

[1] Med. and philos. Comment., t. XIX, 1794.

matique, vient d'en faire l'application à une méthode curative, qu'il offre comme spécifique dans le traitement de la phthisie pulmonaire. Des succès constants et multipliés ont décidé le gouvernement anglais à établir, à Londres, un hôpital uniquement destiné à suivre et augmenter les avantages d'une découverte aussi précieuse pour l'humanité[1]. » Et d'abord, Beddoës n'a jamais dit qu'il avait trouvé un spécifique contre la phthisie ; ensuite le gouvernement n'avait pris aucune initiative dans cette affaire, puisque c'était par souscription nationale que l'on fondait l'Institut.

C'est pendant que le projet d'Institut pneumatique faisait son chemin dans l'esprit public, que parut la première édition des *Considérations sur la production et l'usage médicinal des airs factices*[2], ouvrage des plus curieux, et qui mériterait assurément d'être mieux connu qu'il n'est, en France du moins.

Comme nous l'avons déjà remarqué au début de ce chapitre, cet ouvrage n'est pas un traité didactique, c'est un recueil d'observations disposées souvent sans ordre, et dans lesquelles on montre le résultat du traitement par l'oxygène, l'acide carbonique, l'hydrogène, l'hydrocarbonate, par le charbon même, et d'autres médications qui n'ont rien de commun avec les gaz, le tout précédé d'expériences physiologiques sur les animaux, et accompagné de la

[1] Magasin encyclopédique, t. V, p. 469; 1795. (L'article est de A. Tardy.)

[2] Bristol, 1794; 3e édit., 1796.

description des appareils imaginés par James Watt, pour la production et l'administration des airs factices. On se demande tout de suite pourquoi cette absence complète de méthode dans un livre qui pouvait en comporter à un certain degré? Il est probable que Beddoës a voulu éviter autant que possible de dogmatiser, d'avoir l'air d'établir un nouveau système médical. Il avait assez de tact et d'intelligence pour comprendre qu'un édifice de ce genre ne peut pas être l'œuvre d'un seul. Et puis, d'ailleurs, ce n'était point là où tendaient ses efforts. Son but, c'était de propager l'essai d'agents médicamenteux qui lui semblaient appelés à rendre de grands services à l'humanité, et, après avoir vivement engagé le public médical à tenter cette nouvelle thérapeutique, sa satisfaction était de voir non pas précisément ses vues confirmées, mais ses conseils suivis par les hommes les plus compétents. Il fait si peu la réclame pour ses gaz, il a si peu l'idée d'en faire une panacée, qu'il croit, en général, utile de commencer le traitement par les remèdes ordinaires appropriés à la maladie, et de n'avoir recours aux gaz que dans les cas où les premiers sont inefficaces. Il ne veut pas non plus qu'on ait une confiance aveugle dans ces nouveaux médicaments par le seul fait qu'on aura obtenu quelques succès. Ainsi, après avoir rapporté un cas de chlorose et deux cas d'asthme, dans lesquels l'administration de l'oxygène avait amené une guérison rapide, Beddoës, loin de s'enthousiasmer en faveur de ce gaz, doute encore : « Nous pouvons admettre tous ces faits, dit-il, et les considérer comme certains; mais d'autres médicaments, l'éther, par exemple, n'auraient-ils pas produit le même effet? et cet effet même, jusqu'à quel point est-il l'attribut spécial de l'oxygène? Quand on veut être logique, on ne doit pas admettre une pareille vertu, jusqu'à ce qu'on ait fait un bon nombre d'expériences comparatives [1]. » Ailleurs, précisément au moment de présenter un certain nombre d'expériences favorables, il va plus loin, et il dit : « Le scepticisme est associé quelquefois à l'ardeur de l'investigation, d'autres fois à une apathie léthargique. Les pages suivantes ne trouveront guère de lecteur plus systématiquement incrédule que leur auteur. Je ne vois pas, en effet, comment, sans un scepticisme de bonne foi, il est possible dans quelque branche des connaissances que ce soit, d'éviter l'erreur, pas plus que d'arriver à la vérité sans l'amour de la recherche [2]. »

Ces belles paroles sont, en effet, l'expression sincère des opinions de Beddoës, et montrent quel excellent esprit de critique présidait à ses recherches sur l'utilité thérapeutique des gaz. Malgré cela, il n'en avait pas moins déjà été l'objet de vives attaques dans quelques recueils périodiques de médecine, et c'est peut-être ce qui le décida à s'effacer de plus en plus derrière l'œuvre de tout le monde, se bornant autant que possible, et quand cela était nécessaire, au rôle de commentateur. C'est pourquoi dans ses

[1] Considérations, etc., etc., Ire partie, p. 80.
[2] *Op. cit.*, IVe partie, p. XIII (préface).

Considérations sur les airs factices, la seule partie qui soit vraiment l'ouvrage propre de Beddoës est la partie physiologique. Les expériences sont nombreuses, variées, et faites avec différents gaz, et même des mélanges gazeux. Nous avons déjà eu l'occasion de parler, dans le cours de ce Traité, des divers résultats qu'il a obtenus avec l'acide carbonique. Nous reviendrons encore sur ce sujet, en traitant de l'action de l'oxygène.

Disons en quelques mots, sauf à insister plus longuement à propos de nos expériences personnelles, les principales conclusions auxquelles il est arrivé, concernant l'action physiologique de l'oxygène ; nous n'allons même mentionner, pour ne pas nous répéter, que les faits qui lui appartiennent particulièrement, ou qu'il a mieux constatés que personne.

L'oxygène produit une résistance remarquable à l'asphyxie ; il semble que lorsque le sang a été plus imprégné d'oxygène qu'à l'état normal, il soit plus apte à supporter le manque d'air respirable et même l'action d'un gaz irrespirable.

Les animaux qui ont respiré de l'oxygène résistent plus longtemps à l'action des mélanges refroidissants.

L'action de l'oxygène paraît se localiser principalement dans le système musculaire.

L'oxygène est au plus haut degré un stimulus de l'irritabilité du cœur et des vaisseaux.

Quant aux résultats thérapeutiques, comme nous n'avons pas de système à discuter, mais uniquement des faits à citer, il nous suffira de donner des chiffres.

Ainsi, sur 22 cas d'asthme traités par l'oxygène, il y a eu 10 guérisons; dans 9 de ces cas, on a obtenu un soulagement marqué, et dans les 3 autres, pas d'amélioration;

Sur 7 cas de chlorose, on a guéri 5 malades et l'on a soulagé les 2 autres;

On doit encore à l'oxygène 5 cas de guérison d'affections cutanées rebelles, que l'auteur désigne sous le nom de lèpre.

Nous nous arrêtons là pour ces détails statistiques; on trouvera plus loin un tableau qui les résume et les complète. Cependant, avant de quitter ce sujet, nous ferons remarquer en passant que Beddoës ne manque pas de signaler trois cas d'épilepsie dans lesquels l'oxygène n'a pas eu le moindre succès, et même causé quelques troubles passagers.

Ce n'est pas ici le lieu d'examiner la valeur des faits physiologiques et cliniques qui ressortent de l'ouvrage de Beddoës; comme le résultat de nos expériences est en beaucoup de points conforme à celui de cet auteur, nous pourrons discuter avec plus d'avantage quand nous en ferons l'exposition.

En résumé, voilà un homme qui conçoit l'idée d'utiliser l'action des gaz pour la thérapeutique; l'idée n'était pas neuve sans doute; mais c'est dans l'application pratique qu'était l'originalité. Puis, comme il faut donner un *credo* à tous les gens dont on veut la foi, partant de quelques faits bien positifs, il ne risque rien de lancer quelques idées théoriques, quelques vues générales; il n'y tient pas du tout, il est prêt à les retirer dès que la science les demande, mais il les émet parce qu'il faut un *substratum* quelconque aux innovations qu'il veut propager, parce qu'il faut que chaque médecin qui voudra les adopter ait, à défaut de raison personnelle, l'opinion d'un autre. Voilà la source et le motif du premier ouvrage dont nous avons parlé. Puis les innovations font leur chemin, non pas sans quelque obstacle, non pas sans de nombreuses déceptions; mais comme, en somme, il y a là une vraie conquête pour la thérapeutique, le succès arrive, et la plupart des résultats heureux ou malheureux de ces tentatives reviennent à celui qui en est l'origine, le promoteur. Ce serait alors bien tentant d'établir un système médical : on a une certaine vogue, une heureuse idée peut être si facilement exploitée! Puis l'élève a l'exemple du maître, de Brown qui, lui aussi, a voulu laisser un édifice. Il n'en est rien : l'auteur se contente de refaire et d'approfondir ses expériences physiologiques, et il les publie avec toutes ces observations qui lui ont été adressées d'un peu partout, voire même de France, Alors il est on ne peut plus sobre de théories, et dans les commentaires qu'il ajoute parfois à ces observations, il insiste principalement sur le côté pratique; quant aux explications concernant l'action intime du médicament, il ne les donne qu'avec la plus grande réserve, et il est le premier à dire le peu de fondement qu'elles ont. Voilà l'esprit de son second ouvrage. Aussi son influence fut immense. De nouvelles notes, de nouvelles observations sont envoyées en grand nombre à l'auteur, de quoi remplir deux ou trois volumes. Mais l'effet désiré était produit, une forte impulsion était imprimée à la thérapeutique pneumatique; désormais tout faisait espérer à Beddoës que la médication par les gaz ne pouvait que prospérer. C'est pourquoi de ce nombre considérable de cas, c'est à peine s'il en publie trois ou quatre, aimant mieux que les résultats fussent plus certains, plutôt que de répéter les mêmes faits : plus de poids, moins de nombre. « Dans les *Considérations sur les airs factices,* dit-il en 1799, j'ai montré par d'assez nombreux exemples que l'administration *occasionnelle* d'air modifié était très-praticable, et quelques cas prouvent d'une façon convaincante l'efficacité du traitement. Mais dans la majorité des observations, des recherches plus approfondies sont indispensables pour déterminer exactement la part qu'a eue l'action du gaz dans les résultats favorables, et mon intention, en les publiant, a été d'encourager l'essai de ces moyens dans les cas où tous les autres avaient échoué [1]. »

On ne pouvait être plus modeste ni plus sincère à la fois. Cela ne l'empêcha pas d'être en butte à des critiques fort acerbes, comme cela arrive à quiconque ose lancer quelque idée originale et heureuse. Sans parler des chicanes qu'on lui chercha à propos de ses expériences [2], on alla même jusqu'à lui contester

[1] Contributions to the medical knowledge, p. 333.

[2] Voir surtout : Med. and chir. Review, 1796, et Journ. of phys. and med. (même époque et *postea*).

l'honneur d'avoir révélé Mayow à ses compatriotes, lorsque pourtant les dates parlaient assez en sa faveur. Aussi, il parle quelque part avec une certaine amertume bien légitime « des honneurs dus aux auteurs de découvertes utiles, plutôt qu'à ces médecins amateurs qui n'ont rien fait pour les progrès de la médecine et dont la réputation, basée sur l'opinion de gens incompétents, est équivoque et usurpée [1]. »

Malgré cela, il ne se départit jamais de son impartialité en matière scientifique, et il donna un bel exemple en préconisant l'emploi de la digitale pourprée dans la phthisie. Ce médicament était alors, en 1798 et 1799, très à la mode comme traitement de cette affection. Beddoës, qui avait deux ans auparavant recommandé beaucoup l'usage de l'hydrogène, qui avait publié également des cas de guérison de cette maladie par l'oxygène, par l'acide carbonique, ainsi que par l'hydrocarbonate, fut témoin de faits très-probants pour lui en faveur de la digitale, et il s'empressa de déclarer que cette méthode de traitement lui paraissait très-efficace.

Nous croyons en avoir assez dit pour faire comprendre la part qui revient à Beddoës dans l'histoire de l'application des gaz à l'art de guérir. On a pu voir quelle heureuse marche avait suivie la brillante tentative de cet auteur; mais, comme nul n'est prophète en son pays, il en est résulté qu'après lui la méthode a été abandonnée. Hill, contemporain de Beddoës, publia, il est vrai, un ouvrage assez intéressant sur

[1] Essay on consomption.

l'emploi médical de l'oxygène [1], renfermant l'histoire détaillée de dix-neuf cas d'affections diverses traitées avec succès par ce gaz; seulement il est à regretter que le diagnostic des maladies ainsi traitées n'ait pas en général, dans le livre de cet auteur, cette précision et cette netteté désirables, sans lesquelles il est impossible de tirer, des résultats obtenus, une induction thérapeutique légitime.

A part deux ou trois médecins de notre siècle, qui ont essayé à diverses reprises, en Angleterre, de remettre en honneur la thérapeutique pneumatique, surtout la médication par l'oxygène, la tentative de Beddoës resta sans continuateurs, et l'oubli vint couronner l'œuvre laborieuse et originale de notre auteur.

VI. L'oxygène en Allemagne et à Genève.

Quelque étendue qu'il ait déjà, notre historique ne serait pas encore complet si nous ne disions, le plus rapidement possible, la destinée qu'a eue la thérapeutique pneumatique en Allemagne et à Genève.

En Allemagne, l'attention fut éveillée sur cette question principalement par les recherches de Ingen-Housz, et des expériences nombreuses ne manquèrent pas d'être faites. Peu de temps après parut, en effet, le travail de Mensching [2], puis vinrent Stoll et Ferro [3],

[1] Practical observ. on the use of oxygen or vital air in the cure of diseases. In-4°; London, 1800.

[1] Dissertatio de aeris fixi et dephlogisticati in medicina usu. Gœttingue, 1787.

[2] Essai sur quelques médicam. nouveaux; Vienne, 1792... et sur les effets de l'oxygène; 1793-1795.

qui adoptèrent avec un certain enthousiasme les idées nouvelles et les défendirent vivement, ce dernier surtout; elles furent combattues par Scherer [1], et il se fit alors entre Ferro et Scherer une polémique des plus curieuses sur l'usage médicinal de l'oxygène. Hufeland [2] se montra également favorable à la thérapeutique pneumatique, et les heureux résultats dont il fut témoin le convainquirent assez pour qu'il recommandât dans son journal et qu'il employât lui-même le traitement par les gaz. Un autre auteur, qui à cette époque fit plus de bruit que les précédents, c'est Girtanner; il fut plus remarqué, parce qu'il mettait en avant des théories moitié chimiques, moitié médicales, où l'on retrouvait, un peu modifiées, les idées de Kirwan, de Beddoës et même de Fourcroy.

Girtanner fut un des premiers à partager et à défendre les nouvelles idées de chimie pneumatique, et il le fit principalement dans ses *Éléments de chimie antiphlogistique* [3], qui malheureusement n'ont pas été traduits. Voici, du reste, ce que, l'année même de sa mort, en janvier 1800, il écrivait de Gœttingue à Van Mons, un de ses amis :

« Depuis que j'ai fait la découverte que l'oxygène guérit les maladies vénériennes, c'est-à-dire depuis douze années, j'ai fait dans cette partie un grand nombre d'expériences, et voici ce que j'ai trouvé :

[1] Des effets nuisibles de l'oxygène dans les inflammations chroniques de la poitrine. Vienne, 1795.

[2] Journal de méd. et de chir. pratiques, de 1790 à 1800.

[3] Berlin, 1792; in-8°.

lorsque la maladie n'est pas invétérée, et qu'il ne faut que le premier degré d'oxydation, je me sers de l'acide citrique; pour le second degré, de l'acide oxalique délayé; pour le troisième degré, et en général pour les maladies les plus invétérées, de la dissolution de l'oxyde d'arsenic. Je ne connais rien de plus efficace pour les maladies vénériennes, les maladies du foie, obstructions du bas-ventre, hydropisies, etc.; mais il ne faut pas que les poumons soient attaqués, sans cela le malade périt en peu de temps. Je mêle 4 ou 5 gouttes d'une solution saturée d'oxyde blanc d'arsenic (dans l'acide nitrique) avec 2 livres d'eau, et je fais prendre cette potion en deux jours. Je fais des merveilles avec ce remède. Il n'y a rien de plus efficace contre les fièvres intermittentes. Si le malade commence à tousser, il faut cesser le remède, parce que la toux sèche est une marque que le corps commence à être suroxygéné. Si la toux continue, on peut la faire cesser en peu de temps par l'usage du foie de soufre. Je vous parle d'après une expérience répétée plus de cent fois [1]. »

Malheureusement, il n'administrait l'oxygène qu'à la façon de Fourcroy.

A Genève, qui a toujours marché au premier rang dans la voie du progrès, la thérapeutique pneumatique eut un succès des plus brillants. Jurine, quoique n'ayant pas obtenu des résultats bien remarquables, encouragea beaucoup les essais faits avec les gaz, et Odier, qui était vers cette époque un des médecins les

[1] Annales de chim. et de phys., 1re série, t. XXXIV, p. 306.

plus en crédit à Genève, les employait déjà dans sa pratique, lorsque parurent les publications de Beddoës. Les *Considérations sur les airs factices* furent analysées dans la *Bibliothèque britannique* avec les plus grands détails, et appréciées à une haute importance. Odier encouragea plus que jamais cette médication nouvelle; bien plus, la *Société pour l'avancement des arts et des sciences* s'empressa de fournir aux médecins de ce pays les moyens de l'appliquer; elle chargea une Commission de faire construire en grand tous les appareils nécessaires à la production et à l'emploi des gaz[1]. La pratique y gagna ceci, c'est que, tout en perfectionnant les appareils de Watt, l'ingénieur genevois eut l'idée heureuse de fabriquer de l'eau oxygénée, c'est-à-dire de l'eau qui, sous l'influence d'une forte compression, tenait en suspension son volume d'oxygène. Cette eau gazeuse artificielle, qui n'a nullement les caractères du bioxyde d'hydrogène découvert plus tard par Thénard, fut, pour les médecins genevois, un très-utile adjuvant de la médication par l'oxygène, et même dans des cas assez peu graves, dans lesquels on ne voulait pas avoir recours au gaz, l'eau oxygénée a suffi souvent pour dissiper la maladie.

VII. L'oxygène au dix-neuvième siècle.

A partir de cette époque, on peut dire que l'oxygène a été à peu près complétement abandonné. Condamné

[1] Bibliothèque britannique, t. VII.

à l'inactivité par presque tous les auteurs qui ont eu à en parler plus ou moins directement, et même par Pereira [1], il n'était guère possible que l'oxygène rentrât jamais dans le domaine de la thérapeutique, et si de nos jours on a encore eu recours à ce gaz, ce n'est guère qu'à titre de remède de la dernière heure qu'il a été employé. Ainsi, en 1832, plusieurs médecins distingués essayèrent d'appliquer l'oxygène au traitement du choléra à sa dernière période, mais sans succès : cela devait être, car dans la période asphyxique du choléra, il n'y avait plus de phénomène d'absorption, et par conséquent l'oxygène ne pouvait agir. Et encore, on n'eut peut-être alors l'idée de recourir à cet agent que parce que Broughton et Dutrochet venaient d'éveiller l'attention du public médical sur l'oxygène, par des travaux du reste fort peu importants.

Depuis quelques années cependant, l'oxygène semble avoir regagné quelque faveur chez nos voisins d'outre-Manche. En effet, depuis une quinzaine d'années, on a vu paraître en Angleterre plusieurs ouvrages traitant de l'emploi médical de ce gaz, sans compter les observations isolées publiées dans les journaux. Pendant quelque temps, il y a eu même une vraie recrudescence de succès obtenus à l'aide de ce fluide sur tous les points du monde, à Philadelphie et à New-York, à Calcutta et même à Rio-Janeiro. Nous nous empressons d'ajouter que si l'exemple de Beddoës a été un encouragement pour ces derniers *ré-*

[1] Elem. of therap. and mat. med. 3rd ed.

novateurs, les grands progrès imprimés à la chimie physiologique par Gmelin, Berzélius, Dumas et surtout par Liebig, ont le plus contribué à cette résurrection de l'oxygène comme agent médicamenteux. C'est principalement à Liebig[1] que revient l'honneur d'avoir exposé avec une netteté et une lucidité toutes françaises les phénomènes chimiques de l'organisme vivant, et, en faisant ressortir l'importance capitale du rôle que joue l'oxygène dans l'acte complexe de la nutrition, d'avoir ainsi démontré chimiquement et physiologiquement tout le parti qu'on pouvait tirer d'un pareil agent savamment manié. Aussi, dans les publications dont j'ai encore à parler, retrouve-t-on, presque à chaque pas, ses idées, ses théories. Du reste, on n'aura pas de peine non plus à sentir également l'influence de cet auteur dans les pages qui vont suivre, car si je n'avais été guidé par son enseignement, je n'aurais certainement pas osé affronter le péril d'un sujet un peu chimique, assez physiologique et fort peu chirurgical.

L'ouvrage de Riadore[2] a peu d'intérêt pour nous, parce qu'il ne rapporte guère, à propos de l'oxygène, que des idées et des faits publiés avant lui. Beddoës, Hill et Liebig lui fournissent tout ce qui, dans son livre, se rapporte au gaz que nous étudions; il parle, il est vrai, de son expérience personnelle et des excellents

[1] Chimie organique appliquée à la physiologie et à la pathologie, 1839. — Lettres sur la chimie, 1845. — Nouvelles lettres sur la chimie, 1852.

[2] On the remedial influence of oxygen, nitrous oxyde, etc. London, 1853.

résultats qu'il a obtenus : mais c'est à peine s'il cite avec détails un ou deux faits qui lui soient personnels.

L'ouvrage de Birch[1] annonce une large expérience de l'emploi de l'oxygène ; il nous présente une étude bien faite de l'action physiologique de ce gaz, du rôle qu'il joue dans l'accomplissement régulier de toutes les fonctions, des troubles divers que paraît amener l'insuffisance de la quantité de gaz absorbée par l'organisme ; puis l'auteur expose la prophylaxie de certaines affections du tube digestif à l'aide des inhalations d'oxygène, et il termine en rapportant une douzaine de cas d'affections assez diverses traitées avec succès par ce moyen et tirés de sa pratique. Aussi prendrai-je la liberté de lui emprunter quelques observations pour corroborer celles que j'aurai à présenter.

Je ne citerai que pour la mentionner la brochure qu'un habile industriel[2] a publiée en 1859, sur l'usage thérapeutique de l'oxygène, et surtout en vue de populariser un mode de préparation et d'administration du gaz à l'aide d'un appareil de son invention, appareil assez ingénieux du reste, mais bien perfectionné depuis, comme je le montrerai en traitant ce sujet ultérieurement.

En France, il y a quelques années, les propriétés curatives de l'air vital ont été de nouveau remises en lumière par M. Hatin et surtout par M. le vicomte de Lapasse ; mais l'insuffisance des expériences n'a pas

[1] On the therapeutique action of oxygen, etc. London, 1857.

[2] George Fath, London, 1859.

permis à ces auteurs d'établir des faits thérapeutiques bien probants.

Enfin, il nous semble qu'il revient quelque chose à l'oxygène dans les heureux résultats produits par l'emploi de l'air comprimé. Les remarquables effets obtenus par les docteurs Junod, Bertin, et surtout par le célèbre médecin lyonnais le docteur Pravaz, doivent même être le plus souvent rapportés à l'oxygène. A chaque instant, en effet, Pravaz dans son remarquable ouvrage sur l'air comprimé, fait intervenir l'air vital comme modificateur puissant de l'organisme. Ce gaz pénètre évidemment en plus grande quantité dans le torrent circulatoire chez un individu enfermé dans une cloche à air comprimé qu'à ciel ouvert. Loin de moi la pensée de nier l'influence de la compression elle-même : elle joue certainement un grand rôle ; mais, à mon sens, et après la lecture attentive du livre du médecin lyonnais, la grande influence de l'air comprimé tient évidemment à une absorption plus puissante de l'oxygène. Tout lecteur pourra s'en convaincre en étudiant avec soin les effets physiologiques de l'air vital et en les comparant à ceux de l'air comprimé.

La conclusion de cette longue dissertation historique, la voici :

De toutes ces tentatives, presque rien n'est resté; et cependant peut-on admettre que tous ces auteurs qui ont reconnu et constaté les bons effets de l'inhalation de l'oxygène sur eux-mêmes comme sur les autres, se soient laissé induire en erreur? Mais quelque éphémères qu'aient été les succès obtenus, faute peut-être d'une persévérance plus assidue et plus réfléchie, il n'en est pas moins avéré pour nous, malgré l'oubli dans lequel on paraît vouloir laisser cette médication, qu'il y a là, pour la thérapeutique, des ressources infinies et d'une puissance des plus effices. Fallait-il les laisser dormir de leur éternel sommeil, sous prétexte que les résultats ont souvent manqué de netteté et de précision ? Aujourd'hui que la science du diagnostic et de l'anatomie pathologique a fait tant de progrès, doit-on négliger des moyens de traitement si faciles et si énergiques ? Nous avons cru qu'on pouvait au moins essayer de contrôler de nouveau tous ces faits, dont quelques-uns sont presque merveilleux, et voir s'il n'y avait pas un précieux secours pour l'art de guérir. Les gens de bonne foi jugeront si nous nous sommes trompé.

CHAPITRE II

ACTION PHYSIOLOGIQUE DE L'OXYGÈNE.

On vient de voir, par l'examen des principaux travaux concernant l'histoire médicale de l'oxygène, combien l'étude des propriétés physiologiques de ce gaz laisse à désirer; plusieurs points de la question ont été traités isolément et d'une façon plus ou moins complète, mais aucun travail d'ensemble n'a encore été présenté. Or, avant de vouloir appliquer l'oxygène à la thérapeutique, il faut s'assurer s'il est assimilable, ou plutôt s'il est possible, en faisant respirer une atmosphère artificielle plus chargée d'oxygène que l'air ordinaire, de fixer dans l'organisme une proportion de ce gaz plus considérable que celle qui se trouve absorbée dans l'acte normal de la respiration.

Puisque nous allons traiter de l'action physiologique de l'oxygène, il faut d'abord faire remarquer que nous n'avons pas affaire ici à une substance pharmaceutique ordinaire, douée d'une vertu thérapeutique spéciale : nous sommes en présence de l'élément vivifiant par excellence, l'élément sans lequel les métamorphoses organiques, le *circulus vital*, comme on dit aujourd'hui en Allemagne, sont impossibles. L'air peut, en effet, être considéré comme une solution d'oxygène dont l'azote est en quelque sorte le véhicule. L'azote atmosphérique n'a pourtant pas que ce rôle à remplir dans l'organisme; nous verrons plus loin, au contraire, qu'il sert à autre chose; mais c'est là du moins sa fonction la plus apparente. On en a conclu que si l'oxygène est mêlé à un gaz doué de propriétés presque négatives, c'est que la nature a voulu atténuer ainsi les effets trop actifs de ce gaz; c'est aussi que cet état de dilution suffisait à l'entretien parfait de la vie.

Une idée cependant se présente tout naturellement à l'esprit, à savoir qu'il peut se rencontrer des cas où l'on aurait avantage à favoriser, à activer le processus d'assimilation et de désassimilation dont l'oxygène est le promoteur. Cette éventualité étant admise, est-il possible d'arriver à ce but en augmentant la quantité d'oxygène que chaque inspiration jette dans le torrent circulatoire? Les uns disent oui, les autres disent non. Le comte de Morozzo, Spallanzani et Sennebier, Allen et Pepys tiennent pour l'affirmative; mais leurs expériences ne sont pas assez concluantes et sont même jugées défectueuses par MM. Regnault et Reiset, qui émettent une opinion opposée. Mais les expériences de ces derniers auteurs sont-elles à l'abri de toute critique? Croit-on, par exemple, qu'il soit indifférent de laisser un animal immobile dans une cloche pendant un temps plus ou moins long pour voir s'il exhalera plus d'acide carbonique en lui fournissant plus d'oxygène? Il n'exhale pas plus d'acide carbonique, précisément parce qu'il est immobile. C'est à partir du moment où l'on a ôté l'animal de la cloche sursaturée d'oxygène pour le mettre en liberté, qu'il fallait mesurer la quantité d'acide carbonique produit, et alors on l'aurait vraisemblablement trouvée plus considérable qu'à l'état normal. De nombreuses expériences prouvent, en effet, qu'on peut ainsi accumuler de l'oxygène dans l'organisme, de façon que cette surabondance ne se traduise pas, du moins pendant un certain délai, par une plus grande production d'acide carbonique. Mais alors, si on fait périr les animaux ainsi suroxygénés, on trouve, à l'autopsie, les preuves évidentes de cette accumulation d'oxygène. Or, c'est là une lacune importante à signaler dans le travail d'ailleurs si remarquable de MM. Regnault et Reiset.

Au surplus, la pratique de tous les jours nous fait voir également qu'il est possible de suroxygéner ainsi l'organisme, et c'est un but qu'on atteint indirectement par une foule de moyens : les exercices de toute espèce, l'air frais, l'air comprimé, amènent ce résultat d'une façon plus ou moins parfaite. Mais comme leur mode d'action est susceptible d'être interprété très-diversement, l'expérimentation directe est absolument indispensable pour établir ce fait, à peu près déjà démontré. D'ailleurs toute la question thérapeutique de l'oxygène est là : ceci est en quelque sorte la clef de voûte ; aussi allons-nous exposer avec détails les recherches que nous avons faites sur ce sujet.

Pénétré de l'importance qu'il y avait à mettre

ainsi en relief ce point, que l'on peut faire absorber à l'organisme plus d'oxygène qu'il n'en reçoit par la respiration normale, et en même temps pour mieux étudier les phénomènes physiologiques qu'on détermine de la sorte, j'ai fait respirer à des animaux affectés de plaies de l'oxygène tantôt pur, tantôt mêlé à une certaine quantité d'air ou d'acide carbonique ; j'ai injecté ce même gaz dans les séreuses, le tissu cellulaire et les veines, j'ai mis des animaux dans une atmosphère composée exclusivement de ce gaz, enfin et après tant d'autres, j'ai étudié l'action de l'air vital sur l'homme sain, ainsi que sur des individus affectés de plaies récentes ou anciennes.

Voici du reste, pour plus de précision, la série d'expériences que j'ai instituées. Sur plusieurs chiens j'ai fait, dans la région de l'aisselle, une large plaie intéressant la peau, le tissu cellulaire et le muscle grand pectoral. Ces incisions profondes, au bout de quatre à cinq jours, étaient recouvertes de granulations; alors l'animal était soumis aux inhalations d'oxygène pur ou mêlé à une certaine quantité d'air. Au bout de très-peu de temps, ainsi que le témoignent les observations suivantes, recueillies avec soin et sous nos yeux par deux élèves du service, MM. Lavaysse et Méric, aussi dévoués qu'intelligents, nous observions une vascularisation très-remarquable de toute la plaie, en même temps que nous voyions s'écouler de la surface de la plaie une grande quantité de sérosité. Si l'expérience se prolongeait, il se produisait comme de petites ecchymoses, une espèce de petit piqueté de toute la plaie. Généralement, après ces expériences, les animaux étaient gais ; au bout d'un certain temps, la plaie reprenait son aspect normal. Ces expériences ne peuvent laisser aucun doute dans l'esprit ; l'oxygène pénètre évidemment en plus grande quantité dans le torrent circulatoire quand il est respiré pur ou mêlé à un peu d'air ; la rougeur de la plaie, l'exhalation de sérosité et les petites ecchymoses dont elle est le siége, le prouvent surabondamment. Mais ce fait physiologique aurait besoin d'être complété par une analyse chimique que nous sommes inhabile à pratiquer : il s'agirait de déterminer la quantité d'oxygène contenu à l'état normal dans le sang artériel d'un chien, et de rechercher ultérieurement, après une inhalation d'oxygène, la quantité de ce gaz que le sang peut contenir en plus. Cette expérience, d'ailleurs bien simple, sera certainement faite par quelque chimiste, si, comme nous l'espérons, l'oxygène prend rang dans la thérapeutique médicale.

EXPÉRIENCE 1.

Respiration pendant sept minutes d'un mélange à parties égales d'air et d'oxygène. — Taches ecchymotiques. — Sérosité abondante.

Le 3 juin, à dix heures cinq minutes, on fait respirer un mélange d'air et d'oxygène à un chien terrier qui porte une plaie de couleur grisâtre sur les bords et légèrement rosée au centre.

Deux minutes après que cette respiration plus oxygénée est établie, la plaie devient franchement rosée. A sa surface il se produit de légères taches ecchymotiques, qui donnent ensuite naissance à une petite hémorrhagie. Une sérosité abondante s'écoule le long de la plaie.

Dès que l'on a enlevé le manchon qui entoure la tête du chien, aux premières inspirations à l'air libre, la plaie change immédiatement d'aspect : à la teinte rosée succède une couleur grisâtre, et la surface, naguère d'un beau poli, devient sèche et blafarde. On dirait une glace sur laquelle on vient de souffler.

EXPÉRIENCE 2.

Respiration pendant dix minutes d'oxygène pur par un chien terrier qui porte une plaie au niveau de l'aisselle.— Rougeur très-vive de la plaie.— Exhalation d'une grande quantité de sérosité.

La plaie de l'animal date de trois jours ; elle est légèrement rosée; une couche très-mince de sérosité humecte sa surface.

L'expérience commence à dix heures dix minutes, le 17 mai. Deux minutes après que le chien a respiré l'oxygène, la plaie se modifie. On aperçoit d'abord à la surface de petites taches rouges, semblables à ce piqueté que l'on remarque à la surface du cerveau quand on arrache la pie-mère. Ces points rouges s'étendent en surface et donnent lieu bientôt à une petite hémorrhagie. La sérosité, sécrétée en très-grande abondance, coule le long de la plaie.

La respiration est un peu précipitée, et les battements du cœur sont plus fréquents qu'à l'état normal. A la fin de l'expérience (dix heures vingt minutes), l'état général du chien est des plus satisfaisants; les bords de la plaie sont desséchés.

EXPÉRIENCE 3.

Respiration pendant douze minutes d'oxygène pur.— Ouverture de la veine fémorale, pas de modification dans la couleur du sang veineux. La température est restée sensiblement la même.

Le 6 juin, à dix heures trente-huit minutes, on découvre sur un chien de moyenne taille les vaisseaux fémoraux, et l'on place un thermomètre à mercure dans le rectum : la température est de 39° 1/10.

En même temps on fait respirer du gaz oxygène pur, au moyen d'un manchon ordinaire. On ouvre la veine fémorale ; le sang qui s'échappe est d'un noir foncé, et sa coloration n'a pas changé, même à la fin de l'expérience (dix heures cinquante minutes).

Le chien fait quelques inspirations profondes, mais il ne produit aucun mouvement qui trahisse de l'inquiétude.

Pendant toute la durée de l'expérience, le thermomètre a oscillé entre 39° 1/10 et 39° 2/10.

EXPÉRIENCE 4.

Respiration pendant treize minutes d'oxygène pur. — Hémorrhagie. Pas d'élévation de la température.

Le chien en expérience porte depuis cinq jours deux plaies : l'une à l'aisselle et l'autre à l'aine ; sa température est de 39° 3/10.

A dix heures sept minutes (10 juin), on lui fait respirer de l'oxygène pur. Au bout de deux à trois minutes, ces deux plaies prennent une coloration d'un rouge intense ; elles exhalent une quantité considérable de sérosité ; à leur surface, l'on peut constater de petites taches, rouges d'abord et qui se transforment ensuite en une légère hémorrhagie. A la fin de l'expérience, la température marquée par le thermomètre est sensiblement la même qu'au commencement.

Etat général du chien très-satisfaisant.

Il résulte de ces expériences que l'oxygène que nous faisions respirer à nos animaux, soit pur, soit mêlé à une certaine quantité d'air, déterminait constamment sur leurs plaies les mêmes phénomènes, savoir : 1° une injection plus grande des capillaires qui concourent à former les bourgeons charnus ;

2° une exhalation plus grande de sérosité ou lymphe plastique; 3° enfin, la formation d'un piqueté sanguin qui finissait par devenir de petites ecchymoses. Un fait non moins intéressant qui ressort de nos expériences, c'est que le sang veineux ne subit, pendant la durée de l'opération, aucune modification dans sa couleur. La température elle-même n'a point été sensiblement modifiée. Nous avons recueilli le gaz expiré à la suite d'inhalation d'oxygène pur, et nous avons constaté que ce gaz était formé d'une notable quantité d'oxygène et d'acide carbonique, dont nous n'avons pas déterminé les proportions.

Les expériences précédentes nous paraissent extrêmement importantes au point de vue thérapeutique, car elles démontrent d'une manière positive que le sang peut être suroxygéné et que l'air vital exerce une action sur nos tissus. Pour la chirurgie, c'est là un fait précieux dont nous verrons toute l'utilité quand nous traiterons de l'influence que l'air vital exerce sur les plaies atoniques ou de mauvaise nature. Les phénomènes observés sur ces animaux nous ont fait comprendre également comment les phthisiques traités par Chaptal, qui d'abord s'étaient bien trouvés de l'action de l'oxygène, ont vu plus tard leur état s'aggraver, surtout si on songe qu'on leur faisait respirer l'air vital pendant un temps assez long. Les cavernes de ces malheureux devenaient certainement le centre d'un travail plus actif : de là des expectorations sanguinolentes, de la fièvre ; et, d'ailleurs, les phénomènes que nous avons constatés sur les plaies faites des animaux, nous les avons retrouvés sur les plaies des malades que nous soumettions à l'action de l'oxygène.

1° Injection d'oxygène dans le tissu cellulaire et les membranes séreuses.

L'oxygène peut être injecté sans inconvénient dans le tissu cellulaire des animaux et dans les membranes séreuses ; c'est ce qui résulte de nos premières recherches, faites avec la collaboration de M. Lecomte et consignées en 1859 dans les *Archives générales de médecine*. Dans ce mémoire, nous avons non-seulement montré l'innocuité des injections des gaz oxygène, azote et acide carbonique, etc., mais, de plus, nous avons étudié les lois de leur résorption.

« L'oxygène mis en contact avec les tissus est rapidement absorbé, puisque deux heures et demie environ après l'injection, on n'en peut plus retirer que des quantités très-faibles du mélange, soit que l'on opère pendant le jeûne ou pendant la digestion ; mais son absorption paraît subir des temps d'arrêt au moins par rapport à l'exhalation des autres gaz : c'est ainsi que souvent, dans la même série d'expériences, on a trouvé au deuxième terme une quantité d'oxygène plus élevée qu'au premier. Dans le tissu cellulaire à jeun, par exemple, au bout de quarante-cinq minutes l'analyse avait donné 66,66 d'oxygène, et au bout d'une heure elle en a fourni 78,35. Dans le péritoine, également à jeun, au bout de quarante-cinq minutes on avait trouvé 77,65, et au bout d'une heure 81,86 d'oxygène.

« ... De même que pour l'air, les animaux n'ont pas semblé souffrir des injections d'oxygène, dont les produits disparaissaient avec une rapidité remarquable[1]. »

L'idée d'étudier l'action de l'oxygène injecté dans le tissu cellulaire est venue également à Beddoës, et voici l'expérience qu'il rapporte :

« On a injecté sous la peau d'un chien 4 pintes d'oxygène ; léger malaise. Pendant la première heure, et après, l'animal a paru jouir d'un excès de vitalité. Le jour suivant, le gaz a commencé à diminuer ; vers le dixième jour tout le gaz paraissait avoir été absorbé. Sur un autre chien, pesant 19 livres, 3 pintes 1/2 de ce gaz ont été absorbées en huit jours. Chez un troisième, de 21 livres, 3 pintes en huit jours. Chez un quatrième, de 20 livres, 3 pintes en sept jours. Le second et le troisième ont été un peu affectés comme le premier, mais le quatrième n'a rien éprouvé. »

2° Séjour prolongé d'un animal dans l'oxygène.

Nous savions déjà par les faits acquis à la science, et nos expériences nous l'ont confirmé, que les animaux peuvent vivre sans danger, et pendant un temps plus long que dans pareil volume d'air, dans une atmosphère d'oxygène pur. Mais, au delà d'une

[1] Études chimiques sur les gaz injectés, etc. 1859.

certaine limite, ces animaux finissent par succomber, et alors on peut s'assurer que le milieu dans lequel ils ont respiré est encore capable de rallumer les corps en ignition, preuve bien évidente que la mort a lieu par l'oxygène lui-même et non pas par l'altération qu'il a pu subir par son mélange avec l'acide carbonique exhalé. Sous ce rapport, nos expériences sont tout à fait d'accord avec celles de Broughton [1] ; mais elles en diffèrent sous d'autres rapports. Un mot d'abord sur l'appareil. Je fis construire par M. Galante un vaste cylindre (voir la figure ci-con-

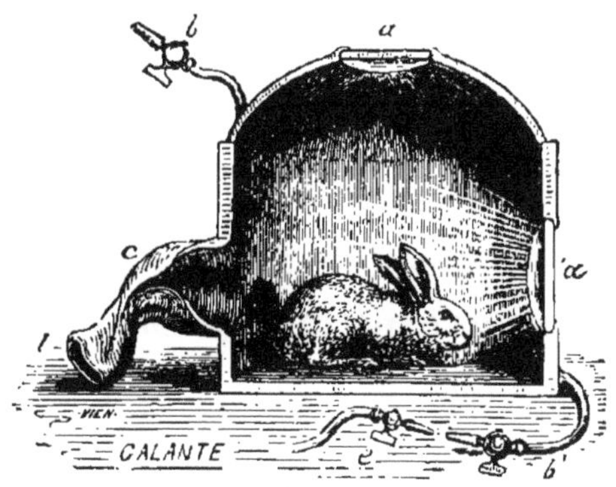

tre) en caoutchouc vulcanisé ; cet appareil, de la contenance de 125 litres environ, porte sur deux de ses faces une glace qui permet d'étudier l'attitude des animaux. Deux tubes conducteurs de volume bien différent viennent se fixer aux deux faces de l'appareil. L'un de ces tubes, le plus étroit, est en communication avec une cornue en fer renfermant 500

[1] Recherches expérimentales sur les effets physiologiques de l'oxygène et d'autres gaz sur l'économie animale (Arch. génér. de méd., 1re série, t. XXIII, 1830).

grammes de chlorate de potasse, mélangé en proportion déterminée avec du sable fin ; cette cornue, placée sur un fourneau ardent, laisse bientôt dégager de l'oxygène qui se rend dans l'appareil, après s'être lavé dans un lait de chaux. L'autre tube conducteur, beaucoup plus grand, permet d'introduire les animaux que l'on veut mettre en expérience.

Nous venons de faire connaître l'appareil. Voici maintenant le résultat de nos expériences. Dès que les animaux sur lesquels nous avons expérimenté étaient placés dans l'appareil, afin de chasser l'air atmosphérique, on faisait arriver l'oxygène lavé qui se dégageait de la cornue ; quand l'appareil était rempli, on laissait sortir une grande partie de ce gaz et on le remplissait de nouveau ; de la sorte, nos animaux étaient placés dans de l'oxygène mêlé d'une très-faible quantité d'air. Les animaux sur lesquels nous avons expérimenté sont des poules, des pigeons et des lapins.

EXPÉRIENCE 5.

Le 6 août 1863, à huit heures et demie du matin, je mets en expérience deux lapins forts et vigoureux. L'un de ces lapins est resté dans l'appareil pendant une heure trois quarts, après quoi il est sacrifié. L'autre reste dans l'appareil et meurt après quatorze heures. Quand on sort l'animal de l'appareil, on constate que l'atmosphère dans laquelle il est plongé rallume encore les corps en ignition. Les deux lapins, placés dans l'appareil rempli d'oxygène, étaient gais, ils s'agitaient, mais bientôt ils devinrent inquiets et finirent par se couvrir de sueur. L'animal qui survécut pendant quatorze heures était tout mouillé. Ces deux lapins devaient éprouver une grande soif, car ils venaient lécher sur les vitres de l'appareil les quelques gouttes d'eau qui s'y condensaient.

Voici le résultat nécroscopique. Afin de mieux juger de l'effet de l'oxygène sur les animaux mis en expérience, nous avons sacrifié un lapin sain et bien portant, et nous avons pu comparer les viscères ainsi que les muscles de ce dernier animal à ceux des animaux mis en expérience. Tout le monde connaît la chair blanche du lapin et son peu de vascularité. Les organes intérieurs, comme la trachée-artère, le mésentère, le tube digestif, sont généralement peu vasculaires.

Autopsie d'un lapin ayant séjourné une heure quarante-cinq minutes dans une atmosphère d'oxygène.

Les chairs ont une couleur rosée, les muscles intercostaux, ceux de la paroi abdominale, des lombes surtout, sont plus rouges ; il semble que cette coloration rouge soit inhérente à la fibre musculaire elle-même, et non à l'injection des vaisseaux. Après vingt-quatre heures, les chairs paraissent encore plus rouges et plus fermes ; le sang que l'on retire des veines caves et des jugulaires conserve les qualités du sang veineux et se coagule rapidement ; exposé à l'air, il prend une couleur vive rutilante. L'intestin grêle et le mésentère sont plus vasculaires et d'un rouge très-marqué ; on y voit de belles arborisations, mais on y distingue toujours les veines des artères. Les reins et le foie sont hyperémiés ; mais de tous les viscères, ce sont les poumons et la trachée-artère qui sont les plus vascularisés : à la section des poumons en tranche mince, il s'écoule du sang artériel. Les centres nerveux ne présentent rien de particulier, si ce n'est une injection légère de leur substance.

EXPÉRIENCE 6.

Autopsie du lapin mort dans l'oxygène après un séjour de quatorze heures.

Les poumons sont d'un rouge vif, il s'en écoule, en les incisant, du sang artériel; l'intestin grêle est d'un beau rouge : on dirait une injection de vaisseaux avec du vermillon étendu. Les vaisseaux du mésentère sont plus apparents; par transparence on voit une plus grande vascularisation. Les reins, le foie paraissent aussi plus vasculaires, les reins surtout. Le cœur est plus rouge ; les vaisseaux qui rampent sur ses faces se distinguent mieux que chez les deux autres lapins; le cœur droit contient des caillots noirs qui distendent ses cavités. Nous avons comparé les chairs de ce dernier lapin avec celles du premier : elles sont tout à fait différentes au point de vue de la coloration, pâle chez l'un, très-vive au contraire chez l'autre. L'autopsie avait été faite douze heures après la mort.

Nous avons cru devoir répéter ces expériences, à cause des différences notables qu'elles présentent avec celles de Broughton. En effet, cet auteur dit dans sa onzième conclusion : « Chez les animaux qui ont respiré dans l'oxygène pendant un certain temps, il ne circule plus que du sang artériel dans tous les vaisseaux; la masse entière de ce liquide présente en effet la teinte rouge brillante du sang artériel. »

Pour vérifier ce fait, qui était en opposition avec notre expérience précédente, nous en avons fait deux nouvelles :

EXPÉRIENCE 7.

Nous avons enfermé un pigeon, une poule et un lapin dans notre appareil rempli d'oxygène. Au bout d'une heure quarante-cinq minutes de séjour, on sacrifie ces animaux : on constate alors chez la poule et le pigeon une injection plus grande des chairs, et surtout celles de la poitrine. On examine les troncs veineux du cou et la veine cave inférieure, et l'on voit que le sang de ces vaisseaux a conservé sa teinte foncée habituelle.

EXPÉRIENCE 8.

Nous avons renfermé deux lapins dans notre appareil toujours rempli d'oxygène. A neuf heures et demie, on donne à ces animaux des carottes, pour leur éviter la soif. Leur respiration, au bout de peu de temps, est très-fréquente et enfin haletante. Les lapins se livrent tout d'abord à des mouvements vifs et désordonnés, ils s'agitent beaucoup et lèchent les carreaux fixés aux parois du cylindre. Après huit heures de séjour dans l'oxygène, on retire un des lapins pour le sacrifier. Lorsqu'on le sort de l'appareil, on le trouve mouillé de sueur, très-affaibli et comme étourdi ; mais il suffit de le laisser à l'air libre quelques instants pour le ranimer.

Autopsie. — Les chairs, surtout celles de la poitrine, sont assez fortement colorées en rose, au lieu d'être d'un blanc mat. Le sang extrait des veines jugulaires et des veines caves a une couleur un peu violette et se coagule lentement. Les veines et les artères sont parfaitement distinctes. Le foie, les reins, le tube intestinal, l'intestin grêle principalement, sont beaucoup plus vasculaires. Le cœur contient du sang assez rouge et liquide; les poumons sont d'un rouge intense; le sang qui s'en écoule est d'un rouge vif artériel. Le larynx, la trachée-artère sont très-injectés; en regardant l'intervalle des cerceaux cartilagineux de la trachée, on voit une très-belle injection de la muqueuse.

Le deuxième lapin a vécu dix-sept heures dans l'atmosphère d'oxygène. On constate qu'au moment où on retire l'animal de l'appareil, le gaz qui a servi à l'expérience rallume encore les corps en ignition. Nous trouvons dans ce cas, comme dans les précédents, une vascularisation et un développement de tout l'appareil veineux et artériel vraiment remarquables. C'est là surtout le point capital de ces expériences : il semble que la masse sanguine soit singulièrement accrue. Les veines sont toujours très-distinctes des artères, mais elles présentent un aspect violet. Le sang veineux nous a paru un peu moins noir; il rougit très-vite, comme dans les expériences précédentes, au contact de l'air, et reste liquide fort longtemps.

Nos expériences, comme on peut le voir facilement, diffèrent de celles de Broughton en ce que, quelque longtemps que nos animaux soient restés en expérience, le sang veineux et le sang artériel ont conservé leurs caractères distinctifs. Mais, ainsi que l'a vu Broughton et, bien avant lui, Beddoës, les organes des animaux qui ont respiré l'oxygène, sont généralement très-vasculaires et turgescents. Une particularité sur laquelle insiste Beddoës, et que nous n'avons pas constatée, ce sont les points enflammés et même gangrenés du poumon, ou plutôt, si l'on examine bien la description qui va suivre de l'état des animaux suroxygénés, on verra que l'auteur anglais a obtenu les mêmes résultats bruts que nous, et qu'il les a seulement interprétés d'une façon différente, c'est-à-dire qu'il a cru trouver de l'inflammation et de la gangrène là où il n'y avait que de la congestion et quelques suffusions sanguines.

« On mit un chat dans un réservoir d'air qui renfermait 80 pour 100 d'oxygène, et on l'y laissa respirer pendant dix-sept heures. Au bout de ce temps, on le sacrifia devant moi en même temps qu'un autre chat qui avait respiré dans des conditions normales.

« Les poumons étaient d'une belle couleur rouge chez le chat oxygéné, chez l'autre ils étaient pâles. La différence était on ne peut plus frappante, qu'ils fussent insufflés ou non. *Chez le premier, le bord d'un lobe était marqué de petites plaques livides, comme celles qu'on observe dans la gangrène, la plèvre se trouvait dans un état d'inflammation très-manifeste;* le cœur était d'un rouge-vermeil ; le foie, les reins, la rate et les vaisseaux sanguins du mésentère et de la vessie étaient aussi d'un rouge éclatant. Chez l'autre chat, au contraire, le cœur était de couleur foncée ; le foie, les reins, la rate et les vaisseaux sanguins en général avaient une couleur bleuâtre ou purpurine. On avait déterminé la mort des deux chats par immersion dans l'eau.

« Chez le premier chat, le cœur a promptement répondu à l'excitation qu'on lui a fait subir : les contractions spontanées de l'oreillette et du ventricule étaient fréquentes, et elles ont persisté avec une légère diminution de fréquence et d'énergie pendant plus d'une demi-heure. Au bout d'une heure, elles avaient complétement cessé.

« Chez l'autre, l'irritabilité du cœur a été d'abord douteuse. En ouvrant le péricarde, environ une demi-heure après que le sternum avait été enlevé, les mouvements du cœur sont devenus très-apparents, et ils ont persisté plus d'une heure après l'ouverture du thorax.

« ... Dans une autre série d'expériences, on a fait respirer un lapin pendant quinze minutes dans un mélange de 3 parties d'oxygène pour 1 d'air atmosphérique, et on l'a sacrifié en même temps qu'un autre lapin de même grosseur. Chez le lapin oxygéné, ni la veine cave, ni le sang qu'elle renfermait ne paraissait pas plus rouge qu'à l'état normal. Seulement le sang du lapin oxygéné se coagulait plus rapidement, le foie était aussi de couleur moins foncée que d'habitude.

« On a également sacrifié en ma présence deux lapins de bonne grosseur ; l'un d'eux avait été maintenu pendant un quart d'heure dans une atmosphère d'oxygène pur. Chez celui-là, les veines ni le sang n'étaient certes pas plus rouges qu'à l'état normal. La coagulation, comme dans l'expérience précédente, en fut plus rapide et le caillot plus ferme.

« Sur les bords du poumon du lapin oxygéné, nous observâmes des plaques rouges analogues à celles qu'on avait constatées dans les poumons d'animaux longtemps confinés dans l'oxygène, et que j'ai pensé être des points d'inflammation.

« L'oreillette et le ventricule droits présentaient les signes d'une irritabilité beaucoup plus prononcée, ainsi que le diaphragme et les muscles intercostaux [1]. »

On pourrait objecter à nos expériences que les animaux qui ont succombé après quatorze ou dix-sept heures de séjour dans l'oxygène, sont morts par suite de l'altération que l'atmosphère nouvelle dans laquelle je les avais placés, avait subie par l'exhalation de l'acide carbonique. A cela je répondrai : 1° que l'augmentation apparente ou réelle de la masse sanguine existait aussi à un degré très-marqué chez les animaux que je sacrifiais après un séjour d'une heure quarante-cinq minutes dans une atmosphère oxygénée, ou après plusieurs heures, et, dans ces derniers cas, la quantité d'acide carbonique était insuffisante pour avoir une action marquée; 2° l'atmosphère dans laquelle mes lapins étaient morts, rallumait encore les corps en ignition, ce qui prouve combien elle avait été peu modifiée. Nous aurions élucidé la question si nous avions pu analyser les gaz restants; mais heureusement cela a été fait par des hommes compétents dans la matière, MM. Regnault et Reiset.

[1] Beddoës, Considerat., etc., etc. 3rd éd., part. I, p. 14 et seq.

Voici d'ailleurs ce que disent ces savants [1] :

« Nous n'avons jamais remarqué que les animaux éprouvassent le moindre malaise dans ces atmosphères très-riches en oxygène. Leur respiration ne paraissait aucunement gênée, même à la fin ; l'atmosphère de la cloche renfermait en effet, à la fin de l'expérience, plus d'oxygène que n'en contient l'air ordinaire; et la grande quantité d'acide carbonique qui s'y accumulait, ne paraissait pas produire d'effets fâcheux. Les animaux sortis de l'appareil ont continué à se bien porter et sont rentrés entièrement dans leurs fonctions normales. » Et plus loin, p. 402, ils ajoutent : « La présence de la petite quantité d'acide carbonique ne trouble d'ailleurs en rien la respiration, car nous nous sommes assurés qu'un animal peut séjourner pendant longtemps, sans éprouver de malaise apparent, dans une atmosphère renfermant plus de la moitié de son volume d'acide carbonique, pourvu que cette atmosphère contienne une suffisante quantité d'oxygène. »

Dans le but de déterminer l'action de l'oxygène sur l'organisme et son passage en plus grande quantité dans le torrent circulatoire, Beddoës fit une série d'expériences très-ingénieuses, que nous allons rapporter intégralement. Le raisonnement que fit le médecin anglais, est le suivant : si l'oxygène pénètre en plus grande quantité dans le torrent circulatoire, comme c'est lui qui fait vivre, il en résultera que

[1] Recherches chimiques sur la respiration des animaux de diverses classes (Annal. de chim. et de phys., t. XXVI, p. 399, 1849).

l'animal qui l'aura respiré pendant un certain temps résistera mieux aux causes de mort par asphyxie que celui qui ne l'aura pas respiré. C'est ce que l'expérience a complétement confirmé.

« Deux petits chats, que nous appellerons pour abréger C et D, de la même portée, d'égale grosseur, et en apparence d'égale force, furent plongés dans l'eau au même instant, et y furent retenus jusqu'à ce qu'ils eussent tous deux perdu connaissance et qu'ils fussent complétement asphyxiés. C avait été auparavant retenu pendant vingt minutes dans un récipient rempli d'un mélange de deux tiers d'oxygène pur tiré du manganèse et d'un tiers d'air atmosphérique. On avait eu soin d'introduire de temps en temps dans le récipient une nouvelle dose d'oxygène, de manière que l'air qu'il renfermait fût toujours beaucoup plus oxygéné que l'air atmosphérique, ce dont on s'assurait en y plongeant une chandelle allumée, dont la flamme, en conséquence de cet excès d'oxygénation, se maintenait beaucoup plus vive et plus brillante. D n'avait respiré que de l'air atmosphérique. Au sortir de l'eau, on aperçut encore dans l'un et dans l'autre un léger mouvement dans la mâchoire inférieure. Au bout d'une minute et demie, C se rétablit et commença à marcher d'abord en chancelant, mais ensuite comme à l'ordinaire. La mort apparente de D fut beaucoup plus longue : elle dura quinze minutes, au bout desquelles il se leva, mais il retomba bientôt après, et mourut réellement le lendemain. C était, au contraire, plein de vie et de santé. »

Cette expérience fut répétée plusieurs fois et toujours avec un résultat analogue, quelque diversifiées qu'en fussent les circonstances. Quand les animaux qu'on y avait soumis se rétablissaient tous les deux, on répétait l'expérience inversement, en oxygénant celui qui ne l'avait pas été. Le succès fut toujours le même. L'animal oxygéné, quel qu'il fût, se trouva toujours avoir beaucoup plus de vitalité. Les mouvements dans l'eau étaient plus animés; il perdait connaissance plus tard. Il se rétablissait beaucoup plus sûrement et plus promptement.

« Deux chiens, E et F, furent noyés, non pas dans de l'eau, mais dans de l'hydrogène, ou air inflammable, qui étant un fluide non respirable, occasionne, de même que l'eau, la mort de l'animal qu'on y plonge. E avait été auparavant suroxygéné pendant dix minutes dans un mélange de deux tiers d'oxygène pur et d'un tiers d'air atmosphérique. F ne l'avait pas été. F fut d'abord fort agité. Au bout de cinq minutes il se coucha sur le côté, respirant à peine. Au bout de douze minutes il ne respirait plus du tout. E avait été parfaitement tranquille dès le commencement, couché sur le ventre avec la tête entre les jambes, et le museau appuyé sur le fond du vase. Dès les premières minutes, il n'avait inspiré que rarement, et pendant les six dernières il n'inspira point du tout. On le croyait mort. Mais à peine l'eut-on sorti du récipient, qu'il se mit à crier, se débattit, et bientôt il marcha et se rétablit complétement. F, au contraire, était mort, et ni la chaleur à laquelle on l'exposa en le mettant devant le feu, ni un courant d'oxygène qu'on dirigea sur sa bouche, ni aucun autre moyen, ne purent le rappeler à la vie.

« Deux autres chiens de la même portée, G et H, après avoir respiré pendant le même espace de temps dans deux récipients différents un mélange de deux tiers d'air atmosphérique, G avec un tiers d'oxygène et H avec un tiers d'hydrogène, furent tous deux plongés au même instant dans de l'eau tiède jusqu'à ce qu'ils fussent l'un et l'autre asphyxiés. G parut peu affecté et se rétablit promptement. H resta au contraire longtemps sans mouvement. L'oxygène qu'on lui fit respirer eut un effet marqué pour son rétablissement.

« A ce propos, ne pourrait-on pas tirer un grand parti de cette expérience pour le rétablissement des noyés? Et puisque l'oxygène peut se garder intact plusieurs mois, et même des années, dans des récipients bien bouchés, ne pourrait-on pas, dans les lieux destinés à fournir promptement des secours aux noyés, en tenir toujours quelques flacons pour faire respirer. »

Nous venons de voir que les animaux à qui on avait fait respirer l'oxygène résistaient mieux à l'asphyxie que ceux qui n'en avaient point respiré ; mais voici une autre expérience tout aussi intéressante que celles que nous avons citées plus haut : Beddoës voulut savoir si des animaux ayant respiré de l'oxygène résisteraient mieux à l'action du froid que ceux qui n'en avaient point respiré. Pour arriver à ce résultat, il enferma un lapin n'ayant point respiré d'oxygène dans un appareil entouré d'un mélange réfrigérant; un autre lapin ayant respiré de l'oxygène pendant un certain temps fut placé dans les mêmes conditions; or, celui qui avait respiré de l'oxygène, survécut à l'expérience, tandis que l'autre succomba bientôt. Ce fait est d'autant plus intéressant, qu'il prouve l'influence de l'oxygène sur la résistance vitale, malgré que la température ne se soit point élevée dans ces expériences.

Il résulte de ces expériences deux faits bien vrais: 1° l'augmentation apparente de la masse sanguine sous l'influence des inhalations d'oxygène. Quiconque fera les mêmes expériences que nous sur des lapins sera frappé du développement exagéré que semble prendre l'élément sanguin de l'animal mis en expérience, comparé à un autre animal sacrifié pour servir de terme de comparaison. Pour expliquer ce fait, qui avait également frappé Beddoës, il faut absolument admettre qu'il y a dans le sang des éléments histogéniques tout prêts à subir une évolution sanguine, et qui n'attendent que le contact de l'oxygène pour arriver à ce résultat : ces éléments, selon toute vraisemblance, sont les globules blancs du sang, ou leucocytes qui passent à l'état de corpuscules rouges. Quelle que soit l'explication que l'on donne du fait, il existe, et la première fois que nous l'avons constaté, il nous a vivement frappé. 2° Le second fait, qui n'est que la conséquence du premier, c'est le développement vasculaire exagéré des muscles constaté sur les lapins et les oiseaux que nous avons mis en expérience. Il sert, de plus, de vérification expérimentale à cette découverte de Lavoisier, à savoir que sous l'influence des contractions musculaires, l'absorption de l'oxygène peut être plus que doublée dans l'acte de la respiration. Les muscles, en effet, fixent une grande quantité d'oxygène, ainsi que nous l'avons déjà dit page 12.

3° Injection d'oxygène dans le système veineux.

Je me suis livré à un grand nombre d'expériences pour déterminer l'influence de l'oxygène introduit directement dans le torrent circulatoire. Nos expériences ont plus particulièrement porté sur le système veineux, et, à l'exemple de Nysten, qui a apporté une si grande rigueur dans ses recherches, nous nous sommes convaincu qu'il était possible, en injectant de petites quantités de gaz à la fois, de faire pénétrer une notable quantité d'oxygène dans le torrent circulatoire, sans porter un trouble sérieux dans les fonctions. Les battements du cœur deviennent plus fréquents, comme lorsque l'on injecte de petites quantités d'air. Mais si, au lieu de faire pénétrer de toutes petites quantités d'oxygène à la fois, on en injecte un peu brusquement, ou si on augmente la quantité, l'animal pousse un cri, se renverse en arrière, en même temps qu'il survient un relâchement des sphincters, et il meurt comme lorsqu'on injecte une trop grande quantité d'air. Dans ce cas, on trouve une dilatation des cavités droites du cœur et une écume sanguine très-rouge qui les remplit. Si on suit cette écume à travers les branches de l'artère pulmonaire, on la voit pendant quelque temps, et bientôt, lorsque l'on arrive aux dernières ramifications bronchiques, on ne trouve plus rien. Il y a donc là une double cause de mort : 1° la distention des cavités droites du cœur, si bien vue par Nysten, et sur laquelle a tant insisté Amussat ; 2° enfin, impossibilité à l'écume sanguine formée par le mélange de l'oxygène et du sang de traverser les artères pulmonaires, phénomène signalé plus particulièrement par M. Mercier. L'air, comme l'oxygène, ne tue donc, dans ces expériences, que mécaniquement et non pas chimiquement. En faisant ces recherches, j'ai voulu voir jusqu'à quel point il était possible de faire revivre les animaux en quelque sorte foudroyés par une injection brusque d'oxygène ou d'air. Le résultat de nos expériences a été avec l'oxygène ce qu'il avait été avec l'air, c'est-à-dire que toutes les fois que nous injections de faibles quantités d'oxygène à la fois, il nous était possible de faire cesser les accidents, soit à l'aide de courants électriques, ou, ce qui est préférable, en faisant la respiration artificielle par des pressions alternatives sur la paroi abdominale et sur les parois thoraciques ; en excitant ainsi les phénomènes de la vie, on donne au sang le temps de dissoudre en quelque sorte l'excès d'oxygène qu'on a introduit dans le cœur. Mais, pour arriver à ce résultat, il faut que le cœur ne soit pas distendu par une trop grande quantité d'air vital, sans quoi la mort est inévitable, et rien ne peut la conjurer. Nysten avait conclu de ces expériences que l'oxygène, à part son influence physique sur le cœur, n'avait eu aucune influence sur le sang artériel, pas plus, ajouterons-nous, que sur le sang veineux, comme nous nous proposons de le démontrer.

Mais était-ce à dire que l'air vital introduit dans le torrent circulatoire ne devait avoir aucune action sur l'organisme, et que rien ne pouvait témoigner de sa présence? Comme les plaies forment un miroir assez fidèle où viennent se traduire les troubles de l'économie, nous avons pensé qu'elles pourraient nous servir pour étudier l'influence que l'oxygène exerce sur la circulation capillaire, et concevoir de la sorte le rôle que cet agent peut être appelé à jouer dans l'organisme.

C'est évidemment dans la circulation capillaire que s'accomplissent les phénomènes intimes de la nutrition; or, si nous pouvons saisir le passage de l'air vital dans la trame des vaisseaux capillaires qui constituent les bourgeons charnus d'une plaie, il nous sera possible de comprendre le rôle que l'oxygène peut jouer dans l'économie, quand il est introduit dans le torrent circulatoire, alors même que le système veineux qui l'a reçu n'a subi pour l'œil de l'observateur aucune modification appréciable.

Voici donc ce que nous avons observé sur des chiens auxquels nous avions pratiqué des plaies : nous injections lentement par la veine jugulaire une certaine quantité d'oxygène, mais très-peu à la fois, afin de donner au sang le temps de le dissoudre. Chaque injection était suivie d'un temps de repos assez long pour laisser l'animal se remettre du trouble momentané causé par cette opération. Il va sans dire que la quantité doit être proportionnée à la force de l'animal. Après un certain nombre d'injections, nous voyons la plaie rougir, une exhalation de sérosité se produire, et de petites pétéchies se manifester à la surface de la plaie. Ce fait nous a paru très-important au point de vue physiologique et pratique, car il démontre que l'oxygène ainsi injecté avec précaution dans le sang veineux reste en tout ou en partie fixé dans le système sanguin, et qu'il n'est point rejeté immédiatement par l'acte de la respiration. Nous verrons plus loin comment nous avons de nouveau étudié le fait en question sur les animaux.

En injectant une certaine quantité d'oxygène dans la veine jugulaire, ou dans la crurale, nous avons été frappé d'une chose : c'est que le sang veineux, tant qu'il n'avait point été mêlé dans les cavités droites du cœur, ne changeait point de coloration. Nous avions pensé que cela tenait à la faible quantité d'oxygène que nous injections. Pour mieux étudier le fait, nous avons injecté de grandes quantités d'oxygène, soit par la veine cave inférieure, en la prenant au-dessous du foie, soit par la veine porte, et nous avons vu que, quelle que fût la quantité que nous injections, nous ne faisions pas perdre au sang veineux son caractère, et que ce dernier pouvait dissoudre une très-grande quantité d'air vital avant de troubler les fonctions du cœur et amener la mort. Mais le fait capital de ces expériences, au point de vue thérapeutique, c'est qu'une faible quantité d'oxygène introduit dans le torrent circulatoire imprimait une modification sensible sur la plaie de l'animal mis en expérience.

EXPÉRIENCE. 9.

Injection d'oxygène par la jugulaire. — Mort au bout de quarante-cinq secondes. — Sang du cœur droit et de l'artère pulmonaire rouge et spumeux.

Le 25 mai, à dix heures trente et une minutes, sur un chien de moyenne taille, porteur d'une plaie, on injecte de l'oxygène par la veine jugulaire. Pendant les trente premières secondes, le chien ne présente rien d'anormal; quinze secondes après, on entend comme un bruit de glouglou résultant du mélange du gaz et du sang, et presque immédiatement l'animal pousse des cris plaintifs, sa respiration s'embarrasse et il meurt. Rien de particulier du côté de la plaie.

Autopsie. — Contraction des oreillettes.

L'oreillette et le ventricule droits, l'artère pulmonaire et ses ramifications premières sont baignés par un sang rouge et spumeux. Au niveau de l'orifice auriculo-ventriculaire droit et sur la valvule tricuspide, on trouve un caillot fibrineux, d'une densité peu considérable.

L'électricité détermine des contractions énergiques dans les muscles de la vie animale; le cœur reste insensible à ces excitations.

EXPÉRIENCE 10.

Injection de 80 centimètres cubes d'oxygène par la jugulaire. — Ecchymoses et exhalation de sérosité à la surface de la plaie. — Asphyxie et retour à la vie par la respiration artificielle. — Durée de l'expérience, quinze minutes.

Le chien en expérience est de taille moyenne; il porte, au niveau de l'aisselle, une plaie datant de trois jours.

Le 29 mai, à dix heures quinze minutes, on injecte de l'oxygène par la jugulaire. Au bout de trois minutes, l'animal est inquiet et pousse des cris; on entend en même temps vers la région précordiale un bruit particulier de clapotement. La respiration est difficile, les bruits du cœur précipités. On ferme le robinet.

Au bout de deux minutes, on injecte de nouveau du gaz. A ce moment, l'oreille appliquée sur la région précordiale perçoit un bruit de souffle intense qui ressemble, à s'y méprendre, au bruit du tour en mouvement.

La plaie devient d'une couleur rouge intense; sa surface est criblée de taches ecchymotiques et baignée par une sérosité abondante.

On continue l'injection oxygénée, mais, à un moment donné, le chien tombe comme foudroyé; on parvient néanmoins à le rappeler à la vie, après avoir pratiqué la respiration artificielle (dix heures trente minutes).

EXPÉRIENCE 11.

Injection d'oxygène dans la jugulaire d'un chien qui porte une plaie au niveau de l'aisselle. — Taches ecchymotiques. — Exhalation de sérosité à la surface de la plaie.

Le 14 mai, à dix heures dix minutes, on injecte de l'oxygène dans la jugulaire d'un chien terrier de forte taille, porteur d'une plaie livide et blafarde au niveau du grand pectoral.

La plaie change d'aspect au bout de deux minutes; elle devient rosée ; quelques taches rougeâtres apparaissent à sa surface ; les bourgeons charnus deviennent plus apparents et une quantité notable de sérosité s'exhale de tous les points de la plaie. Pendant les quatre premières minutes, la respiration est régulière ; puis elle devient profonde, difficile. On ferme le robinet.

Après une minute et demie d'interruption, on rétablit la communication entre la jugulaire et le réservoir à oxygène. Bientôt la plaie devient d'un rouge rutilant, et à sa surface il se forme de petites taches ecchymotiques. Pendant cette seconde partie de l'expérience, le chien ne s'est montré ni inquiet ni agité.

L'expérience s'est terminée à dix heures vingt-deux minutes ; elle a duré, partant, douze minutes.

EXPÉRIENCE 12.

Injection de 200 centimètres cubes d'oxygène par la veine crurale. — Mort. — Autopsie. — Sang de l'oreillette droite d'un rouge-vermeil.

Le 22 juin, à dix heures vingt minutes, on injecte par la veine crurale 150 centimètres cubes d'oxygène en deux fois et à cinq minutes d'intervalle. Bruits du cœur très-fréquents.

A dix heures trente-quatre minutes on injecte 50 centimètres cubes de même gaz. Respiration accélérée, le chien pousse un cri et meurt.

Autopsie immédiate. — Contractions de l'oreillette droite offrant par transparence la couleur rouge-vermeil. On ouvre la jugulaire antérieure et il sort une grande quantité de gaz mêlé à du liquide, si bien qu'on se demande si le gaz n'a pas passé par toute la circulation et si l'animal n'est pas mort par le cœur. Guidé par cette idée, on ouvre le cerveau et l'on trouve seulement beaucoup de congestion, mais pas de gaz. Il est permis dès lors de croire que le gaz trouvé dans la jugulaire avait reflué dans cette veine, sous l'influence de la contraction de l'oreillette.

L'oreillette droite se trouve distendue par le gaz. On ne trouve pas une seule bulle de gaz, ni dans l'oreillette gauche ni dans l'aorte.

Le *foie* et le *rein* présentent à la coupe un sang fluide mélangé à une quantité assez notable de gaz.

EXPÉRIENCE 13.

Injection, en trente minutes, de 921 centimètres cubes d'oxygène par la veine porte.— Pas d'accidents du côté du cœur.

Le 17 juin, à dix heures vingt-cinq minutes, sur un chien de taille moyenne on ouvre le flanc droit et l'on découvre la veine porte. On injecte par cette veine, à dix reprises différentes et à trois minutes d'intervalle, 921 centimètres cubes d'oxygène.

Pendant toute l'expérience, le chien ne manifeste aucune inquiétude; à l'auscultation, on entend un bruit de souffle intense, semblable au bruit d'une locomotive.

A dix heures cinquante-quatre minutes, on ouvre les deux côtés de la poitrine. On voit le cœur battre d'une manière confuse et précipitée; on fait une dernière injection par la veine porte (l'animal vivant encore) et l'on entend à distance le bruit produit par l'arrivée du gaz dans le cœur. Le chien n'est pas encore complétement éteint; l'œil conserve un peu de sensibilité; quelques minutes après, l'animal meurt.

Autopsie le lendemain.— Sur une coupe faite sur le foie, on fait sourdre un sang spumeux et très-fluide. On ne trouve de gaz ni dans la veine cave inférieure ni dans l'oreillette droite, qui contient un sang très-noir.

EXPÉRIENCE 14.

Injection, en quarante-cinq minutes, de 1800 centimètres cubes par la veine porte.—Rougeur intense de la rate, injection des capillaires intestinaux.—Sang spumeux dans l'aorte abdominale.

Le 23 juin, à dix heures quinze minutes, on injecte en douze fois et à quatre minutes d'intervalle, 150 centimètres cubes d'oxygène à travers la veine porte, sur un chien de petite taille. L'animal supporte facilement ces injections.

La rate présente une couleur d'un rouge intense ; quand on la presse entre ses doigts, on sent une crépitation très-manifeste. Les intestins sont vivement injectés jusqu'à leurs dernières ramifications capillaires.

Sugillations entre les deux feuillets de l'épiploon.

Les veines sont colorées en brun et contiennent du gaz que l'on voit circuler à travers leurs parois. Une saignée pratiquée sur l'une de ces veines laisse couler un sang fluide et spumeux.

A la fin de l'expérience (onze heures), on ouvre la poitrine, et le chien succombe presque immédiatement. L'on pique l'aorte abdominale, qui laisse échapper du sang spumeux, ce qui prouve que le gaz a passé à travers la circulation pulmonaire sans avoir été exhalé en totalité à la surface du poumon.

EXPÉRIENCE 15.

Injection de 600 centimètres cubes d'oxygène par la veine cave inférieure. — Injection de tous les capillaires intestinaux. — Mort.

Le 20 juin, à dix heures quinze minutes, sur un chien de forte taille, on injecte du gaz oxygène à travers la veine cave inférieure, au moyen d'une seringue de la capacité de 150 centimètres cubes. Au moment où l'on pousse l'injection, l'oreille appliquée contre la paroi pectorale perçoit le bruit de souffle particulier résultant du mélange du gaz et du sang.

Pendant l'expérience, nous avons pu constater des phénomènes curieux du côté de la circulation intestinale : tous les capillaires étaient injectés. Tous ces petits vaisseaux qui sont situés entre les deux feuillets de l'épiploon et sur le bord convexe de l'intestin, formaient de très-beaux réseaux à mailles assez serrées. Il se produisait en même temps des sugillations entre les lames de l'épiploon. Tous ces capillaires avaient la couleur du sang artériel.

La dernière injection ayant été poussée sans interruption

et pour ainsi dire d'un seul coup, les battements du cœur, d'abord très-fréquents, ont été brusquement suspendus; la respiration est devenue anxieuse, puis profonde et rare, et le chien a succombé. A cet instant, la cavité thoracique a été ouverte : contraction de l'oreillette droite, celles du ventricule droit sont peu apparentes; veine cave distendue par du gaz jusqu'à 5 à 6 centimètres au-dessous du cœur; le sang de l'oreillette droite rutilant; poumons d'un rouge intense.

Un fait qui nous a frappé et sur lequel nous appelons de nouveau l'attention en terminant ce chapitre, c'est la coloration rouge écarlate qu'a prise la rate en injectant de l'oxygène par la veine porte, tandis que tous les autres viscères conservaient leur couleur normale. Cette expérience mérite d'être répétée, car en étudiant, avant et après l'expérience, les conditions du sang qui circule dans la rate, peut-être pourrait-on soulever un coin du voile qui nous empêche de découvrir les fonctions de cet organe. L'organe splénique n'était point seulement injecté, il était devenu dur, volumineux et très-distendu. Ces expériences démontrent que la rate est un organe formateur des corpuscules sanguins, et que ceux-ci n'attendent en quelque sorte que le contact de l'oxygène pour achever leur évolution. D'un autre côté, si l'on tient compte de la vascularisation exagérée que présentent les viscères abdominaux, lorsqu'ils sont traversés par un courant d'oxygène, on arrivera facilement à cette conclusion, que l'oxygène ne vivifie point seulement les globules sanguins, en provoquant l'exhalation de l'acide carbonique, mais que, de plus, porté au sein de l'organisme, il provoque le développement ou l'organisation des divers éléments qui doivent concourir à la formation des globules sanguins. Ce développement exagéré de la vascularisation de tous les viscères prouve que les éléments formateurs ou réparateurs du sang se trouvent partout, et que dans la rate ils sont arrivés à une période plus avancée de leur évolution, puisque là le sang peut prendre sa couleur vermeille sans avoir préalablement subi l'influence du passage à travers le poumon.

4° Action physiologique des inhalations d'oxygène.

Quand on relit ce que Priestley, Ingen-Housz, Beddoës et tant d'autres ont écrit sur les effets que produit l'oxygène respiré à l'état de santé, on a lieu de s'étonner non-seulement qu'on l'ait délaissé comme moyen curatif, mais encore qu'on l'ait traité de gaz dangereux, à cause de son activité de combustion chimique. Il est vrai que la théorie régnante sur les phénomènes chimiques pulmonaires, tels que les admettait Lavoisier, n'avait pas peu contribué à donner à l'oxygène cette réputation d'incendiaire. Ce n'est pas que, dans des circonstances données, par exemple, en présence d'une disposition à l'état inflammatoire, ce gaz ne puisse déterminer des accidents; nous aurons, en effet, à donner plus loin les contre-indications de l'emploi de l'oxygène. Mais, si l'on veut bien s'en rapporter à l'opinion des auteurs cités plus haut, à tous ceux qui, soit spontanément, soit sur mon conseil, ont prescrit ou respiré eux-mêmes ce gaz ; si enfin mon expérience personnelle peut ajouter quelque poids à cette affirmation, on sera convaincu de l'innocuité de l'oxygène respiré, bien entendu à dose modérée. Ce fait est très-important, car ce gaz aura ainsi cet avantage sur la plupart des agents de la thérapeutique, c'est qu'il pourra être appliqué, avec quelques précautions, sans pouvoir amener d'accidents sérieux, et comme, à notre sens, il est appelé à rendre de grands services, c'est donc une propriété très-remarquable qu'il importe de signaler.

Quand on peut respirer impunément 15 à 30 litres d'oxygène, on ne comprend pas les craintes exprimées à son endroit par plusieurs chimistes et physiologistes. Non-seulement j'ai respiré à plusieurs reprises cette quantité d'oxygène sans nul inconvénient, mais mes amis les docteurs Foley et Saint Vel ont suivi mon exemple ; mes élèves déjà nommés et d'autres ont également respiré cet agent sans éprouver autre chose que des phénomènes passagers. J'ai déjà fait respirer l'oxygène à un grand nombre de malades, et aucune des personnes qui se sont soumises à l'action de l'air vital, dans la limite de 10 à 30 litres, n'a éprouvé le plus petit accident. J'insiste sur ce fait afin de rassurer les personnes timorées à l'endroit des agents nouveaux.

Je vais décrire les phénomènes généraux produits par l'oxygène, en prévenant le lecteur que tous les individus n'éprouvent pas les mêmes impressions. Il y en a même qui accusent peu ou point de sensation ;

cela dépend évidemment de l'idiosyncrasie des sujets et de leur état de santé. Pour mettre plus d'ordre, nous étudierons l'action de l'air vital, en prenant chaque fonction en particulier. Cela fait, nous donnerons les sensations spéciales de plusieurs personnes qui ont étudié l'action de cet agent d'une manière toute particulière.

Les premières inhalations d'oxygène amènent quelquefois une légère sensation de chaleur dans la bouche, qui se communique au larynx et dans l'intérieur de la poitrine, sensation plutôt agréable que désagréable: c'est du moins ce que nous avons ressenti. Beddoës prétendait éprouver une *ardente* sensation de chaleur dans la poitrine, phénomène accusé par personne, que je sache, à ce degré. Cette chaleur se communique assez vite à l'hypogastre, mais elle disparaît généralement quelques instants après qu'on a cessé de respirer l'oxygène. Toutefois n'oublions pas qu'elle peut manquer, de même qu'elle peut être augmentée par l'état maladif des voies respiratoires; cela résulte des faits signalés par les médecins du siècle dernier, qui ont parfois appliqué inconsidérément ce gaz au traitement de la phthisie. Le pouls, en même temps que l'air vital pénètre, s'élève généralement; les pulsations peuvent augmenter de 4 à 20 et même davantage; en outre, il devient plus serré; mais ce phénomène n'est pas non plus de longue durée. Dans quelques cas, le pouls n'a pas augmenté de fréquence, ou même il a subi une faible diminution; mais le phénomène le plus constant, c'est le serrement qu'il éprouve. Plusieurs personnes éprouvent, pendant la durée de l'inhalation de l'air vital, une sensation de chaleur à la peau et une disposition à la moiteur. Les effets sur les sens sont peu marqués, du côté du système nerveux central; on ressent parfois un peu d'ivresse, et les personnes nerveuses accusent des sensations de picotement aux extrémités des doigts, de l'agitation, et plusieurs, de la gaieté; d'autres éprouvent un besoin d'action musculaire très-marqué; c'est ce que nous avons constaté sur nous-même à plusieurs reprises, en même temps qu'une espèce de constriction dans les régions temporales. Certaines personnes ont accusé des douleurs plus ou moins vives sur le trajet de plusieurs branches du nerf trifacial, telles que les nerfs sus-orbitaire, sous-orbitaire et temporal.

Du côté des fonctions digestives, nous signalerons un fait très-important et assez général, c'est le développement de l'appétit. La plupart des malades auxquels nous avons administré cet agent ont presque tous éprouvé, au bout de quelques jours, ce besoin de réparation signalé par l'appétit. Ce fait est important, car il démontre qu'il s'accomplit au sein de l'organisme, dont le sang a été plus oxygéné, un phénomène de désassimilation. Beddoës et tous ceux qui comme lui ont employé l'oxygène ont été frappés par cette influence si remarquable de ce gaz sur les fonctions digestives; mais les esprits, tout occupés du traitement de la phthisie, n'ont point assez compris quel parti on pouvait tirer de cette action précieuse de l'oxygène sur la reconstitution de l'organisme affaibli. Caillens, cependant, un des premiers qui aient prescrit l'air vital dans la phthisie, avait bien vu que ce n'est qu'en relevant les forces que ce gaz agit comme moyen curatif.

Pravaz, dans son remarquable travail sur *l'air comprimé*, insiste à chaque instant sur l'action reconstitutive de cet agent. Mais si on réfléchit à ce qui se passe chez un sujet soumis à cette influence, il sera facile de comprendre que dans l'effet complexe produit par l'air comprimé, l'oxygène est l'agent actif et reconstitutif par excellence. A ce point de vue, nous ne saurions trop recommander la lecture de l'ouvrage si remarquable du célèbre médecin lyonnais.

Nous avons cherché à découvrir, parmi les autres fonctions de l'économie, et surtout parmi les sécrétions, l'influence de l'oxygène : rien de positif ne nous a frappé. Dans ces sortes d'expériences, il faut se tenir en garde contre les natures nerveuses, à imagination vive, plus ou moins avides du merveilleux, et qui répondent affirmativement à toutes les questions qu'on leur adresse à ce sujet. Autant que possible, pour éviter l'erreur avec les malades, nous cachons le nom de l'agent et surtout le but cherché. Quant à l'action de l'oxygène sur les phénomènes morbides, c'est une question que nous étudierons plus tard.

En résumé, l'oxygène, respiré en proportion convenable, développe en quelque sorte les propriétés vitales et spéciales au sujet mis en expérience. Nous venons de donner d'une manière générale les sensations éprouvées par nous et par les malades soumis à l'action de l'air vital. Voici, d'ailleurs, ce que le vicomte de La Passe, qui a étudié l'action de l'oxygène sur lui-même, rapporte :

« En 1843, l'auteur de cet ouvrage a constaté par des expériences sur lui-même que l'on pouvait vivre plusieurs heures dans une atmosphère fortement saturée d'oxygène, sans éprouver d'autres symptômes qu'un redoublement de vitalité, il est parvenu à se débarrasser d'atroces migraines par l'usage fréquent des aspirations oxygénées; plusieurs personnes atteintes de névralgies ou d'affections chroniques des voies respiratoires, ont été soulagées et guéries par ce moyen [1]. »

Plus loin, page 143, l'auteur ajoute : « Accélération du pouls d'environ 10 pulsations par minute. Ce symptôme persiste pendant une heure, ou environ, après l'expérience ; accélération des fonctions digestives et redoublement marqué d'appétit ; sensation générale de force et de bien-être, facilité bien caractérisée dans les fonctions respiratoires. »

Plus loin encore, page 151, il dit : « Si, par une chaleur d'août ou de juillet, vous vous enfermez comme l'a fait à Naples, en 1843, l'auteur de ce livre, dans un petit cabinet hermétiquement fermé, vous éprouverez un sentiment d'oppression et d'abattement insupportable ; vous êtes baigné de sueur ; vous

[1] Essai sur la conservation de la vie, par M. le vicomte de La Passe, p. 141. Paris, 1856.

étouffez. Faites arriver alors un courant d'oxygène mêlé à des vapeurs balsamiques, aspirez de larges bouffées de ce gaz, laissez le surplus se répandre dans l'appartement, et aussitôt vous respirerez librement; la sueur s'arrête et vous ressentez un sentiment général de force et de bien-être. Vous pouvez même demeurer plusieurs heures dans cette petite pièce, pourvu que vous ayez eu le soin de placer à côté de vous un vase contenant de la chaux et de la potasse pour absorber l'acide carbonique de vos émanations. Vous sortirez de cette étuve frais et dispos, avec un excellent appétit, et la nuit suivante vous dormirez d'un sommeil profond et paisible. »

Nous venons de signaler, sans idée préconçue, les phénomènes observés par les personnes qui ont respiré l'air vital. Il importe maintenant de comparer ces mêmes effets à ceux de l'air comprimé. Toutefois, en faisant cette comparaison, il faudra mettre de côté les phénomènes physiques déterminés par l'air comprimé. Ceux-ci, en effet, peuvent jouer de grands rôles dans la thérapeutique médico-chirurgicale, mais il est évident que les phénomènes les plus importants que nous ayons à signaler dans l'action de l'air comprimé, ce sont les phénomènes chimiques, et surtout physiologiques. Ce sont surtout ces phénomènes que nous voulons rappeler, pour les comparer à ceux que détermine la respiration de l'oxygène. Voici comment s'exprime Pravaz dans son ouvrage (p. 102) :

« C'est ici le lieu de remarquer le contraste que

présentent les appétences et les besoins de l'économie, quant au régime alimentaire, lorsque l'homme respire dans une atmosphère raréfiée, comme celle des hautes montagnes, ou dans un air très-dense, comme sous la cloche à plongeur. Si, dans le premier cas, l'appétit est nul, si les substances azotées, les liqueurs spiritueuses sont repoussées avec dégoût et deviennent nuisibles, dans le second, la consommation d'aliments est non-seulement plus considérable, mais encore ces aliments doivent être choisis parmi ceux qui contiennent, sous un volume donné, plus d'azote et de carbone. Sous la cloche à plongeur, les ouvriers n'exécutent pas de travaux plus pénibles que les manœuvres qui travaillent à l'air libre. Ce n'est donc pas une grande dépense de forces qui amène l'épuisement très-prononcé dont ils se plaignent après quelques heures de séjour dans l'air condensé; mais l'absorption de l'oxygène y étant plus grande, la métamorphose des tissus devient plus rapide. C'est pour réparer d'une part l'excès de dépense produit par cette accélération, que les plongeurs doivent consommer plus d'azote dans les aliments que l'expérience leur fait préférer (œufs, viande, poisson, thé), et subsidiairement pour enrayer le mouvement trop rapide du processus de décomposition, qu'ils ont recours instinctivement à l'usage des substances que Liebig a désignées sous le nom de *respiratoires* (beurre, alcool). L'induction thérapeutique devait utiliser l'observation physiologique qui précède, et je démontrerai plus tard quelle ressource féconde l'hygiène et l'organoplastie peuvent trouver, en effet, dans l'activité que la condensation de l'air imprime à la rénovation organique. »

Bien avant Pravaz, M. Junod, dans son Mémoire adressé à l'Académie des sciences, avait déjà dit :

« Lorsqu'on augmente de moitié la pression naturelle de l'atmosphère, on remarque les phénomènes suivants : la membrane du tympan, reportée vers l'oreille interne, devient le siége d'une pression incommode qui, toutefois, se dissipe peu à peu, à mesure que l'équilibre se rétablit, probablement par l'introduction de l'air condensé dans la caisse du tympan à travers la trompe gutturale. Le jeu de la respiration se fait avec une facilité nouvelle ; la capacité du poumon pour l'air semble augmenter ; les inspirations sont grandes et moins fréquentes que dans l'état ordinaire ; au bout de quinze minutes, une chaleur agréable se fait sentir à l'intérieur du thorax. La circulation paraît modifiée ; le pouls est fréquent, plein, et se déprime facilement ; le calibre des vaisseaux superficiels diminue et peut même s'effacer complétement, de sorte que le sang, dans son retour vers le cœur, suit la direction des veines profondes. Les fonctions intellectuelles sont excitées ; l'imagination est vive ; les pensées s'accompagnent d'un charme particulier, et, chez quelques personnes, il se manifeste une sorte de délire, d'ivresse ; le système musculaire partage cet accroissement d'activité ; les mouvements sont faciles, énergiques, et semblent plus assurés. Les actes digestifs et toutes les sécrétions, particulièrement celles de la salive et de l'urine, s'exercent avec facilité; on dirait que le poids du corps est diminué d'une manière sensible; du moins telle est la sensation qu'éprouve la personne renfermée dans l'appareil à condensation. »

Nous aurions pu, à l'exemple de Pravaz, critiquer quelques assertions dans le tableau rapporté plus haut, mais il traduit les sensations éprouvées par l'auteur, et nous les laissons, afin que le lecteur puisse le comparer aux phénomènes rapportés par les personnes qui ont respiré l'air vital.

Mais s'il est un fait qui prouve l'identité d'effet sous certain rapport entre l'action de l'air vital et celle de l'air comprimé, c'est certainement l'observation suivante du docteur Nichet [1] :

« L'embarras gastrique dont j'ai été guéri par le bain d'air était le résultat de l'usage prolongé de l'opium à dose élevée. J'avais eu recours à ce médicament pour calmer des douleurs rhumatismales opiniâtres. Afin d'en soutenir l'effet, la dose avait été augmentée graduellement, et portée jusqu'à la dose de 4 grains d'acétate de morphine par jour. Mes douleurs ayant cédé à un traitement approprié, je suspendis l'usage de l'opium assez brusquement; il en résulta un affaiblissement subit dans tous les organes : les forces musculaires restèrent comme anéanties; l'intestin faisait mal ses fonctions, il était en quelque sorte paralysé. Mais l'organe le plus ma-

[1] Pravaz, *op. cit.*, p. 322 et 323.

lade était l'estomac : l'anorexie était complète ; il existait même une véritable répugnance pour toute espèce d'aliments ; ceux que je m'efforçais de prendre restaient comme du plomb sur la région épigastrique. La langue était blanche et épaisse ; la bouche pâteuse et sèche. Depuis quinze jours je ne prenais plus de morphine, et cet état ne changeait pas. L'appétit ne revenait point ; la faiblesse restait la même. C'est alors que je commençai l'usage des bains d'air comprimé de vingt minutes de durée à une demi-atmosphère de pression. Dès le premier j'éprouvai la sensation de la faim à un degré modéré ; mais pendant les suivants, cette sensation se développa avec tant d'intensité, qu'il me tardait d'être sorti du bain pour me mettre à table, et que, pendant le repas, ce n'était que par un effort de ma raison que je mangeais avec modération et que je ne surchargeais pas mon estomac, dont l'énergie n'était pas proportionnée à l'activité de mon appétit. Neuf bains suffirent pour rétablir les organes digestifs dans la plénitude de leurs fonctions et commencer la restauration des forces, qui ne fut complète que beaucoup plus tard. »

Mais, après avoir comparé nos sensations sous l'influence de l'oxygène à celles des auteurs cités plus haut, qui ont rapporté les phénomènes éprouvés dans l'air comprimé, au lieu d'augmenter les citations prises dans les auteurs, nous avons prié notre ami le docteur Foley, qui vient de publier un travail très-remarquable sur l'action de l'air comprimé, et qui, à notre demande, a bien voulu respirer l'oxygène et nous dire en quoi les sensations provoquées par l'oxygène se rapprochent de celles qu'il a éprouvées dans l'air comprimé. Or, la réponse de M. Foley est très-affirmative; nous la résumons ici, car elle nous paraît de nature à frapper l'esprit du lecteur.

« Je ne crains pas d'affirmer que l'inhalation de l'oxygène pur produit sur nous plusieurs des effets de l'air comprimé.

« Ces effets sont d'abord la sur-hématose du sang; celle-ci détermine à son tour, chez les gens actifs, l'impatience musculaire, comme l'air comprimé; chez les individus gais, un excès de joie; chez les dormeurs, une augmentation de sommeil; chez presque tous, un surcroît d'appétit, toujours comme l'air comprimé.

« Au delà des bornes physiologiques, le même parallèle se soutient-il? Oui.

« Ayez la tête fatiguée par l'étude ou l'insomnie, la main crispée par trop d'écritures, les divers sinus de la face embarrassés pour une cause ou l'autre : inspirez de l'oxygène, et (tout comme si vous aviez été dans l'air comprimé) vous aurez de la pesanteur de tête et des fourmillements au bout des doigts; seulement, vous souffrirez cent fois moins.

« Voyons les faits pathologiques.

« Voici un blessé à plaie livide et un malade à urine purulente : on les suroxyde tous deux, et immédiatement les urines de celui-ci s'améliorent et la plaie de celui-là rougit. D'un autre côté, voilà un homme que le travail dans les tubes a épuisé; il ne respire plus ; ses conjonctives sont violettes ; ses lèvres bleuâtres ; sa peau terne, sale, plombée ; il est comme abruti, quasi typhoïque. Comprimez-le à 2 ou 3 atmosphères et vous le verrez tout aussitôt frais et vigoureux. N'est-ce pas évidemment la même chose ?

« La sur-hématose par l'oxygène inspiré pur et celle que l'air comprimé détermine se ressemblent donc sous plus d'un rapport.

« L'absorption directe du gaz hématosant peut-elle remplacer la compression de l'air, et vaut-elle mieux ou moins ?

« Pour répondre à ces questions, admettons (ce que l'expérimentation seule prouvera) que l'inspiration d'oxygène suffisamment prolongée puisse rougir le sang au même degré que la pression forcée. Cela admis, dans quels cas faut-il prescrire l'oxygène et dans quels cas l'exclure ?

« Toutes les fois que, les premières voies étant libres, vous voudrez suroxyder l'organisme, l'inhalation vaudra mieux que la compression, car vous sauverez au malade d'atroces douleurs.

« Mais quand les narines, la glotte ou les bronches seront obstruées par l'œdème, ou qu'il y aura des fausses membranes, des fongosités, il faudra recourir à l'air comprimé.

« Tout comme aussi vous devrez le faire chez les êtres qui, par l'âge ou la maladie, en sont arrivés à ne plus pouvoir respirer sous des pressions barométriques ordinaires.

« Toutes les fois qu'en sur-hématosant votre sujet

vous devez lui conserver l'intégrité de ses sensations, éléments d'innervation, ou même les augmenter, l'aspiration du gaz pur vaudra mieux. Mais l'air comprimé sera préférable si, au contraire, avec une pureté plus grande de sang vous voulez aussi dans l'organisme une surexcitation moindre.

« C'est ainsi qu'en admettant pour le moment que le virus rabique puisse être modifié par une hyperoxygénation du sang, en vue des phénomènes nerveux je préférerais mille fois l'air comprimé au gaz.

« Dans les cas d'infection purulente ou d'empoisonnement cruorique adynamique, l'oxygène, pour moi, vaudrait mieux. »

Si, au point de vue chimique et physiologique, il y a similitude d'action entre l'air comprimé et l'oxygène, il importe de voir si, sous le rapport thérapeutique, l'analogie restera la même. C'est ce que nous démontrerons tout à l'heure, en faisant voir tout le parti que la thérapeutique peut tirer des inspirations de l'air vital. Heureux si nous pouvons attirer l'attention des médecins sur une des grandes ressources de la thérapeutique. La médecine lyonnaise, sous l'impulsion de Pravaz, comprit tous les bons effets que l'on pouvait attendre de l'emploi de l'air comprimé, ainsi que le prouve l'ouvrage de ce savant médecin. Aussi espérons-nous, en démontrant que dans beaucoup de cas l'oxygène remplace efficacement l'air comprimé, attirer l'attention des médecins non prévenus sur un agent aussi merveilleux que puissant dans son action.

DE LA PRÉPARATION ET DE LA PURIFICATION DE L'OXYGÈNE AU POINT DE VUE THÉRAPEUTIQUE.

La question de la production de l'oxygène a de tout temps beaucoup attiré l'attention des chimistes, mais c'est bien moins au point de vue de son emploi médical qu'au point de vue de ses applications industrielles qu'ils ont dirigé leurs travaux.

Dès les premiers essais tentés pour introduire l'oxygène dans la thérapeutique, on a compris l'importance de n'user que d'un gaz parfaitement purifié, et il est même certain que, dans plusieurs cas où il a causé des désordres qui ont dû en faire cesser l'emploi, c'est à son impureté qu'il faut les attribuer.

On eut, surtout dans les premiers essais tentés vers 1789, le grand tort d'employer à la préparation du gaz destiné à être administré aux malades le bioxyde de mercure ou précipité rouge, qui avait conduit Lavoisier à sa belle découverte de la composition de l'air atmosphérique. L'emploi de ce corps doit être banni de la préparation du gaz pour l'usage médical. Nous trouvons, du reste, l'opinion de Chaptal sur ce sujet, ainsi que trois expériences exécutées par lui, dans les *Annales de chimie*, t. IV, p. 23 : « J'ai observé constamment que l'usage du gaz oxygène extrait des oxydes mercuriels produit la salivation au bout de quelques jours. Je ne doutai pas, d'après cette observation, qu'il ne tînt en dissolution quelque peu de mercure, et je me suis convaincu de ce fait par les expériences suivantes :

Première expérience.

« J'ai mis du précipité rouge dans une cornue, et ai disposé l'appareil hydropneumatique pour extraire et recueillir le gaz; j'ai donné très-promptement un coup de feu violent pour le faire passer; je l'ai obtenu sous forme de vapeurs; j'ai bouché les flacons qui en étaient remplis, et les ai abandonnés à l'air; au bout de quelque temps j'ai vu leurs parois obscurcies par une couche de poudre grise. Quelques jours après, ayant détaché et analysé cette poudre, je l'ai reconnue pour être un oxyde de mercure.

Deuxième expérience.

« Des flacons remplis de gaz oxygène extrait du précipité rouge par le procédé ordinaire, exposés à une température de 15 degrés sous zéro pendant quatre heures, ont laissé déposer sur les parois une couche d'oxyde de mercure, que j'ai pu évaluer à 1/3 de grain par pinte de gaz.

« Montpellier, 1er septembre 1789. »

Les moyens aujourd'hui usités ou proposés pour la préparation du gaz oxygène sont nombreux; nous examinerons successivement les six principaux :

1° Décomposition du peroxyde de manganèse;

2° Décomposition du chlorure de chaux;

3° Procédé de Boussingault;

4° Décomposition par la chaleur de l'acide sulfurique ou des sulfates;

5° Réaction de l'acide sulfurique sur le bichromate de potasse ;

6° Décomposition du chlorate de potasse.

1° *Décomposition du peroxyde de manganèse.* — Par ce procédé on obtient assez facilement de l'oxygène, soit qu'on traite le peroxyde par la chaleur seule, soit qu'on fasse intervenir l'acide sulfurique. Mais, dans le premier cas, il faut recourir à une température fort élevée, et dans le second, employer un agent (l'acide sulfurique) désagréable à manier et toujours impur dans le commerce. Le gaz ainsi obtenu nécessite des lavages qui retardent la marche de l'opération. Il renferme toujours 4 à 5 pour 100 d'azote, qui provient de la décomposition des nitrates que contient le manganèse. L'emploi de l'acide sulfurique ordinaire du commerce, qui renferme presque toujours de l'arsenic, peut donner un produit encore bien moins parfait.

La richesse du peroxyde de manganèse, au point de vue du rendement en oxygène, varie considérablement, suivant sa provenance. Parfois son rendement est presque nul parce qu'il a été mélangé à des matières terreuses dans de fortes proportions. On l'a également falsifié avec des poussières de charbon, et l'on a pu voir dernièrement, dans les journaux scientifiques de Londres, qu'un pharmacien anglais, préparant de l'oxygène avec du peroxyde de manganèse, a été grièvement blessé par l'explosion de la cornue dans laquelle on opérait, et que l'élève qui l'assistait a été tué sur le coup.

L'analyse du peroxyde qu'on avait employé a démontré qu'il contenait une forte proportion de charbon, qui, par sa combustion rapide dans le gaz, avait occasionné l'accident.

Le peroxyde de manganèse contient aussi parfois des matières organiques qui donnent naissance à des mélanges détonants dangereux, quand on veut constater la présence du gaz oxygène avec un corps en ignition à l'orifice de dégagement.

2° *Décomposition du chlorure de chaux.* — En chauffant au rouge sombre l'hypochlorite de chaux avec un peu de chaux éteinte, on obtient 40 à 50 litres d'oxygène par kilogramme. Ce procédé a l'inconvénient de produire aussi du chlore, qui nécessite plusieurs lavages à l'eau alcaline, et le rendement est, du reste, peu considérable.

3° *Procédé de Boussingault.* — Le procédé de M. Boussingault, qui consiste à obtenir l'oxygène de la baryte en utilisant la propriété qu'elle a de fixer l'oxygène de l'air à une température élevée et de l'abandonner à une température plus élevée encore, avait fait concevoir l'espoir de préparer l'oxygène très-économiquement. Mais, malheureusement, les résultats obtenus dans la pratique n'ont pas répondu à ce que promettait cette belle théorie. Il résulte des expériences de MM. Deville et Debray que l'opération nécessite l'intervention d'un courant d'air humide qu'on a beaucoup de mal à régler convenablement, car dès que l'humidité de l'air a dépassé un certain degré, il se forme une masse pâteuse d'hydrate de baryte, et l'opération devient très-difficile à conduire. Il faut, en outre, que la baryte soit exempte de matières fusibles, nitrates ou nitrites. Tous ces inconvénients, joints à celui de la nécessité d'employer une température très-élevée, font que cet ingénieux procédé n'a pu recevoir encore une application industrielle.

4° *Décomposition par la chaleur de l'acide sulfurique ou du sulfate de zinc.* — Ces deux procédés, que nous réunissons en un seul, parce que dans les deux cas l'oxygène est produit par la décomposition de l'acide sulfurique, sont dus à MM. Sainte-Claire Deville et Debray, qui ont même proposé d'en faire une application industrielle économique à la métallurgie de certains corps.

Leur procédé repose sur la propriété que possède l'acide sulfurique de se décomposer par la chaleur en acide sulfureux et en oxygène, et, pour le sulfate de zinc, de se décomposer, au rouge franc, en oxyde de zinc, en acide sulfureux et en oxygène.

C'est évidemment par ce procédé tout nouveau que la production industrielle de l'oxygène sera avant peu un problème résolu; mais, malheureusement, pour obtenir ce gaz pour l'usage médical, on doit y renoncer. Il faut recourir d'abord à un agent désagréable à manier, l'acide sulfurique, et ensuite employer dans la préparation des appareils en platine, qui augmentent énormément le prix de revient. Il faut joindre à cela les difficultés du lavage pour un gaz provenant d'une telle source.

A ce procédé on peut rattacher celui qui consiste à décomposer le plâtre, ou sulfate de chaux, par la chaleur, en présence de la silice ou de matières argileuses, procédé dont l'idée première est, je crois, due à M. Fremy, mais qui, comme on le voit, se rapproche beaucoup du précédent, puisque c'est toujours la décomposition de l'acide sulfurique qui fournit l'oxygène.

5° *Réaction de l'acide sulfurique sur le bichromate de potasse.*— Le docteur Richardson, dans une réunion assez récente de la *British med. Association*, a dit que par ce procédé, dû à M. Robbins, on produisait de l'oxygène aussi facilement et aussi abondamment qu'on obtient de l'hydrogène par la réaction de l'acide sulfurique sur le zinc, et que le malade pouvait lui-même préparer son gaz et le respirer.

Rien n'est moins exact, car le bichromate de potasse ne donne que 16 pour 100 d'oxygène seulement, puisqu'il se produit, comme résultat de cette réaction, de l'alun de chrôme. Une personne étrangère à la chimie ne peut ni manier facilement l'acide sulfurique, ni régler convenablement la chaleur nécessaire à l'opération; et comme inhalateur l'appareil est vicieux, en ce sens que le gaz ne peut être dosé, puisqu'on le respire en quelque sorte à mesure qu'il se dégage. Le même auteur propose aussi de traiter le bioxyde de barium par l'acide sulfurique, mais, comme il se forme du sulfate de protoxyde de barium, on n'obtient pas davantage tout l'oxygène, et l'emploi de ce corps ne peut être proposé sérieusement, puisque sa valeur commerciale est d'environ 60 francs le kilogramme.

M. Bouchardat, dans son *Annuaire de thérapeutique pour* 1865, donne un moyen pour préparer l'oxygène, qu'il aurait employé depuis longtemps dans la glycosurie, dans divers cas de suffocation et dans la diathèse urique. Ce procédé consiste à verser peu à peu sur un mélange de peroxyde de barium et de peroxyde de manganèse, à parties égales, de l'acide acétique de bois rectifié.

L'appareil, très-simple, consiste en un grand flacon à trois tubulures. A la première est adapté un tube en S, servant à introduire successivement l'acide acétique; à la seconde, un tube de sûreté; on joint à la troisième, par l'intermédiaire d'un tube de verre, un petit flacon laveur contenant de l'eau. Ce petit flacon s'adapte à un tube en caoutchouc, muni d'une embouchure qui sert à l'inhalation du gaz oxygène.

Cet appareil, comme on le voit, a le même inconnient que celui du docteur Richardson, car il est impossible de savoir à quelle dose on respire le gaz. On ne peut, du reste, le produire ni assez abondamment ni assez rapidement pour en administrer à un malade 20 ou 30 litres en quelques minutes, comme on doit le faire dans la pratique ordinaire. Par ce moyen, il est également impossible d'opérer le mélange du gaz avec l'air dans des proportions déterminées, comme il est nécessaire de le faire dans bien des cas, surtout au début du traitement.

6° *Décomposition du chlorate de potasse.* — Quand on décompose le chlorate de potasse par la chaleur, on obtient du chlorure de potassium et de l'oxygène $KO, ClO^5 = KCl + O^6$. Le chlorate de potasse est évidemment le corps qui abandonne le plus facilement la totalité de son oxygène. Le gaz ainsi obtenu est presque pur, et l'opération est assez facile à conduire. C'est avec du gaz obtenu par le chlorate de potasse que toutes mes expériences ont été faites.

Voici le mode de préparation auquel a recours M. Leconte, depuis que j'administre ce gaz à la Maison municipale de santé : dans une cornue en fer on introduit 1 kilogramme de chlorate de potasse mêlé à 1 kilogramme de sable fin et sec. On chauffe sur un fourneau à gaz d'éclairage, et l'on reçoit l'oxygène dans un flacon laveur contenant un lait de chaux. Ce flacon communique avec une tourie de la capacité de 60 litres environ et pleine d'eau. Elle porte dans son bouchon deux tubes. Le tube qui amène le gaz est un peu plus long que le bouchon, le second plonge jusqu'au fond. L'arrivée du gaz force l'eau à sortir par le second tube. Quand tout le liquide est déplacé et que la tourie est pleine de gaz, pour le faire sortir, on verse de l'eau par le tube qui plonge au fond et l'on fait communiquer l'autre avec un ballon en caoutchouc ou un appareil inhalateur. La figure ci-contre montre la disposition de l'appareil.

M. Limousin, pharmacien, qui s'est beaucoup occupé de cette préparation depuis que la médecine pneumatique a été répandue à Paris, a construit un appareil ingénieux et commode pour préparer l'oxygène en grandes quantités par le chlorate de potasse,

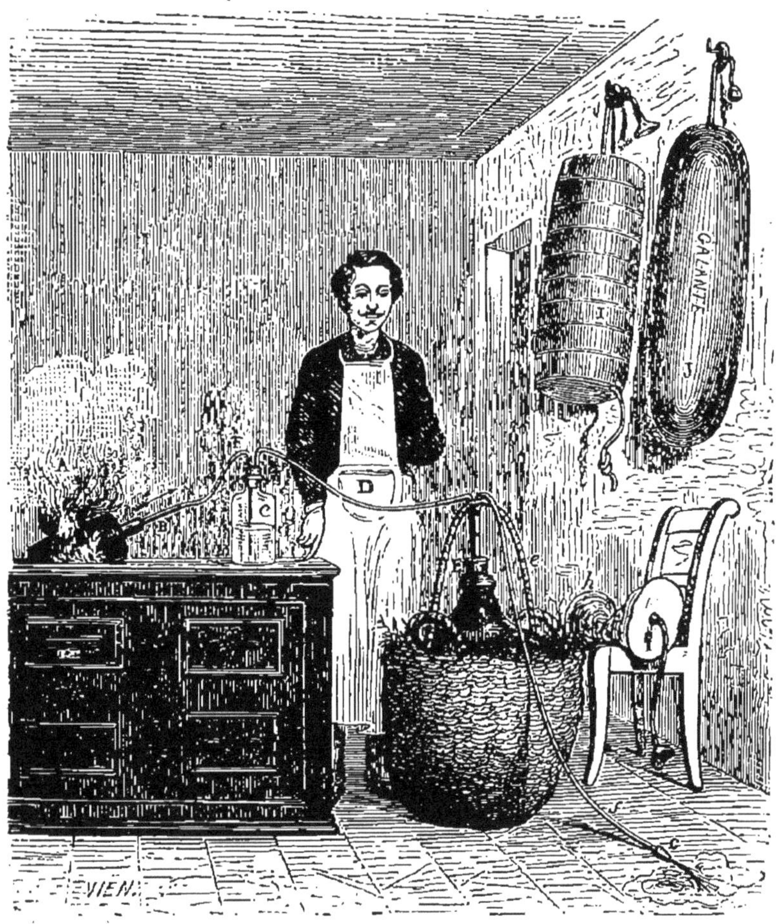

A, cornue où se produit le gaz qui sort en B, se rend par le tube F dans le flacon laveur C et se rend par le tube D E dans la tourie, où il déplace l'eau qui s'écoule par G.

L'appareil inhalateur vide est figuré en *h* ; I le représente plein de gaz, et en J on voit un ballon ou réservoir rempli d'oxygène.

et pour le doser. Cet appareil a l'avantage de pouvoir être installé assez économiquement dans toutes les pharmacies. En voici la description telle qu'il l'a donnée dans le *Journal des connaissances médicales*, le *Bulletin de thérapeutique* et l'*Union médicale*.

« On prend 1 kilogramme de chlorate de potasse bien sec, qu'on introduit dans une cornue en fer A, de la capacité de 3 à 4 litres, munie d'un col d'un diamètre assez large, dans lequel on fixe, à l'aide d'un bouchon en liége, un tube en verre B, relié par un tube en caoutchouc C à un flacon laveur D, de la contenance d'environ 4 litres et à parois très-épaisses. Ce flacon laveur contient un lait de chaux qui doit remplir environ le tiers de sa capacité.

« Le gaz oxygène, se dégageant du chlorate de potasse, vient se laver dans cette eau, et de là passe dans un réservoir E d'une contenance d'environ 250 litres, qu'on a préalablement rempli d'eau. Un tonneau solide et dans de bonnes conditions peut parfaitement remplir cet office : on y fixe, au moyen de deux bouchons, deux tubes, dont l'un G plonge jusqu'au fond, et dont l'autre I affleure à la surface du liquide.

« Le gaz arrivant par le second tube, qui communique avec le flacon laveur par un raccord en caoutchouc *a b*, exerce sa pression sur le liquide contenu dans le récipient E et le force à monter dans le premier tube F G, qui se continue extérieurement par un raccord en caoutchouc *c d*, d'une longueur suffisante pour élever l'eau dans un second récipient K, placé au-dessus du premier et de même capacité. Toute l'eau déplacée par le gaz se rend dans ce réservoir supérieur, et l'écoulement ne cesse que quand l'opération est arrivée à son terme.

« A la partie inférieure de ce réservoir K est fixé un tube gradué à 250 divisions, correspondant aux 250 litres de sa capacité et communiquant avec l'intérieur. On peut, par ce moyen, suivre exactement la marche de l'opération pendant la préparation de l'oxygène et savoir, par la descente du liquide dans le tube, combien on introduit de gaz dans un ballon ou un appareil quand on veut le gonfler, comme on le verra plus loin.

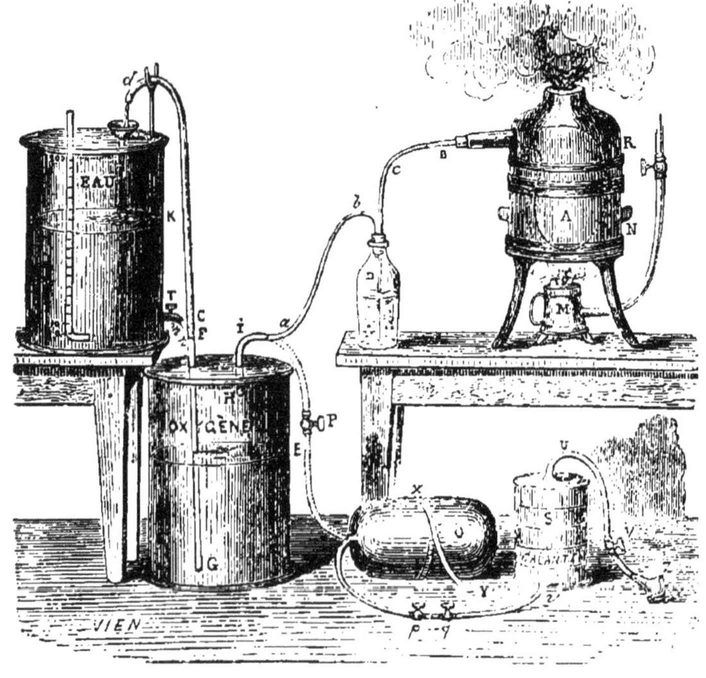

« Pour obtenir une décomposition régulière du chlorate de potasse, et aussi pour éviter l'emploi d'un tube de sûreté, je décompose le sel au moyen du gaz d'éclairage. La cornue est placée sur un fourneau à gaz M, entourée du laboratoire N d'un fourneau ordinaire et recouverte par son dôme R. Par ce moyen, toute absorption devient impossible, car la température ne peut s'abaisser, et l'on obtient un dégagement très-régulier. Il faut cependant avoir soin de baisser un peu le feu au moment où arrive la décomposition du perchlorate de potasse, qui se forme dans les premiers temps de l'opération ; car alors la violence du dégagement pourrait faire sauter les tubes et les bouchons de l'appareil.

« Quand l'opération est terminée, et quand on a obtenu du kilogramme de chlorate environ 230 à 240 litres de gaz on noue le tube en caoutchouc *a b*, qui reliait le récipient au flacon laveur pour empêcher l'oxygène de s'échapper, ou mieux on y adapte un petit robinet.

« Veut-on maintenant remplir le réservoir O en caoutchouc de l'appareil, on adapte son robinet ouvert P au tube *a b*, et enlevant celui *c d*, qui élevait l'eau jusqu'au second récipient; on le remplace par un autre raccord, également en caoutchouc *m n*, qu'on adapte à un robinet T que doit porter le second réservoir à sa partie inférieure.

« Ce robinet étant ouvert, le liquide rentre dans le gazomètre par le tube F G et déplace en quantité égale, ou à peu près de son volume, l'oxygène qui se rend alors dans la vessie en caoutchouc O. »

On pourrait théoriquement déterminer la quantité de gaz introduit dans le ballon par la pesée, puisque l'oxygène est plus lourd que l'air. En effet, le poids de 1 litre d'air étant 1gr,30, celui de l'oxygène est de 1gr,43 ; mais cette différence, très-minime comme on le voit, nécessiterait l'emploi de balances fort sensibles, et ce résultat, même dans ce cas, ne serait pas exact par suite de la différence causée par la pression atmosphérique la température, et le degré de saturation de vapeur d'eau qui varient à chaque instant.

Pour savoir combien on introduit de gaz dans le ballon et pour le mesurer, il suffit de suivre sur l'échelle graduée du réservoir K la descente de l'eau, et, comme 1 litre déplace 1 litre de gaz, il suffit de descendre de 20 divisions pour introduire 20 litres d'oxygène dans la vessie. On peut, du reste, prendre avec un mètre en ruban X Y la circonférence correspondant à 20, 30 ou 40 litres et écrire sur le ballon ainsi jaugé le nombre de centimètres qu'il faut lui donner pour qu'il contienne la quantité voulue.

Ce jaugeage des ballons a aussi l'avantage de permettre d'y introduire la quantité d'air dont on veut couper le gaz. En effet, si on veut avoir dans un ballon deux tiers d'oxygène et un tiers d'air, voici comment on procède, soit pour 30 litres de mélange par exemple : on fixe le ballon O, dont la circonférence pour 30 litres est 75 centimètres, je suppose, à l'appareil et on y introduit 20 litres d'oxygène en suivant la descente des 20 litres d'eau sur l'échelle graduée. Enlevant alors le ballon, on réunit le robinet à un fort soufflet ordinaire par un raccord en caoutchouc, et on le gonfle jusqu'à ce qu'il ait sur le mètre en ruban la circonférence voulue de 75 centimètres.

Comme on l'a du reste peut-être déjà remarqué, le mécanisme de l'appareil à produire et à doser l'oxygène, de M. Limousin, a l'avantage de pouvoir fonctionner avec la même quantité d'eau pour ainsi dire indéfiniment; car l'eau qui a été déplacée par le gaz, au moment de sa production, revient dans le même réservoir, quand on veut recevoir l'oxygène dans les ballons et le doser.

DE L'ADMINISTRATION DU GAZ OXYGÈNE.

Le ballon dont nous venons de parler ne sert qu'à contenir le gaz et à le rendre facilement transportable. Il ne constitue pas l'appareil inhalateur proprement dit : il n'en est que le réservoir. Cet appareil, que M. Galante a très-ingénieusement construit sur mes indications, est figuré ci-dessous. C'est un réservoir également en caoutchouc A, ayant sensiblement la forme d'un petit tonneau quand il est gonflé. La partie supérieure et l'inférieure sont des disques solides et résistants qui viennent s'appliquer l'un contre l'autre quand il est vide. Il porte à sa partie supérieure un tube *f*, muni d'une embouchure *c* pour respirer et d'un robinet *e*. — A sa partie inférieure se trouve un tube *d*, muni d'un robinet *b*, qui s'adapte exactement à celui *a* d'un ballon rempli de gaz. Les deux robinets étant réunis et ouverts, si l'appareil A est vide et replié sur lui-même, il suffit d'exercer une légère pression sur le ballon pour chasser le gaz et le faire pénétrer dans l'inhalateur, dont on a eu soin de fermer le robinet *e*. Il peut être jaugé de la même manière que les ballons avec l'appareil de M. Limousin, et sa circonférence peut indiquer, sur un mètre en ruban, la quantité de gaz qu'on y a fait pénétrer.

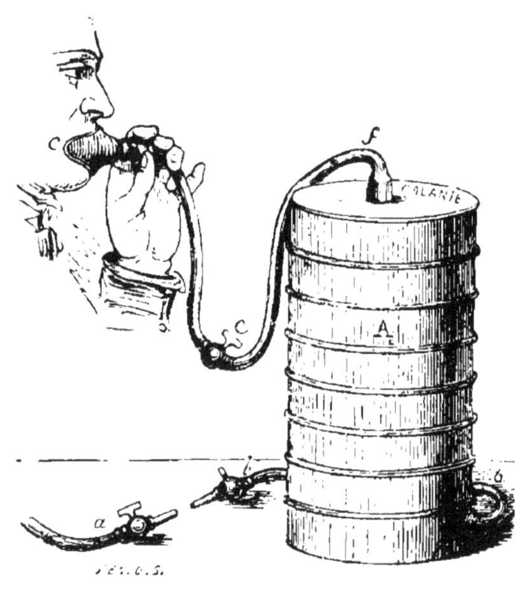

Sa capacité ordinaire est environ de 15 à 20 litres, et les ballons peuvent contenir jusqu'à 40 litres de gaz.

Voici maintenant comment se font les inhalations. L'appareil A étant séparé du ballon, le malade adapte à sa bouche l'entonnoir *c*, et le robinet *e* étant ouvert, il se livre à de profondes inspirations. A chaque effort inspiratoire, on voit le récipient A se dégonfler, et on juge ainsi de la quantité d'oxygène inhalé.

Pour empêcher les produits de l'expiration de rentrer dans l'appareil, on serre les lèvres et on expire par le nez; mais il est plus sûr de comprimer entre le pouce et l'index le tube en caoutchouc près de l'embouchure au moment de l'expiration.

Le contact de l'oxygène avec une grande masse d'eau, comme il arrive dans le procédé de M. Limousin, a l'avantage de saturer complétement le gaz d'humidité; condition favorable et même indispensable à son administration; car, comme il a été souvent observé, il est irritant pour la muqueuse bronchique quand il est respiré à la sortie du flacon laveur.

La respiration directe de l'oxygène dans un appareil en caoutchouc a un grand avantage : celui de le puiser directement dans le réservoir et de le faire arriver en forte provision à chaque mouvement inspiratoire dans les cavités pulmonaires; mais bien que le gaz oxygène soit sans action chimique appréciable sur la substance du caoutchouc [1], ce corps n'en a pas moins une odeur *sui generis* qui souvent, sous l'influence alternative de l'humidité provenant des produits de l'expiration et d'une température un peu élevée, peut devenir désagréable au malade. La poussière de talc, dont on est forcé dans la fabrication de recouvrir la surface des feuilles de caoutchouc, est aussi entraînée par le gaz quand on le respire, et

[1] M. Limousin a conservé pendant six mois de l'oxygène dans un ballon en caoutchouc, sans qu'il se soit modifié chimiquement et sans qu'il y soit pénétré d'air par endosmose d'une manière sensible.

produit parfois une irritation désagréable sur les muqueuses bronchiques.

On obvie facilement à cet inconvénient quand il se présente en faisant usage d'un flacon laveur qui, à la manière d'un narghilé, lave et rafraîchit le gaz, enlève l'odeur désagréable du caoutchouc et retient la poussière de talc, qui reste au fond de l'eau.

Cette modification, que j'ai apportée avec M. Limousin dans l'appareil primitif, offre en outre l'avantage de pouvoir joindre à l'action de l'oxygène l'action spéciale de certains corps qu'on dissout ou qu'on suspend dans l'eau qui sert au lavage, comme le goudron, le chloroforme, l'iode, l'acide phénique, etc.

Voici, du reste, le dessin de l'appareil tel qu'il a été exécuté par M. Limousin.

Dans ce cas, comme on le voit, il suffit d'unir par un robinet disposé *ad hoc* le ballon dans lequel on a mis une quantité déterminée d'oxygène soit pur, soit mélangé d'air, avec l'appareil laveur pour que le gaz arrive à travers l'eau par le plus long tube et se rende dans le flacon.

On le respire par le second qui est terminé par un ajutage en ivoire en forme de bout de pipe. Si la force expansive du gaz dans le ballon devient trop faible à la fin de l'opération, on facilite sa sortie par une légère pression sur les parois.

La dose ordinaire qui peut être supportée varie nécessairement suivant l'âge, la force et l'état du malade; mais, en général, on en donne de 20 à 30 litres par jour, moitié le matin, moitié le soir.

Il ne faut pas du reste oublier qu'en faisant respirer le malade dans les conditions ci-dessus dans un

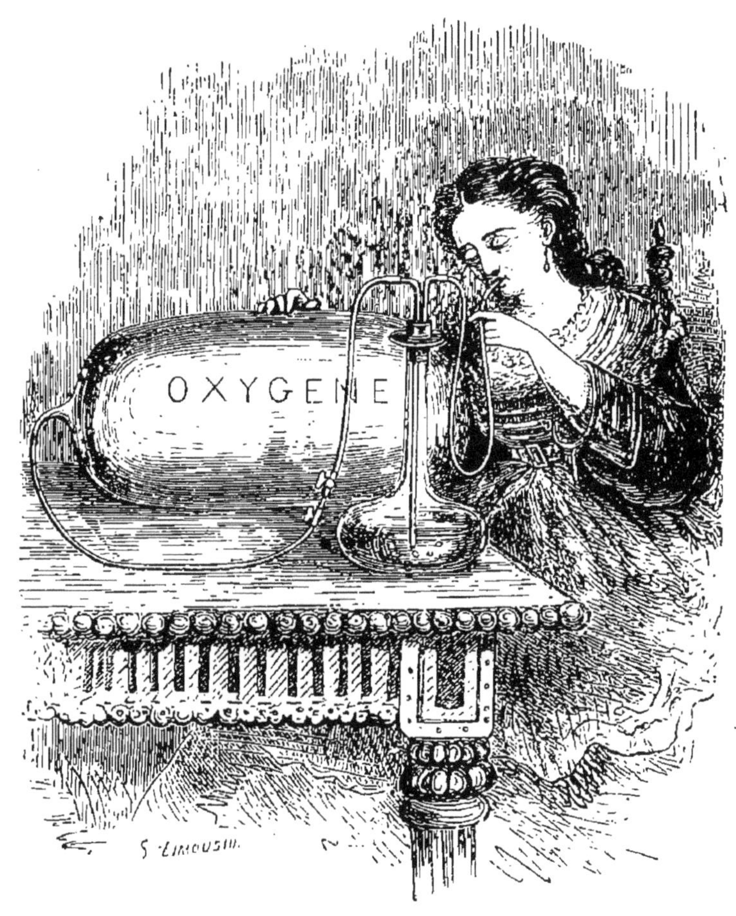

appareil rempli de gaz oxygène pur, une certaine quantité d'air atmosphérique est introduite par la respiration qui se fait par le nez.

CHAPITRE III

ACTION THÉRAPEUTIQUE DE L'OXYGÈNE.

1° Considérations générales sur l'application de l'oxygène à la thérapeutique.

Quand on songe au rôle considérable que l'oxygène joue dans l'organisme des animaux et des plantes, on est vraiment surpris de voir que les médecins et les chirurgiens n'aient point cherché à en tirer plus sérieusement parti dans la thérapeutique, et que les essais souvent heureux de Beddoës et de son école aient été laissés dans l'oubli. Cependant chacun de nous sait qu'un homme peut vivre plusieurs jours privé de toute espèce d'aliments et de boissons, qu'il peut même prolonger sa vie durant un temps assez long, si on lui fournit la quantité d'eau suffisante pour calmer sa soif; tandis qu'il ne peut vivre que quelques instants si l'air, ou mieux l'oxygène, lui sont refusés : il ne vit donc qu'à la condition de faire entrer sans cesse dans son économie une grande quantité d'oxygène. L'homme fait, dans l'état normal et au repos, de 18 à 20 inspirations par minute, et dans chacune de ces inspirations une notable quantité d'oxygène traverse le parenchyme pulmonaire et vient vivifier le sang. Chaque jour, au dire de Liebig, l'homme absorbe 32 onces 1/2 d'oxygène; de sorte qu'au bout de l'année 700 à 800 livres de ce gaz, suivant Lavoisier et Menzies, ont donc traversé le torrent de la circulation et porté avec eux la vie. Mais cette quantité d'oxygène absorbé par la voie pulmonaire varie suivant les climats et suivant la température de l'air atmosphérique. La quantité d'oxygène inspiré augmente quand la température de l'air extérieur s'abaisse : par conséquent, il faut qu'il y ait une augmentation proportionnelle dans la quantité de carbone et d'hydrogène introduits avec les aliments, pour que l'oxygène puisse se combiner avec ces principes. Il est évident que la chaleur nouvelle qui remplace la chaleur perdue provient de l'action réciproque qu'exercent les uns sur les autres l'oxygène inspiré et les principes alimentaires. C'est donc avec raison que MM. Dumas et Liebig ont comparé l'organisme animal à un fourneau dans lequel on doit jeter constamment de nouveau combustible. « C'est en introduisant dans l'économie une quantité convenable de substances qui y sont oxydées, c'est-à-dire brûlées par l'oxygène, que nous entretenons un dégagement continuel de chaleur. En hiver, lorsque nous prenons de l'exercice au milieu d'une atmosphère froide, et que, par conséquent, nous aspirons une plus grande quantité d'oxygène, le besoin que nous avons d'aliments contenant du carbone et de l'hydrogène augmente en raison de la quantité d'oxygène absorbé. C'est en satisfaisant ce besoin que nous nous maintenons en état de résister efficacement au froid le plus intense. Le froid saisit et tue rapidement un homme qui n'a pas mangé depuis longtemps. Chacun sait que les carnivores des régions polaires surpassent de beaucoup en voracité ceux de la zone torride. Dans les climats froids et tempérés, l'air, qui tend incessamment à consumer notre corps, nous force à lutter contre cette puissance destructrice, c'est-à-dire à travailler pour nous fournir les moyens de résister à son action, tandis que, dans les climats chauds, la nécessité du travail est beaucoup moins urgente ; car la quantité de nourriture nécessaire à l'homme y est beaucoup moins considérable [1]. »

C'est cette combustion incessante qui nous explique pourquoi le poids du corps ne se trouve point augmenté, malgré la quantité considérable d'oxygène et d'aliments variés qui entrent dans l'économie. L'oxygène introduit pendant l'inspiration resort pendant l'expiration sous forme d'acide carbonique et d'eau, si la combustion des substances hydro-carbonées amène leur élimination par le poumon. Quant aux matières plastiques ou azotées, elles sont converties en acide urique, acide hippurique, urée, et le soufre de ces dernières en acide sulfurique : les organes sécréteurs, et en particulier le rein, sont chargés de l'élimi-

[1] Liebig. Lettres sur la chimie, p. 236.

nation de ces produits. C'est donc grâce à l'oxygène que nous brûlons les aliments que nous introduisons sans cesse dans notre économie ; que cet agent manque, et toutes nos fonctions sont troublées, la chaleur animale subit un abaisssment notable, les sécrétions elles-mêmes sont profondément altérées. La circulation languit, car le sang n'imprime plus aux vaisseaux la stimulation dont ils ont besoin; l'assimilation et la désassimilation des matières nutritives qui constituent le *circulus* vital s'arrêtent. La moelle épinière et le cerveau n'étant plus vivifiés par un sang suffisamment oxygéné, l'intelligence, la sensibilité et le mouvement sont profondément modifiés, ainsi que nous l'avons souvent constaté. Qu'une partie du corps humain cesse d'être traversée par un sang suffisamment artérialisé, c'est-à-dire oxygéné, bientôt la maladie et la mort en seront les conséquences.

L'oxygène est donc l'agent capital de notre existence ; que si, par la pensée, on vient à modifier profondément la composition de l'atmosphère au milieu de laquelle nous vivons, notre organisation restant la même, la mort sera la conséquence de cette modification. On comprend donc que l'hygiène de l'homme, sain ou malade, ne doit pas avoir pour but de lui assurer seulement une nourriture suffisante, une habitation convenable et les vêtements appropriés au climat, mais surtout la somme d'air respirable indispensable à l'accomplissement régulier de la fonction respiratoire. Il importe certainement que l'homme ait une nourriture et une habitation appropriées à ses besoins; mais si l'air, ou mieux, l'oxygène lui manque, nous le verrons languissant, affaibli, incapable de mouvements corporels et de travaux intellectuels. Que faisons-nous quand nous envoyons nos malades convalescents ou nos opérés affaiblis respirer l'air des champs ou l'air de la mer? Nous les soumettons, dans le premier cas, à un air plus vif, et dans le second, nous les faisons respirer sous une pression atmosphérique plus forte et qui augmente la quantité d'oxygène absorbé. Si l'on joint à ces conditions nouvelles la marche, les exercices musculaires, on fixera, comme nous l'avons déjà indiqué, une plus grande quantité de sang artériel dans les muscles, et partant une plus grande quantité d'oxygène; de là naturellement une augmentation du mouvement vital, une modification dans la désassimilation des parties qui ne doivent plus faire partie de l'organisme et qui seront éliminées sous les formes que nous avons indiquées plus haut; il résultera aussi, comme conséquence immédiate, un plus grand besoin de respiration; de là un appétit plus grand et une digestion plus active. L'oxygène devient, dans ce cas, le réconfortant par excellence, il favorise un mouvement plus régulier de toutes les fonctions et relève les forces de l'organisme affaibli; voilà ce qui nous explique les rénovations qui s'accomplissent à la campagne ou au bord de la mer, chez les individus débilités par le travail, les excès ou la maladie; ce que l'on obtient à la campagne ou au bord de la mer, nous l'avons souvent obtenu par des inhalations d'oxygène. Cela est si vrai, que si l'on donne l'oxygène à haute dose, comme je l'ai fait une fois sans inconvénient pour les organes respiratoires, on verra, en même temps que l'appétit prend des proportions considérables, le sujet maigrit, et si dans mon observation il m'eût été possible de déterminer la quantité d'acide carbonique exhalé, il est probable que le chiffre énorme de 540 litres qu'exhale l'homme en vingt-quatre heures aurait été augmenté. L'action de l'oxygène, ainsi que nous l'apprend la physiologie, agit directement sur le sang et secondairement sur la nutrition. Chaque globule sanguin s'en empare et va le transporter dans l'organisme, d'où il revient chargé d'acide carbonique; le globule sanguin est donc le véritable organe de l'hématose, et, ainsi que nous l'avons montré dans la partie physiologique de l'oxygène, ce dernier doit aussi avoir une action puissante sur la sanguification. Que l'on se rappelle nos expériences sur les pigeons, les lapins et les chiens, et l'on verra que notre opinion est fondée. Sans doute, d'autres organes, comme la rate et les glandes vasculaires, concourent aussi à ce but, et il est très-probable que la formation de globules sanguins qui a lieu dans ces organes n'attend son développement complet que du contact de l'oxygène, ainsi que cela semble résulter d'une de nos expériences, où nous avons vu la rate prendre une teinte écarlate par le fait d'une injection d'oxygène dans la veine porte. L'oxygène est donc le grand modificateur du sang, sol d'où tous les organes se développent et se nourrissent; mais il est aussi la source de la chaleur animale et des sécrétions. Les vaisseaux dans lesquels il circule sont les voies par lesquelles les produits de la transformation des tissus sont versés dans les appareils de sécrétion et finalement évacués du corps.

Sans doute, l'oxygène n'est pas le seul agent formateur du globule sanguin, il faut le concours de matières plastiques ou albumineuses, et finalement du fer, qui est un des principes essentiels de la matière colorante du sang. Que le nombre de ces globules vienne à diminuer pour une raison ou pour une autre, l'hématose sera modifiée et avec elle toutes les autres fonctions. Que faisons-nous pour remédier à cet état? Nous prescrivons le fer, les aliments réparateurs; mais ceux-ci ne peuvent remplir le but que l'on veut atteindre qu'à la condition d'être brûlés par l'oxygène. Tout le monde sait que l'anémie et même la chloro-anémie se trouvent infiniment mieux traitées si l'on ajoute à la médication indiquée plus haut l'exercice au grand air ou au bord de la mer.

L'action de l'oxygène est à la fois chimique et dynamique, et quand Fourcroy et son école ont cherché dans son action, topique en quelque sorte sur l'organe pulmonaire, un agent thérapeutique, ils ont commis une faute que les travaux de Lavoisier auraient dû faire éviter. Toutefois Beddoës a mieux compris l'action chimique et dynamique de l'oxygène; mais, disons-le bien haut, il est un fait capital qu'ils ignoraient et sur lequel les travaux de Magnus et de Claude Bernard ont jeté une vive lumière, ce sont les gaz du sang. Espérons qu'un jour ces gaz seront soumis aux mêmes recherches, dans l'état de santé et de maladie, que celles auxquelles se sont livrés MM. Andral et Gavarret sur la fibrine, l'albumine et les globules du sang : ces recherches ne seraient-elles pas le complément des travaux qui ont constitué l'hématologie nouvelle, étude toute récente et qui a jeté un jour nouveau sur la pathologie interne.

Plusieurs objections ont été faites à l'emploi des inhalations d'oxygène. Pourquoi, a-t-on dit, donner l'oxygène artificiellement préparé, quand on le trouve, à la campagne surtout, dans les conditions normales, dans un mélange convenable à notre organisation? Sans doute, il serait désirable que nous puissions soumettre tous nos malades et nos convalescents à cette heureuse influence; mais cela ne nous est pas possible, et, disons-le, nous ne savons pas encore ce qu'une oxygénation artificielle du sang plus complète peut donner comme résultat thérapeutique; qui sait si une artérialisation plus considérable ne nous mettrait pas à même de lutter plus facilement contre certaines influences épidémiques? Une objection en apparence plus sérieuse est celle-ci : une respiration d'air trop oxygéné peut nuire sérieusement à l'organisme. Cela est vrai : il est arrivé, au début des expériences faites avec ce gaz, des accidents sérieux. Ces malades, que l'on enfermait dans des armoires, où ils respiraient pendant un temps assez long un air plus ou moins chargé d'oxygène, dépassaient évidemment le but qu'il fallait atteindre, de là les revers de Fourcroy et l'abandon de l'oxygène. Mais, dira-t-on, que peut faire la respiration de 10, 15, 20, 30 ou 40 litres d'oxygène sur l'organisme humain, quand on songe à la masse sanguine à vivifier et au peu de durée des inhalations d'oxygène? D'abord, nous pourrions renvoyer au chapitre précédent, où nous voyons nos animaux mis en expérience présenter, au bout d'un temps plus ou moins long, une augmentation apparente de la masse sanguine, comme si, sous l'influence de ce gaz, certains éléments organiques se fussent transformés en sang. La circulation est, comme chacun sait, extrêmement active; nous avons montré, dans le chapitre consacré à l'emphysème, qu'au bout de vingt-quatre secondes l'hydrogène sulfuré introduit dans le rectum ou le tissu cellulaire d'un lapin était éliminé par les bronches. Il résulte donc de ces expériences et de bien d'autres que nous pourrions invoquer, qu'au bout de vingt-quatre secondes chaque molécule vient se mettre, en traversant le poumon, au contact de l'oxygène. Que faisons-nous en donnant à respirer pendant quatre ou cinq minutes de l'oxygène pur ou un air très oxygéné? nous soumettons toute la masse sanguine, un certain nombre de fois, au contact du gaz vivifiant. Chaque globule sanguin exhale l'acide carbonique dont il est imprégné, et se charge complétement de toute la quantité d'oxygène qu'il peut absorber; il en résultera nécessairement une exhalation plus considérable d'acide carbonique, ainsi que l'a constaté M. Grassi, et un transport dans tout l'organisme d'une plus grande quantité d'oxygène; d'où une excitation plus vive de toutes les fonctions et une combustion plus rapide et peut-être plus complète des éléments hydro-carbonés et des matières azotées. Qu'un individu chargé de graisse se soumette à un régime convenable, qu'il fasse à la campagne un grand exercice à pied, il verra bientôt le surcroît de graisse dont il est chargé disparaître : que se passe-t-il dans ce cas? Par la marche il a accéléré la circulation et la respiration; plus d'oxygène a pénétré dans son sang, et cette masse de graisse qui surchargeait son économie a été brûlée et a disparu. Ce que nous disons de l'homme gras, nous le dirons du graveleux : celui-ci, souvent faute d'exercice, ne brûle pas complétement les produits azotés qu'il doit rejeter; augmentez chez cet homme la dépense musculaire et diminuez le régime, et souvent vous verrez la gravelle disparaître. Dans ce cas, une oxygénation plus parfaite a permis de brûler complétement les matières albuminoïdes et de les rejeter sous forme d'urée, etc. Dans les grandes villes, l'homme a souvent des habitudes sédentaires; des excès de tout genre viennent quelquefois déranger sa santé; une nourriture trop abondante et nullement en rapport avec les dépenses journalières surchargent son corps de principes carbonés ou azotés qu'une respiration insuffisante ne peut détruire. D'autres fois le phénomène inverse a lieu : c'est le défaut d'exercice ou un exercice exagéré, joint à une habitation malsaine et à une nourriture insuffisante, qui viendront altérer profondément l'organisme. Eh bien, dans ces cas, le régime et le traitement le mieux appropriés peuvent être insuffisants à remonter les forces de l'organisme; que l'on donne l'oxygène, ce modificateur de la nutrition et de la circulation capillaire, et l'on verra les désordres signalés plus haut disparaître.

J'ai connu une personne diabétique chez laquelle l'exercice au bord de la mer, sous une pression atmosphérique plus forte que celle de Paris, amenait une diminution notable du sucre qu'elle rendait chaque jour. Le séjour au bord de la mer avait pour elle les mêmes résultats que son séjour à Vichy. M. Mialhe cite l'histoire d'un diabétique qui savait apprécier à merveille la quantité de kilomètres qu'il devait faire pour combattre les effets d'une petite gourmandise en matières sucrées ou féculentes. M. Bouchardat a établi depuis longtemps que le meilleur adjuvant du régime dans le traitement des diabétiques est l'emploi régulier de la gymnastique. A l'appui de ces faits, je puis citer les résultats que j'ai obtenus avec les inhalations d'oxygène chez plusieurs diabétiques, sans rien changer à leur régime. J'ai vu la quantité de sucre contenu dans leurs urines diminuer d'une manière notable. Le chiffre peut descendre, dans ce cas et en peu de jours, à la moitié de ce que l'on constate normalement, en même temps que l'on voit les forces se ranimer. M. Bérenger-Féraud, jeune chirurgien de marine très-distingué, ainsi que le docteur Yvan, qui l'un et l'autre ont appliqué, sur mes indications, les inhalations d'oxygène au traitement du diabète, ont aussi modifié avantageusement l'état de leurs malades. Sans doute, nous n'avons agi que sur les symptômes de la maladie; mais, dans l'état actuel de la science, quel autre traitement pouvons-nous appliquer au diabète, puisque la science n'est fixée ni sur la nature ni sur la cause réelle du mal?

Une circonstance physiologique importante et qui contribue puissamment à fixer l'oxygène dans le sang, c'est la présence d'une plus grande quantité d'éléments alcalins dans ce liquide. Ce fait, signalé par M. Chevreul, est devenu pour M. Mialhe la base d'un traitement rationnel du diabète; sous l'influence des alcalins, de l'eau de Vichy, par exemple, le sang fixe une plus grande quantité d'oxygène et brûle la matière sucrée en excès. Rien ne serait plus facile que d'instituer une thérapeutique sur cette base, à savoir, l'application des alcalins et des inhalations d'oxygène au traitement du diabète, d'autant mieux que, quelle que soit l'idée qu'on se fasse de cette maladie, le but de la thérapeutique est toujours le même : brûler la matière glycosurique formée. Mais je ne veux point insister davantage sur ce sujet, je renvoie le lecteur au savant ouvrage de mon ami le docteur Marchal (de Calvi). Liebig, dans ses Lettres si remarquables sur la chimie, insiste beaucoup sur ce sujet, et nous ne pouvons mieux faire que de reproduire son opinion sur ce point.

« ... Une foule de composés organiques qui, seuls,

à la température ordinaire ou à celle de l'organisme animal, manquent entièrement à la propriété de se combiner avec l'oxygène, c'est-à-dire de brûler, acquièrent cette propriété lorsqu'ils sont mis en contact avec un alcali libre (Chevreul). Cette influence des alcalis est surtout frappante avec des matières colorantes qui se décolorent dans ces circonstances, ou avec certaines substances incolores qui alors se colorent et se détruisent. Le carmin, une des matières colorantes les plus solides, la matière colorante du bois de campêche et du bois de Brésil, la matière colorante du sang, se dissolvent dans la potasse caustique et se conservent sans altération des mois entiers; mais dès qu'à cette solution on fait arriver de l'air ou de l'oxygène, le gaz s'absorbe avec rapidité et les matières se détruisent. (Chevreul.)

« La solution incolore de l'acide gallique et de l'acide pyrogallique se colore en rouge foncé en présence de la potasse et au contact de l'air, et se détruit dans l'espace de quelques minutes. L'alcool lui-même s'oxyde et brunit à la température ordinaire, lorsqu'il contient de l'alcali libre.

« Le sucre de lait et le sucre de raisin, en présence des alcalis, enlèvent même l'oxygène aux oxydes métalliques à la température ordinaire.

« Un semblable effet est produit, par les alcalis, dans le sang : ils favorisent et augmentent la combustibilité des agents de respiration.

« Cette influence des alcalis est très-marquée avec les sels des acides organiques introduits dans la circulation. On avait depuis longtemps observé que l'urine devient alcaline lorsqu'on mange des fruits savoureux, des cerises, des fraises, des pommes, etc.; tous ces fruits, ainsi que le suc des raisins, des tubercules et des herbes, contiennent les alcalis à l'état de sels acides végétaux, ordinairement à l'état de malates (fruits à noyaux, ananas), de citrates (fruits à pepins, groseilles, pommes de terre), ou de tartrates (raisins). Or, il résulte des recherches de MM. Gilbert Blanc et Wœhler, que les sels précédents, pris isolément, se comportent comme les sels contenus dans les différentes parties végétales : ingérés par la bouche ou sous la forme de lavements, le citrate, le tartrate, le malate et l'acétate de potasse reparaissent dans l'urine à l'état de carbonate.

« Les acides de ces sels, étant introduits dans le sang, sous forme de combinaison neutre ou acide, se brûlent aussi complétement que dans l'appareil de combustion le plus parfait. Les carbonates alcalins contenus dans l'urine des herbivores tirent leur origine de la même source; ils proviennent des sels organiques à base d'alcali contenus dans les aliments.

« C'est encore par le contact d'un alcali que l'acide urique se brûle dans l'économie. L'urine des lapins auxquels on avait administré d'assez fortes doses d'acide urique, sous forme d'urate de potasse (2 grammes à 2 grammes 1/2), ne contenait plus d'acide urique : cet acide était converti en acide oxalique et en urée, dont la quantité était au moins quintuple de la quantité d'urée contenue dans l'urine normale (Frerichs).

Or l'urée, eomme on sait, représente de l'acide carbonique dans lequel la moitié de l'oxygène est remplacée par son équivalent d'amidogène. La cause de l'extrême combustibilité de ces substances dans l'économie est due évidemment à l'alcalinité du sang, ainsi que le prouvent les faits les plus simples. Les herbivores consomment dans leurs aliments une grande quantité d'acides libres, qui sont détruits dans la circulation et disparaissent comme les acides combinés avec les alcalis; il se produit sans doute, dans leur organisme et dans celui des carnivores, de l'acide urique, comme produit d'une combustion incomplète des substances plastiques; mais dans l'état de santé, cet acide urique n'apparaît jamais dans l'urine de ces animaux, riche en alcali libre. Ce phénomène s'explique d'une manière satisfaisante par la présence dans le sang des carbonates alcalins. Les acides végétaux introduits dans le sang, ou l'acide urique produit par la transmutation des tissus, décomposent les carbonates alcalins et forment des sels neutres qui sont aussitôt décomposés par l'oxygène circulant dans l'économie; l'acide carbonique devenu libre est évacué par le poumon [1]. »

Il résulte de cette longue citation que la médication alcaline, employée depuis si longtemps empiriquement au traitement de la gravelle, a pour résultat de fixer une plus grande quantité d'oxygène dans le sang; de là une combustion plus active et plus puis-

[1] *Nouvelles Lettres sur la Chimie*, p.171 et suiv.

sante des éléments plastiques ou albuminoïdes et la conversion de l'acide urique en urée, forme sous laquelle les matières azotées complétement brûlées sont rejetées de l'organisme. Certes, je n'ai point la prétention de réduire l'action des alcalins à ce simple rôle, la forme surtout suivant laquelle nous les administrons aux eaux de Vichy, à Pougues et à Carlsbad, est trop complexe pour avoir une action unique; mais ce qui prouve l'action puissante de ces eaux comme élément fixateur de l'oxygène, c'est qu'il est souvent facile, au début de la gravelle, d'arrêter la production de l'acide urique, en modifiant l'alimentation et en obligeant les malades à faire de l'exercice; une preuve indirecte qui vient encore à l'appui de ma manière de voir, c'est que la gravelle est très-rare chez les hommes qui exercent une profession manuelle au grand air; dans ce cas, dira-t-on, leur nourriture n'est pas trop animalisée, cela est vrai, mais le fût-elle, que l'observation ne viendrait pas infirmer le fait que j'ai cité plus haut. On pourrait donc, je crois, soumettre avec avantage les individus affectés de gravelle aux inhalations d'oxygène, en même temps qu'on modifierait le régime et qu'on administrerait une eau minérale alcaline; sans doute, ce ne sont là que des vues de l'esprit, mais l'empirisme, dans ce cas, n'avait-il pas devancé, sous ce rapport, les données de la chimie moderne, et ma proposition ne découle-t-elle pas tout naturellement des faits cités par Liebig?

Je vois avec plaisir que M. Roubaud, le savant inspecteur des eaux de Pougues, arrive aux mêmes conséquences que moi, dans une brochure très-intéressante publiée cette année sur les eaux de Pougues.

Mais les alcalins sont-ils seuls à posséder cette propriété de donner au sang la faculté d'absorber ou de dissoudre une plus grande quantité d'oxygène? Quand nous soumettons nos malades à une médication altérante, à l'iodure de potassium, par exemple, savons-nous bien ce qui se passe dans notre économie? C'est là un champ d'étude tout à fait inexploré; que se passet-il quand nous donnons l'huile de foie de morue à haute dose, médication empirique et souvent si avantageuse? Par quels éléments agit-elle sur l'organisme? nous ne le savons pas; mais un fait qui n'a point échappé au médecin anglais Birch, c'est que l'huile de foie de morue réussit mieux à la campagne, au bord de la mer que dans les grandes villes; dans ces conditions, elle est évidemment mieux absorbée, et sous l'influence d'un air plus vivifiant, elle subit une combustion plus parfaite. Pourquoi, dans certaines maladies scrofuleuses, ne l'associe-t-on pas aux inhalations d'oxygène?

Mais assez de généralités, voyons les applications de l'oxygène. Nous étudierons :

1° Les applications à la médecine;

2° Les applications à la chirurgie, que nous diviserons en deux chapitres :

I. Les applications locales;

II. Les applications générales ou en inhalations;
3° L'administration de l'oxygène en boisson.

2° Application de l'oxygène au traitement de certaines affections médicales.

Avant d'exposer les observations dans lesquelles nous avons appliqué l'oxygène au traitement d'un certain nombre de maladies, dites médicales, nous allons reproduire un tableau des cas dans lesquels Beddoës à prescrit l'oxygène. Ce tableau est d'autant plus intéressant qu'il indique, à côté des guérisons, les insuccès. Du reste, l'auteur anglais a eu soin de faire remarquer dans son livre, que si l'oxygène n'a point toujours réussi, il n'a du moins été nuisible à aucun de ses malades. Pour ma part, je puis faire la même observation, et avec tout autant de bonne foi : je n'ai point guéri tous les malades auxquels j'ai fait respirer de l'oxygène, mais j'ai la certitude de n'avoir nui à aucun.

EFFETS DE L'OXYGÈNE SUR DIFFÉRENTES MALADIES [1].

MALADIES.	NOMBRE des MALADES GUÉRIS	NOMBRE des MALADES SOULAGÉS	CAS où le gaz N'A POINT SOULAGÉ
Mauvais ulcères	2	2	»
Lèpre	5	»	»
Spasmes	3	2	»
Goutte sereine	»	2	3
Chlorose	5	2	»
Epilepsie	1	»	5
Asthme	10	9	3
Cancer	»	3	»
Hydropisie de poitrine	2	1	1
Hypocondrie	»	1	»
Dyspepsie	3	1	»
Hydropisie	2	1	1
Hydrocéphale	»	1	»
Maux de tête	2	2	»
Empoisonnemt par l'opium	1	»	»
Paralysie	2	1	1
Tumeurs scrofuleuses	2	1	»
Surdité	1	»	»
Tumeur blanche	1	»	»
Scorbut	1	»	»
Maladie vénérienne	1	»	»
Mélancolie	1	1	»
Faiblesse générale	1	»	»
Fièvre continue	1	»	»
— intermittente	1	»	»
Extrémités froides	1	»	»
TOTAL	49	30	14

Il résulte du tableau qui précède et des considérations que nous venons d'exposer, et surtout des faits qui sont relatés dans les pages suivantes, que l'oxygène peut rendre de très-grands services dans le traitement de l'anémie et de la dyspepsie liée à l'anémie. Je n'ai point eu occasion à l'hôpital de donner l'oxygène dans ce cas : cela se comprend, n'ayant point de service médical à diriger; je n'ai donc le plus sou-

[1] Ce tableau, fait d'après l'ouvrage de Beddoës, est emprunté à la Bibliothèque Britannique, t. VI.

vent administré l'oxygène dans l'aménie et la dyspepsie, que comme moyen de combattre ces deux complications d'état pathologique plus ou moins grave. Mais dans ma pratique privée, je l'ai plusieurs fois administré avec grand succès; ma première malade était une dame convalescente d'une métro-péritonite; elle était arrivée à une anémie profonde; une dyspepsie flatulente compliquée de vomissement, rendait l'alimentation impossible. Sous l'influence de l'oxygène, tous les accidents ont cessé et la malade s'est rétablie. Chez une autre dame anémique et dyspeptique à un haut degré, les forces étaient épuisées. Les traitements les plus variés, comme dans le fait précédent, avaient été mis en usage sans aucun résultat. Sous l'influence des inhalations d'oxygène, les forces et l'appétit revinrent et l'anémie disparut. Cette dame devint enceinte au bout de six semaines à deux mois de traitement. Pour présenter des cas un peu plus circonstanciés, je donnerai un fait curieux emprunté à Beddoës et un autre à M. le docteur Thierry-Mieg, qui a bien voulu me l'adresser. L'un et l'autre démontrent l'influence de l'oxygène contre ces deux états pathologiques.

Débilitation extrême. — Traitement par l'oxygène [1].

4 juillet 1796, Bennet street, St-James.

Mme Roberts, 43, Piccadilly, était malade depuis plus de douze ans. Elle avait été traitée successivement par les plus habiles praticiens, docteurs Pinkston, Cadogan, Cheston de Glocester, Farmer, et un médecin distingué, de Bath. Enfin,

[1] *Op. cit.*, IVe part., p. 65.

elle se trouvait tellement affaiblie qu'elle était forcée de garder la chambre, et qu'elle pouvait à peine bouger de son lit. Elle était alors soignée par le docteur Merryman. Elle n'avait plus d'appétit; adynamie profonde; facies hippocratique; insomnies fréquentes. Appelé auprès de la malade, je prescrivis d'abord quelques apéritifs, puis du quinquina et de l'eau de chaux; enfin, je soumis Mme Roberts aux inhalations d'oxygène. Cet air vital ranima complétement la malade; l'aspect cachectique disparut rapidement, la chaleur revint, l'appétit et la respiration cutanée se rétablirent, et l'amendement général fut si soudain, si rapide, qu'en moins d'un mois elle jouissait d'une parfaite santé, qui persiste depuis plus de quatre mois.

Anémie consécutive à un vice de parturition.

Mme L**, de Boston (Etats-Unis d'Amérique), âgée de trente-deux ans. Accouchement de jumeaux en mars 1862, adhérence du placenta; décollement suivi d'une très-forte hémorrhagie. De là, état de profonde anémie dont cette dame, de constitution lymphatique, et fatiguée par plusieurs couches successives, ne parvint pas à se remettre, malgré l'usage de préparations ferrugineuses et de divers séjours à la campagne. On lui conseilla de se rendre en Europe.

En juillet 1864, elle arrive à Spa, où l'usage des eaux ferrugineuses lui fait d'abord grand bien. Mais après les premières trois semaines, l'amélioration ne se maintient pas, l'appétit se perd, et elle se décide à faire un voyage d'un mois en Suisse.

Arrivée à Paris en septembre 1864, elle est encore très-anémique, faible, ne peut sortir qu'en voiture, et manque absolument d'appétit.

Ayant appris par M. Demarquay combien l'oxygène est utile dans ces cas, je conseille à Mme L*** d'en respirer deux fois par jour, au moins une heure avant chacun des deux principaux repas, d'abord 7 litres à la fois, le lendemain 8, puis 9, et d'arriver ainsi jusqu'à 15 litres à la fois, soit 30 litres par jour, pour continuer à cette dose. Avec cela un peu de massage des muscles; viandes rôties peu cuites ; vin de Bordeaux, un peu d'exercice au soleil tous les jours.

Elle commence le 24 septembre les inhalations d'oxygène. Le 30 septembre, il n'y a encore que peu de changement. Dans les premiers jours d'octobre, Mme L*** commence à avoir de l'appétit. Peu de jours après, l'appétit devient très-fort, et les digestions se font fort bien. Le moral se relève, Mme L*** est capable de se donner plus d'exercice. Elle se sent mieux qu'elle n'a été depuis deux ans, et continue à respirer 30 litres d'oxygène par jour jusqu'au 8 décembre, c'est-à-dire que les inhalations ont duré six semaines. Elle se croit alors complétement guérie, ayant repris des forces, un certain embonpoint, de l'appétit et de l'entrain.

Cependant, vu son tempérament, je lui conseille l'usage d'un peu d'huile de foie de morue, et d'hypophosphite de fer, avec quelques poudres de pepsine les jours où l'appétit serait diminué.

Mme L*** passa un excellent hiver, et c'est à l'oxygène qu'elle attribuait elle-même le grande amélioration survenue dans son état, lorsqu'en mars 1865, elle fut tout à coup vivement affectée par une frayeur subite, suivie de contrariétés et de fatigues. L'appétit disparut, la dyspepsie revint, et la pepsine ainsi que le fer et la noix vomique n'en triomphèrent qu'imparfaitement. C'est alors que les inhalations d'oxygène furent reprises, et un mieux sensible se manifestait déjà lorsqu'au bout de trois semaines, le temps du départ étant arrivé, Mme L*** fut obligée de quitter Paris.

Au moment où j'écris ces lignes, j'apprends qu'un séjour dans les montagnes du Tyrol a fait très-bon effet; mais je regrette de n'avoir pas fait recommencer les inhalations d'oxygène à Paris, au moins six semaines avant le départ de Mme L***, vu que les trois dernières semaines donnent beaucoup plus de résultat que les trois premières.

Cette observation vient d'ailleurs à l'appui du principe bien connu des médecins, quand il s'agit de la médication par les ferrugineux et les toniques en général, c'est qu'il ne faut pas s'arrêter lors d'un premier succès; mais en revenir à l'usage des mêmes moyens, après des intervalles qui peuvent être de plus en plus longs. J'ai lieu de croire que si, au lieu de laisser passer quatre mois sans inhalations d'oxygène chez Mme L***, j'y étais revenu au bout de deux ou trois mois, une première fois, le magnifique résultat obtenu d'abord se serait maintenu malgré les causes inattendues d'affaiblissement survenues ensuite. A l'appui de cette opinion, je puis dire qu'un médecin très-distingué de Boston, qui donne habituellement des soins à Mme L***, l'avait engagée à insister pendant plus d'une année sur l'emploi des toniques et des ferrugineux. Et on se rappelle que les eaux de Spa avaient perdu leur bon effet chez elle au bout de trois semaines. J'aurais donc été pleinement justifié de faire reprendre l'oxygène plus tôt, mais l'amélioration si remarquable m'avait tranquillisé outre mesure; et d'ailleurs l'expérience d'un moyen nouveau ne s'acquiert que graduellement.

En parcourant le tableau cité précédemment, on est frappé du nombre de maladies auxquelles l'oxygène a été appliqué; aussi n'est-on point étonné des insuccès. Notre pratique médicale est loin d'être aussi étendue que celle du médecin anglais. En exposant nos faits, nous ferons connaître quelques résultats obtenus par Hill, et qui ne sont pas moins intéressants que ceux de Beddoës.

La maladie pour laquelle l'oxygène a été le plus prescrit, c'est l'asthme : en effet, nous voyons que 22 malades ont été soumis à ce mode de traitement, et que 10 ont été guéris, 9 soulagés, et qu'il ne s'est trouvé que 3 malades complétement réfractaires. Il est probable que le mot *guérison* veut dire que l'oxygène a fait cesser les accès, et non pas qu'il a fait disparaître la maladie. Je suppose que ceux qui auront lu la *Clinique médicale* du professeur Trousseau et le savant article *Asthme* de mon ami G. Sée, dans le *Nouveau dictionnaire de médecine et de chirurgie pratiques*, seront de mon avis. Toutefois, le fait est intéressant et mérite d'autant plus d'être signalé, que nous aussi nous avons obtenu sur des individus affectés d'asthme de remarquables succès ; non pas que nous ayons guéri, mais nous avons pu, dans plusieurs cas, faire cesser très-rapidement l'accès. Voici quelques faits empruntés à la pratique de Beddoës et à la nôtre.

Asthme nerveux traité par l'oxygène [1].

C'est avec le plus grand plaisir que je publie le cas suivant, dans l'espoir que d'autres personnes pourront se bien trouver du même traitement. Depuis près de onze ans j'étais sujet à de fréquents accès d'asthme nerveux, qui me causaient des souffrances indicibles. Des vésicatoires sur la poitrine et des médicaments expectorants me soulageaient habituellement, mais non sans plusieurs heures d'agonie. Un temps humide m'incommodait beaucoup plus qu'un temps de glace. Mes forces étaient très-abattues, même longtemps après que l'oppression m'avait quitté. Vers le milieu du mois de septembre dernier (1795), je commençai à respirer de l'oxygène, d'après les conseils et sous la direction du docteur Beddoës. Au bout de peu de semaines, il s'était produit dans ma santé un amendement des plus manifestes. Vers la fin d'octobre, je m'enrhumai et j'eus un accès d'asthme assez intense,

[1] Beddoës, *op. cit.*, IVe partie, p. 49.

moindre cependant que les précédents. Depuis ce temps jusqu'à présent, je n'ai eu que cinq accès, tous assez légers et de courte durée. Depuis bien des années, j'étais très-indisposé chaque printemps ; mais, cette année, je n'ai pas été malade une seule heure, et pendant ces dix derniers mois, j'ai joui d'une bien meilleure santé que pendant nombre d'années précédentes. La chaleur et l'humidité m'affectent bien moins qu'auparavant, et il m'est arrivé, contrairement à ce qui avait lieu antérieurement, de m'enrhumer sans être pris d'asthme. J'ai respiré de l'oxygène pendant environ neuf mois une fois par jour, à peine un petit nombre d'interruptions ; au commencement de ce mois, j'ai cessé ce traitement, dans l'espoir que je puis passer l'été sans cet auxiliaire, et dans l'intention de le réserver pour les moments qui l'exigeront.

Conduit street, 29 juillet 1796.

J. HARE, esq.

Cas d'asthme. — Curieux effets de l'oxygène et de l'hydrogène administrés alternativement[1].

Un gentleman, M. T. D***, me fut recommandé par M. Baker. Il était affecté d'asthme depuis déjà à peu près treize ans. Il avait perdu l'appétit, ressentait une grande faiblesse musculaire ; son pouls était languissant, ses extrémités refroidies. Je lui prescrivis l'inhalation d'un air suroxygéné. Après six semaines de ce traitement, aidé de médicaments appropriés, l'asthme n'était pas diminué (ce qui me surprit, parce que j'ai soulagé et guéri, par ce procédé, plusieurs asthmatiques, cet hiver ainsi que les précédents) ; il paraissait même, au contraire, un peu augmenté. Le malade fut alors saisi d'un rhume très-intense. Craignant que l'oxydation récente n'accrût les symptômes inflammatoires, je lui prescrivis de respirer de l'ydrogène dilué dans de l'air atmosphérique. La chaleur vive et l'irritation de sa poitrine disparurent im-

[1] Beddoës, *op. cit.*, Ire partie, p. 78.

médiatement; il a répété cette inhalation, et il est persuadé maintenant, d'après la connaissance qu'il a de sa constitution et de la persistance qu'ont les rhumes chez lui, que l'hydrogène a prévenu ou plutôt a guéri cet accès catarrhal. En interrogeant le malade avec plus de détails, j'appris qu'il avait l'habitude de guérir ses accès d'asthme en allant au spectacle, et il y réussissait, en effet, pourvu qu'il eût soin de se placer à la galerie la plus élevée, mais non s'il se mettait aux stalles du parterre; j'appris encore que le vent d'est soufflant avec violence lui amenait sûrement un paroxysme, s'il marchait la figure contre le vent, et qu'il n'était jamais si bien que là où se trouvait une foule nombreuse et dans un air humide et brumeux.

Lorsque M. T. D*** respirait un air suroxygéné, quoique l'oxygène fût très-dilué, il était réveillé le lendemain de très-bonne heure par une oppression considérable, qui s'accompagnait d'un long accès de toux, d'irritation à la poitrine et de sécheresse de la langue. Lorsqu'il respirait de l'hydrogène, le sommeil le prenait plus tôt que d'habitude; il dormait bien et n'avait aucun des syptômes précédents. Depuis que le catarrhe a été enlevé par l'hydrogène, j'ai eu l'idée de lui administrer un peu d'oxygène le jour et de l'hydrogène la nuit. Il se trouve très-bien de cela. Il s'endort presque aussitôt qu'il a respiré l'hydrogène, et il est tout à fait délivré de ses accidents antérieurs.

Ce dernier fait est très-remarquable : dans ce cas, ce n'est point l'oxygène qui a agi, mais bien l'hydrogène; je reviendrai plus loin sur ce fait dans le chapitre que je consacrerai à ce dernier gaz. J'ai eu aussi l'occasion de faire respirer de l'oxygène aux asthmatiques, et dans plusieurs cas, j'ai obtenu un prompt soulagement. Je dois dire que dans ce cas, j'avais affaire à une affection purement nerveuse, et sans aucune complication sérieuse du côté de la poitrine ou du cœur.

Asthme traité par l'oxygène.

M. X***, âgé de dix-neuf ans, né en Écosse, était entré, le 10 décembre 1863, dans le service de M. Demarquay, pour une hydrocèle. Il guérit parfaitement de cette maladie; mais il fut pris d'un accès d'asthme le lendemain de son arrivée à la Maison de santé. M. Demarquay a l'idée de traiter les accidents asthmatiques par les inhalations d'oxygène; et, chose remarquable, ces accidents cessent comme par enchantement dès que le malade peut respirer l'air vital. Voici, du reste, quelques détails sur l'histoire pathologique de ce jeune Écossais, et les résultats qui ont été obtenus du côté du poumon, sous l'influence des inhalations d'oxygène.

Sa mère a succombé de bonne heure à l'affection tuberculeuse du poumon. Son père est encore vivant et jouit d'une parfaite santé.

Depuis l'âge de huit ans il a des accès d'asthme. Jusqu'à treize ou quatorze ans, les attaques l'ont pris régulièrement une fois par mois, et comme l'accès le tenait pendant une quinzaine environ, le malade n'éprouvait un peu de bien-être que pendant la moitié du mois. Sa santé était fort chancelante. De quatorze à dix-huit ans, les accès, moins fréquents, ont continué néanmoins à le tourmenter tous les deux et trois mois.

A dix-huit ans, il quitte l'Écosse pour la France; et, grâce au climat plus clément de notre patrie, l'asthme a beaucoup diminué de son intensité et surtout de sa fréquence. Depuis son séjour en France, il n'a eu que deux accès d'asthme : le premier, il y a environ trois mois, et le deuxième, depuis son entrée à la Maison de santé.

13 décembre. Hier soir, au moment de l'attaque, il a respiré 20 à 25 litres d'oxygène. Dès les premières inspirations,

il s'est trouvé mieux, et après avoir absorbé tout l'oxygène du ballon, l'accès a complétement cessé.

17 décembre. A neuf heures du soir, il est repris par l'asthme. Immédiatement il se met à respirer de l'oxygène, et les accidents de dyspnée cèdent comme par enchantement. Au dire de Mme la surveillante, le ballon, qui contenait 25 à 30 litres, n'était pas encore épuisé, que le malade était pris par le sommeil.

Du 18 au 22, le malade n'a pas été tourmenté par l'asthme.

Le 22, réveillé par l'accès, il s'est mis à respirer de l'oxygène, et le repos est revenu immédiatement.

Du 23 au 27, calme.

Le 27, le malade allait être repris par la dyspnée, lorsque quelques respirations d'oxygène ont prévenu l'invasion de l'accès.

Emploi de l'oxygène dans un accès d'asthme.

Alfred D***, âgé de vingt-sept ans, employé dans une administration, entre à la Maison municipale de santé, le 23 janvier 1865, pour un chancre induré compliqué d'une adénite inguinale.

Avant son entrée dans le service, D*** a été exposé à un froid assez vif qui lui a occasionné une légère bronchite, indisposition à laquelle il est, dit-il, assez sujet.

Le 24, il est pris d'un accès d'asthme qui, sans le faire souffrir, le gêne beaucoup et le force à se tenir debout. Ces accès d'asthme sont, dit-il, les compagnons fidèles et inséparables des rhumes qui l'atteignent; ils durent trois ou quatre jours, puis disparaissent.

Le 25, l'oppression qu'il éprouvait a augmenté. Il est un peu soulagé le soir par un bain de pieds sinapisé.

Le 26, la gêne de la respiration est encore la même. 20 litres d'oxygène sont respirés par lui après la visite.

Sur ma recommandation, il mange à déjeuner de manière

à satisfaire son appétit, ce qu'il n'avait osé faire la veille, par crainte d'être trop oppressé.

Après le repas, il ne se sent pas plus incommodé qu'avant.

La nuit offre une petite recrudescence dans l'oppression.

Le 27, inhalation de 25 litres d'oxygène.

L'appétit, un peu augmenté, est encore satisfait par le malade, qui, le 28, nous annonce ne plus sentir sa respiration gênée.

L'asthme a disparu.

Parmi les faits qu'il m'a été donné d'observer, il y en a un qui m'a beaucoup frappé; il est relatif à un homme qui était entré dans mon service pour se faire traiter d'une fracture comminutive de la jambe; ce malheureux homme était asthmatique, et il ne pouvait garder la position horizontale, il était obligé de passer les nuits les fenêtres ouvertes, et relevé dans son lit. L'oxygène avait amélioré son état, mais ne l'avait point guéri; je mêlai alors un quart d'acide carbonique à trois-quarts d'oxygène, et mon malade guérit, c'est-à-dire que les accès d'asthme cessèrent. Cela n'a rien de surprenant; car si on voit les accès d'asthme cesser chez certains individus, sous l'influence d'un air vif, d'autres, au contraire, préfèrent les endroits bas et humides, aux lieux élevés et découverts, la ville à la campagne, l'air étouffé des grandes foules à celui qu'on respire dans un vaste appartement; cela explique aussi les résultats avantageux que l'on a obtenus avec l'oxygène pur et avec l'air mêlé à l'hydrogène ou à l'acide carbonique.

Je ne vois pas à signaler dans l'ouvrage de Hill, aucun fait d'application de l'oxygène au traitement de l'asthme; mais il cite le cas d'une toux nerveuse survenue chez une jeune fille. Les toniques et les antispasmodiques la guérissent, après deux mois de traitement; mais au bout d'un mois, il survint une rechute avec exacerbation des symptômes; elle fut traitée par l'air oxygéné. Au bout de quinze jours, guérison presque complète, et définitive trois semaines plus tard. L'auteur anglais dit, en outre, que sous l'influence de cette médication, la constitution de l'enfant s'est beaucoup améliorée.

Comment expliquer ces faits? est-ce par l'action directe de l'oxygène, de l'hydrogène ou de l'acide carbonique sur la muqueuse bronchique, que l'accès d'asthme cesse ou est modifié, ou bien par l'action que les gaz exercent sur le système nerveux central, par l'intermédiaire du sang?

Toutes ces questions seront sans doute résolues un jour, mais quant à présent, il faut enregistrer les faits et nous défier de toute explication qui ne serait point l'expression rigoureuse de l'observation directe.

Nous ne voyons dans le tableau de Beddoës aucun fait de maladie de poitrine où l'oxygène ait été employé; cependant il fut mis en usage par ce praticien. Nous en donnerons plus loin une observation. Cela s'explique, d'ailleurs, par des insuccès et des revers qu'il aurait eus dans le traitement de la phthisie. Dans un endroit de son ouvrage, il cherche à expliquer l'insuffisance et même le danger d'avoir recours à l'oxygène par la théorie suivante : suivant lui, chez les phthisiques, il y aurait hyper-artéralisation du sang; l'oxygène serait en excès dans le sang de ces malades, et voilà pourquoi il faut, d'après lui, s'abstenir de les soumettre à cette médication. Aussi Beddoës préférait-il pour ses phthisiques une atmosphère moins oxygénée et moins stimulante que l'air des champs. Cependant nous ne saurions admettre les idées de l'auteur anglais, attendu qu'elles sont tout à fait théoriques et que lui-même n'avait à son époque aucune base scientifique sur laquelle il pût les appuyer. En effet, les gaz du sang, dont on ne connaissait point alors l'existence, n'avaient encore été l'objet d'aucune analyse sérieuse.

Aujourd'hui nous savons, il est vrai, que la quantité d'oxygène fixé par le sang est susceptible de varier; mais malheureusement, les circonstances dans lesquelles se produisent ces variations, ne sont pas assez nettement déterminées pour qu'on puisse en tirer des indications positives. Espérons que les progrès de l'analyse chimique nous apporteront de nouveaux éclaircissements sur cette question. Ce qu'il y a de certain, et quiconque étudiera ce sujet comme nous pourra s'en convaincre, c'est qu'il est des cas nombreux d'affections thoraciques dans lesquels l'emploi de l'oxygène doit être proscrit, et notamment la phthisie aiguë, avec fièvre, ou même, quelle que soit sa forme, quand la maladie est arrivée à une période avancée, parce qu'alors une vive excitation du système nerveux ou du système circulatoire, peut avoir une très-fâcheuse influence sur l'état local. Mais au début de la phthisie, chez les individus lymphatiques ou scrofuleux, quand les symptômes sont peu marqués, que les individus maigrissent et qu'une dyspepsie persistante vient encore favoriser l'amaigrissement, et faire que des éléments mal élaborés par une digestion difficile vont concourir à une nutrition insuffisante et à la formation de tubercules pulmonaires : dans ces cas, l'oxygène a donné et donnera de bons résultats. Les craintes que l'on pouvait avoir relativement à l'excitation de la muqueuse bronchique, doivent cesser, en présence de l'expérience. J'ai respiré l'oxygène avec une bronchite, sans aucune aggravation ; mon ami le docteur Foley l'a donné à un phthisique pour arrêter les hémoptysies, et cela avec avantage.

On voit par là qu'il ne faut pas trop juger de l'action de l'oxygène sur l'organisme d'après ses propriétés chimiques, comme l'ont fait beaucoup de savants, soit chimistes, soit médecins. C'est à l'expérience seule à prononcer, et dans une pareille question, les idées spéculatives et préconçues n'ont souvent d'autre effet que d'éloigner de la vérité les esprits ardents à la poursuivre.

Je proteste donc contre toute crainte exagérée relativement à l'emploi de l'oxygène. Je ne veux pas dire qu'il faille donner l'oxygène ou tout autre gaz sans mesure; il ne faut pas oublier qu'en faisant respirer un gaz, on met directement le torrent circulatoire avec un agent nouveau, dont l'action sur le système nerveux est directe, et que la muqueuse pulmonaire, créée d'ailleurs dans ce but, est douée d'une puissance d'absorption, ou mieux d'une perméabilité pour ces agents vraiment remarquable. Ces considérations présentées, voyons les faits qui seuls, en ce moment, doivent primer toutes les vues de l'esprit.

Nous avons exposé dans la partie historique les essais qui ont été tentés dans la même voie. Les faits qu'il m'a été donné d'observer ne sont point nombreux; mais je puis joindre à mon expérience personnelle celle du savant et judicieux M. Monod et celle d'un de nos très-honorables confrères, M. Hervé de Lavaur.

Cas de chloro-anémie (tubercules?).— Traitement par l'oxygène [1].

S. P***, âgée de dix-sept ans et neuf mois, accuse une langueur et une faiblesses générales; elle a des palpitations et de l'oppression au moindre exercice qu'elle fait, surtout quand elle monte les escaliers; elle est pâle et très-amaigrie; pendant plusieurs mois, les pieds et les malléoles ont été affectés d'œdème tous les jours, vers le soir, surtout après un peu d'exercice; douleurs gastriques, toux fréquente, accompagnées parfois de douleurs dans le côté. Appétit diminué; pouls à 112. Les règles n'ont jamais paru, et la malade n'a même jamais éprouvé les symptômes qui précèdent ordinairement cette excrétion. Elle commença à se plaindre il y a environ deux ans et demi ; depuis ce temps elle a pris différents médicaments, mais sans amélioration.

14 février 1795. Je lui prescrivis de respirer tous les jours un mélange d'oxygène et d'air atmosphérique, dans les proportions de 3 à 17.

18. Cet air modifié n'a produit encore aucun effet. Je prescris 7 litres d'oxygène dilué dans 16 litres d'air ordinaire.

[1] Beddoës, *op. cit.*, Ire partie, p. 74.

23. Depuis que la dose d'oxygène a été augmentée, la malade ne dort plus et se plaint d'une chaleur générale intense; la toux est devenue plus fréquente; pouls à 125.

26. Les nuits sont toujours sans sommeil; la toux est augmentée; douleurs gastriques toujours les mêmes; pouls de 120 à 125. Je prescris le mélange gazeux tel que je l'avais formulé au début.

1er mars. Nuit calme, sommeil; chaleur moins brûlante; toux moins fréquente; douleurs gastriques non diminuées; pouls à 110.

6. La malade souffre moins de l'estomac; elle sent plus d'appétit et une plus grande énergie vitale; l'exercice lui donne moins de fatigue et de dyspnée; pouls à 100.

Son aspect extérieur est évidemment plus rassurant; la toux est bien moins fréquente: moins de dyspnée et de palpitations; sommeil comme à l'état normal; l'œdème des extrémités inférieures ne reparaît qu'à la suite de fatigues plus grandes que d'habitude.

15. L'amélioration générale continue; presque plus de toux; plus de douleurs gastriques depuis plusieurs jours; si peu de dyspnée et de palpitations, que la malade peut faire de un à deux kilomètres sans en éprouver, et presque sans fatigue; pouls à 89.

20. Etat général bien amélioré; la pâleur a fait place à la coloration normale: ses joues, ses lèvres et ses ongles ont recouvré leur teinte rosée; pouls à 81. Pas le moindre symptôme de menstruation; mais comme cette fonction est liée à un certain état de tonicité du système artériel, je ne doute pas qu'elle ne se manifeste lorsque la santé sera redevenue à peu près complétement.

28. L'état général fait tout les jours des progrès; bon aspect et grande vigueur.

John Carmichael.

Birmingham, 29 mars 1795.

Épididymite tuberculeuse; phthisie pulmonaire au troisième degré. Respiration de gaz oxygène; amélioration remarquable [1].

Le nommé X***, âgé de trente-deux ans, est entré, le 20 février 1864, à la Maison de santé. Il y est couché au nº 4 (chambre 1re) du 2e étage des hommes.

Vers la fin du mois de janvier dernier, à la suite d'une course très-longue faite sur la neige, cet homme a été pris d'une douleur assez vive dans le testicule droit. L'organe s'est tuméfié peu à peu; la peau du scrotum est devenue rouge. Il a fait appeler son médecin, qui lui a prescrit des frictions avec l'onguent napolitain, et lui a fait appliquer des cataplasmes. Ce traitement ayant été suivi pendant plusieurs jours et la tuméfaction ayant toujours été en augmentant, M. X*** s'est décidé à entrer à la Maison de santé. La peau du scrotum présente une rougeur violacée; le volume du testicule est à peu près du volume du poing. La tumeur est dure et bosselée; la pression en augmente notablement la douleur. Jamais de chancre ni d'accident syphilitique; blennorrhagie il y a plusieurs mois. Aujourd'hui le canal ne présente plus le moindre indice d'écoulement.

Cet homme est très-amaigri; il est pâle et anémique; il tousse depuis longtemps. Jamais il n'a eu d'hémoptysie. La toux s'accompagne, chez lui, d'expectoration de crachats muco-purulents, nummulaires, verts porracés, flottant au milieu d'un liquide semblable à une solution de gomme arabique. A la percussion, matité au sommet des deux poumons, dans les fosses sus-épineuse, sus et sous-claviculaire. A l'auscultation, du côté droit, affaiblissement du murmure vésiculaire, mais pas de bruits anormaux. A gauche, gargouillement en avant, dans la fosse sous-claviculaire, pectoriloquie ; craquements humides dans la fosse sus-épineuse, près du rachis. Fièvre intense le soir. Un peu de diarrhée depuis quelques jours.

[1] Obs. recueillie par M. le docteur Cosmao-Dumenez.

Traitement. — Tisane de chiendent. Frictions d'onguent napolitain sur le testicule. Cataplasme. Bordeaux, 250 grammes. Deux degrés.

25 février. Appliquer sur le testicule un emplâtre de Vigo. Pilules de diascordium, bismuth et extrait thébaïque. Lavement amylacé. La diarrhée est beaucoup plus intense.

1er mars. Le malade est soumis aux inhalations d'oxygène. 4 litres de gaz pour 10 litres d'air atmosphérique.

3 mars. Le malade a eu hier un sentiment de plénitude dans la poitrine. Une demi-heure après avoir respiré, il a eu des nausées, des éructations. L'appétit n'est pas meilleur; la toux est moins fréquente, l'expectoration moins abondante; le sommeil a été très-bon cette nuit.

Oxygène, 12 litres; pas de changement immédiat dans le pouls, pas de coloration des muqueuses après ces inspirations. Le malade demande à manger. Quatre degrés.

4 mars. Hier, un peu de somnolence dans la journée; appétit moindre aujourd'hui. Un peu de toux; pas d'expectoration.

Oxygène, 12 litres. La respiration semble plus large que dans les premiers jours. Le pouls, un peu irrégulier pendant l'administration du gaz, revient à son état normal après l'inspiration de l'oxygène.

6 mars. Grand appétit hier; bon sommeil; physionomie meilleure; sentiment de bien-être général; oppression beaucoup moindre. Oxygène, 12 litres.

8 mars. Céphalalgie hier; palpitations de cœur; sommeil agité, rêvasseries. Ce matin, le malade est mieux. Oxygène, 15 litres.

10 mars. Le malade se lève depuis deux jours et se promène dans l'établissement. Son appétit est tel, qu'après avoir pris le repas de la maison, il va dîner une seconde fois en ville. Le facies se colore, les joues se remplissent. La respiration est plus facile. Le testicule a diminué considérablement de volume.

12 mars. Un point fluctuant dans la tumeur du testicule ; ponction avec la lancette; sortie d'une cuillerée de sérosité environ.

14 mars. L'état général s'améliore singulièrement ; l'appétit est très-développé. 15 litres d'oxygène.

16 mars. M. Cazalis, qui avait vu le malade à son entrée à l'hôpital, et qui avait trouvé une caverne tuberculeuse du volume d'un œuf de poule, au milieu d'un tissu pulmonaire hépatisé et ne fonctionnant plus, au sommet du poumon gauche et en avant, l'examine aujourd'hui et constate que la caverne existe toujours, mais que le tissu qui l'environne, et qui avait perdu tout usage respiratoire, fonctionne maintenant très-bien.

Le malade trouve, d'ailleurs, que ses inspirations sont plus amples, sa poitrine plus dégagée. Il est encore sorti hier et a fait à pied une course d'une demi-heure. Son appétit est considérable, et il sera, dit-il, obligé de demander régulièrement un supplément d'aliments si on continue à lui donner de l'oxygène. Les fonctions digestives et circulatoires s'exécutent normalement.

La physionomie ne ressemble plus en rien à celle d'un phthisique. Le testicule a bien diminué de volume ; il est moins dur et moins douloureux.

Continuer les 15 litres d'oxygène. Vin de quinquina. Sirop d'iodure de fer.

18 mars. Légère stomatorrhagie après la respiration de l'oxygène.

19 mars. L'appétit-est toujours très-développé; les forces reviennent à un tel point, que le malade a pu se rendre à pied aux Batignolles. Le sommeil est très-bon. Rêvasseries la nuit.

20 mars. Nouvelle stomatorrhagie légère après l'administration de l'oxygène.

26 mars. Le malade respire maintenant 30 litres d'oxygène. Eblouissement après l'inhalation; vertige; sensation d'une

toile devant les yeux. La toux et l'expectoration sont entièrement supprimées; il n'y a pas de gargouillement dans le point où on le constatait il y a un mois, mais toujours de la pectoriloquie, et la respiration y prend le caractère amphorique.

30 mars. Dorénavant les 30 litres d'oxygène seront, à la demande du malade, divisés en deux doses de 15 litres, matin et soir, l'appétit étant par trop développé le matin. L'état général est des plus satisfaisants.

Le malade continue ainsi à respirer de l'oxygène pendant tout le mois d'avril. Sa santé est des plus satisfaisantes; il se dispose à quitter la Maison de santé le 29 avril, quand il s'aperçoit le matin de petites ecchymoses sous-cutanées au bras gauche et aux deux jambes. Ces petites ecchymoses ressemblent à des taches de purpura. L'état général est bon.

30 avril. Le malade quitte l'hôpital dans un état des plus satisfaisants.

Observation de phthisie pulmonaire, traitée et heureusement modifiée par les inhalations d'oxygène. (Obs. recueillie par M. le docteur Cosmao-Dumenez.)

Mme de B***, demeurant à Paris et atteinte de phtisie pulmonaire à la troisième période, fut soumise, le 1er mars 1864, aux inhalations de gaz oxygène. Cette dame, âgée de vingt-sept ans, avait eu, à plusieurs reprises, les années précédentes, des hémoptysies assez abondantes. Depuis, elle avait continuellement toussé, et son état général avait été assez mauvais pour nécessiter, l'hiver précédent, son séjour dans le midi de la France. Là, elle avait été soumise, mais sans en obtenir une amélioration notable, au traitement par le séjour dans une atmosphère d'air comprimé.

Au moment où nous fûmes appelé à l'examiner, elle se trouvait dans un état d'amaigrissement considérable. La toux, extrêmement fréquente, particulièrement la nuit, s'accompagnait d'une expectoration caractéristique de crachats nummulaires opaques, nageant à la surface de mucosités liquides. L'appétit était à peu près nul; le pouls, continuellement fréquent; les sueurs nocturnes très-abondantes. Il n'y avait pas de diarrhée. A la percussion de la poitrine, on constatait, du côté gauche, une matité absolue dans les deux tiers supérieurs du poumon; et du côté droit, on notait le même symptôme dans les fosses sus-épineuse et sus-claviculaire. A l'auscultation, on constatait du gargouillement à gauche et de la pectoriloquie; à droite, quelques râles sous-crépitants.

D'après l'ensemble de ces signes, le diagnostic n'était nullement douteux.

Tout traitement fut suspendu, et Mme de B*** respira, matin et soir, 5 litres d'oxygène mélangés à une égale quantité d'air. Les deux premiers jours, il n'y eut aucun changement; la malade accusait seulement une sensation de chaleur dans la poitrine, immédiatement après l'inhalation. La dose fut augmentée : la malade respira 7 litres de gaz matin et soir, en achevant de remplir l'appareil au moyen de 3 litres d'air atmosphérique. Cette fois, la sensation de chaleur qu'elle éprouvait fut beaucoup plus forte; l'appétit devint un peu meilleur; l'état général était plus satisfaisant. Cependant, au milieu de la nuit et pendant une quinte de toux, une douleur subite se fit sentir du côté gauche de la poitrine, et la malade expectora quelques crachats striés de sang. En l'examinant le lendemain avec M. Rondet, son médecin ordinaire, nous constatons à gauche une sonorité excessive à la percussion; puis, à l'auscultation de la voix, une pectoriloquie bien plus considérable que précédemment. Enfin, en faisant tousser la malade, nous percevions, à chaque secousse de toux, le bruit de tintement métallique.

Il s'était produit un pneumothorax.

Néanmoins, l'état de la malade étant toujours assez satisfaisant, les inhalations d'oxygène furent continuées, mais en réduisant la dose à 5 litres matin et soir. Les stries sanguinolentes des crachats ne tardèrent pas à disparaître, et peu à peu la malade, qui pouvait faire un bon repas matin et soir, put prendre assez de force pour se lever trois ou quatre heures par jour et se promener dans l'intérieur de son appartement. Le gaz épanché dans la plèvre se résorba peu à peu, et, en l'auscultant une dizaine de jours après le début de cette complication, on ne retrouvait plus cette pectoriloquie si forte, ni le tintement métallique qui existait précédemment. L'état général s'améliorait sensiblement de jour en jour, et le 27 mai, c'est-à-dire au vingt-septième jour de son traitement par l'oxygène, Mme de B*** se trouvait assez forte pour donner à dîner chez elle et faire, deux heures consécutives, les honneurs de la table à ses invités.

Puis, cette malade arriva à passer la journée tout entière debout, à sortir en voiture... Le 1er juin, elle partit pour la campagne, où elle continua ses inhalations oxygénées. Nous avons eu occasion de l'y visiter à diverses reprises. Mme de B*** faisait de fréquentes promenades au jardin, déjeunait et dînait à table. Bref, sauf la toux et l'expectoration qui, quoique moins fréquentes, persistaient toujours, cette malade offrait, relativement à son état précédent, les attributs d'une assez bonne santé. Chose remarquable! les règles, qui ne s'étaient pas montrées depuis cinq mois, reparurent vers la fin du mois de juin.

L'époque des vacances arrivant, nous perdîmes la malade de vue pendant quelque temps, et malgré les instances des personnes de sa famille qui l'entouraient, elle cessa les inhalations d'oxygène vers les premiers jours de septembre. L'état général satisfaisant se soutint encore quelque temps; mais, avec les premières pluies de l'automne, la toux reprit de l'intensité, l'expectoration devint abondante, la fièvre reparut, l'appétit diminua; bref, tous les symptômes si graves de la troisième période de la phthisie prirent une intensité nouvelle, et lorsque nous revîmes la malade, le 20 novembre, elle était retombée dans un grand état de faiblesse et d'amaigrissement. Elle reprit encore de temps en temps des inhalations d'oxygène, mais elle était découragée et suivait son traitement d'une manière irrégulière. La diarrhée colliquative ne tarda pas à se manifester ; la malade arriva au dernier degré du marasme et succomba dans la soirée du 28 février 1865.

Phthisie enrayée par l'oxygène. (Obs. communiquée par M. Monod.)

M. C. B***, âgé de trente-cinq à trente-six ans, né à Buenos-Ayres, d'un père mort phthisique et d'une mère vigoureusement constituée et jouissant actuellement d'une très-bonne santé, a toujours été d'une constitution faible et excessivement nerveuse. Etabli à Paris depuis sa jeunesse, il a éprouvé, il y a une dizaine d'années, les premiers accidents qui pouvaient faire craindre la tuberculisation des poumons. Depuis cette époque, la maladie s'est développée graduellement. Plusieurs cures aux eaux du Mont-Dore, plusieurs séjours dans le Midi pendant l'hiver, n'ont pas enrayé la marche de la maladie. Dans les dernières années, des hémoptysies très-abondantes ont eu lieu. M. Boudant au Mont-Dore, M. Barth à Paris, ont constaté, comme moi, l'existence de plusieurs cavernes et de nombreux tubercules, surtout dans le poumon droit. La dernière hémoptysie a eu lieu dans l'hiver de 1864. Le malade avait été jugé trop faible pour être envoyé dans le Midi et était resté confiné dans sa chambre. A la suite de cette hémoptysie, il déclina plus rapidement. Au printemps de 1864, il fut transporté à sa campagne, à Margency, où, étant allé le voir, je le trouvai dans un état qui me fit craindre qu'il ne verrait pas la fin de l'année. Le pouls était habituellement fréquent ; vers le soir survenait une exacerbation fébrile avec frisson, chaleur et sueurs ; l'expectoration était abondante et muco-purulente ; l'inappétence était complète et la faiblesse telle, que le malade ne quittait son lit que pour se mettre sur sa chaise-longue. Je conseillai les inhalations d'oxygène. Les effets immédiats ont été tels, que, dans la vallée de Montmorency, on croyait à la convalescence de

M. C. B***. Il avait repris de l'appétit et des forces suffisantes pour se promener dans son jardin, et même venir de temps en temps suivre ses affaires à Paris. Depuis cette époque, c'est-à-dire depuis seize mois, M. C. B*** inhale, soir et matin, 12 litres d'oxygène. Il a passé le dernier hiver confiné dans sa maison à Paris et est retourné au printemps à la campagne, d'où il vient de temps en temps à Paris. Il n'a plus eu d'hémoptysie; aujourd'hui l'expectoration est insignifiante et la toux rare. L'appétit est habituellement bon. Néanmoins le mal fait des progrès; le pouls est toujours fréquent, et les forces sont moindres que l'été dernier. Pour moi, l'oxygène n'a pas guéri le malade, mais il a enrayé les progrès de la maladie, qui paraissait arrivée, le printemps dernier, à la fin de sa dernière période, et l'amélioration a suivi de si près l'emploi de l'oxygène, qu'on ne peut attribuer cette amélioration qu'à l'emploi de ce gaz.

Voici maintenant, sur l'opportunité et l'efficacité de l'oxygène dans la phthisie, l'opinion de notre distingué confrère, M. Hervé de Lavaur, d'après des notes inédites qu'il a bien voulu mettre à notre disposition.

« Je n'ai que neuf malades qui aient été soumis d'une manière un peu suivie aux inhalations d'oxygène ; sur ce nombre, j'ai obtenu trois succès remarquables : le premier était un phthisique de vieille date, ayant des cavernes énormes au sommet de l'un des poumons, et qui, au moment où je lui prescrivis les inhalations, avait une expectoration des plus abondantes, de la fièvre le soir, une toux fréquente, une dyspnée qui rendait le moindre mouvement fatigant, et enfin, une inappétence complète. Les inhalations d'oxygène furent prescrites à la dose de 15 litres par jour en deux fois, en mélangeant un tiers à peu près d'air au gaz. Peu à peu, la quantité de gaz fut portée à 45 litres par jour, pris pur en deux fois dans la journée. Sous cette influence, l'expectoration cessa, l'appétit revint et le malade entra franchement en convalescence; le gaz fut continué pendant près de trois mois, on cessa en diminuant progressivement les doses, et depuis cinq mois environ, le malade a repris de l'embonpoint, se livre à ses occupations habituelles, et va aussi bien que possible.

« Chez un second malade, qui fut soumis aux inhalations, il y avait des râles crépitants dans presque toute l'étendue des deux poumons, des craquements aux deux sommets, une toux fréquente, une expectoration abondante et une dyspnée horrible qui le forçait à passer la plus grande partie de ses nuits dans son fauteuil.

« Il y eut une consultation, et deux de nos plus éminents praticiens portèrent le plus fâcheux pronostic. Le malade allait de mal en pis, l'appétit était nul enfin. Je prescrivis les inhalations d'oxygène; au bout de trois jours, le malade se refuse de continuer, prétendant que cela le fatiguait, et que la médication lui avait fait plus de mal que de bien : tel n'était pas mon avis; j'avais remarqué un peu de diminution dans la dyspnée et un léger commencement d'appétit; je cédai néanmoins au désir du malade; les inhalations furent interrompues; mais je le décidai à y revenir au bout de cinq à six jours, et alors elles furent faites régulièrement pendant un mois environ; la dose de gaz fut d'abord de 15 litres mélangés d'air, puis de 20, 30 et 45 litres, sans aucun mélange. Sous cette influence, l'amélioration fut rapide, la dyspnée disparut, l'appétit revint, le malade actuellement est aussi bien que possible, vaquant à toutes ses affaires et disant qu'il ne s'est jamais mieux porté.

« Le troisième est un malade portant des tubercules au sommet des deux poumons, et ayant en outre une hypertrophie du cœur, des palpitations violentes et une dyspnée qui ne lui permettait pas le moindre exercice; il fut soumis pendant un mois environ aux inhalations d'oxygène : la toux diminua, l'appétit, qui était nul, revint ainsi que les forces, et le malade put, au bout de trois semaines, faire de très-longues promenades sans éprouver ni dyspnée, ni fatigue.

« Chez les autres malades, les résultats furent beaucoup moins satisfaisants : trois d'entre eux, phthisiques avec cavernes, éprouvèrent une légère amélioration, et trois autres n'en ressentirent aucun effet favorable, sans que j'aie pu trouver dans l'état des malades la raison de la différence dans les résultats obtenus. Je ne parle pas des malades qui, ayant essayé de la médication pendant quelques jours, n'ont pas continué. Je dois cependant ajouter que chez tous les malades qui firent usage des inhalations, l'oxygène ne fut pas employé exclusivement, et que pendant tout le temps du traitement les malades ont continué à prendre les sirops calmants, l'huile de foie de morue, etc.; que chez presque tous j'ai prescrit les révulsifs à la peau, huile de croton, vésicatoires, etc. ; néanmoins, je suis convaincu que la guérison ou plutôt l'amélioration considérable survenue chez les trois premiers malades, a été due complétement aux inhalations d'oxygène. »

Sans aucun doute, ces faits ne peuvent pas suffire pour établir la curabilité de la phthisie par les inhalations d'oxygène ; mais tels qu'ils sont, ils sont suffisants pour démontrer le bienfait que l'on peut retirer de cette médication. J'ai revu mon premier malade, il y a peu de jours, il est très-bien portant ; les plaies déterminées par le ramollissement des tubercules de l'épidydime sont fermées, et rien dans son aspect ne peut faire soupçonner la maladie grave dont il a été atteint. S'il est vrai que la phthisie pulmonaire est souvent l'expression d'un état général, avec manifestation spéciale sur les poumons, il n'y a rien de plus rationnel que de croire que l'oxygène, ce grand modificateur de la nutrition et de l'organisme, pourra amender dans certains cas la constitution et arrêter la marche du mal. Plus tard, si les médecins entrent dans cette voie, il y aura à déterminer à quelle époque de cette maladie il sera bon d'intervenir, l'espèce même à laquelle il sera plus particulièrement applicable. Quant à moi, je crois que l'oxygène pourra rendre de grands services aux phthisiques, au début de la période, que j'appellerai dyspeptique, quand les malades toussent peu, maigrissent et qu'ils n'ont aucune appétence pour la nourriture, et qu'ils ont des digestions difficiles ; on s'en trouvera encore bien chez les individus lymphatiques, même quand la maladie est confirmée ; dans ce cas encore, comme le prouvent les faits précédents, on peut aussi remonter les forces de l'organisme et lutter contre le mal. J'ai prescrit l'oxygène dans trois cas de phthisie très-avancée; dans un cas, l'effet fut nul, mais dans les deux autres, il y eut une amélioration notable dans les forces et l'appétit ; les crachats et les sueurs nocturnes furent très-diminués ; dans un cas même où il s'agissait d'une pauvre dame phthisique et diabétique en même temps, l'amélioration fut telle que la famille croyait à une convalescence ; il me fallut combattre l'espoir trop vif de cette intéressante famille, afin de prévenir une trop grande déception. En effet, les deux malades ont fini par s'éteindre.

Non-seulement nous avons fait administrer l'oxygène dans l'asthme et la phthisie, mais encore dans un cas de dilatation bronchique, et si, dans cette circonstance encore l'oxygène n'a point guéri, il a notablement modifié l'état général, ainsi que cela résulte du fait qui va suivre. Aussi Birch avait vanté l'emploi de l'oxygène dans les congestions en général, et nous ajouterons pour notre compte, qu'il nous paraît devoir être utilement appliqué dans la dilatation des bronches ; on comprend, en effet, que dans ces cas, l'hématose doit se faire assez difficilement. Les conditions physiologiques favorisant la respiration manquent, ou mieux sont affaiblies ; de plus, l'air doit pénétrer avec plus de difficulté dans tout l'arbre bronchique ; dans ces conditions, la pénétration de l'oxygène doit agir : 1° d'une manière directe, en stimulant les contractions bronchiques, et 2° en favorisant l'hématose; cela, d'ailleurs, me semble ressortir du fait que nous publions ici.

Osbervation de dilatation des bronches, heureusement modifiée par les inhalations d'oxygène. (OBS. recueillie par M. le docteur Cosmao-Dumenez.

M. S***, banquier, demeurant à Paris, fut soumis, le 10 mai 1864, à des inhalations d'oxygène pour une affection chronique des voies respiratoires. Il toussait depuis plusieurs années, la toux n'était nullement douloureuse; elle augmentait de fréquence, particulièrement le matin et le soir, et s'accompagnait de l'expectoration de crachats verdâtres, opaques, adhérents au fond du vase, et de la largeur d'une pièce de 5 francs environ. La respiration était généralement peu gênée, si ce n'est cependant par les temps de brouillard et le froid humide. L'appétit était peu développé. M. S*** avait notablement maigri depuis le début de sa maladie. A l'auscultation, on trouvait quelques râles muqueux disséminés çà et là dans la poitrine, mais particulièrement à la base et du côté droit. La percussion ne révélait d'ailleurs aucun changement dans la sonorité normale du thorax.

M. S*** ne présentait aucun antécédent de famille qui pût faire soupçonner chez lui une affection tuberculeuse. Il avait un grand nombre d'enfants, tous très-bien portants. Jamais d'hémoptysie, il n'avait point de sueurs nocturnes.

L'ensemble de ces symptômes et les caractères de l'expectoration, particulièrement, portaient à croire que M. S*** était atteint d'une dilatation des bronches.

Le 10 mai, il respira 5 litres d'oxygène matin et soir, mélangés à une égale quantité d'air. Il éprouva, pendant les premières inhalations, une vive sensation de chaleur dans la poitrine; d'ailleurs, rien de particulier du côté des organes des sens ni du tube digestif.

Les 11, 12, 13 et 14, le malade continua ses inhalations, en portant graduellement la dose de 5 à 6, 7, 10 litres matin et soir. Il éprouva alors quelques vertiges immédiatement après l'inhalation, un peu d'engourdissement dans les pieds et les mains, puis tout cela disparaissait et le malade éprouvait, au bout de quelque temps, une sensation de faim telle, qu'il était obligé de manger deux ou trois fois entre les repas. Il constatait en même temps que la toux devenait moins fréquente, l'expectoration était plus claire et moins abondante; l'état général s'améliorait, et M. S*** commençait à prendre un peu d'embonpoint.

Du 14 au 18 mai, nous restâmes sans voir le malade, qui continua ses inhalations à la dose de 10 litres de gaz pur, matin et soir; l'expectoration, de verdâtre, était devenue presque blanche, l'appétit était excellent.

M. S*** partit alors pour Londres, où il continua ses aspirations pendant plusieurs semaines, en retirant toujours une grande amélioration. Nous l'avons entièrement perdu de vue depuis plusieurs mois.

A côté de ce fait, je placerai le suivant qui ne me paraît pas moins intéressant. Il s'agit d'une jeune femme présentant des engorgements ganglionnaires dans l'aisselle, le cou, le long de la trachée et probablement des bronches. Elle entrait dans mon service pour y subir la trachéotomie; sous l'influence de l'oxygène, son état s'est promptement amélioré, et elle est sortie de mon service non guérie, mais dans un état tel qu'il lui a été possible d'aller et de venir, de vaquer à ses occupations. Quelques accidents lui sont revenus récemment, sous l'influence du froid et de quelques privations. L'oxygène, cette fois encore, a fait cesser la dyspnée, et son état s'est promptement amélioré.

Engorgement tuberculeux du cou; compression des voies respiratoires; asphyxie menaçante. (Obs. recueillie par M. Boucher, interne.)

Mme S***, âgée de trente-cinq ans, est entrée à la Maison municipale de santé le 14 mars 1865. Cette femme, réglée à quatorze ans, a toujours eu depuis une menstruation régulière. Elle est mère d'un enfant âgé aujourd'hui de cinq ans, qui se porte bien et dont la constitution est très-bonne. Interrogée sur ses antécédents, elle répond que ses père et mère ont toujours joui d'une santé excellente. Quant à elle, elle dit que sa santé a toujours été bonne. Étant enfant, elle portait à la région cervicale plusieurs ganglions engorgés; elle a, à gauche, derrière la branche de la mâchoire, des cicatrices qui semblent devoir être attribuées à l'ouverture de ganglions suppurés.

Les glandes qu'elle portait dans sa jeunesse disparurent, à son dire, au moment de la puberté; mais, il y a six ans environ, c'est-à-dire vers l'âge de vingt-huit ou vingt-neuf ans, elle vit apparaître dans le creux sus-claviculaire, à gauche, un ganglion qui devint assez volumineux, mais qui cependant disparut bientôt presque complétement.

Trois ans après, d'autres ganglions engorgés se montrèrent dans le creux axillaire gauche. Ensuite apparurent de nombreux ganglions dans la région sus-claviculaire droite.

A son entrée à la Maison de santé, on constate l'état suivant : quatre à cinq petits ganglions indurés dans l'aisselle gauche; l'un d'eux, qui empiète un peu sur la région mammaire, atteint presque le volume d'un œuf de pigeon. Dans la région sus-claviculaire droite, il existe un chapelet de ganglions peu volumineux. Tous les ganglions trachéens qu'on peut explorer par le palper sont durs et volumineux. A gauche de la trachée, dans la région cervicale, il existe une masse ganglionnaire considérable, dure, qui comprime le conduit en le déviant à droite d'une façon très-sensible.

Deux mois avant l'entrée de la malade à la Maison de santé, la respiration était encore normale; mais depuis quelques jours la respiration est devenue très-difficile, la malade souffle, fait par moments de grands efforts d'inspiration, comme pour vaincre une résistance à la libre entrée de l'air. Si elle marche un peu longtemps, si son pas est un peu plus rapide, la respiration devient encore plus difficile, en un mot, elle *corne* en marchant. Il existe par moments de véritables accès de suffocation. Ceux-ci, qui se montrent quelquefois spontanément, apparaissent surtout soit après une marche un peu rapide, soit après les repas. La respiration s'effectue mieux quand la malade est au lit; quand elle est debout, elle est sifflante et pénible. A la percussion, la poitrine offre une sonorité normale; à l'auscultation, on entend partout une respiration un peu rude, soufflante, due, à n'en pas douter, à la compression de l'arbre aérien. La malade nous était adressée pour qu'on lui fît la trachéotomie; mais il n'y a certainement pas lieu de pratiquer cette opération, puisque la compression n'existe pas seulement au niveau de la région cervicale, mais sur toute l'étendue de la trachée et probablement des bronches. Le seul traitement à mettre en usage est un traitement général, pouvant agir sur la nutrition et favorisant la résolution de cet engorgement ganglionnaire général.

On donne à la malade un traitement tonique, en même temps on lui fait respirer chaque matin 15 litres d'oxygène. On continue ainsi pendant un mois environ. L'appétit augmenta un peu, quelques ganglions diminuèrent de volume. Mais quand la malade était hors du lit, la respiration était toujours pénible et sifflante; les accès de suffocation, moins fréquents, il est vrai, se montraient encore de temps en temps.

On doubla la quantité d'oxygène, c'est-à-dire que matin et soir on lui fit respirer 15 litres de ce gaz, mêlé à une quantité égale d'air. Après cinq à six jours de ce régime, on constata une augmentation considérable de l'appétit, si bien que la malade était obligée de manger la nuit et plusieurs fois dans la journée entre les repas. En même temps le teint devint meilleur, la peau et les muqueuses se colorèrent. On put bientôt aussi constater une diminution sensible des ganglions engorgés. La masse considérable qui comprimait et déviait la trachée devint moins dure, un peu moins considérable et plus mobile. La respiration semble normale quand la malade est au lit, elle est toujours un peu difficile quand elle est debout, mais on n'entend plus ce *cornage* si pénible qui existait auparavant. Il y a bien encore de temps en temps des accès de suffocation, mais ils sont moins longs et moins prononcés qu'autrefois; la marche est moins pénible.

On continue ainsi à donner à la malade 30 litres d'oxygène par jour; ce qu'il y a de remarquable, c'est l'appétit extraordinaire de la malade. L'amélioration de sa santé se montre tous les jours, et elle sort le 26 mai.

Il était naturel d'essayer les inhalations d'oxygène à la suite de la trachéotomie faite dans les cas de croup, premièrement, pour ranimer le malade, et secondement, pour modifier le sang lui-même. Dans un cas où un vésicatoire s'était recouvert d'une couenne diphthéritique, et où l'enfant était pâle, ne voulant prendre aucune nourriture, des inhalations d'oxygène répétées quatre à cinq fois le jour, de 2 à 4 litres chaque fois, mêlé à une certaine quantité d'air, nous ont paru avoir été très-avantageuses pour l'enfant, qui a très-bien guéri. Chez un autre, le résultat ne fut point aussi heureux : l'enfant a succombé.

Mon ami le docteur Foley a employé l'oxygène

dans le cours d'une fièvre typhoïde : on comprend que l'action de cet agent sur le sang, les tissus et, secondairement, sur les vaso-moteurs, puisse rendre de grands services; dans certains cas on pourra modifier les congestions et combattre la pneumatose gastro-intestinale ; de plus, l'oxygène modifiera l'intoxication du sang des malades atteints de cette maladie. Nous avons vu, en parlant de l'acide carbonique, tout le parti que les médecins anglais du dernier siècle avaient cherché à tirer de cet agent. Peut-être pourra-t-on, par la combinaison de ces deux gaz, imprimer souvent à cette maladie une marche meilleure. Nous publions le fait de M. Foley sans commentaire : il est, du reste, accompagné d'observations judicieuses qui méritent de fixer l'attention.

M. Y***, homme petit, vigoureux, doué d'une santé parfaite, d'une activité musculaire prodigieuse et d'une grande force intellectuelle, ne quitte son travail de cabinet que pour visiter ses chantiers ou faire de très-longs voyages; le tout sans prendre le temps de manger ni dormir, en quelque sorte, tant il se surmène.

Après plusieurs années d'un régime pareil, il tombe malade et m'appelle.

Pour le moment, il ne présente que les symptômes d'une courbature compliquée de congestion hépatique, d'embarras saburral, de constipation opiniâtre, de céphalalgie, nausées, etc. Les évacuants apportent un soulagement momentané; mais le repos recommandé (par-dessus tout et sous peine de typhus) est négligé.

M. Y***, dès qu'il se sent mieux, recommence de plus belle. Huit ou dix jours après, la maladie prédite le met au lit.

Les symptômes encéphalo-rachidiens ne sont pas très-graves; le délire n'a rien d'exagéré; les muscles, fortement comprimés, n'offrent pas de nodosités trop saillantes, ni trop lentes à disparaître. Les rayures qu'on fait à la peau ne sont ni très-tardives à rougir, ni très-tardives à s'effacer.

Dès son début, le météorisme est énorme. Les parois abdominales, et surtout la tunique musculaire intestinale, manquent de force. Les évacuations liquides et gazeuses, bien que peu copieuses et pas très-odorantes, sont très-difficiles. Tous les toniques et tous les condensants, internes ou externes, ne peuvent triompher du ballonnement.

Les taches cutanées caractéristiques sont très-nombreuses, disséminées par tout le corps, très-lentes à paraître et très-lentes surtout à disparaître. Bien que le malade soit alimenté autant que possible, cette phase adynamique se prolonge énormément.

Enfin le mieux s'annonce. Immédiatement des accès de fièvre intermittente se montrent avec les symptômes d'une congestion hépatique. Le quinquina est sans effet. J'administre alors l'oxygène, et tout aussitôt les stades périodiques diminuent et disparaissent; la peau, qui a été si maculée, ne prend ni cette teinte grisâtre, mate et terreuse, ni cette odeur nauséabonde, ni ce toucher sec, happant et chaud, qu'elle présente chez tant de malades.

Que nous montre cette observation?

Un homme qui, en se surmenant, en désassimilant plus de chair qu'il n'en peut reconstituer, en déshématosant son sang, ses tissus, ses liquides intersticiels outre mesure, se donne une congestion hépato-intestinale, promptement doublée d'une intoxication typhoïque.

L'embarras viscéro-abdominal, le premier paru et le premier traité, cède un peu; le mauvais régime hygiénique le ramène, tout en augmentant l'empoisonnement cruorique. Bientôt ce dernier prime la maladie locale : la grande affection masque la petite, suit son cours, accentue nettement sa première phase, puis la deuxième.

Puis la dépuration du miasme (produit dans l'organisme lui-même, au temps de son entraînement hyperphysiologique) se fait; l'état pathologique général s'améliore; et la lésion locale, momentanément masquée, reprenant son rang primitif, se trahit par des accès périodiques.

Alors, voyant que la quinine, administrée à un organe qui fonctionne ou absorbe mal, ne produit aucun effet, j'ai employé l'oxygène.

Voici maintenant une observation de Hill, qui vient à l'appui de la précédente. Elle est surtout remarmarquable par ce fait, que cet auteur a très-bien vu le rôle que dans bien des cas joue l'oxygène administré comme agent thérapeutique, à savoir, celui d'un modificateur général, capable de stimuler, de révivifier l'organisme au point de le rendre plus susceptible à l'action des médicaments et de permettre à ces derniers d'exercer toute leur puissance curative.

Fièvre intermittente traitée par l'oxygène [1].

Mrs. Priest, femme d'une faible constitution, fut atteinte, en août 1795, dans le comté d'Essex, d'une fièvre intermittente assez grave pour mettre sa vie en danger. L'intervalle des accès était si court, qu'aucun remède ne pouvait les arrêter. Le quinquina, le mercure, les balsamiques, le changement d'air, et autres traitements conseillés par divers médecins et suivis pendant près de trois ans, n'aboutirent à rien, et la maladie prit le type d'une fièvre tierce, qui épuisa tellement la malade, qu'elle était forcée de garder presque continuellement le lit. A cet affaiblissement général venait se joindre une hypertrophie considérable de la rate, qui occupait tout le côté

[1] Hill, *op. cit.*, p. 32.

de l'abdomen et produisait, par la compression des vaisseaux situés derrière, un œdème des membres inférieurs. Au début, un ictère avait compliqué la maladie, et lorsque je vis Mrs. Priest, en 1798, il y avait encore des signes d'engorgement du foie. Du reste, la jaunisse avait persisté pendant un an entier.

Dans ces circonstances, j'eus quelque peine à trouver quelque moyen thérapeutique. Cependant je prescrivis l'air vital, espérant donner à l'économie assez de vigueur pour permettre aux toniques de guérir la maladie. Au bout de dix jours d'administration du gaz (1 litre pour 40 d'air), j'eus la satisfaction de voir que les accès étaient moins violents et plus courts, en même temps que la respiration de l'air vital avait ramené la chaleur, la moiteur et le sommeil. En augmentant graduellement la proportion de l'oxygène, les symptômes furent enrayés. Grâce à ce traitement, aidé du fer et d'évacuants légers, la malade fut rétablie dans un mois; l'état général était excellent; le volume de la rate me parut considérablement diminué, quoique je n'attache pas à cela une grande importance. Je sais cependant qu'il a complétement disparu depuis.

Ainsi c'est une mauvaise qualité, un état spécifique de l'air dans l'Essex qui a produit la maladie, et c'est l'air pur qui l'a guérie.

S'il est vrai que la fièvre intermittente est due à l'influence de miasmes paludéens ayant pénétré dans le sang, il était assez naturel de penser que l'oxygène pourrait avoir une influence heureuse, soit comme agent unique et direct de traitement, soit comme adjuvant; c'est pour cela que le fait précédent m'a paru digne d'être cité. A l'appui de cette manière de voir, je rappellerai les observations faites par M. Folley sur les ouvriers employés à la construction des ponts tubulaires. Il résulterait de ces études comparatives que les hommes qui travaillent dans l'air comprimé, seraient bien moins sujets à contracter la fièvre intermittente que ceux qui travaillent sur les bords du fleuve. Ce fait mérite d'être vérifié : si, en effet, il était absolument vrai, ne serait-ce pas une indication nouvelle pour se prémunir contre certaines influences épidémiques en rendant l'air de nos habitations plus oxygéné?

Le sang est le modérateur du système nerveux. D'après cette idée, il était juste d'essayer de calmer certains troubles du système nerveux, en introduisant dans le sang une plus grande dose d'oxygène. En effet, modifier les conditions du sang devait naturellement conduire à changer la manière d'être du système nerveux central ou périphérique. C'est ce que fit Beddoës, et après lui Hill et Birch. Beddoës rapporte qu'une jeune femme, affectée depuis longtemps d'une céphalalgie opiniâtre, qui avait profondément altéré sa santé et épuisé ses forces, fut promptement guérie par l'emploi de l'oxygène à la dose de 27 litres par jour. Hill cite aussi le fait d'une demoiselle chez laquelle des douleurs névralgiques de la face avaient résisté à toute espèce de traitement, et qui cédèrent promptement à l'emploi de l'oxygène. Je n'ai eu qu'une fois recours à l'oxygène pour calmer des douleurs névralgiques qui revenaient tous les jours à la même heure chez une dame profondément lymphatique. Cette dame, âgée de quarante ans environ, revenait du Midi, il y a dix-huit mois environ ; là elle a été prise de migraine compliquée de douleurs névralgiques, qui finirent par revenir tous les jours à la même heure : le mal commençait vers les deux heures et ne disparaissait que le lendemain matin. Cette dame était amaigrie, pâle, sans force et sans appétit. Je la mis immédiatement à l'oxygène, et cette céphalalgie quotidienne disparut bientôt, et ma malade reprit ses forces et son appétit. Depuis, elle s'est bien portée; une fois seulement elle éprouva quelques douleurs, et d'elle-même elle se remit à l'usage de l'oxygène. Je ne suis pas le premier qui ait eu la pensée de traiter la migraine par l'oxygène : M. de Lapasse, homme du monde, instruit des choses de la médecine, a préconisé ce moyen contre la migraine. Je suis convaincu que ce moyen pourra rendre des services dans cette maladie, surtout chez les femmes plus ou moins chloro-anémiques.

Nous avons vu, dans l'étude que nous avons faite des gaz du sang et surtout de l'action physiologique de l'oxygène, que les muscles fixent en quelque sorte plus particulièrement cet agent. Nous avons vu que les animaux (pigeons ou lapins) que nous placions dans l'oxygène avaient des muscles très-fortement injectés d'un sang très-artérialisé; est-ce cette circonstance qui a guidé les médecins qui avant moi se sont occupés de l'action de l'oxygène? Je n'en sais rien; mais il est assez curieux de voir que tous signalent des cas de paralysie guéris par l'oxygène. Il n'est pas douteux que les inhalations d'oxygène excitent chez certaines personnes un besoin d'activité musculaire; cette indication, d'une part, et le fait anatomique que nous avons cité plus haut, prouvent l'action puissante de l'oxygène sur l'action musculaire. Les faits de paralysies guéries sous l'influence de l'action de l'oxygène viennent aussi à l'appui de cette manière de voir. Mais, dira-t-on, quelles sont les paralysies qui ont cédé à l'influence de l'oxygène? Là, il faut le reconnaître, la précision dans les faits manque, aussi me dispenserai-je de les reproduire. Toutefois on comprend très-bien que dans les paralysies résultant d'une action toxique par les vapeurs de charbon, par exemple, ou celles encore dans lesquelles une grande débilitation de l'organisme serait un obstacle sérieux à la guérison, l'oxygène, seul ou combiné avec d'autres agents, et l'électricité, cet autre excitant du système nerveux et de la circulation musculaire, pourront amener de très-bons résultats.

Bien d'autres affections, ainsi que cela résulte de l'examen du tableau que nous avons cité plus haut, ont été traitées par l'oxygène; mais, n'ayant à cet égard aucune expérience personnelle, je laisse à de plus compétents que moi le soin de poursuivre ces études. Mon but sera atteint, si je suis parvenu à attirer l'attention sur certaines affections médicales dans le traitement desquelles l'oxygène a été certainement efficace, à un degré plus ou moins marqué.

3° Applications à la chirurgie.

I. *Application locale de l'oxygène.*

L'application de l'oxygène sur un membre sain ou malade ne présente pas plus de difficulté que l'inhalation de ce même agent, grâce surtout au zèle et à l'intelligence déployés par M. Galante, pour la fabrication des appareils servant à l'administration et à l'application des gaz. Nous avons fait construire, à cet effet, des manchons en caoutchouc vulcanisé, dans lesquels nous mettons le membre; des bandelettes de diachylon fixent très-exactement l'orifice supérieur du manchon au membre sur lequel on veut opérer; un tube spécial fait communiquer l'intérieur du manchon avec l'air extérieur, et sert à y faire pénétrer l'oxygène (voir la figure de la page 515).

Les malades sur lesquels nous avions d'abord agi, n'ayant accusé aucune sensation, un des élèves de notre service voulut bien faire une série d'expériences sur lui-même. La température du membre inférieur fut prise avec soin ; ce dernier fut placé dans un manchon, et de l'oxygène y fut introduit. Le contact de ce fluide ne détermina tout d'abord aucune sensation bien appréciable; mais, au bout d'une heure, quand on enleva l'appareil, on trouva, une fois, 2/10 de degré d'élévation de la température animale, et, une autre fois, 6/10, ainsi qu'une certaine moiteur du membre, tenant à la condensation de la transpiration sensible et insensible. Cette élévation de température doit être absolument négligée ; car nous avons obtenu par l'application d'un manchon, rempli d'air et resté en place, à deux reprises différentes, une heure chaque fois, dans une première expérience une augmentation de 1 degré, et dans l'autre, 2 degrés 2/10. Il résulterait donc de ces expériences que l'air atmosphérique renfermé dans un manchon appliqué sur un membre sain, donnerait une élévation de température supérieure à celle de l'oxygène.

Nous signalons ce fait en passant, sans y insister ; car on sait combien la température d'un membre peut varier, sous une foule d'influences, dont il n'est pas toujours facile de tenir compte.

Maintenant, l'oxygène a-t-il une influence chimique sur le membre auquel on l'applique ? Cela ne me paraît pas douteux. D'abord, si on fait passer l'oxygène qui a été maintenu en contact avec notre corps, dans de l'eau de chaux, il trouble manifestement celle-ci ; il y a donc exhalation d'acide carbonique, phénomène qui avait été vu par Abernethy.

Mais il y a évidemment d'autres phénomènes qui doivent s'accomplir, que nous sommes impuissants à déterminer, et que des chimistes intelligents ne manqueront pas de découvrir. La preuve physiologique qu'il doit se produire dans ces conditions une série de phénomènes chimiques importants à connaître, c'est que, sous l'influence de l'oxygène, on voit ces parties congestionnées se modifier heureusement. J'ai souvent constaté ce fait dans le cas de gangrène sénile, où la congestion locale qui avoisinait la gangrène changeait promptement de physionomie.

L'oxygène, que j'ai appliqué dans plusieurs cas d'eczéma rubrum passés à l'état chronique, a fait pâlir assez vite la peau des jambes qui étaient le siége de cet état morbide; il y a donc là un fait tout à fait digne d'intérêt, sur lequel nous appelons l'attention des chimistes et des dermatologistes. C'est aussi parce que nous avons été frappé de ces résultats que nous avons encore appliqué l'oxygène à plusieurs membres affectés de varices, avec rougeur et altération de la peau, compliquées d'un état de roideur prononcé; eh bien, sous l'influence de l'oxygène et de l'exhalation des liquides qui accompagne son application, nous avons vu l'état des malades s'améliorer rapidement. Bien entendu, nous n'avons pas guéri ces varices, mais nous avons du moins promptement modifié les complications qui les accompagnaient. Actuellement encore nous avons un malade en traitement.

Mis au contact des plaies, l'oxygène doit être étudié au point de vue des plaies atoniques et au point de vue des plaies récentes et de bonne nature.

Au point de vue des plaies atoniques, l'oxygène, moins que l'acide carbonique, y provoque un travail d'excitation, non douloureux, qui peut être salutaire. Il y a deux ans environ, nous avons donné des soins à un étudiant en droit qui avait un vaste ulcère syphilitique, ayant envahi tout un mollet; il rendait la marche difficile pour ne pas dire impossible ; un traitement bien fait et continué pendant longtemps n'avait rien amené ; le même traitement secondé par l'action de l'oxygène appliqué localement, amena promptement une détersion de la plaie qui cessa bientôt d'avoir un aspect grisâtre; ses bords s'affaissèrent et le jeune homme guérit. Quel a été le rôle de l'oxygène dans ce cas? La guérison de ce vaste ulcère tient-elle à l'influence du régime, au séjour à la Maison de santé, ou à l'action de l'oxygène? C'est ce qu'il est difficile de déterminer ; mais on comprend parfaitement qu'une plaie de mauvaise nature soit profondément modifiée par le contact prolongé de plusieurs heures par jour avec l'air vital. Il y a, comme nous le verrons plus loin, indépendamment de l'influence chimique, une excitation spéciale sur laquelle nous allons insister.

L'oxygène appliqué sur les plaies récentes n'est pas douloureux ; il détermine un peu de chaleur, mais il n'a point l'action excitante de l'acide carbonique, comme je l'ai observé plusieurs fois, à la suite d'opérations plus ou moins graves faites sur la main ou le pied. Ces organes placés pendant un temps plus ou moins long au contact de l'oxygène ne deviennent pas le siége de phénomènes spéciaux; c'est surtout dans le cas d'amputation du doigt, ou d'ablation d'ongle incarné, que j'ai pu faire ces recherches.

J'en dirai autant de son action sur les plaies enflammées. Mais si l'action de l'oxygène est sans cesse répétée ; si, par exemple, sur une plaie simple et de bonne nature, on vient chaque jour mettre de l'oxygène au contact, voici ce qui se passe. Lorsque l'oxygène est resté sur la plaie pendant une ou plusieurs heures, on constate que les bourgeons charnus sont mous, rouges, mais avec tendance à prendre un aspect grisâtre et qu'ils sont comme revenus sur eux-mêmes ; la plaie est recouverte d'une sérosité purulente généralement peu abondante ; le pus examiné au microscope ne présente rien de particulier ; mais le lendemain de cette expérience, l'excitation peut devenir telle qu'il faut absolument cesser l'application du gaz, comme le prouve l'observation suivante. Il est évident que, dans ce cas, il y a eu action physico-chimique par l'oxygène appliqué ; mais quel phénomène chimique s'est accompli au contact de ces bourgeons si vasculaires? c'est là ce qu'il nous est impossible de déterminer, malgré l'importance de la question. Y a-t-il, comme dans le poumon, absorption d'oxygène. et exhalation des autres gaz du sang? En quelle proportion l'oxygène est-il absorbé? c'est ce que nous ne pouvons dire. Mais ce qui est bien certain, c'est que l'oxygène amène dans la plaie un travail réactionnel, qui peut arriver promptement à un véritable travail inflammatoire, ainsi que le démontre le fait suivant :

Obs. recueillie par M. Méric, externe.

Georges B***, dix-neuf ans, employé, demeurant à Paris, jouissant d'une bonne constitution, entre à la Maison de santé le 1er avril 1863, pour réclamer les soins chirurgicaux qu'exige son état.

Le 31 mars, ce jeune homme, renversé par une voiture, a eu la jambe prise entre une roue et le trottoir. Il a été si rudement contusionné, qu'il lui a été impossible de se relever et de marcher. Transporté à la Maison de santé, nous constatons chez lui une contusion très-forte de la partie externe de la jambe droite. Pas de fracture, mais attrition des parties molles et épanchement sanguin considérable. Douze jours après, un abcès est ouvert assez largement; la suppuration, d'abord fréquente, se ralentit peu à peu et, vers la fin du mois d'avril, nous avons affaire à une plaie de très-bel aspect, située à la partie supérieure de la malléole externe, de forme elliptique et mesurant 8 centimètres de long sur 6 de large.

Pendant quelques jours on applique sur cette plaie une botte en caoutchouc pleine d'oxygène; les résultats obtenus sont à peu près les mêmes après chaque application. Les voici consignés jour par jour.

Première application (28 avril). — 9 heures. La plaie présente un aspect rosé; les bourgeons charnus sont peu développés; la face inférieure et externe du péroné se trouve légèrement dénudée.

10 heures. Après avoir débarrassé le membre de l'appareil, la plaie se présente recouverte d'une couche abondante de sérosité, et sa couleur est d'un rouge pâle.

Deuxième application (29 avril). — 9 heures 10 minutes. L'aspect de la plaie diffère beaucoup de celui d'hier; au lieu d'une couleur rose tendre, elle présente une couleur d'un rouge très-intense; de plus, les bourgeons charnus sont saillants, ils dépassent d'une manière très-sensible le niveau de la plaie.

10 heures 10 minutes. La botte enlevée, la plaie a une couleur moins rouge qu'auparavant et sa surface est recouverte d'une quantité notable de sérosité.

Troisième application (30 avril). — 9 heures 15 minutes. Plaie d'un rouge très-vif, bourgeons charnus exubérants; la cicatrisation commence à s'effectuer sur les bords.

10 heures 30 minutes. On soustrait à l'influence de l'oxygène la plaie, qui est moins rouge, grisâtre même sur certains points. Du pus séreux recouvre sa surface.

Quatrième application (1er mai).— 9 heures 30 minutes. Les bourgeons charnus sont plus développés que les derniers jours.

5 heures 20 minutes. La botte n'est enlevée aujourd'hui que huit heures après l'application de l'oxygène. A ce moment, la plaie présente une couleur grisâtre; une espèce de croûte blanchâtre recouvre sa partie supérieure; bourgeons peu saillants, aplatis, d'un rouge peu prononcé; l'exhalation séreuse est assez considérable; placée dans le champ du microscope, elle laisse voir une grande quantité de globules purulents.

Cinquième application (2 mai). — 9 heures 20 minutes. Couleur de la plaie d'un rouge intense; bourgeons charnus très-développés; un peu de suppuration de bonne nature remplit les sillons qui séparent les bourgeons; on peut toucher facilement avec les doigts le bord externe du péroné, qui se trouve à découvert.

10 heures 30 minutes. Un liquide séreux et abondant recouvre la plaie; celle-ci, d'un rouge pâle en certains points, est très-vive en d'autres. Au microscope, nous constatons l'existence d'un grand nombre de globules purulents en suspension dans la sérosité.

3 et 4 mai. Il n'y a pas d'application d'oxygène.

5 mai. Bourgeons charnus exubérants; plaie enflammée d'un rouge framboisé, saignante. — Cataplasmes [1].

Il résulte de ce fait et de bien d'autres dont nous avons été témoin que l'oxygène, pendant son application, au contact d'une plaie, donne à celle-ci une teinte grisâtre et provoque une exhalation séro-pu-

[1] La plaie de ce jeune homme, après la cessation de l'emploi de l'oxygène, est restée très-belle et a marché promptement vers la guérison.

rulente, que c'est seulement après l'enlèvement du manchon qu'il se produit dans la plaie une réaction qui peut être salutaire, quand la plaie est atonique, mais qui dépasse la limite d'excitation, et arrive quelquefois à l'inflammation, ainsi que le prouve le fait qui précède.

De toutes ces recherches il résulte un fait certain : c'est que l'oxygène est un agent excitant des plaies, quelle que soit la forme sous laquelle on l'applique à un organisme vivant, soit qu'on l'injecte dans les veines, soit qu'on le fasse respirer, soit qu'on le mette en contact de solutions de continuité; et que c'est à juste raison que Monro et Hunter ont attribué à l'air atmosphérique une influence excitatrice sur les plaies, fait expérimentalement démontré par les travaux des chirurgiens distingués qui se sont livrés à l'étude des plaies sous-cutanées. Quand M. Jules Guérin a signalé l'oxygène comme agent d'excitation des plaies, il avait donc avancé un fait vrai, dont malheureusement il n'avait point donné la démonstration directe, ainsi que nous venons de le faire.

Nous n'avons pas seulement appliqué l'oxygène au contact des plaies; nous l'avons injecté dans la vessie, sans qu'il ait amené la plus petite douleur, à moins que cet organe ne fût enflammé, et que l'injection de l'oxygène ne fût considérable. Dans ce cas la douleur est causée non par l'agent lui-même, mais par la distension qu'il amène dans le réservoir urinaire. Injecté dans la vessie d'un homme qui était atteint de rétention d'urine, par suite du volume de la prostate, il ne détermina dans ce cas, ni malaise, ni souffrance. J'ai injecté deux fois l'oxygène dans la tunique vaginale sans amener le plus petit accident ; dans un cas, j'ai obtenu la guérison d'une hydrocèle qui avait nécessité la ponction ; dans l'autre cas, l'hydrocèle s'est reproduite, et il a fallu faire une injection iodée. Aucun accident, aucune douleur appréciable n'ont suivi ces deux opérations. Les choses se sont passées aussi simplement que sur les animaux auxquels on injecte de l'air dans une membrane séreuse ; au bout de quinze à vingt jours, le gaz est résorbé.

Une des premières applications chirurgicales auxquelles j'ai pensé, après en avoir déterminé l'innocuité, a été le traitement de la gangrène sénile. Voyant que, par l'application de l'oxygène, on décongestionne en quelque sorte l'organe malade, que l'on favorise l'exhalation sudorale du membre auquel on s'applique, j'espérais favoriser la circulation capillaire, et la maintenir dans le membre affecté. Mais les résultats que j'obtins tout d'abord ne me furent point favorables; mes premiers essais, qui remontent à plusieurs années, eurent lieu sur des malades affectés de gangrène sénile et sur des malades atteints de gangrène ou mieux de phlegmons glycosuriques terminés par gangrène. N'ayant point réussi avec l'oxygène, j'eus recours à l'acide carbonique, je ne fus pas plus heureux. Mais dans deux cas cependant, je parvins à calmer les douleurs, une fois avec l'oxygène, une fois avec l'acide carbonique. Voici ces deux faits :

Obs. recueillie par M. Lemoine, interne.

Jean S***, âgé de quatre-vingt-deux ans, est encore fort et vigoureux. D'une excellente santé, il ne se rappelle guère que quelques douleurs rhumatismales qu'il aurait eues vers l'âge de quarante ans. A peu près à la même époque, aurait commencé à se développer une hernie inguinale droite, qu'à présent on ne peut plus contenir qu'avec beaucoup de difficulté et de douleur pour le malade.

Il portait déjà depuis longtemps, dit-il, un cor au petit orteil gauche, vers l'articulation phalango-phalangienne, quand, vers la fin d'octobre 1862, il commença à ressentir de violentes douleurs vers le même endroit. C'était une sensation de froid, d'engourdissement qui de là gagnait tout le pied. Le sommeil était complétement perdu. Le malade eut recours à diverses pommades, qui amenèrent un peu de rougeur au point de leur application. Cette teinte, surtout très-prononcée sur le côté extrême du petit orteil, devint bientôt d'un rouge vineux, puis violacé, enfin noirâtre.

L'affection, après avoir envahi peu à peu tout le petit orteil, gagna l'orteil voisin et à peu près la moitié du troisième orteil.

MM. Louis, Nélaton, Maisonneuve furent successivement consultés, et ils prescrivirent des opiacés, tant à l'intérieur qu'à l'extérieur. Le mal allant toujours grandissant, S*** entre à la Maison de santé le 21 janvier 1863.

A cette époque, la teinte noirâtre a envahi les trois derniers orteils et la moitié externe du second orteil du pied gauche. De là elle se prolonge sur le dos du métatarse, dans une étendue de 2 à 3 centimètres, se limitant à ce niveau par une ligne courbe, à concavité tournée vers les orteils.

La plante du pied est également envahie, mais seulement dans une étendue de 1 centimètre à 1 centimètre 1/2.

Toutes ces parties sont d'un noir d'ébène. Le demi-cercle postérieur qui les sépare des parties saines offre une série de nuances violacée, rouge vineuse, rouge et enfin rose.

Les points envahis ont un peu diminué de volume. Durs au toucher, ils présentent une surface un peu inégale.

La douleur, excessivement vive quand on touche à la limite du mal, devient nulle sur les orteils mêmes, et l'on peut impunément enfoncer une épingle à ce même niveau; la piqûre ne donne issue qu'à une ou deux gouttes d'un liquide un peu noirâtre. L'odeur fétide, caractéristique de la gangrène sénile, s'exhale de ces parties. Vient-on à rechercher les battements artériels, on ne peut plus les rencontrer ni sur la poplitée, ni sur la tibiale antérieure ou postérieure, ni sur la pédieuse; les battements ne commencent guère à devenir perceptibles que sur la fémorale, à l'union de son tiers supérieur avec les deux tiers inférieurs. Au reste, il en est absolument de même sur le membre abdominal droit.

Quant à la température, voici ce que le thermomètre permet de constater :

Cuisse : à la partie supérieure de la face interne, 35 degrés.
Pied gauche : partie externe de la face dorsale, 33 degrés.
Pied droit : partie externe de la face dorsale, 33° 8/10.

L'état général du malade est assez satisfaisant. Rien du côté des poumons et du cœur, sauf parfois un peu de redoublement des battements. L'appétit est peut-être un peu diminué; néanmoins les digestions sont normales.

On panse la partie malade avec le glycérolé suivant :

Permanganate de potasse	10	grammes.
Laudanum de Sydenham	10	—
Glycérine.	30	—

23 janvier. De midi à une heure, première application d'un courant continu d'oxygène, ainsi préparé et appliqué : le gaz se produit dans une cornue et sur un fourneau situés en dehors de la chambre; il est amené par un long tuyau de caoutchouc dans une botte également en caoutchouc, où se trouve le membre malade. L'extrémité supérieure de la botte est hermétiquement fermée à l'aide d'une bandelette de diachy-

lon. Un autre tube de caoutchouc aboutit à un flacon rempli d'eau de chaux, de telle sorte que l'on peut constater que le gaz, après avoir passé sur le membre, sort chargé d'une certaine quantité d'acide carbonique. La douleur cesse aussitôt après le passage de l'oxygène, de sorte que le malade peut dormir quelques instants. Une demi-heure après cette application de gaz, la douleur reparaît avec une grande violence et persiste pendant une heure, puis elle diminue pour offrir de temps à autre quelques exaspérations.

L'odeur a complétement disparu.

Les parties sphacélées offrent un peu plus de dureté, et le cercle inflammatoire plus de rougeur.

Depuis ce moment jusqu'au 14 mars, jour de la mort de ce malade, nous avons ainsi calmé chaque jour pendant plusieurs heures, les douleurs atroces que ressentait ce malheureux. Aussi, prolongions-nous chaque jour le courant d'oxygène, afin de lui donner du calme, et de lui permettre de prendre des aliments.

Il ne faut pas oublier que, dans ce cas, il y avait oblitération de l'artère fémorale, de la partie inférieure de la poplitée; car on ne sentait aucun battement sur les artères de la jambe; peut-être elles-mêmes étaient-elles oblitérées.

Un autre résultat de cette application de l'oxygène a été la momification ou mieux le desséchement de la partie gangrénée.

Dans le fait qui va suivre, nous avons eu recours à l'acide carbonique pour calmer les douleurs, résultat que nous avons obtenu après quelques applications prolongées pendant plusieurs heures ; ce résultat atteint, nous avons amené la dessiccation ou momification du pied à l'aide de l'oxygène.

Gangrène sénile affectant le pied gauche.— Application d'oxygène et d'acide carbonique. (Obs. recueillie par M. Flurin, interne.)

Mme A***, âgée de quatre-vingt-quatre ans, entre le 3 février 1863 à la Maison de santé. Cette dame a toujours joui d'une excellente santé; elle n'a jamais eu de maladies sérieuses, rhumatismes, catarrhes ou palpitations de cœur; l'examen stéthoscopique ne fournit aucun signe pouvant faire croire à une lésion des valvules.

Six semaines avant son entrée, elle se plaignait de sensations d'engourdissement et de froid, siégeant surtout sur le membre malade. Vers le 1er janvier, une douleur assez vive pendant la marche vint se joindre à cet engourdissement; elle devint si peu tolérable, que la station verticale finit par être impossible et que la malade dut prendre le lit. Elle remarqua alors que les orteils présentaient une couleur d'un rouge légèrement violacé, couleur plus marquée sur le gros orteil que sur les autres.

Actuellement les orteils présentent une coloration bleuâtre qui est limitée à leur origine; une phlyctène, remplie d'un liquide citrin et séro-purulent occupe la partie antérieure du dos du pied. En enlevant l'épiderme, on trouve la portion du corps muqueux la plus voisine des orteils avec une teinte d'un rouge plus foncé que dans le reste de son étendue.

Les mouvements du membre sont très-douloureux et excitent des plaintes continuelles; la moindre pression, le moindre contact réveillent cette douleur. L'examen des artères permet de constater qu'il n'y a plus de battements ni dans la pédieuse ni dans les tibiales postérieure et poplitée. La fémorale ne peut être perçue qu'au-dessus du ligament de Fallope.

Une odeur caractéristique de gangrène s'échappe du pied,

et la température, prise comparativement sur les deux membres, donne :

Côté droit (sain), 32°,5 ;

Côté gauche (malade), 34°,4.

L'état général de la malade est satisfaisant : appétit conservé, langue humide, etc.

(Pansement avec un linge glycériné. Vin de Bordeaux, de quinquina, eau de Spa. Potion calmante.)

5 février. Même état général que la veille. Le pied malade est moins rouge et moins tuméfié autour de la phlyctène. Mais les orteils présentent, ainsi que le derme, une coloration plus foncée. La température comparative donne : côté droit, 34° ; côté gauche, 34°,6.

7 février. Aucun changement dans l'état local. Les douleurs sont cependant moins vives ; la température est de 34° (côté droit), et de 34°,8 (côté gauche).

Du 7 au 29, on voit le dos du pied prendre une teinte noirâtre dans le voisinage des orteils et sur toute l'étendue qu'occupait primitivement la phlyctène. Les orteils sont aussi plus foncés et présentent déjà cette apparence momifiée qui est le signe de la gangrène. La moyenne des chiffres de température, pris pendant plusieurs jours successifs, nous donne 34°,8 pour le côté sain, 32°,2 pour le côté malade.

1er mars. L'odeur exhalée par le membre devient de plus en plus forte ; les douleurs redeviennent aussi vives qu'au début. Le décubitus dorsal détermine la formation d'une escarre au sacrum. L'intelligence est sensiblement altérée. Somnolence continuelle, diminution d'appétit.

Le membre malade est mis pendant deux heures dans un manchon de caoutchouc contenant de l'acide carbonique. Cette opération, répétée pendant quatre jours de suite, amène la disparition de la douleur ; mais comme la mauvaise odeur est très-marquée, on remplace l'acide carbonique par de l'oxygène. Trois jours après, l'odeur avait diminué. La momification est alors complète sur les cinq orteils et sur une partie du dos et de la plante du pied. Aucun changement local ne survient jusqu'au moment de la mort ; elle a lieu le 19 mars, au milieu d'une somnolence continuelle, d'un amaigrissement profond, d'une diarrhée opiniâtre.

L'autopsie n'a pu être faite.

Dans le fait que nous publions plus loin, l'oxygène a été employé avec soin, deux heures par jour, pendant plus d'un mois, sans que nous ayons rien obtenu que le dessèchement des tissus. La douleur n'a été en rien modifiée ; il faut toutefois remarquer que, dans ce cas, il y avait absence complète des battements des artères tibiales antérieure et postérieure ; ceux de la poplitée étaient très-faibles.

Gangrène sénile. (Obs. recueillie par M. Flurin.)

M. X***, rentier, soixante-douze ans, entre à la Maison de santé le 26 août 1863, pour se faire traiter d'une plaie siégeant au niveau du gros orteil du pied droit. X*** a toujours vécu dans d'excellentes conditions hygiéniques et n'a jamais été malade. Il ne fait remonter le début de ses accidents qu'au commencement de juin. A cette époque il s'aperçut que les jambes se gonflaient, surtout dans la soirée ; plus tard il y éprouva des fourmillements assez pénibles et une vive sensation de froid, qu'il était très-difficile de faire disparaître. Plus tard, vers le milieu de juillet, il se manifesta une anesthésie presque complète. Déjà alors le gros orteil présentait cette teinte ardoisée caractéristique. Une douleur vive et lancinante empêchait le malade de se livrer au sommeil. Huit jours avant son entrée, on constata l'existence de phlyctènes au niveau de la racine du gros orteil.

Nous constatons aujourd'hui un œdème considérable envahissant tout le pied droit. Le gros orteil présente une coloration d'un noir intense ; une épingle enfoncée dans la pulpe ne donne lieu à aucune douleur. Sur toute la surface dorsale du pied, mais surtout dans la moitié interne, on constate une surface rougeâtre, indice d'un travail phlegmasique. La face plantaire est saine dans toute son étendue, si ce n'est au niveau de la racine du gros orteil : deux phlyctènes, contenant un liquide séro-sanguinolent, occupent cette partie. Pas de pulsations artérielles à la jambe et faiblement à la poplitée. La température comparative des deux membres, prise le jour même de l'entrée, nous donne 35°,3 pied malade, 34°,3 pied sain.

Le lendemain on fait respirer 12 litres d'oxygène à ce malade, et l'on applique sur le membre, pendant quatre heures, un manchon contenant ce gaz. Prise ce même jour, la température donne 35°,3 pied malade, 34°,1 pied sain.

Cette application d'oxygène amène la diminution de la rougeur périphérique, mais l'exacerbation des douleurs. Le deuxième orteil prend une teinte bleuâtre assez marquée. On continue les applications locales d'oxygène (deux heures par jour).

La température prise le 3 septembre donne 35°,2 pied malade, 33°,8 pied sain.

La rougeur inflammatoire est alors aussi vive que le premier jour. Les deux orteils présentent une teinte noirâtre très-foncée, et les couches superficielles du gros orteil ont subi un commencement de momification; en essayant d'enlever ces couches, on donne issue à une sérosité roussâtre qui vient des parties profondes. Sur la face plantaire, à l'endroit même qu'occupent les phlyctènes, se trouve une plaie profonde de forme triangulaire, à sommet dirigé vers le talon. L'état général du malade s'est beaucoup affaibli : perte d'appétit, maigreur extrême, insomnie continuelle, délire passager. Les douleurs deviennent intolérables et occasionnent des plaintes continuelles.

11 septembre. Les deux premiers orteils sont complétement momifiés; les phalanges n'adhèrent plus aux métatar-

siens que par des insertions tendineuses ; aussi les détachons-nous : il s'en échappe alors une grande quantité de liquide roussâtre. Le soulagement n'est que momentané. Comme toujours, le membre est placé deux heures dans un manchon d'oxygène, et ce traitement est continué jusqu'aux premiers jours d'octobre. La maladie n'en a pas moins suivi sa marche envahissante; les deux orteils suivants ont commencé par noircir, et tous deux se sont détachés vers la fin d'octobre. A ce moment on a donné de l'oxygène à l'intérieur, en le mélangeant avec parties égales d'air. L'appétit a semblé se réveiller pendant deux jours; mais le malade est bientôt rentré sans son état habituel.

La plaie triangulaire a envahi presque toute la face plantaire du pied; les métatarsiens sont à nu, excepté le dernier, qui supporte encore l'orteil; mais celui-ci a déjà subi un travail de mortification. Du reste, le malade a fini par mourir, ainsi que cela a lieu le plus souvent.

Les faits que nous venons de rapporter ne sont point favorables à l'application de l'oxygène; nous avons bien obtenu, il est vrai, dans un cas, la diminution des douleurs et la momification des parties mortifiées; mais ce résultat était peu de chose comparativement au but que nous cherchions à atteindre. Dans un cas où M. Pellegrin eut recours à ce moyen, il ne fut pas plus heureux que nous. Aussi fûmes-nous fort surpris quand M. Laugier vint communiquer à l'Académie les deux faits suivants tirés de sa pratique. Nous avons fait observer à cette époque que les faits signalés par M. Laugier étaient tout à fait différents des nôtres [1], puisque chez les deux malades,

[1] Voir le Mémoire présenté en mon nom et en celui de M. Leconte. Comptes rendus de l'Académie des sciences, 1862.

il y avait conservation des battements artériels dans le membre affecté de gangrène ; sans doute, dans ces cas, la circulation capillaire avait été modifiée ; les artères principales elles-mêmes avaient été probablement altérées dans leur texture. La gangrène dépendait bien plus du trouble apporté dans la circulation capillaire que dans la circulation des grosses artères ; et, dans ce cas, la marche de la maladie est lente, mais elle n'en est pas moins douloureuse. Si alors j'ai mis en doute l'importance de l'application de l'oxygène dans ces cas, mieux instruit aujourd'hui par l'expérience, je m'empresse de publier les deux faits de M. Laugier, d'autant plus que dans deux circonstances analogues, j'ai retiré de l'application de cet agent des résultats vraiment remarquables par la rapidité avec laquelle ils se sont produits. Je laisse de côté l'interprétation des faits donnés par le chirurgien que nous venons de citer, et nous nous bornons à publier le fait.

Le premier malade soumis à ce traitement était un vieillard de soixante-quinze ans, qui, depuis deux ans, éprouvait des douleurs assez vives au niveau des orteils du pied gauche, et particulièremunt dans le second. Quinze jours avant son entrée daus les salles de l'Hôtel-Dieu (17 mars 1862), la pulpe de cet orteil devint noire et insensible.

Au moment de l'arrivée du malade, il existait, au niveau de la pulpe du second orteil, une escarre noire, sèche, ayant à peu près la largeur et la forme d'uc pièce de 50 centimes. Sur les autres orteils, sur la face dorsale du pied, il y avait des taches d'un rouge livide. La sensibilité, complétement abolie au niveau de l'escarre, était diminuée au niveau des autres orteils. Les douleurs étaient très-vives. L'examen du système circulatoire ne faisait reconnaître aucune altération appréciable soit au cœur, soit sur le trajet des artères. On sentait très-distinctement les battements de la pédieuse, dont les tuniques paraissaient saines. Pour tout traitement, ce malade eut, tous les jours pendant une heure, les pieds plongés dans une vessie où l'on faisait passer un courant d'oxygène.

Au bout de cinq ou six jours, les douleurs étaient moins intenses et les taches diminuaient d'étendue ; elles prenaient une coloration rosée. Quelques jours plus tard, le malade ne souffrait plus du tout ; la peau avait repris sa coloration normale, sauf au niveau de l'escarre. La diminution de la sensibilité avait disparu.

Dans les premiers jours d'avril, la formation d'un sillon éliminateur annonçait que la partie mortifiée allait se détacher. L'escarre est tombée le 10 avril, laissant une petite plaie superficielle et de très-bon aspect.

Le 24 avril, le malade sortait, marchant parfaitement. Les bains d'oxygène avaient été continués jusqu'au moment de la sortie de l'hôpital[1].

Le second malade était un autre vieillard de soixante-seize ans, qui exerçait encore, malgré son grand âge, la pénible profession de charretier. Un mois et demi environ avant son entrée, il avait éprouvé, dans les deux derniers orteils du pied gauche, de vives douleurs qui l'avaient forcé à interrompre son travail. Il avait remarqué que ses orteils, d'abord livides, étaient devenus noirâtres et en même temps insensibles au toucher. Il était alors entré à l'Hôtel-Dieu le 21 avril, où on put constater que ses orteils étaient affectés de gangrène sèche.

Le pied présentait des taches livides ; il n'y avait pas de lésion appréciable au cœur ou dans les vaisseaux.

On le soumit aussitôt à l'usage des bains d'oxygène, et quel-

[1] Gaz. des Hôp., 1852, p. 230.

ques jours après, les douleurs avaient cessé; on voyait se former le sillon qui limite le mal et indique que la nature va se débarrasser de la partie momifiée.

L'analyse du mélange gazeux fourni par le tube de dégagement adapté à la vessie a donné une grande quantité d'acide carbonique, un peu d'oxygène et très-peu d'azote[1].

Voici maintenant les deux faits qui nous sont personnels; ils ne sont pas moins intéressants que les précédents. Nous avons eu également recours à l'application de l'oxygène à l'aide d'un procédé bien simple. Le membre est mis dans une grande botte en caoutchouc dont l'extrémité supérieure placée au-dessus ou au-dessous du genou, est bien appliquée et hermétiquement fermée à l'aide d'une large bandelette de diachylon. On fait sortir l'air contenu dans cette botte ou manchon, et on y fait arriver, toujours par le même tube qui fait communiquer l'intérieur de cet appareil avec l'air extérieur, une certaine quantité d'oxygène contenu dans un ballon de la capacité de 20 à 25 litres. Le membre est chaque jour laissé deux ou trois heures dans cette atmosphère ; après quoi on le retire.

Le résultat le plus frappant de ces applications d'oxygène, est :

1° La cessation des douleurs; 2° l'excitation de la circulation capillaire; 3° la décoloration du membre qui perd rapidement sa teinte violacée; 4° enfin l'élimination des escarres et la guérison.

[1] Gaz. des hôp., 1862, p. 274.

Gangrène sénile ; battements artériels dans la tibiale postérieure.

M. A***, âgé de soixante-deux ans, a été atteint, au commencement de juin 1850, d'une paralysie qui a résisté à tous les traitements mis en usage. Cependant l'emploi de moxas, de vésicatoires, de ventouses a amené un peu d'amélioration. A différentes reprises, M. A*** a été envoyé à Luchon, où, tous les ans, il allait passer la saison d'été ; la guérison, qui semblait toujours consolidée, cédait encore, et il a souvent fallu recourir à l'électricité, qui, entre les mains de M. Duchenne, a fourni d'heureux résultats. Depuis lors, M. A*** a ressenti dans les deux pieds des douleurs sourdes, du refroidissement, de l'engourdissement, surtout au pied gauche, ce qui l'a empêché une année d'aller à Luchon. Les alternatives de douleur, d'engourdissement, etc., persistent de temps en temps, et ces symptômes ne disparaissent que sous l'influence des frictions ou de l'électricité. Au mois d'août 1864, le pied gauche était le siége de douleurs lancinantes très-vives à la plante du pied, et plus particulièrement vers la naissance des orteils ; le refroidissement était total, l'engourdissement très-prononcé et la teinte violacée. Les bains et les douches d'eau sulfureuse n'eurent d'autre résultat qu'une sensation de brûlure et des douleurs aiguës, profondes, intolérables dans tout le pied ; une petite plaie se montra alors entre le premier et le deuxième orteil, mesurant à peine 2 millimètres. Sous l'influence des émollients et des opiacés, une nouvelle plaie de 4 à 6 millimètres se montra ensuite sur le quatrième orteil, qui s'était enflammé et induré. Le repos a ramené le rétablissement de la santé.

De retour à Paris, M. A***, dont le pied est rouge, violacé et gonflé, fait usage de frictions mercurielles, d'applications de belladone, de laudanum, etc. ; le pied se dégonfle, mais les deux plaies restent stationnaires et ne se cicatrisent pas. C'est alors que, appelé en consultation, je constatai l'absence de battements dans la pédieuse et la tibiale antérieure, battements qu'on percevait encore dans la tibiale postérieure. Le pied a une teinte livide; les plaies ont un mauvais aspect et ne paraissent nullement tendre vers la guérison. Les douleurs sont toujours vives, profondes; elles amènent l'insomnie. Je prescris alors l'oxygène, qui est administré suivant mes indications.

Après douze jours d'application locale d'oxygène, les deux plaies, rebelles à tout traitement antérieur, sont tout à fait cicatrisées, et les douleurs ont cessé. Depuis ce moment, M. A*** a repris ses affaires; il marche et peut même chasser.

Gangrène spontanée du troisième orteil du pied gauche. Bains locaux d'oxygène; guérison [1].

Mme L***, âgée de cinquante-six ans, entre à la Maison municipale de santé, le 18 avril 1865. Mère de deux enfants, dont l'un est mort en bas âge, elle a toujours joui d'une bonne santé. Sa constitution est bonne. Actuellement elle est atteinte d'une dilatation notable du tronc artériel brachiocéphalique, parfaitement appréciable au niveau de la fourchette sternale.

Huit jours environ avant son entrée à la Maison de santé, elle a commencé à souffrir sous les orteils du pied gauche, sans que la douleur parût se localiser dans le même orteil. Deux ou trois jours après, la malade, dont les douleurs étaient surtout vives pendant la nuit, remarqua que le troisième orteil du pied gauche présentait une coloration particulière; il était violacé dans toute son étendue, mais d'une coloration plus foncée, noirâtre même en certains points et particulièrement à l'extrémité plantaire.

Au moment de l'entrée de la malade, l'orteil malade présente cette coloration décrite; à son extrémité plantaire existe une escarre de 5 à 6 millimètres; sur le pied gauche, çà et là on voit des points plus ou moins larges, qui ont l'aspect vio-

[1] Observation recueillie par M. Boucher, interne du service.

lacé. Les battements artériels sont conservés : peut-être même paraissent-ils plus forts à droite qu'à gauche. La température prise avec le thermomètre sur les deux membres inférieurs est à peine supérieure d'un degré sur le côté sain.

21 avril. Application sur le pied malade d'une botte en caoutchouc qui enveloppe la jambe jusqu'au genou, et qu'on remplit d'oxygène. Elle est laissée en place sept à huit heures, après quoi on recouvre la partie malade de cataplasmes laudanisés.

On continue ainsi le même mode de traitement, et bientôt la malade nous apprend que les douleurs nocturnes ont sensiblement diminué.

27 avril. La petite escarre de l'orteil malade se détache, tombe et laisse à nu une surface assez profonde d'un rouge vif. La coloration violacée du doigt malade disparaît peu à peu et fait place à la coloration normale. La plaie, laissée à nu par la chute de l'escarre, tend à se cicatriser. Les douleurs ont complétement disparu.

20 mai. On cesse l'application de l'oxygène et on panse la plaie avec de la glycérine. Quelques jours après, la malade se lève et commence à marcher.

II. *Inhalations de l'oxgygène dans le traitement des maladies chirurgicales.*

D'après les faits exposés dans les chapitres précédents, je devais appliquer l'oxygène pour révivifier les malades épuisés par la souffrance ou une longue suppuration : dans ces cas, l'anémie et la dyspepsie sont souvent très-difficiles à vaincre, et si on vient à opérer de malheureux malades dans ces conditions, on a grande chance de les perdre. Que de fois, après avoir pratiqué des opérations souvent peu graves, avons-nous le chagrin de voir succomber nos pauvres opérés, dans l'impossiblité où nous sommes de les révivifier, de donner une stimulation nouvelle au système nerveux, et de faire renaître en eux le besoin d'une réparation. En effet, un malheureux qui a déjà beaucoup souffert, qui est anémique, sans appétit, ne prenant qu'avec dégoût les aliments, nous le soumettons à une opération grave, à une amputation, à une résection, à une ablation de tumeur; cela fait, nous cherchons à le nourrir pour réparer ses forces depuis longtemps affaiblies et pour refaire, si cela se peut, une masse de sang suffisante à l'accomplissement des fonctions. Nous insistons avec raison sur la meilleure alimentation, sur l'usage du meilleur vin : mais les forces digestives sont épuisées; le sang lui-même, profondément modifié, dans sa qualité et dans sa quantité, ne vient point vivifier suffisamment l'organisme. Nos plaies languissent, la suppuration est de mauvaise nature, et cela sans qu'aucun vice local n'explique cet état. Le malade va succomber faute de ressort. Eh bien ! si dans ce cas, on fait respirer au malade, matin et soir, 15 à 20 litres d'oxygène pur ou mêlé à autant d'air, on arrivera souvent à ranimer les forces de l'opéré, à exciter en lui l'appétit, et bientôt, on verra entrer en convalescence celui que l'on croyait voué à une mort certaine.

Depuis que j'ai introduit l'oxygène dans mon service, j'ai été plusieurs fois assez heureux pour ranimer ainsi des malades épuisés. Un des faits qui m'ont le plus frappé, est relatif à un malheureux garçon qui m'avait été envoyé de la campagne et sur lequel j'eus à pratiquer, dès son entrée dans mon service, l'amputation de la jambe à la partie inférieure, pour le débarrasser d'une tumeur blanche de l'articulation tibio-tarsienne. Ce malheureux, âgé de vingt-cinq à trente ans était arrivé au dernier degré de l'affaiblissement. J'espérais que, débarrassé du foyer d'infection et d'épuisement qu'il traînait avec lui, il reprendrait de l'appétit et des forces; malheureusement il n'en fut rien. Il restait languissant, et malgré mes exhortations, il prenait fort peu d'aliments. Il avait un dégoût profond pour toute espèce de nourriture. C'est alors que je le mis à l'usage de l'oxygène, et en peu de jours, l'appétit revint, et avec lui nous vîmes cesser cette anémie profonde et la maigreur extrême dans lesquelles ce malheureux jeune homme était tombé. Ce fait, qui est le premier dans lequel j'ai fait usage de l'oxygène dans le but de révivifier un opéré, m'a beaucoup frappé. Mon malade a promptement guéri et marche très-bien avec un appareil prothétique. A quelque temps de là, je rendis M. Trousseau témoin d'un fait qui n'était pas moins intéressant : il s'agissait d'un jeune Espagnol, épuisé par de graves hémorragies, et par une suppuration abondante. Il refusait toute espèce de nourriture ; son inappétence était absolue. Sous l'influence de l'oxygène, il reprit promptement de l'appétit et des forces, et il put vivre encore deux mois.

Les deux faits précédents m'ont singulièrement encouragé à poursuivre la pratique des inhalations d'oxygène. Voici, avec plus de détails, un autre cas à l'appui des bons résultats qu'on peut obtenir. Cette fois, l'individu était tellement épuisé que nous avons cru devoir continuer les inhalations d'oxygène, même pendant le cours d'une angéioleucite qui vint traverser sa convalescence.

Tumeur blanche de l'articulation tibio-tarsienne, amputation de la jambe au quart inférieur; débilitation profonde et anémie. — Inhalations de gaz oxygène [1].

Le 20 octobre 1863, entre à la Maison municipale de santé, un homme de quarante ans, marié, employé au Conseil d'État. Il est d'un tempérament nerveux, d'une constitution délabrée ; depuis plusieurs années il est valétudinaire. Il a le teint blême, le corps amaigri; il tousse depuis quatre à cinq ans et passe rarement un hiver sans avoir une bronchite; sa voix est souvent enrouée.

Il y a un an, il a passé, sur les conseils d'un médecin de Paris, une saison à Amélie-les-Bains, pour s'y faire traiter de son affection articulaire. On ausculte soigneusement la poitrine du malade, sans pouvoir y trouver le moindre signe de phthisie tuberculeuse. L'articulation tibio-tarsienne droite est fortement gonflée; il y a un œdème circonvoisin assez considérable, et remontant jusqu'au delà des malléoles; si on imprime des mouvements à la jointure, le malade ressent de vives douleurs; on entend une sorte de craquement, ce qui accuse la dénudation, l'érosion des cartilages de l'article. Le pied est maintenu presque complétement immobile, dans une extension forcée ; il est uniformément œdématié ; la pression est douloureuse. Quelques orifices de fistule sont aux environs de l'articulation et donnent un écoulement assez peu abondant d'un pus mal lié, plutôt séro-

[1] Obs. recueillie par M. de Lavaysse, externe du service.

purulent, et rappelant, par ses caractères physiques, le pus qu'on trouve dans une collection venant d'un abcès par congestion.

Le malade souffre de cette articulation depuis deux ans, comme je l'ai dit plus haut, et, depuis plus d'un an, a interrompu tout à fait ses occupations ; il garde la chambre, ou le lit, le plus souvent.

Dans le principe, son affection a été méconnue. On considérait cette maladie comme sans gravité, malgré la constitution du malade, manifestement scrofuleux.

M. Demarquay voyant, après avoir examiné sérieusement l'état général du malade et exploré les os avec un stylet, que ceux-ci étaient cariés dans l'articulation tibio-tarsienne, ainsi que certains os du métatarse, se décida à pratiquer l'amputation.

Cette opération fut faite au lieu d'élection, c'est-à-dire au quart inférieur de la jambe, le 26 octobre.

Mais arrivons aux inhalations d'oxygène, que l'on commença le 3 novembre, à raison de 15 litres chaque matin, puis 20 et 25 litres.

D'abord le gaz oxygène est mélangé à 1/4 d'air ; au bout de quelques jours, le mélange est plus oxygéné, et, enfin, le gaz est administré pur.

Voici les phénomènes observés chez ce malade :

A la fin de l'inhalation, qui a duré trois minutes, le pouls, à 72 auparavant, s'est élevé à 80 ; la peau est moite à la poitrine, aux mains surtout.

Rien du côté des organes des sens : pas de troubles de la vue, ni de battements d'oreille.

Rien du côté du cerveau : pas de vertiges, pas d'étourdissements ; on n'observe pas d'ivresse éphémère, pas de fourmillements, de chatouillements à l'extrémité des doigts.

Ce malade, qui est anorexique depuis longtemps, qui a des nuits presque sans sommeil, accuse sous ce rapport, au bout de peu de jours, une amélioration bien manifeste.

Notons ce phénomène, que nous verrons se reproduire fréquemment chez la plupart de nos malades : je veux parler de l'accroissement rapide de l'appétit.

En effet, après quelques inhalations, le malade mange davantage et avec beaucoup plus de plaisir, et sent plus souvent les besoins de remplir son estomac.

Les nuits sont meilleures ; il semble, et c'est le dire du malade, qu'il respire plus facilement ; lui qui est emphysémateux, qui a la respiration fort courte, sent que sa poitrine se dilate plus facilement : il éprouve pendant plusieurs heures, après l'inhalation du gaz, une sorte de bien-être, une vie plus active.

Le 10 novembre, le malade a éprouvé un violent frisson, remplacé après une heure par une chaleur intense et, enfin, une sueur abondante; il a eu, avant et après l'accès de fièvre, un grand malaise, anorexie, insomnie, soif vive. (Tilleul, sulfate de quinine.)

Sa plaie est plus douloureuse; le lendemain, elle est plus sèche, plus rouge. (Pansement à la glycérine.)

Le 11 et le 12 novembre, les ganglions de l'aine droite s'engorgent, et quelques plaques d'érysipèle se montrent aux abords du moignon; de la plaie partent, pour se diriger vers la région inguinale, des traînées rouges : ce sont quelques vaisseaux lymphatiques enflammés. Cette angéioleucite a eu une durée de quinze jours et nous a permis d'observer un fait curieux : c'est que, malgré l'angéioleucite, et la fièvre, le malade a parfaitement résisté à cette complication sérieuse, aïdé par les inspirations de 20 litres, puis de 25 litres d'oxygène, avec 1/4 d'air. Cette inhalation vivifiante, malgré des sueurs abondantes, un état fébrile prononcé, font lutter le malade avec plus de force contre cette dépression, cette prostration qu'un érysipèle traumatique amène toujours avec lui.

La plaie reprend un bon aspect; et si l'on vient à employer 25 litres d'oxygène pur, comme on l'a fait sur le déclin de l'angéioleucite à trois reprises, on voit la plaie d'amputation rougir fortement, les bourgeons charnus devenir turgescents, d'un rose vif, et une abondante sérosité inonder la plaie.

Le 5 décembre, on cesse l'emploi du gaz, qui, chez ce malade, a promptement amélioré l'état général; les forces, l'appétit, l'aspect général, le facies, sont tout autres. Dans la première quinzaine de décembre, le malade quitte le lit, et, au moyen d'une béquille, marche un peu. Il y a même un peu plus d'embonpoint; la plaie est presque complétement cicatrisée.

Il n'est pas rare de voir survenir, à la suite d'opérations même peu graves, des hémorragies considérables, chez les individus épuisés ou débilités par le fait d'une altération profonde du sang, ou de toute autre circonstance. Dans ces cas, nous leur donnons du fer, nous nous efforçons de réveiller et stimuler leur appétit ; mais souvent leur répugnance pour les aliments est invincible. C'est encore alors que l'oxygène rend de grands services : il ranime le système nerveux central, et provoque chez l'individu épuisé un besoin de réparation manifeste. J'ai vu plusieurs fois, soit des opérés, soit des femmes profondément affaiblies par des métrorrhagies, à la suite, par exemple, de polype de l'utérus, reprendre une nouvelle vie.

Tubercules de l'épididyme, inflammation probable de la glande de Cowper et abcès de la marge de l'anus; hémorragie considérable. — Respiration d'oxygène.

H***, dix-neuf ans, employé du commerce, rue de la Cité, entre le 29 octobre à la Maison de santé.

Il y a cinq ou six mois, ce malade est venu pour la première fois à la Maison de santé, dans le service de M. Cazalis, pour des douleurs qu'il éprouvait dans la région inguinale gauche. Au bout de quelques jours, M. Cazalis l'a envoyé à la campagne, en lui ordonnant un régime lacté. Malgré cela, son état ne s'est pas amélioré. Bientôt ses douleurs abdominales, qui s'étaient montrées moins intenses pendant quelques jours, ont reparu, et avec elles un engorgement des ganglions inguinaux et une tumeur du même genre dans la bourse gauche. Repos pendant trois semaines, amélioration ensuite. Retour à son magasin, à Paris.

Il rentre, aujourd'hui 29 octobre, à la Maison de santé, dans le service de M. Demarquay. Il se plaint d'éprouver des douleurs continues dans la région périnéale ; la station assise lui est presque impossible, et il est obligé ou de se tenir debout, ou bien, lorsqu'il est fatigué, de se coucher à plat-ventre : il ajoute, en outre, qu'il lui reste encore une petite tumeur dans la bourse gauche.

En examinant la région périnéale, nous trouvons à la base du triangle ischio-uréthral une tumeur qui a environ le volume d'une grosse noix. De forme elliptique, son grand diamètre est parallèle au raphé médian qui la divise en deux parties inégales. Elle est plus considérable à gauche qu'à droite; la peau qui la recouvre est saine et ne lui adhère en aucun point. Cette tumeur est très-douloureuse, même à la plus légère pression.

M. Demarquay pense que l'on a affaire à une inflammation des glandes de Cowper. A la région des bourses, l'épididyme gauche est engorgé et est le siége de trois petites tumeurs qui présentent une dureté pierreuse. D'après les caractères extérieurs de l'affection des bourses et d'après les antécédents, nous avons pensé que ce malade était sous l'influence de la diathèse tuberculeuse, et nous avons exploré la poitrine, qui n'a présenté qu'un peu de rudesse dans la respiration.

6 novembre. La tumeur semble avoir diminué de volume et n'est plus douloureuse au toucher. Néanmoins, à la palpation, on sent encore une fluctuation obscure.

11 novembre. Incision de la tumeur et issue d'une assez grande quantité de pus.

Les jours suivants, il s'écoule un pus séreux et fétide ; il se produit bientôt un décollement considérable de la peau ; les fibres du transverse et de l'ischio-caverneux sont à découvert; mais il n'y a pas de communication avec le canal de l'urètre. État général fort satisfaisant.

28 novembre. Il s'est produit une hémorragie abondante. Le lendemain, à la visite, le malade est affaissé ; son facies est pâle, l'œil terne ; le malade se trouve dans une prostration très-grande. (Tilleul, orange, bouillons et potages.)

30 novembre. M. Demarquay a l'idée de lui faire respirer de l'oxygène pendant quelques jours.

Deux jours après la respiration de l'oxygène, le malade se trouve moins affaibli et son facies est moins décoloré. Il peut manger un degré. Néanmoins la plaie laisse couler une sérosité grisâtre et fétide.

Au bout de huit jours, nous constatons un grand changement, et dans l'aspect de la plaie, et dans l'état général. La plaie est devenue d'une couleur rosée, le facies est coloré et le malade nous dit que son appétit a sensiblement augmenté depuis sa respiration d'oxygène. Deux degrés.

15 décembre. Le malade se trouve dans un état des plus satisfaisants ; sa plaie a une couleur rouge vermeil. On le met à quatre degrés.

29 décembre. Le mieux continue. On n'attend que la cicatrisation complète pour lui donner son *exeat*.

Il est évident pour tout le monde qu'une opération est d'autant plus grave que l'individu est plus affaibli et plus débilité. La douleur et la perte de sang inséparables de toute opération, viennent encore ajouter à la gravité du fait. Sans doute, nous espérons que l'individu, étant débarrassé du mal qui venait troubler son organisme, reprendra une nouvelle vie ; mais que de fois sommes-nous déçus dans nos espérances ! Aussi, maintenant, quand je me trouve en présence de pareils malades, à moins de contre-indications formelles, je les soumets à l'inhalation de l'oxygène, à la dose de 10 à 30 litres par jour, pris en deux fois, mêlé à une certaine quantité d'air, le matin et le soir, un peu avant les repas, et il m'est arrivé bien souvent de voir, pour ainsi dire, renaître les individus, leurs forces digestives se relever, et ces mêmes malades pouvoir subir une opération grave, difficile à supporter avant d'être révivifiés.

Fongus tuberculeux du testicule ; constitution très-affaiblie, dyspnée et anémie. — Respiration de l'oxygène ; guérison.

M. A***, âgé de trente-cinq ans, architecte, entre, le 27 juillet 1865, à la Maison municipale de santé (service de M. Demarquay), pour y être opéré d'un fongus tuberculeux du testicule gauche. Cette tumeur est ulcérée, et l'ulcération s'étend chaque jour avec une grande rapidité. Le malade réclame l'opération que nécessite certainement la maladie qui l'amène, mais qui est contre-indiquée par son état général. Depuis quelques mois, en effet, il a beaucoup maigri ; il a des sueurs profuses assez fréquentes. Les muqueuses sont pâles, l'appétit est capricieux et les digestions difficiles. De plus, le malade a eu précédemment une attaque de rhumatisme articulaire qui lui a laissé de la roideur dans plusieurs articulations. Dans ces circonstances, il n'y a pas à songer à une opération. Le chirurgien, en effet, devant manœuvrer dans le voisinage des corps caverneux, une hémorragie pourrait se produire, et, si peu abondante qu'elle soit, elle pourrait être très-fâcheuse pour un malade si affaibli. Il faut donc, avant tout, le fortifier et relever son appétit. Aussi, en même temps qu'on soumet le malade à l'usage des toniques, on lui fait respirer chaque jour dix litres d'oxygène. Quelques jours après, on porte la dose de gaz à vingt litres. Deux jours après, le malade accusait une augmentation d'appétit qui, bientôt, devint très-vif. Le malade prit rapidement meilleur aspect ; ses muqueuses se colorèrent, et les forces revinrent si bien, que, le 21 août, on put pratiquer l'ablation du testicule. Dans l'après-midi, il se déclara une hémorragie qu'il fallut arrêter avec le fer rouge. Malgré cela, la cicatrisation de la plaie marcha très-bien, l'état général se soutint, et, aujourd'hui 10 octobre, la plaie est fermée. Le malade a un excellent aspect : il marche ; en un mot, son état présente un contraste frappant et heureux avec celui qu'il présentait à son entrée.

Ce fait m'a vivement frappé, ainsi que les élèves du service ; bien certainement sans les inhalations d'oxygène, le malade n'aurait point pu supporter l'opération de la castration, et suffire à une hémorragie assez grave.

J'ai eu souvent recours à l'acide carbonique et à l'oxygène localement appliqués pour combattre des ulcères rebelles ou des plaies de mauvaise nature. De plus, à l'exemple de Beddoës et de ses élèves, j'ai eu recours aux inhalations d'oxygène pour arriver à guérir des plaies anciennes de mauvais aspect, et même spécifiques, et cela avec le plus grand avantage ; non pas que dans ces cas, l'oxygène ait une propriété spécifique ; son action est plus simple et plus générale, il agit surtout en remontant les forces de l'économie qu'il révivifie, ainsi que les plaies, qui finissent alors par guérir d'elles-mêmes. Je trouve, en effet, dans Beddoës [1] :

[1] Beddoës, Consideration on fact. airs, 1re partie, p. 65.

1° Un cas d'ulcères scrofuleux aux bras et à la jambe, guéris au bout de quelques semaines par l'inhalation de l'air vital.

2° Un cas d'ulcère de la jambe, datant de dix-huit ans, traité en vain pendant quatre ans par Pott, et pendant vingt-sept mois par Sharp, guéri au bout de quatre semaines sous l'influence de l'inhalation d'oxygène; six mois après, la personne n'avait point eu de récidive [1];

3° Une observation d'ulcère scrofuleux ancien et de très-mauvais aspect, occupant un des bras chez un individu débilité, inhalation journalière à doses de plus en plus élevées, d'oxygène dilué dans de l'air atmosphérique; au bout d'un mois, amélioration étonnante de l'état général, mais quant à l'ulcère, pas de tendance vers la cicatrisation; au contraire, au bout d'un certain temps, irritation et inflammation de l'ulcère. On modère la stimulation produite par la dose de l'oxygène, en ajoutant à ce gaz une certaine quantité d'acide carbonique. En moins d'une semaine l'inflammation avait disparu, et l'ulcère avait de la tendance vers la cicatrisation. La dose du mélange gazeux fut augmentée et le malade guérit.

4° Enfin, un cas d'ulcères à la jambe très-étendus (4 pouces de long et 3 de large), assez profonds pour avoir intéressé le tissu musculaire, de nature indéterminée, mais de très-mauvais aspect et affectant un individu excessivevement débilité. Pendant un an, on mit en usage une foule de to-

[1] *Op. cit.*, Ire partie, p. 66.

piques, tout en administrant des toniques à l'intérieur, mais sans autre changement que le progrès incessant du mal. Le malade, M. Atwood, quoique non alité, présentait un état général très-mauvais : inappétence ordinaire, nausées fréquentes; plaie atonique, douloureuse par moments, et causant souvent de l'insomnie.

Dès que M. Atwood fut soumis à l'oxygène additionné d'un peu d'air, un changement rapide s'opéra : l'appétit fut réveillé, et ce fut là le premier effet produit par le gaz; le sommeil fut plus paisible, plus réparateur, puis les forces revinrent, enfin l'état général s'améliora très-sensiblement. Il est à remarquer que ce malade, dont Beddoës a eu soin de nous transmettre le *Journal* dans son ouvrage, décrit exactement et jour par jour les mêmes sensations qu'ont accusées nos malades. En même temps, l'état local se modifie : la plaie prend un meilleur aspect, elle donne issue à du pus de bonne nature, et au bout de quinze jours, elle était fermée aux trois-quarts, et au bout de six semaines après le début du traitement, la cicatrisation était complète.

Dans ces cas et dans d'autres qui me sont personnels, l'oxygène n'a agi que comme modificateur profond de l'économie, laquelle ramenée dans des conditions meilleures, s'est guérie d'elle-même. Encouragé par les faits et mon expérience personnelle, je me suis demandé, en présence d'un cas que je vais citer plus loin, si je ne pourrais pas administrer avec avantage l'oxygène à des individus affectés de chancres phagédéniques et serpigineux. Il est bien évident que chez ces individus, la chose importante, c'est de modifier leur constitution ; aussi l'air des champs et une bonne nourriture font souvent plus que toutes nos médications. Or, que faisons-nous avec l'oxygène? nous développons l'appétit de l'individu, nous modifions profondément la nutrition, en favorisant l'assimilation, nous changeons sensiblement l'état du sang ; il n'y a donc rien d'étonnant que nous amenions la cicatrisation d'ulcères rebelles, et même phagédéniques et serpigineux. Le fait suivant en est une preuve ; nous le publions sans commentaire, tel qu'il a été recueilli.

Chancre phagédénique serpigineux (chez un sujet profondément débilité), datant de dix-huit mois et ayant envahi le périnée, le pubis et les cuisses dans une grande étendue. — Inspirations d'oxygène, guérison. (Obs. recueillie par M. de Lavaysse, externe du service.)

Le 15 octobre 1863, entre à la Maison Municipale de santé un jeune Anglais, natif de Londres, âgé de vingt-cinq ans, arrivé à Paris le jour même. — Un interprète m'aide à prendre les renseignements que voici :

Antécédents syphilitiques du malade : il a eu, depuis l'âge de vingt ans, plusieurs blennorrhagies ; le nombre, il ne le sait pas au juste ; il a eu une orchite à droite. La dernière blennorrhagie date de plusieurs mois, avant l'invasion d'un chancre, début du phagédénisme considérable qu'il offre en plusieurs points.

Le chancre remonte à dix-huit mois ; il occupait le méat urétral, n'a pas pas laissé de cicatrice apparente et a été guéri en un mois ; c'est M. Jonhson, chirurgien à l'hôpital Saint-Georges, de Londres, qui a traité le malade la première fois.

Ce chancre, affirme le malade, était complétement cicatrisé, sous l'action d'un pansement local et d'un traitement général au sublimé corrosif. Quinze jours après environ, un point de l'aine s'ulcéra. Après avoir causé un peu de cuisson pendant quelques jours, cet ulcère, de forme parfaitement ronde, s'agrandit chaque jour et acquit bientôt l'étendue d'une pièce de 5 francs; il se cicatrisait au centre et gagnait toujours par sa circonférence.

Dans l'espace de quatre mois que le malade passa à l'hôpital Saint-Georges, les deux aines, les plis inguino-cruraux, le périnée furent envahis successivement. Le malade souffrait vivement quand ces plaies étaient exposées à l'air, au moment du pansement et par les lavages avec les divers liquides qu'il ne peut désigner, les plaies rougissaient, saignaient.

Le malade était condamné à l'immobilité la plus absolue; il ne pouvait en aucune manière fléchir les cuisses, ni les porter dans l'abduction, sans faire saigner, sans déchirer ces surfaces chancreuses et sans augmenter ses souffrances; il s'affaiblissait beaucoup, reposait mal la nuit, perdait l'appétit; il maigrissait tous les jours; de temps à autre, il était pris de diarrhée.

On prescrivit un traitement mercuriel à l'intérieur. Comme pensement, poudre de charbon et de quinquina. Régime tonique d'hôpital, c'est-à-dire vin de Bordeaux et côtelettes.

Au bout de ces quatre mois, le malade va passer près de cinq mois chez lui, et suit un nouveau traitement. Il entre ensuite à l'hôpital Saint-Barthélemy, section des vénériens, où il passe quatre mois. Pas d'amélioration.

Le malade va de nouveau rester plusieurs mois chez son père. Sur le conseil de quelques personnes, il se décide à venir en France, se faire traiter à la Maison de santé.

Ce chancre uréthral, qui a fait tant de ravages, qui, respectant les bourses, la verge, a envahi les aines, le pubis, le périnée tout entier, la partie interne et supérieure des cuisses, a eu dix jours d'incubation. La femme qui a infecté ce malade à Manchester se faisait traiter pour la syphilis dans un hôpital à Liverpool.

A son entrée à la Maison de santé, voici l'état du malade :

Le périnée, dans toute son étendue, en deçà comme au delà de l'anus, est recouvert presque complétement par un tissu cicatriciel blanc, épais, ridé, dur, ayant froncé et attiré à lui la peau circonvoisine. Au périnée donc, en avant, on trouve deux cercles plus grands au moins de moitié qu'une pièce de 5 francs d'argent. La surface est rouge, grise en quelques points; les bords sont relevés, taillés à pic, légèrement décollés; l'urètre saigne au moindre attouchement avec l'éponge destinée à nettoyer la plaie. Au pubis, complétement rasé, on voit quatre grandes plaques semblables aux précédentes. Elles sont recouvertes d'une croûte épaisse, brunâtre, qui se brise et se détache facilement avec l'ongle ; dessous on trouve le fond de l'ulcère peu déprimé, de couleur variable suivant les points : grisâtre, rouge sombre; en d'autres points, cette surface est humectée d'un liquide sanieux, sale, rougeâtre.

A la partie interne et supérieure des cuisses, on trouve deux plaques de la grandeur d'une pièce de 1 franc tout au plus, non recouvertes de croûte. J'ai déjà dit que ces plaques étaient assez généralement arrondies : quelques-unes ont absolument la forme d'un cercle ; d'autres sont ovalaires ou elliptiques.

Ces ulcères chancreux, qui envahissaient toujours, sous la forme d'un cercle, les parties voisines, sont cicatrisées en un point et creusent en un autre ; ils s'étendent surtout en surface plutôt qu'en profondeur.

Dans les quatre mois passés, en premier lieu, à l'hôpital Saint-Georges, il y eut une adénite inguinale gauche suppurée.

Le 16 octobre, M. Demarquay enlève les croûtes, formées par du pus concret qui recouvre ces cercles, et lave les surfaces chancreuses avec du vin aromatique. On procède ensuite au pansement, et on prescrit le traitement.

On applique des bandelettes d'emplâtre de Vigo; on les recouvre d'une épaisse couche de coton cardé. Le tout est fixé par quelques tours de bande.

Comme traitement, comme régime, on prescrit du vin de quinquina, tisane de gomme, viandes rôties, vin de Bordeaux. Ce pansement est réappliqué au bout de cinq jours, et ainsi de suite pendant neuf semaines (soixante-cinq jours). A partir du 23 octobre, on fait respirer au malade, chaque matin, 20 litres du mélange gazeux dans les proportions suivantes : air, 1/4; oxygène, 3/4, c'est-à-dire 15 litres d'oxygène pur.

Voici les principaux phénomènes observés :

Le pouls, de 76, s'élève à 80, parfois 84 pulsations ; ce phénomène est assez variable, comme nous l'avons vu chez plusieurs malades.

La peau devient légèrement moite; le visage, de pâle blafard, se colore un peu, les lèvres surtout. Cela est-il dû à l'action de l'oxygène sur l'économie, ou aux efforts que fait le malade pour respirer convenablemement au mouyen de cet appareil ? Pas de céphalalgie, pas de barre au-dessus de la racine du nez, aux sinus frontaux ; pas de constriction aux tempes.

Nous n'avons pas noté, chez ce malade, de phénomènes physiologiques du côté des organes des sens de la vue, de l'ouïe. Pas de fourmillements dans les doigts.

On emploie, pendant sept à huit jours, 20 à 25 litres d'oxygène pur.

Je recommande au malade de ne faire que de rares inspirations, c'est-à-dire de garder le gaz longtemps dans la poitrine, de faire des inspirations larges et profondes : de la sorte, le gaz resté longtemps en contact avec le sang noir, peut alors s'y dissoudre plus facilement, d'où hématose plus riche.

Le pouls s'élève de 4 à 12 pulsations; la peau devient moite. Le malade éprouve un sentiment indéfinissable de bien-être, de jouissance physique et se sent plus heureux.

Ces sensations disparaissent après quelques minutes.

Pas d'éblouissements, pas de tintements d'oreille, pas

d'ivresse éphémère. Aux tempes, aux sinus frontaux, le malade ressent de la gêne, une sorte d'embarras, qui persistent une grande demi-heure. Du 13 au 19 novembre, on administre au malade 30 litres du mélange gazeux, aux proportions énoncées plus haut.

Nous observons les mêmes phénomènes, mais nous devons noter que le malade n'offre pas constamment la réunion de tous ces signes.

Plusieurs fois la chaleur derrière le sternum, principalement, ou les deux côtés de la poitrine, avec de la moiteur à la poitrine et aux mains, sera le seul signe observé ; l'augmentation des pulsations, la diminution dans l'ampleur du pouls, feront défaut.

L'ivresse éphémère, cette sorte de gaieté, d'exaltation cérébrale, telle que la produit une légère quantité d'alcool ou d'un vin généreux, ne se produit le plus souvent que chez les femmes ou chez les jeunes sujets, et sous l'influence d'une haute dose d'oxygène pur, de 15 à 40 litres, ce phénomène, l'ivresse, le sentiment de bien-être, les éblouissements, le vertige, sont bien accusés.

Pour terminer cette observation, nous parlerons de ses résultats sur l'état général du malade et sur ses plaies chancreuses. Pendant les premiers jours, rien du côté de l'ulcère phagédénique ; l'inhalation d'oxygène pur fait seulement rougir la plaie ; elle se recouvre d'un liquide séro-purulent abondant ; le fond de la plaie prend une coloration d'un rouge vif.

Un mois après le début du traitement, la plupart des cercles chancreux sont recouverts d'une pellicule mince de tissu cicatriciel ; en certains points, les plaques sont cicatrisées complétement ; sur d'autres points, le chancre, rouge encore, envahit les parties voisines.

On cautérise plusieurs fois ces points avec le nitrate acide de mercure ou le crayon de nitrate d'argent ; puis on lave les plaies au vin aromatique ; on recouvre le tout de bandelettes de Vigo, une épaisse couche de ouate, une bande double.

Le 4 octobre, on interrompt définitivement l'inhalation d'oxygène. L'état général du malade est bien amélioré : les forces sont relevées, le facies est coloré, un peu d'embonpoint; un appétit dévorant et que la ration de la maison ne peut satisfaire (c'est un Anglais, il est naturellement gros mangeur de viande).

Le 28 décembre, la cicatrisation est presque complète sur tous les points; en deux endroits reste une ulcération plus petite qu'une pièce de 1 franc : on les cautérise et on fait le pansement, et au bout de quelques jours le malade est complétement guéri. Voilà donc un garçon épuisé par une longue maladie vénérienne traitée depuis longtemps; il entre à la Maison de santé épuisé, et au bout de deux mois et quelques jours il est guéri, il a repris ses forces et son embonpoint grâce à l'oxygène, le seul médicament qui ait été employé.

Pendant que ce malade était en traitement, un jeune homme de dix-huit ans lymphatique, entre dans mon service pour se faire traiter de deux énormes bubons, suite de chancres mous. Ce garçon, très-intelligent, commis épicier, épuisé par la fatigue, les veilles, une nourriture insuffisante, vit, au bout de quelques jours les plaies résultant de ses bubons devenir de véritables ulcères phagédéniques, envahissant les deux aines. Je lui appliquai le traitement suivant : il fut pansé avec de la charpie imbibée de glycérine, et soumis à l'usage de l'oxygène à haute dose, 20 litres le matin et autant le soir. Sous l'influence de ces inhalations, il fut pris d'un appétit dévorant, il mangeait et digérait la nourriture de deux hommes. Au bout de quelques jours, la marche des ulcères était arrêtée, ils finirent par se déterger, et finalement ce jeune homme guérit. Une circonstance, dans ce cas, m'a beaucoup frappé, c'est que bien que le jeune malade prît une grande quantité d'aliments, il maigrissait en quelque sorte à vue d'œil, sous l'influence de l'oxygène à haute dose. Aussi, ai-je été obligé de le soumettre à une dose plus faible; il a parfaitement guéri.

Cette année encore, il m'a été donné d'appliquer l'oxygène pour un fait analogue; dans ce cas, j'ai dû arrêter des hémorragies qui compromettaient la vie de l'individu, par une cautérisation au fer rouge. Mais dans ce cas aussi l'action de l'oxygène ne fut point douteuse.

Chancre phagédénique et gangréneux de la verge; hémorragie grave. — Emploi de l'oxygène. (OBS. recueillie par M. Barlemont.)

Emmanuel C***, âgé de vingt-sept ans et demi, commis de magasin, couché au numéro 30, deuxième étage, est entré à l'hôpital le 3 janvier 1865, atteint d'une gangrène de la verge,

Le malade nous apprend que, vers la fin de novembre 1864, il remarqua au niveau du prépuce un petit bouton indolent et un peu dur; il écorcha ce bouton, duquel il sortit un peu de pus; puis il le vit, dit-il, s'élargir et se creuser. Il ne constata pas la couleur, c'était évidemment un chancre induré.

C*** ne fait plus aucune attention à ce petit bouton, comme il l'appelle, et fait à ce moment quelques marches forcées et quelques excès de boisson. Mais, à la fin de décembre, le petit bouton prend des proportions inquiétantes : il s'élargit, suppure abondamment et détermine, avec un gonflement considérable de la verge, un paraphymosis. La verge se tuméfie, il voit, dit-il, son gland devenir noir peu à peu, puis une hémorragie se manifeste au-dessous du prépuce gonflé, au niveau du chancre, et le malade entre le 3 janvier. Une application de charpie imbibée de perchlorure de fer arrête l'hémorragie.

Le malade, d'un tempérament lymphatique, présente le facies d'un homme anémique, il n'a pas d'appétit. Du côté des organes génitaux on trouve la verge grosse et tuméfiée; le gland noir, offrant l'aspect de la gangrène; un pus abondant s'écoule au-dessous du prépuce, à la base du gland ; les corps caverneux sont en partie détruits à ce niveau, et le gland n'est plus retenu au reste de la verge que par l'urèthre et les téguments situés au-dessous du canal.

Le 5 janvier, M. Demarquay procède au débridement du paraphymosis par l'incision des téguments de la face dorsale de la verge. Une petite ligature est rendue nécessaire.

Le 7 janvier, le gland se sépare complétement de la verge, sans déterminer d'accidents.

Les pansements sont faits avec le perchlorure, pour combattre les hémorragies produites par les corps caverneux, mis à nu par la chute du gland.

Le 8, les souffrances, assez pénibles jusqu'à ce jour, sont devenues plus supportables. La plaie offre un aspect grisâtre et une odeur désagréable. L'état général est un peu moins mauvais.

Le 9, la verge commence à dégonfler un peu. La fièvre, qui était apparue dès les premiers jours, commence à tomber un peu.

10. Dans la nuit du 10 au 11, le malade est pris d'une hémorragie en nappe, fournie de chaque côté du canal par l'extrémité des corps caverneux.

Une application de perchlorure de fer presque pur ne produit aucun effet, et l'hémorragie continue menaçante. Une compression légère sur les deux corps caverneux, jointe à une application de glace, nous en rendent maître pendant quelques heures.

11. Mais le 11, à la visite du matin, l'hémorragie a reparu, et M. Demarquay se décide à l'arrêter avec le fer rouge. A cet effet, une incision est pratiquée sur les téguments de la face dorsale de la verge, encore tuméfiée, et par ce moyen l'extrémité saignante des corps caverneux est mise à découvert. Plusieurs cautères sont éteints sur la plaie, et l'hémorragie cède à cette cautérisation profonde.

12. Le malade a passé une bonne nuit. La plaie commence à suppurer. (Pansements à la glycérine.) Le malade, affaibli par les pertes considérables de sang, présente un pouls chétif, filiforme et un peu fréquent (90 pulsations).

On fait, ce jour-là et les deux suivants, respirer chaque matin au malade 20 litres d'oxygène.

15. Le malade a repris beaucoup d'appétit. La plaie est ovalaire, la plus grande extrémité tournée en bas, la plus petite remonte à 1 centimètre de la racine de la verge. Le méat urinaire nouveau est au centre et caché entre deux saillies obliques réunies au-dessus de lui et formées par les corps caverneux. La partie prépuciale située à l'extrémité inférieure de l'ovale est tuméfiée et déborde de 15 millimètres à peu près.

Suppression forcée de l'oxygène pendant plusieurs jours, la pharmacie cessant de fournir du gaz.

Le malade, qui a conservé son appétit, voit sa plaie, de rose qu'elle était, redevenir grisâtre et présenter, par sa couleur et son odeur, l'aspect du phagédénisme.

23. Le malade est remis à l'oxygène. La plaie reprend aussitôt sa teinte rosée; la tuméfaction diminue. Il est pris bientôt d'un appétit effrayant, qui lui fait obtenir un supplément de nourriture, toujours insuffisant au gré du malade. L'état général du malade s'améliore à vue d'œil; le pouls est redevenu plein, et le facies, de maigre et d'exsangue qu'il était, redevient coloré et respire la santé.

Le 3 février, on cesse l'oxygène, l'appétit persiste aussi brillant. La plaie continue aussi à avoir bon aspect. Le nouveau méat urinaire se dégage de l'espèce de chapiteau que lui formaient les deux corps caverneux et fait saillie au milieu de la surface ovalaire.

A l'exemple de Beddoës, j'ai donné avec succès l'oxygène pour guérir des ulcères scrofuleux. J'ai encore actuellement dans mon service un malade, âgé de vingt-neuf ans, porteur de deux ulcères scrofuleux des aines, consécutifs à deux vastes abcès de même nature. Six semaines d'un traitement ordinaire n'avaient en rien changé l'état des parties; au bout de quelques jours d'inhalation de l'oxygène, les plaies avaient changé d'aspect, l'appétit et les forces étaient revenus. Du reste, ces faits n'ont plus pour moi rien de bien saisissant : ils ne sont que la conséquence de l'action physiologique de l'oxygène. Connaissant les propriétés de ce gaz, il était tout naturel de l'appliquer au traitement des maladies des os et des articulations. Le docteur Thornton, dans une lettre à Beddoës [1], cite le cas d'une tumeur blanche traitée et guérie par l'oxygène. Je n'ai point été aussi heureux que le disciple de Beddoës; dans un cas même d'arthrite chronique du genou, après avoir modifié avantageusement l'état général, j'ai vu les douleurs articulaires s'exaspérer. Je crois, en effet, qu'au point de vue pathologique et thérapeutique, il importe de distinguer les arthrites chroniques; les unes sont produites par un principe rhumatismal ou goutteux, d'autres sont la conséquence d'une lésion traumatique,

[1] *Op. cit.*, IIIe partie, p. 85.

et d'autres enfin ne sont que la manifestation de la scrofule. Peut-être, dans ce cas seulement, pourrait-on tirer un parti avantageux de l'oxygène. Je n'ai point une expérience suffisante pour me prononcer; mais on comprend que si on réveille chez un malade l'appétit avec le pouvoir d'assimilation, on modifiera profondément un organisme malade, et qu'on le mettra dans des conditions de guérison infiniment meilleures. Il faut encore se demander si, les forces organiques ainsi relevées, l'individu ne s'assimilera pas mieux les agents modificateurs auxquels on le soumet; en effet, il ne suffit pas de donner de la nourriture à un malade pour le faire vivre, il faut encore qu'il digère et qu'il se l'assimile, qu'il brûle et rejette au dehors les éléments qui ne doivent plus faire partie de l'organisme. Eh bien, il en est de même d'un médicament; pour qu'il agisse sur le sang et le système nerveux, il faut qu'il soit absorbé, et pour qu'il modifie l'économie tout entière, il faut qu'il subisse une assimilation spéciale ; pour arriver à ce résultat, il faut que ce travail puisse s'accomplir, et c'est ce que l'oxygène favorise merveilleusement, en stimulant les forces de l'organisme. Voici un fait curieux que nous empruntons à Hill, et dans lequel nous voyons figurer le nom de deux grands chirurgiens de l'époque.

Tumeur blanche du genou [1].

M. Richard Georges fut atteint en mai 1787, dans la trentième année de son âge, d'une fièvre rhumatismale qui fut de

[1] Hill, Pract. observ., etc., etc., p. 42.

courte durée. Vers la fin du mois suivant, il fut pris d'une fièvre rémittente assez intense. Le docteur Warren, appelé, eut à le soigner pendant trois mois, durant lesquels le malade souffrit de douleurs générales et violentes. Les deux genoux étaient très-enflammés, douloureux et tuméfiés, surtout le droit, qui avait reçu quelques mois auparavant une forte contusion.

Après avoir été profondément débilité par la douleur, la fièvre et un alitement prolongé, M. Georges alla à Buxton, sur le conseil du docteur Warren. Les eaux de Buxton amenèrent la résolution de la roideur articulaire, et vers le mois d'octobre, les jointures avaient à peu près récupéré leur vigueur. Le genou droit, cependant, restait plus faible; à la moindre fatigue, à la suite d'une promenade ou d'une partie de chasse, il devenait toujours douloureux, tuméfié, et exigeait un repos absolu de quelques jours pour se remettre. De pareilles atteintes renouvelées finirent par léser l'articulation, et peu à peu on perçut de la fluctuation dans la jointure.

En 1789, M. John Hunter fut consulté. Il prescrivit des évacuants légers et les bains de mer; mais il ne s'ensuivit ni amélioration ni aggravation.

Jusqu'en 1794, le mal n'empira pas; à cette époque, M. Cruickshank, appelé en consultation, incisa avec une lancette le ligament capsulaire, et donna issue à une petite quantité de liquide jaune et glaireux. L'ouverture se ferma rapidement et il n'en résulta ni bien ni mal.

En juin 1795, le genou fut de nouveau affecté : fièvre intense, douleur vive et tuméfaction; ces symptômes persistèrent plusieurs semaines, pendant lesquelles la région articulaire prit un volume considérable. La constitution du malade parut alors sérieusement atteinte. Un autre chirurgien fut appelé, et, après avoir constaté l'épaississement des tissus, le gonflement et l'altération de structure de la rotule et des extrémités osseuses, il porta un pronostic assez grave. Après plusieurs modes de traitement sans résultat, il fit appliquer deux vésicatoires, puis deux cautères, qu'on entretint pendant un an, jusqu'en octobre 1796.

A cette époque, sur la recommandation du docteur Beddoës, je fus consulté. Le chirurgien venait de dire à un ami du malade que, dans un délai prochain, il ne verrait d'autre ressource que l'amputation.

M. Georges ayant été confié à mes soins, je le soumis à l'usage de l'oxygène, et au bout de quelques semaines l'amélioration était telle, qu'on pouvait légitimement espérer une guérison. M. Georges, qui pouvait à peine monter l'escalier, même aidé de ses béquilles, put, au bout de six semaines et à l'aide seulement d'une canne, faire une promenade de 1 mille sans fatigue, ni roideur articulaire, ni douleur, quoique de temps en temps des douleurs passagères reparussent encore. Cet amendement continua, et six mois après, la constitution de M. Georges était complétement rétablie, et le genou était si bien guéri, que M. Georges pouvait faire des promenades de trois ou quatre lieues sans inconvénient. Ce monsieur a continué de jouir de sa guérison parfaite pendant plus de trois ans.

Ostéite du cinquième métatarsien ; anémie. — Emploi de l'oxygène [1].

Amélie B***, âgée de vingt-huit ans, est entrée le 3 juin à la Maison municipale de santé, dans le service de M. Demarquay, chambre 15, n° 1, second étage.

D'un tempérament lymphatique, cette malade offre les symptômes de l'anémie, caractérisés chez elle par une pâleur extrême des muqueuses, un souffle léger au premier temps, et par-dessus tout par une perte complète de l'appétit et un dégoût violent des aliments.

Elle présente au bord externe du pied droit une ulcération violacée d'un aspect inquiétant ; lorsqu'on introduit un stylet dans la plaie, on arrive facilement au cinquième métatarsien, à peu près dénudé. Une suppuration de mauvaise nature se

[1] Observation recueillie par M. Barlemont, externe du service.

manifeste dans la plaie. Un débridement, fait par M. Demarquay, et plusieurs injections de teinture d'iode, modifient l'aspect et la nature de la plaie.

Pour combattre les symptômes d'anémie et surtout le dégoût pour les aliments, M. Demarquay soumet la malade à des inhalations d'oxygène : 20 litres sont inspirés chaque jour par la malade, qui au bout du troisième jour (c'est-à-dire le 17 juin) constate une amélioration sensible dans son appétit; au bout de quelques jours, la malade mange volontiers 4 degrés.

La plaie, à cette époque, est devenue plus rose et plus vive.

La malade sort le 7 juillet, non guérie de son ostéite, mais son état général est modifié d'une manière remarquable. Les muqueuses ont repris une teinte rouge de bon augure. Plus de souffle au cœur.

Carie des os du pied gauche; anémie profonde. — Inhalations d'oxygène; amélioration rapide.

Chambre 26, n° 2 du second étage des hommes, est couché le nommé Jean F***, âgé de soixante-deux ans, entré à la Maison de santé le 18 mars 1864.

Cet homme n'a jamais eu, à sa connaissance, de maladie sérieuse. Il y a dix mois, il reçut au bas de la jambe gauche un coup de pied de cheval, à la suite duquel survint une tuméfaction générale de cette région, avec chaleur, et fièvre qui obligea cet homme à garder le lit pendant une quinzaine de jours environ.

Cependant le malade se rétablit assez bien. Il y a huit jours, il fut pris de courbature, de céphalalgie, de fièvre, et fut obligé de suspendre ses occupations journalières pour se mettre au lit. Une douleur, légère d'abord, mais qui en quelques heures augmenta rapidement d'intensité, se localisa au niveau du bord externe et sur la face dorsale du pied gauche. Cette partie se tuméfia rapidement, et un médecin consulté, croyant à une collection liquide, y plongea la pointe d'une lancette, mais il n'en fit sortir qu'un peu de sang et de sérosité; le malade ne fut nullement soulagé; les accidents aigus du côté du pied et la fièvre augmentant chaque jour, il se décida à entrer à la Maison de santé.

Cet homme, au moment où nous l'examinons, est pâle et fort amaigri, le facies exprime chez lui la misère et la souffrance. La tuméfaction du pied est assez manifeste, il n'y existe pas de fluctuation. Pouls fréquent et faible. Pas de sommeil, pas d'appétit. Deux degrés d'aliments, vin de Bordeaux et tisane et vin de quinquina. Compression à l'aide d'un bandage roulé.

22 mars. Douleur lancinante au pied, légère rougeur de la peau, fluctuation profonde. Incision au moyen du bistouri, issue de deux cuillerées de pus mêlé de sang, environ. On commence à administrer l'oxygène à la dose de 18 litres pour autant d'air.

23. Les inhalations ne font point varier le pouls chez ce malade. Pas de trouble de la vue, pas de coloration des lèvres, pas de tintements d'oreilles. La plaie du pied n'a pas changé de coloration pendant l'oxygénation.

24. On porte à 25 litres la dose de l'oxygène, le malade est légèrement ébloui.

25. F*** a éprouvé cette nuit une douleur très-vive au pied, le sommeil a été à peu près nul. Le teint commence à se colorer un peu, le malade semble plus vivant, la faiblesse est moins grande, l'appétit meilleur.

26. Le pouls, qui bat 80 fois avant l'inhalation gazeuse, bat 84 fois immédiatement après. L'appétit augmente, le malade mange avec plaisir.

1er avril. Le malade a bon appétit; il mange quatre degrés d'aliments. Depuis qu'on a entouré son pied d'un bandage dextriné, il souffre moins; les nuits sont calmes; cependant il dort peu: trois ou quatre heures par nuit au plus. Cet homme a le teint pâle et jaune; mais c'est là son état habituel, même dans l'état de santé le plus parfait. Il n'y a aucun bruit de souffle dans les vaisseaux carotidiens ni au cœur. On lui fait respirer le matin 25 litres d'oxygène. Le pouls, avant l'inhalation, bat 80 fois par minute; immédiatement après, il est à 93. Rien de particulier, d'ailleurs : pas d'étourdissements ni de sensation de constriction de la tête, pas de trouble de la vue, pas de fourmillement des mains ni des pieds. La muqueuse des lèvres est peut-être un peu plus colorée immédiatement après l'inhalation qu'avant.

2 avril. Pouls à 76 pulsations avant l'inhalation. Le malade ne respire aujourd'hui que 15 litres d'oxygène environ. Le pouls bat 84 fois immédiatement après. Quoique le malade ait respiré hier 30 litres d'oxygène, son appétit n'a pas été plus fort. Rien de particulier d'ailleurs.

5 avril. Le malade éprouve depuis deux jours des douleurs beaucoup plus vives dans le pied; celles-ci s'exaspèrent particulièrement le soir, et la nuit, elles sont assez intenses pour l'empêcher de dormir. L'appétit est, d'ailleurs, toujours très-bon; le facies est plus coloré, l'œil plus animé. On lui donne 15 litres d'oxygène; pouls, avant l'inhalation, à 84 pulsations; immédiatement après, 88.

6 avril. On enlève la bande dextrinée. Respiration de 18 litres de gaz environ. Pouls, avant l'opération, 76; immédiatement après, 80. Rien de particulier, d'ailleurs.

7 avril. On replace la bande dextrinée. Inhalation de 15 litres de gaz.

10 avril. Le malade a l'appétit très-développé; la nuit, il se réveille pour manger. Il a le teint plus coloré; ses forces se remontent; son état général est, en un mot, bien plus satisfaisant.

12 avril. Les forces du malade se remontent de plus en plus. Il a l'appétit très-développé; non-seulement il mange ses quatre portions d'aliments, mais encore la valeur de deux portions que lui donne un de ses voisins, et des friandises qu'on lui apporte de chez lui. Le sommeil est bon; le

malade dort toute la nuit. Il souffre toujours un peu du pied. Sous l'influence de 20 litres d'oxygène, il n'éprouve ni sensation de constriction à la tête, ni fourmillement dans les membres, ni troubles de la vue.

18 avril. État général et local très-satisfaisant. On cesse l'usage de l'oxygène.

Avec les propriétés que nous connaissons maintenant à l'oxygène, il était tout naturel de chercher à révivifier un peu les malades affectés de cancer; c'est ce que j'ai fait souvent avec succès; mais, bien entendu, sans pour cela les guérir; certains même sont restés réfractaires à cet agent. J'ai pu, chez plusieurs malades, réveiller les forces digestives et leur faire prendre des aliments substantiels, et chacun sait combien souvent les malades affectés de cancer ont de répulsion pour la viande. Ma première malade était une vieille dame de soixante-neuf ans, atteinte d'un cancer ulcéré du sein ; elle était anémique et sans force; l'oxygène réveilla chez elle, à ce point, l'appétit, qu'elle attendait avec impatience l'heure des repas. Bientôt le teint reprit de la couleur et les forces revinrent ; la malade quitta alors mon service, et je n'ai pu la suivre.

La belle-sœur d'un ancien interne distingué des hôpitaux, encore jeune et affectée d'un énorme cancer du sein inopérable, put, grâce à l'oxygène, ranimer ses forces et vivre encore de la vie sociale pen- un an, malgré l'état déplorable dans lequel elle était au début des inhalations d'oxygène. Ce que je viens de dire du cancer du sein, je le dirai également du cancer de l'utérus : dans ce cas encore, quand l'oxygène a réussi, je le répète, il a révivifié les malades ; mais je m'empresse d'ajouter que je n'ai guéri personne.

Anémie cancéreuse. — Respiration d'oxygène[1].

Mme Anatolie T***, âgée de cinquante ans, mariée et mère de plusieurs enfants, entre, le 8 juin 1865, à la Maison municipale de santé (1er étage, n° 10), pour une maladie de matrice.

Au premier abord, sa face, pâle et parcheminée, peut faire soupçonner une cachexie cancéreuse. La malade se plaint de douleurs de reins, de pesanteur dans la matrice et d'engourdissement des jambes ; en outre, elle a un dégoût profond des aliments.

Le lendemain, à la visite, M. Demarquay diagnostique un cancer ulcéré du col de l'utérus. Après quelques jours de repos et une médication préalable, M. Demarquay se propose de détruire la tumeur par des caustiques, et, à cet effet, il plonge dans l'épaisseur du cancer plusieurs flèches de chlorure de zinc, en même temps qu'il ordonne des inhalations d'oxygène.

Le 17 juin, la malade respire 20 litres d'oxygène. Le lendemain et les jours suivants, la même dose est respirée.

Au bout de trois ou quatre jours, la malade nous dit éprouver un véritable bien-être. Non-seulement elle n'éprouve plus aucun dégoût pour les aliments, mais encore elle trouve insuffisante la nourriture qui lui est accordée, et elle attend avec impatience l'heure des repas.

Plusieurs cautérisations furent appliquées à intervalles différents, et des douches anesthésiques d'acide carbonique furent administrées dans le vagin, pour calmer les douleurs.

L'état de la malade s'améliore sensiblement.

[1] Observation recueillie par M. Barlemont, externe du service.

Le 11 août, la malade sort de la Maison de santé. Son état général est satisfaisant. L'appétit est complétement revenu. La tumeur de l'utérus a disparu, et il n'existe plus sur cet organe aucune ulcération.

Tout le monde sait que les maladies des organes génito-urinaires laissent souvent après elles une convalescence longue, une anémie et une dyspepsie difficiles à vaincre; dans plusieurs cas, je me suis très-bien trouvé de l'oxygène, il a dans maintes circonstances ranimé les forces et provoqué un appétit vraiment réparateur. Le fait qui m'a le plus frappé est celui d'un brave militaire, affecté depuis longtemps d'une cystite chronique, liée à un rétrécissement très-serré; l'uréthrotomie avait amélioré son état, mais il avait une inappétence que rien ne pouvait vaincre; sous l'influence de l'oxygène, nous vîmes en peu de jours son état s'améliorer : l'appétit revint, et avec lui les forces et la gaieté. Il quitta mon service, conservant un peu de cystite chronique qui l'obligeait à uriner assez souvent, mais sa santé générale bien améliorée. J'ai eu également recours aux inhalations d'oxygène, dans la spermatorrhée; je n'ai guéri aucun malade, mais chez plusieurs, j'ai amélioré leur état, en relevant les forces et l'appétit. Peut-être aurais-je été plus heureux, si j'avais joint au traitement par l'oxygène, les cautérisations ou d'autres moyens qui peuvent avoir dans certains cas leur utilité.

Je me suis particulièrement bien trouvé de l'oxygène, pour ranimer les forces des femmes atteintes depuis longtemps de maladie de l'utérus; le séjour au lit, dans les appartements chauds, amène souvent chez elles une grande inappétence et une anémie considérable, conséquence naturelle du défaut de nourriture et d'assimilation ; dans ces cas, j'ai vu l'oxygène ramener en peu de jours une vitalité nouvelle, quand le fer et le vin de quinquina n'avaient rien produit; tel est le fait que nous citons plus loin.

Induration de l'utérus, métrite chronique; chloro-anémie consécutive; affaiblissement général. — Traitement tonique et inspiration de gaz oxygène, mélangé en proportions variables d'air, et enfin inhalation d'oxygène pur. (OBS. recueillie par M. Lavaysse, externe du service.)

Mme veuve Berthe J***, Hongroise, âgée de trente-deux ans, entre, le 6 octobre, à la chambre n° 16 du 1er étage.

Depuis plusieurs mois déjà, cette dame se plaint de ressentir des douleurs assez vives à la région des lombes, dans le bas-ventre, à la partie supérieure des cuisses; elle éprouve des tiraillements aux aines, un poids dans le bassin.

Elle est habituellement constipée ; les règles, depuis quatre mois environ, se montrent d'une façon peu régulière, tantôt très-abondantes, d'autres fois insignifiantes, et tachant le linge pendant un jour seulement. A cette époque, les douleurs sont plus intenses; elle est obligée de garder le lit; il y a de la céphalalgie pendant quelques jours.

Au toucher vaginal, par l'application du spéculum, M. Demarquay et les internes du service constatent que le col utérin est gros, dur, engorgé; avec le doigt, on suit avec peine la circonférence du col; l'utérus, augmenté de poids, induré, est lourd à soulever.

Pas d'écoulement blanc, si ce n'est un à deux jours avant l'apparition des menstrues. On ne pratique pas le toucher rectal : par la palpation du ventre, on sent assez profondément l'utérus dans le petit bassin; cette pression est douloureuse.

Le toucher vaginal ne montre rien du côté des ovaires, des ligaments larges, ni du tissu cellulaire circonvoisin, périutérin. La malade a le teint blafard, jaunâtre; pas de forces ni d'appétit.

M. Demarquay prescrit : vin de quinquina, bains, cataplasmes, repos au lit et des inhalations d'oxygène.

A partir du 11 jusqu'au 23 octobre, chaque matin, cette dame respire d'abord 15 litres du mélange gazeux (oxygène mêlé avec un tiers d'air), puis 20 litres et, enfin, 30 et 35 litres.

Les proportions d'oxygène vont en croissant de jour en jour.

Cette dame a une capacité pulmonaire vraiment remarquable : elle fait des inspirations de 2 à 3 litres, tandis que la moyenne est 1/2 litre dans une inspiration ordinaire.

Voici les phénomènes observés et notés jour par jour chez cette personne : Le premier jour, les 15 litres du mélange gazeux sont inspirés en 2 minutes et 10 secondes. Le pouls, de 68, s'élève à 76. La peau s'humecte de sueur à la poitrine, aux avant-bras, aux mains; dans la poitrine, un peu de chaleur.

Pas de céphalalgie, ni ivresse, ni constriction des tempes; pas de fourmillement aux doigts.

Le 20 octobre, on porte la dose à 20 litres, dont 15 litres d'oxygène pur. Le pouls s'élève de 8 pulsations; la peau est moite; la chaleur, occupant d'abord la poitrine, se généralise.

Au-dessus de la racine du nez, dans les sinus frontaux, aux tempes, sensation d'une barre, d'une constriction, que la malade compare à cette sorte de gêne, d'enchiffrènement précédant le coryza.

Le 23, on porte la dose à 25 litres; la malade voit avec plaisir que son appétit augmente tous les jours; elle éprouve pendant vingt minutes, d'autres fois une à deux heures, après l'expérience, un sentiment indéfinissable de bien-être qui la porte à la gaieté; une douce chaleur dans la poitrine, une vigueur factice et qui se dissipe assez rapidement.

On suspend l'inhalation du gaz pendant trois jours, car la malade affirme que si elle a éprouvé un mieux sensible dans son état général, ses douleurs dans les reins et les membres inférieurs sont plus vives et la tourmentent principalement la nuit.

Le 27, on reprend l'administration de l'oxygène; la dose est de 25 litres, et est portée à 35 litres au bout de douze jours : il y a donc, dans ces 25 litres de mélange, environ 20 litres d'oxygène pur.

Le pouls varie plusieurs fois; de 68, 70, 72, il s'élève à 80 et 84; c'est le maximum que nous avons noté chez cette malade.

Son appétit augmente presque chaque jour; ses forces se relèvent rapidement, le facies devient meilleur, les lèvres, les conjonctives, de pâles, deviennent plus rosées; les traits semblent s'animer. Le bien-être atteint son maximum dans trois expériences, où la malade respire 25 litres d'oxygène pur. Dans la poitrine, derrière le sternum surtout, chaleur ardente, se dissipant au bout d'une à deux heures, et à la suite de laquelle la respiration est plus facile.

Du 8 au 16 novembre, la malade respire de 30 à 35 litres d'oxygène mélangé à 1/5 d'air.

Nous voyons les mêmes phénomènes se reproduire avec plus d'intensité.

Trois fois nous avons noté un peu d'ivresse éphémère; tendance aux idées gaies, riantes; un peu d'étourdissement, d'éblouissement; du côté de l'ouïe, parfois des tintements ou battements.

Aux extrémités des doigts, un peu de fourmillement; la peau devient moite; le pouls devient plus serré, plus petit, mais augmenté de 4, 8, 12 pulsations.

Jamais il n'y a eu de céphalalgie, si ce n'est une sensation de gêne, de constriction au front, qui se dissipe rapidement.

Les deux dernières inhalations ont eu lieu les 15 et 16 novembre; le volume du gaz inspiré a été de 35 à 38 litres d'oxygène pur. On a noté ces mêmes phénomènes, avec plus d'intensité peut-être, par la raison suivante :

D'après les indications de M. Demarquay, devant qui avaient lieu ces expérimentations, je conseillai à la malade de faire des inspirations de longue durée, de retenir le gaz le plus longtemps possible dans le poumon. Dans ces deux expériences, la malade conserve le gaz dans la poitrine, de 10' à 30 secondes, c'est-à-dire qu'elle fait de 6 à 3 mouvements respiratoires, la normale étant 18 par minute. De la sorte, l'oxygène peut se dissoudre plus facilement dans le sang, en se trouvant plus longtemps en contact.

Voici, rapidement énumérés, les phénomènes : Sensation de chaleur vive, mais nullement désagréable, dans la poitrine; le pouls s'accélère, ainsi que les mouvements respiratoires; la peau devient moite : elle semble plus chaude à la main; fourmillements dans les mains; un peu d'ivresse; éblouissements et tintements d'oreille. En un mot, et pour conclure, après avoir été soumise, pendant près de six semaines, aux inhalations d'oxygène, cette malade a actuellement le teint coloré, l'appétit bon, les forces relevées ; cette malade convalescente, valétudinaire, a beaucoup gagné : son affection s'est améliorée, et l'aspect général surtout est meilleur de beaucoup lorsqu'elle quitte la Maison de santé, le 20 novembre 1863.

J'aurais pu multiplier les observations d'affections de l'utérus, dans lesquelles l'emploi de l'oxygène fut très-utile; mais dans ces cas, ce gaz fut toujours administré pour combattre la dyspepsie et l'anémie, qui sont si souvent des éléments morbides compliquant les affections chroniques de l'utérus, et sur lesquels M. Beau a tant insisté; mais je veux terminer ce sommaire des maladies chirurgicales où l'oxygène m'a paru utile, en publiant un fait emprunté à Beddoës. Je le fais avec d'autant plus de raison que, dans les troubles si communs de la menstruation, je n'ai point encore administré le gaz oxygène.

Chloro-anémie, dysménorrhée, hémorragies supplémentaires, etc. Traitement par l'oxygène; guérison.

« Le sujet de cette observation est une jeune femme qui a présenté constamment des symptômes de chlorose; les règles viennent en petite quantité et séreuses. Elle s'est mariée, a été plusieurs fois enceinte, et l'accouchement a toujours été malheureux.

« Il y a quelques années, est survenu un peu d'herpès au visage, et il s'est fait dans le voisinage des suffusions sanguines dans le tissu cellulaire, avec engorgement des capillaires. Ces suffusions sanguines ont donné lieu à des hémorragies si fréquentes, que la malade, d'après ce que j'ai calculé, a perdu en une semaine jusqu'à 30 onces de sang, rarement moins de 6 ou 7.

« Je considérai cela comme produit par une menstruation insuffisante et j'administrai plusieurs stimulants utérins, mais sans en rien obtenir. Le fer donnait une vigueur générale à toute l'économie, mais activait en proportion l'hémorragie des capillaires de la face. Le traitement par le mercure et autres médicaments préconisés, de même que les applications topiques les plus astringentes et les plus stimulantes, ne furent d'aucune efficacité.

« En présence d'un pareil cas, et voyant les hémorragies devenir plus fréquentes et plus abondantes, je commençai à faire administrer de l'oxygène suivant le mode habituel. Bientôt

[1] Contrib. to phys. and med. knowledge collect. by Beddoës; Bristol, 1799, p. 335.

après je vis s'amender considérablement les symptômes de la chloro-anémie. Les étouffements, l'œdème des jambes, qui avaient persisté à un degré remarquable, avaient à peu près complétement disparu, le sommeil était devenu plus réparateur. Au bout d'un mois de traitement, pendant lequel on administrait trois fois par jour 3/4 d'oxygène, la peau reprit une coloration indice d'une meilleure santé, la lividité et la vascularisation des parties où s'étaient produites les suffusions sanguines commencèrent à disparaître. L'hémorragie fut tellement diminuée, que je crus nécessaire de lui ménager une autre issue pour obvier aux accidents que pouvait amener la cessation brusque d'une perte de sang aussi abondante, devenue habituelle. Ce fut le seul médicament additionnel que je donnai, et, pour qu'on ne pût attribuer à son action auxiliaire des effets auxquels il était étranger, je dois faire observer que je ne le prescrivis que lorsque l'amélioration de la malade fut des plus notables ; de plus, le même médicament, administré seul auparavant, n'avait produit aucun résultat.

« On continua l'administration de la même quantité d'oxygène pendant trois mois, avec un amendement progressif, mais sans que l'hémorragie eût cessé complétement. On suspendit alors le traitement, dans la pensée que l'habitude avait pu finir par lui faire perdre de son pouvoir. La santé n'en continua pas moins à s'améliorer et la maladie disparut graduellement.

« Voici les conclusions particulières qu'on peut tirer de cette observation :

« Sous l'influence de l'oxygène, le pouls est devenu plus plein, plus fréquent et plus fort, la température du corps a été augmentée, mais non pas l'hémorragie, comme l'avaient fait le fer, l'exercice et une nourriture succulente. Pour expliquer les effets de l'oxygène, nous pouvons adopter l'opinion de M. Hunter, d'après laquelle l'action et la force sont essentiellement différentes, et que l'oxygène est un des rares stimulants qui donnent à la fois l'une et l'autre. On peut aussi, d'après des physiologistes plus récents, supposer que l'oxygène communique à l'économie une certaine irritabilité et apporte ainsi une source d'excitation. Cette opinion paraît confirmée par ce fait, que l'oxygène rend le corps plus sensible à l'action d'autres stimulants, tels que les purgatifs, par exemple, comme je m'en suis assuré dans certains cas. » — Thomas CREASER.

APPENDICE.

DE L'OXYGÈNE ADMINISTRÉ EN BOISSON SOUS FORME D'EAU OXYGÉNÉE.

L'année dernière, j'eus l'idée d'administrer l'eau oxygénée; mais l'eau, comme on sait, ne dissout, à la pression atmosphérique ordinaire, qu'un vingtième environ de son volume; cependant, sous une pression de 15 à 18 atmosphères, elle peut en dissoudre les trois quarts. Ma pensée était que certaines atonies de l'estomac et des intestins trouveraient dans l'administration de cet agent une excitation convenable. Je l'ai donc conseillé dans quelques cas de dyspepsie chez des femmes nerveuses, surtout chez les femmes un peu hystériques, chez lesquelles la dyspepsie flatulente n'est point rare; dans la convalescence de certaines affections, plusieurs malades s'en sont bien trouvés. Je me disposais à poursuivre cette étude, grâce à la complaisance d'un de mes anciens élèves, M. Limousin, qui a fait préparer une certaine quantité de bouteilles d'eau oxygénée, lorsque je trouvai, en parcourant la *Bibliothèque britannique* (1799), un travail très-bien fait d'Odier, de Genève, sur ce sujet. En lisant ce travail, je fus frappé de ce fait, c'est que le médecin genévois avait été mu par les mêmes motifs que moi; aussi ne puis-je mieux faire que de donner le résumé de sa pratique sur ce sujet.

« L'eau oxygénée, dit Odier, ranime l'appétit et les forces, provoque les urines, calme les crampes d'estomac, particulièrement lorsqu'elles sont accompagnées de symptômes hystériques, et prévient le retour des accès, surtout s'ils sont périodiques.

« J'ai vu une mère de famille, âgée de quarante ans, sujette depuis bien des années à des accès de maux de nerfs, laquelle, à l'occasion d'une grande émotion, en eut en dernier lieu d'assez violents. Ils commençaient par une crampe à l'estomac, accompagnée de serrement dans le col et de suffocation, à tel point qu'elle ne pouvait ni s'étendre dans son lit, ni respirer facilement. Cet état, qui était absolument exempt de fièvre, durait dans sa violence environ une heure, après quoi les symptômes se calmaient et ne laissaient à la malade qu'une sensation pénible de malaise qui durait quelques heures. Le lendemain elle était parfaitement bien. Mais le surlendemain, au bout de quarante-six heures exactement après le commencement de l'accès précédent, il revenait avec la même violence, les mêmes symptômes et de la même manière. Elle en était à son troisième accès quand je fus appelé. Je lui fis administrer d'abord le quina à grandes doses, pendant quatre jours de suite, sans succès. Je lui donnai ensuite la poudre des pétales du cresson des prés (*cardamine pratensis*, Linn.), remède recommandé pour la première fois par sir George Baker et dont j'ai vu souvent de grands effets dans les maladies nerveuses. Il échoua dans ce cas-ci, quoiqu'à la dose de 1 once par jour. Enfin j'employai les eaux oxygénées, à la dose d'un verre de deux en deux heures, et dès les premières bouteilles, le remède réussit. L'accès ne revint plus, et la malade s'est fort bien portée depuis.

« Une autre mère de famille, du même âge et ayant à peu près la même constitution, fut atteinte en dernier lieu d'une fièvre bilieuse, pendant le cours de laquelle il survint des accès de maux de nerfs qui se manifestaient par des crampes dans l'estomac, le col serré, une extinction de voix complète, un sentiment de suffocation et de malaise très-pénible, des pleurs involontaires, etc. Ces accès furent d'abord irréguliers. Je prescrivis les eaux oxygénées, mais il en résulta des accidents de dysurie qu'elles produisent quelquefois, et qui forcèrent de les suspendre. Quelques jours après, cet accident ayant cessé et les accès étant devenus tout à fait périodiques, reparaissant exactement toutes les dix-huit heures et ayant résisté à de puissants antispasmodiques, je revins aux eaux oxygénées, qui réussirent parfaitement bien et empêchèrent leur retour. La dysurie qu'elles avaient d'abord occasionnée se manifesta encore, mais seulement après que la malade fut guérie, et comme elle ne prenait plus les eaux que par précaution, on put en discontinuer l'usage sans inconvénient.

« J'ai vu plusieurs cas analogues, dans lesquels les eaux oxygénées ont fait beaucoup de bien. Il m'a paru qu'en général elles pouvaient être mises au nombre des bons antispasmodiques toniques. Je les ai vu réussir très-bien dans une rechute de mélancolie, guérie précédemment par l'oxyde noir de manganèse, mais dans laquelle ce remède avait ensuite échoué. J'ai eu encore connaissance d'un cas d'hydropisie dans lequel elles ont eu un succès étonnant comme diurétique (1798).

« Depuis que ce qui précède est écrit (juin 1798), nous avons continué à faire avec succès un grand usage des eaux oxygénées. Nous en voyons tous les jours de très-bons effets :

« 1° Dans les cas de spasmes et de crampes hystériques, particulièrement dans l'estomac et dans les intestins, lors surtout qu'il y a lieu de croire que ces spasmes sont l'effet de l'atonie plutôt que d'un engorgement sanguin ou d'une cause irritante. J'ai guéri par ce moyen une fille espagnole de vingt-cinq à trente ans, qui était tous les jours atteinte, depuis longtemps, de violents spasmes produits dans l'origine par de vives affections de l'âme, et considérablement augmentés ensuite par la fatigue et les vomissements continuels qu'elle avait éprouvés dans un voyage sur mer. Tous les antispasmodiques connus avaient été employés sans succès. Les eaux oxygénées l'ont enfin guérie très-promptement.

« 2° Dans les affections de poitrine qui participent de la nature de l'asthme plutôt que de la phthisie. J'ai vu une femme de cinquante-cinq ans, sujette depuis un grand nombre d'années à l'oppression et à de violents accès de toux et de suffocation, prendre ces eaux pendant plusieurs années de suite et en éprouver un soulagement qu'aucun autre remède n'avait pu lui procurer. J'ai vu encore un homme d'environ cinquante ans et d'une petite santé, qui, à la suite d'une fièvre catarrhale inflammatoire, était depuis longtemps incommodé d'une faiblesse dans la poitrine, telle, que le moindre effort de voix le fatiguait beaucoup ; incommodité d'autant plus grande pour lui qu'appelé par son état à donner des leçons, il ne pouvait plus parler ni lire de suite à haute voix sans en être extrêmement éprouvé. Il avait de plus une sensation continuelle d'engourdissement, de froid et de faiblesse dans les jambes et dans les cuisses. Après avoir essayé inutilement plusieurs autres remèdes, j'employai enfin les eaux oxygénées, qui réussirent parfaitement bien et lui procurèrent un soulagement considérable.

« 3° Elles m'ont paru avoir aussi beaucoup de succès dans les cas de faiblesse et de convalescence pénible, à la suite de maladies fébriles, lorsque le malade, sans avoir aucune affection locale, a de la peine à reprendre ses forces, son appétit et sa gaieté ordinaires. Je les ai prises moi-même pendant quelque temps, à la suite d'une fièvre tierce qui m'avait fort affaibli, et j'en ai éprouvé de très-bons effets.

« 4° Enfin elles ont réussi extrêmement bien comme diurétiques dans des cas d'anasarque et d'hydropisie accompagnés d'oppression et de lividité. Un de mes confrères a vu un malade dans ce cas-là, qui avait pris plusieurs autres remèdes sans succès, et que l'eau oxygénée guérit comme par enchantement, en produisant une abondante évacuation par les urines. Cette cure, qui date de plusieurs mois, s'est soutenue.

« Lorsque je commençai à faire usage de ce remède, j'avais vu quelques malades auxquels il avait paru occasionner un sentiment marqué de dysurie. J'ai observé rarement depuis l'eau oxygénée produire cet effet, mais en revanche j'ai quelquefois employé avec sucès l'eau hydrogénée pour faire cesser ou adoucir ce symptôme. — ODIER. » (*Biblioth. britann.*, avril 1799.)

LIVRE III

AZOTE, PROTOXYDE D'AZOTE ET HYDROGÈNE.

Je me suis souvent demandé — et cette réflexion a dû venir à l'esprit de beaucoup de médecins — comment il se fait que le gaz le plus abondamment répandu dans la nature, l'azote, n'ait pas été l'objet de recherches plus nombreuses ? Comment se fait-il qu'on n'ait pas eu plus de curiosité à l'égard du fluide qui constitue à peu près les quatre cinquièmes du milieu dans lequel nous vivons ? Il y a là évidemment une de ces lacunes inexplicables, comme on en rencontre à chaque pas dans l'histoire des sciences. Quand une fois on a eu constaté la composition exacte de l'atmosphère, que l'azote était impropre à la respiration, par suite à l'entretien de la vie, et qu'on a eu donné à ce gaz le nom si peu caractéristique qu'il porte aujourd'hui, on a cru que tout était dit sur son compte et qu'il n'y avait plus à s'en occuper.

Mais que signifie cette expression *impropre à la respiration* ? L'acide carbonique, sans être réellement toxique, est aussi *impropre à la respiration*. L'hydrogène partage également cette qualité, sans être non plus toxique. Ainsi, voilà trois gaz différents qui présentent ces deux caractères communs ; et cependant qui oserait affirmer qu'ils ont absolument les mêmes propriétés? Leur action sur la respiration, identique en apparence, repose sur ce fait qu'ils constituent un milieu privé d'oxygène, et l'on sait que la vie n'est guère possible au delà de quelques instants, sans la présence de ce dernier gaz. Mais, à part ce manque de fluide vital, il est évident que chacun de ces gaz exerce une influence toute particulière, possède une manière d'agir sur nos organes qui lui est propre. Ici — je me plais à le faire remarquer — la pratique chirurgicale a été pour moi un guide excellent et m'a fourni, relativement à l'action physiologique de ces gaz, un critérium que l'expérimentation physiologique ne fera très-probablement que corroborer. Toutefois, avant d'arriver aux quelques recherches qui me sont personnelles sur les gaz que je me propose encore d'étudier (azote, protoxyde d'azote et hydrogène), il est bon de mentionner rapidement les travaux, peu nombreux du reste, publiés sur ce sujet.

CHAPITRE I

AZOTE.

A la fin du dernier siècle et au commencement de celui-ci, l'azote a été l'objet de deux monographies dont il nous est impossible aujourd'hui d'apprécier l'importance relative ; la bibliothèque de la Faculté ne possède ni l'une ni l'autre. La première[1], publiée en 1796 à New-York, ne nous est connue que par le compte rendu qui en fut donné par la *Bibliothèque britannique*[2] ainsi que par les *Annales de chimie*[3]. Elle nous paraît d'ailleurs remplie de vues purement hypothétiques, dont certaines ne reposent sur aucun fait bien démontré, et dont les autres sont complétement en désaccord avec les données scientifiques actuelles. Voici, du reste, comment l'auteur édifie sa monographie, son système médical du *septon*, d'après l'article des *Annales de chimie*.

« L'auteur pense que la putréfaction des substances animales a une époque, dans laquelle l'azote, à l'instant où il se dégage, se trouvant en contact avec l'oxygène, peut se combiner avec lui, sans avoir

[1] An inaugural dissert. on chim. and med. history of septon (azote), par Wintrop Saltonstall, in-8°. New-York, 1796.

[2] Partie *Sciences et arts*, 1796.

[3] T. XXII, p. 96 et 97, 1797.

besoin d'une fort haute température. L'oxyde d'azote ainsi formé peut devenir un poison très-actif, et le cancer et toute la famille des ulcères rongeants n'ont peut-être pas d'autre origine. Les miasmes des substances azotiques qui se putréfient dans les marais, dans les prisons, dans les pays humides et très-chauds forment, selon l'hypothèse de l'auteur, une certaine combinaison chimique de l'azote avec l'oxygène, qui devient la cause de la contagion et de plusieurs maladies endémiques et épidémiques, etc., etc. »

Il est facile de voir par le compte rendu qui précède combien sont discutables les théories de Saltonstall; ou plutôt on voit qu'elles ne sortent pas du domaine de l'hypothèse, de la spéculation pure. Du reste, cet auteur ne faisait, dans cette dissertation inaugurale, que développer les idées émises avant lui et professées par Mitchill, son maître[1]. Nous n'insistons pas plus longuement sur ce travail, qui n'a rapport à l'azote que tout à fait indirectement. Il semblait cependant tout naturel que ce fût des Etats-Unis que nous vinssent les recherches les plus importantes et les plus nombreuses sur ce gaz, puisque dans certains points de leur territoire on a observé des sources abondantes d'azote complétement pur, ainsi que l'indique la note ci-dessous[2].

[1] Mitchill, Remarks on the gazeous oxyd of azote, etc. (Remarques sur l'oxyde gazeux d'azote ou de nitrogène, et sur les effets qu'il produit lorsqu'il est engendré dans l'estomac, inspiré dans les poumons et appliqué à la surface de la peau. New-York, 1795, in-12.

[2] « Les sources d'azote les plus remarquables dans le comté de Rensslaër sont celles qu'on trouve au sud-est de la ville d'Hosick, à une

L'autre monographie à laquelle nous avons fait allusion est celle de Dagoumer[1], dont le titre promet une étude plus intéresante que celle de l'auteur anglais; mais c'est là tout ce que nous pouvons en dire, malgré tout notre désir d'en faire plus qu'une mention. Il est probable cependant que ce travail doit refléter un peu, peut-être même développer, les idées auxquelles les savantes recherches physiologiques de Nysten sur les gaz donnaient alors l'impulsion.

C'est en effet à cette époque que l'ami et collaborateur de Bichat poursuivait ses études sur l'action qu'exercent sur l'organisme divers gaz injectés dans le système circulatoire. Nous avons eu plus d'une fois l'occasion, dans le cours de cet ouvrage, de rapporter et discuter les expériences de Nysten; aussi, ne reviendrons-nous pas sur ce sujet. Disons seulement, quant au gaz qui nous occupe, que Nysten en injec-

distance d'environ six milles sud-ouest du village de Bennington, dans le Vermont. Il existe trois de ces sources dans une étendue d'environ quatre ou cinq acres de terre. La quantité de gaz azote qui s'en dégage sous la forme de bulles est incalculable. Ce gaz ne paraît pas être combiné avec l'eau, il semble sortir d'entre les graviers qui forment le sol des sources. Le dégagement du gaz n'est pas uniquement limité à cet endroit. Il s'échappe continuellement des parties sèches du sol environnant. Sa présence se manifeste seulement, quand l'eau couvre le sol, par l'espèce de bouillonnement qu'il produit en la traversant.

« En pressant une surface de gravier égale à cinq ou six pouces carrés, on peut, au moyen d'une bouteille ou d'une cloche renversée, en recueillir environ 1 litre dans l'espace de dix secondes. » (Journal de pharmacie, t. IX, 1823, p. 120; d'après *the Edinburgh philosophical Journal.*)

[1] Dagoumer, Essai sur le gaz azote atmosphérique considéré dans ses rapports avec l'existence des animaux, etc. Paris, 1816.

tant de l'azote dans les veines, a cru lui reconnaître une action sédative sur le cœur. Il serait important de vérifier ce fait, et si de nouvelles expériences venaient à le confirmer, nous aurions ainsi acquis un agent thérapeutique d'autant plus précieux qu'il est plus abondamment répandu.

Depuis Nysten, il n'est personne à ma connaissance qui se soit spécialement occupé de l'azote ; aussi les quelques lignes que Mérat et de Lens consacrent à ce gaz dans leur *Dictionnaire de thérapeutique* ont-elles autant d'actualité aujourd'hui qu'en 1829. Voici, en effet, ce que disaient alors ces auteurs : « Les usages médicinaux de l'azote sont nuls ou à peine entrevus. On a cru que l'inspiration de ce gaz, allié toujours à une certaine proportion d'oxygène, pouvait être utile dans les maladies chroniques de la poitrine, et on cite deux observations de phthisie, recueillies par M. Marc, dans lesquelles il a produit le ralentissement de la circulation et un mieux passager. Nysten, toutefois, le regardait comme mieux indiqué dans des maladies plus actives des organes respiratoires. »

Depuis lors, les recherches scientifiques, dont l'azote a été l'objet, ont un peu changé de terrain : on s'est surtout occupé du rôle que joue dans l'organisme ce gaz absorbé à l'état d'air atmosphérique et à l'état de matière azotée alimentaire. Il serait sans doute très-intéressant d'étudier ici la destination physiologique de l'azote dans l'économie animale, d'élucider plus complétement la fonction qui lui est dévolue dans la respiration et surtout dans la nutrition générale, toutes questions sur lesquelles on est loin d'être parfaitement fixé. Mais outre que ce volume a déjà une étendue considérable et a même dépassé la limite que nous voulions lui donner primitivement, nous n'osons trop nous aventurer dans une étude de physiologie pure ou de chimie physiologique; aussi nous bornerons-nous à n'exposer de l'histoire de l'azote que le côté spécialement chirurgical.

Nous avons rendu compte, au chapitre *Des gaz du sang*, de toutes les expériences à l'aide desquelles on a cherché à démontrer qu'il pénètre dans le sang dans l'acte de la respiration. Nous ne reviendrons pas sur ce sujet. Dans les pages qui suivent, je me propose d'exposer le résultat des expériences et des travaux que j'ai entrepris avec M. Leconte, dans le but : 1° de voir ce que devient l'azote quand il est introduit, soit dans le tissu cellulaire ou le péritoine; 2° de déterminer l'action qu'il exerce sur la marche des plaies, quand il est mis au contact de celles-ci [1]. Ces recherches ne seront que résumées ici : en effet, quelque soin et quelque zèle que nous ayons mis à les poursuivre, elles sont insuffisantes pour nous permettre de conclure; toutefois, elles doivent être prises en considération. La préparation de l'azote présente de sérieuses difficultés; il faut du temps pour l'obtenir pur; j'ai dû même quelquefois interrompre, faute de gaz, une expérience

[1] Etudes chimiques et physiologiques des gaz injectés dans les tissus vivants et mis en contact avec les plaies. (Arch. gén. de méd., 1859.)

commencée. Néanmoins, ces expériences nous ont paru dignes d'être signalées; car, reprises avec soin, elles conduiront peut-être à un résultat pratique important.

Dans le mémoire que nous avons signalé plus haut, on voit que nous avions obtenu, en injectant de l'azote dans le péritoine et le tissu cellulaire, ce résultat curieux et intéressant : c'est que l'injection de l'azote dans le tissu cellulaire et dans le péritoine provoque une exhalation plus ou moins grande des gaz du sang, oxygène et acide carbonique, dont la quantité varie, surtout pour l'oxygène, suivant que l'animal est à jeun ou en pleine digestion. Ce résultat expérimental ne nous occupera pas davantage. Nous renvoyons pour plus de détails, au mémoire publié sur ce sujet en 1859.

Nous avons démontré, en étudiant l'action topique de l'oxygène et de l'acide carbonique, que ces deux gaz ont une action excitante sur les plaies et qu'ils provoquent au contact de celles-ci, surtout si elles ne sont point atoniques, une réaction plus ou moins vive [1].

Nous avons conclu de nos expériences sur les animaux et plus tard de nos études sur l'homme, que l'azote était en quelque sorte l'agent de dissolution de l'oxygène, et que par lui-même il n'avait aucune propriété excitante; de plus, que les proprié-

[1] Voir notre deuxième mémoire : Réparation des tendons dans les ténotomies sous-cutanées, sous l'influence de l'air, de l'oxygène et de l'acide carbonique. (Arch. de méd., 1862.)

tés irritantes de l'air, au point de vue des plaies, reconnues par Monro et Hunter, et plus récemment par les chirurgiens qui ont fait une étude spéciale de la ténotomie, étaient dues à l'oxygène. Si ces vues spéculatives pouvaient se réaliser, nous aurions donc trouvé dans l'azote la démonstration d'un des plus grands problèmes que se soit posés la chirurgie moderne, c'est-à-dire la réunion par première intention des plaies, en les mettant dans des conditions toutes nouvelles qui maintiendraient le travail de réparation ou d'adhésion dans une excitation qui ne dépasserait point certaine limite. Mais, dira-t-on, ce n'est là qu'une espérance; cela est vrai. Mais nous essayons de la réaliser dans des conditions nouvelles, dans lesquelles aucun expérimentateur ne s'est placé, avant nous, disons-le tout de suite ; ce but, pour lequel nous avons entrepris des expériences depuis quelques années, a vivement occupé l'esprit d'un des chirurgiens les plus distingués de notre époque, en suivant une autre voie. J'ai nommé M. Guérin. J'ai été témoin d'un fait où l'application de la méthode de ce chirurgien a réalisé, au point de vue physiologique, le but qu'il voulait atteindre. Peut-être ressortira-t-il de ces études diverses un fait pratique qui pourra servir au soulagement des malades et au progrès de la chirurgie. D'ailleurs, les essais que nous avons faits, M. Leconte et moi, sont faciles à répéter : il suffit d'avoir de l'azote. L'opération étant faite, on met le membre supérieur ou inférieur dans un appareil en caoutchouc, espèce de manchon ou de botte, dont on trouvera le dessin au chapitre de l'acide carbonique, page 515, ou celui dont nous donnons ici le dessin.

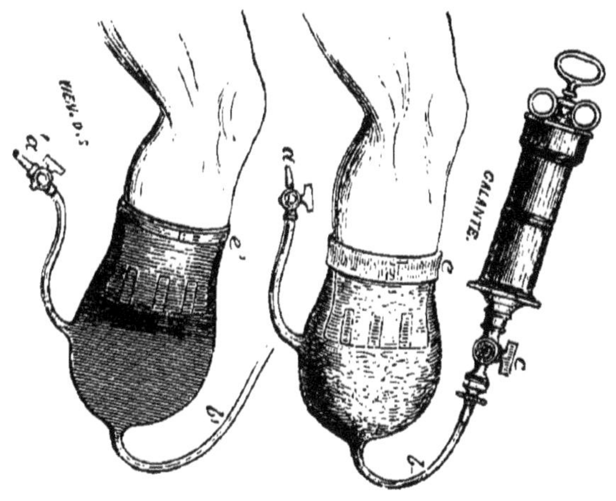

Avec ce dernier appareil, il faut moins de gaz ; mais il comprime un peu plus les parties et peut troubler la circulation. Cet appareil, convenablement appliqué, on le remplit d'azote. Nous avons étudié l'emploi de ce gaz à un double point de vue : 1° au point de vue de la douleur d'abord, et 2° au point de vue de la réunion ou mieux du travail de réparation des plaies. D'abord, peut-on calmer les douleurs inséparables de toute opération faite sur une partie organisée et vivante? Par le chloroforme, nous enlevons momentanément la sensibilité ; mais le chloroforme ayant cessé d'agir, la douleur revient et souvent très-vive et très-durable. On ne peut certainement pas dire que la douleur qui suit toute opération est la conséquence de l'air; car à ce compte toute opération sous-cutanée, faite convenablement, devrait cesser d'être douloureuse, dès qu'elle est terminée ; mais malheureusement il n'en est point ainsi, il reste, l'opération achevée, des tronçons nerveux que le sang vient baigner; de plus, il y a l'ébranlement qui résulte toujours de toute opération. Si donc toute division de nos tissus est fatalement douloureuse, il reste à savoir si on ne pourrait point modérer cette douleur. Bien des tentatives ont été faites dans ce sens, des substances narcotiques variées ont été appliquées en fomentation. M. Jules Roux, de Toulon, a préconisé les vapeurs de chloroforme, en s'appuyant sans doute sur les expériences faites par M. Flourens et M. Longet, relativement à l'action du chloroforme appliqué directement sur les nerfs eux-mêmes. Mais, malheureusement, cette substance appliquée sur nos tissus et même sur le tégument externe, y détermine une vive irritation et même des phlyctènes. L'azote n'a point cet inconvénient. Voici sommairement les expériences auxquelles je me suis livré avec le concours de M. Leconte.

Je rapporterai d'abord quelques lignes d'une observation recueillie par M. Lemoine, interne distingué des hôpitaux.

Emploi du bain d'azote à la suite d'une désarticulation du petit doigt.

L'opération est pratiquée sans chloroforme. L'écoulement du sang est peu abondant et ne nécessite point de ligature. Après l'opération, le membre est introduit de suite dans un manchon en caoutchouc, on le fixe au-dessus du coude avec des bandelettes de diachylon, qui le ferment hermétiquement; on y fait le vide et on le remplit d'azote. Le malade, qui souffrait beaucoup, accuse aussitôt une diminution considérable dans la douleur; il se plaint seulement de fourmillement et d'une sensation d'engourdissement. L'opération a été faite le 8 mars 1865.

Le 4 mars de la même année, j'ai enlevé à un malade, âgé de soixante-cinq ans, le pouce droit. Immédiatement après l'opération, pendant laquelle le malade a été endormi, on place la main et l'avant-bras dans un manchon convenable et on y fait arriver de l'azote. Le malade accuse peu de douleur. A deux heures, il croit qu'il se fait une hémorragie par la plaie. L'appareil est enlevé, alors il ressent des douleurs vives, plus vives que celles qui ont suivi l'opération. On replace le membre dans l'appareil, et le lendemain, il dit avoir passé une bonne nuit et avoir peu souffert.

Le 16 avril de la même année, un malade âgé de vingt-trois ans, entre dans mon service pour se faire traiter d'un phlegmon de la main droite. Il accuse de vives douleurs dans la main et l'avant-bras. Je place la main dans un ballon rempli d'azote, et le lendemain, ce jeune homme a encore souffert, mais il ressent des douleurs moins vives.

Dans deux autres cas, j'ai été moins heureux. A la suite d'une amputation de jambe, dans un cas, et dans un autre d'ablation de tissus malades faite sur le pied, les malades ont accusé d'assez vives douleurs. Peut-être, dans ce cas, le gaz n'était-il point pur, ou l'appareil se trouvait-il mal appliqué; mais le fait existe et doit d'autant mieux être signalé que dans ces deux derniers cas, mes espérances n'ont point été réalisées. Malgré leur insuffisance, j'ai cru devoir faire connaître ces faits, me proposant d'ailleurs de reprendre cette étude dans un temps plus ou moins prochain.

Un autre fait plus intéressant est celui que nous publions ici intégralement, tel qu'il a été recueilli ; dans ce fait, dis-je, l'azote n'a point été appliqué comme agent neutre ou isolant, en quelque sorte, et incapable de déterminer aucune action sur les plaies; nous l'avons mis chaque jour, pendant huit jours, au contact d'une large plaie récente et, au bout de ce temps, il ne s'y était point accompli ce travail que présentent toutes les plaies à cette époque. On place alors la plaie dans un manchon, que l'on remplit d'oxygène, et au bout de vingt-quatre heures, on observe un changement notable, et bientôt elle se recouvre de granulations de bonne nature. Ce fait, malheureusement unique, dans lequel nous avons pu appliquer l'azote d'une manière continue, nous fait espérer que l'on pourrait, grâce en quelque sorte à l'action isolante du gaz que nous avons employé, obtenir dans quelques cas des adhésions et des réunions immédiates, que nous obtenons souvent si difficilement. Notre pensée n'est point de faire cesser tout travail de réparation ; le voulût-on, qu'il serait impossible de l'arrêter par l'emploi d'agents appliqués topiquement; il y a un mouvement intérieur de la nature qui agit sans cesse, d'autant plus actif que l'individu est plus sain et moins débilité. Ce que nous voulons, ce n'est point arrêter le travail de réparation, mais enlever si c'est possible les causes excitantes que l'air lui-même peut apporter, modérer ce travail et prévenir une inflammation trop vive et nuisible au malade.

Cancroïde ulcéré de la jambe. Excision. — Applications d'oxygène et d'azote. (Obs. recueillie par M. Flurin.)

Mme B*** entre à la Maison de santé le 20 janvier 1863. Agée de soixante-huit ans, elle a toujours joui d'une bonne santé, malgré les pénibles travaux auxquels l'exposait son métier de blanchisseuse. Elle a cessé d'être réglée à l'âge de cinquante-deux ans.

Environ quinze mois avant son entrée à la Maison de santé, elle remarqua vers la partie moyenne du mollet une tumeur arrondie, indolente à la pression et pendant la marche; elle ne s'en effraya point et continua ses travaux habituels. Au bout de deux ou trois mois, cette tumeur, qui avait acquis déjà le volume d'une noix, devint douloureuse. La peau n'offrait cependant aucun changement de coloration. La malade remarqua un peu plus tard que la base de la tumeur semblait s'étendre de plus en plus et que la surface devenait luisante, lisse et parsemée de lignes bleuâtres qui s'entrecroisaient en tous sens.

Dans les premiers jours du mois de décembre, il se fit une petite ulcération sur le milieu de la tumeur. Cette ulcération fournit une suppuration assez abondante et, au lieu de se cicatriser, s'étendit de plus en plus dans tous les sens.

Le jour où nous l'examinons, on constate une tumeur ovalaire ayant son grand axe dans la direction de celui de la jambe et d'une longueur de 5 centimètres 1/2. Le petit axe n'a que 3 centimètres. Cette tumeur est mobile et très-dure. Elle est ulcérée dans les trois quarts de sa superficie. Le fond de l'ulcère présente des granulations d'un rouge bleuâtre, mollasses et saignant avec une grande facilité. Les bords sont durs, taillés à pic et ayant une teinte livide. La peau qui environne la tumeur ne présente rien de particulier.

Pansement avec un linge glycériné. Toniques, bains.

25 janvier. Application d'un manchon contenant de l'oxygène; l'appareil reste appliqué pendant trois heures. Quand on le retire, l'aspect de l'ulcère est sensiblement modifié : il présente une coloration beaucoup plus vive, les granulations qui forment le fond semblent mieux se détacher; toute la surface est le siége d'une exhalation séro-purulente très-abondante. L'application du gaz a ravivé la douleur, qui, d'intermittente qu'elle était, est devenue continuelle.

Nouveau pansement à la glycérine.

27 janvier. Nouvelle application d'oxygène, mais pendant vingt-quatre heures. La plaie a pris alors l'aspect d'une plaie de bonne nature. Suppuration abondante, les bords n'ont plus cet aspect livide qu'ils présentaient au moment de l'entrée.

Du 1er février au 20. Tous les jours on applique l'oxygène; mais pendant deux jours, les douleurs ont été si violentes, qu'on a substitué l'acide carbonique à l'oxygène. Du reste, quoique la partie ulcérée soit en bon état, l'étendue de la tumeur, sa dureté décident M. Demarquay à en faire l'incision.

20 février. L'opération est pratiquée : au lieu du bistouri, on fait usage d'une lame de platine, portée par l'électricité à une température de 1500 degrés. Une petite quantité de sang qui s'échappe pendant l'opération nécessite la ligature de quelques petits troncs vasculaires. Immédiatement après l'opération, le membre est mis dans un manchon de caoutchouc contenant de l'azote.

Le soir, quand on lève l'appareil, on constate que la malade a perdu environ 200 grammes de sang. Cette hémorragie ne pourrait-elle pas être attribuée à la pression exercée par le manchon au-dessus de la plaie. pression qui doit s'opposer au retour du sang veineux? Du reste, la plaie ne présente rien de particulier.

Du 21 février au 1er mars. Tous les jours la jambe est mise

dans un manchon d'azote. La plaie reste plusieurs jours dans un état stationnaire, c'est-à-dire qu'il ne s'y produit aucun travail de reproduction; elle reste couverte d'une exsudation plastique. Nulle autre trace d'inflammation qui puisse amener le développement de bourgeons charnus.

2 mars. Application de l'oxygène.

3 mars. La plaie, examinée, offre une coloration plus vive sur ses bords. La surface n'est plus si égale que la veille. Oxygène.

4 mars. Les quelques petites inégalités développées la veille sur la surface de la plaie ont tout à fait l'aspect de bourgeons charnus; elles sont plus rosées et sécrètent du pus. La douleur est plus vive au niveau de la plaie, et il y a une sensation de chaleur très-marquée dans tout le membre.

Pendant ces trois derniers jours, l'oxygène n'est resté appliqué que pendant deux heures. L'analyse du gaz retiré du manchon n'a pu être faite par M. Leconte.

Du 4 au 23. Pansements simples à la glycérine. La plaie ne tarde pas à être moins sèche, et prend tous les caractères d'une solution de continuité marchant vers la cicatrisation. Les bords se recouvrent déjà d'une membrane bleuâtre. Pansement par occlusion avec les bandelettes agglutinatives. Ce pansement est renouvelé tous les cinq jours, jusqu'au 14 avril, jour de la sortie de la malade. Il n'y a plus alors qu'une surface du diamètre d'une pièce de 1 franc qui ne soit pas cicatrisée.

Nous voyons, par le fait qui précède, l'influence de l'azote sur une plaie simple. Le résultat consigné dans l'observation suivante n'est pas moins intéressant : nous avons fait une expérience comparative de l'azote et de l'oxygène.

Ongle incarné. — Application d'azote. — Modération du travail qui s'accomplit dans les plaies.

J. M***, employé de commerce, âgé de vingt et un ans, a été opéré le 13 février d'un ongle incarné dont il était affecté depuis un an ; on a d'abord produit l'anesthésie locale avec un mélange réfrigérant de glace et de sel marin. Ensuite, l'ongle ayant été fendu avec des ciseaux plats sur son milieu et suivant la longueur, chaque moitié a été successivement arrachée au moyen de pinces ordinaires; puis, dissection et enlèvement de la matrice et d'une petite partie du bourrelet extérieur.

L'opération a été indolore. Un quart d'heure après, *cuissons* très-vives de l'orteil. Ces douleurs ont persisté pendant deux heures environ. Pansement à l'eau fraîche pendant trois jours, du 13 au 16. Pendant ces trois jours, le malade éprouvait de temps en temps quelques petits élancements.

Du 16 au 21, on applique une botte d'azote, qu'on renouvelait matin et soir. Pas de douleurs après l'application de l'azote. Nous avons pu remarquer que la plaie n'avait nullement le caractère inflammatoire; au lieu de bourgeons charnus d'un rouge vif qui préparent la cicatrisation, on ne voyait qu'une surface d'un gris blanchâtre occupée par une fausse membrane.

Le 21. Afin de comparer l'effet produit par l'oxygène au résultat que donnait l'azote, on a entouré la jambe d'une botte d'oxygène, pendant trois quarts d'heure environ. Au bout de ce temps, on a enlevé la botte, et la plaie s'est présentée sous un aspect bien différent de celui des jours précédents. La couleur grisâtre avait fait place à une couleur rouge tendre; elle était parsemée de bourgeons charnus faisant saillie à la surface et d'un rouge pâle. Du reste, aucune douleur.

On continue à entourer la jambe d'azote.

22. On enlève la botte contenant de l'azote ; le malade dit n'avoir éprouvé aucune douleur.

Les bords de la plaie sont un peu rouges ; le centre, c'est-à-dire la place occupée par l'ongle à l'état normal, est recouvert d'une fausse membrane d'un gris blanchâtre.

24. La botte enlevée, la plaie est lavée à grande eau. La plaie bourgeonne, mais faiblement ; au centre, aspect grisâtre. Pas de tuméfaction, pas de douleur.

26. La plaie lavée à grande eau laisse voir quelques bourgeons charnus peu développés. Absence de douleur.

27. Inflammation très-modérée. Les granulations sont peu vives, quoique l'on soit au quatorzième jour après l'opération. L'orteil, dit le malade, ne le fait pas souffrir ; il lui *semble qu'il n'y a aucun mal.* — Pansement à la glycérine.

2 mars. Toute la plaie est couverte de bourgeons charnus. On continue de le panser à la glycérine.

Nous le répétons en terminant, ces faits ne peuvent être acceptés d'une manière absolue, mais ils permettent d'espérer qu'avec des appareils convenables et de l'azote bien préparé, on pourra arriver 1° à modérer la réaction inflammatoire d'une plaie, 2° à favoriser l'adhésion ou réunion par première intention.

CHAPITRE II

PROTOXYDE D'AZOTE.

C'est encore Priestley qui eut l'honneur de découvrir, en 1776, le protoxyde d'azote, ce gaz dont l'action physiologique si curieuse mérite tant d'attirer notre attention.

Il est à remarquer que possédant quelques-unes des propriétés chimiques de l'oxygène, le protoxyde d'azote a eu en médecine à peu près la même fortune que l'air vital. Mal étudié, ou plutôt examiné principalement au point de vue de sa composition et de ses réactions avec les autres substances, il sortit tout d'un coup, un beau jour, de son obscurité pour passer à l'état d'agent merveilleux. Mais l'enthousiasme des savants anglais ne trouva pas en France beaucoup de partisans, et finalement l'emploi médical de ce gaz, qui avait eu son heure d'efficacité, fut à peu près relégué parmi les excentricités thérapeutiques.

N'ayant pas fait d'expériences nouvelles sur l'influence physiologique du protoxyde d'azote, nous n'avons pas la prétention de vouloir le replacer d'autorité dans les formulaires; mais peut-être ne serait-il pas inutile de montrer encore une fois ce que des savants recommandables ont obtenu soit sur eux-mêmes, soit sur d'autres personnes, à l'aide de ce gaz, afin de voir s'il n'y aurait pas moyen d'en tirer un meilleur parti qu'on ne l'a fait jusqu'à présent.

Humphry Davy, qui avait accepté de Beddoës la direction chimique de l'Institut pneumatique, ne pouvait certainement mieux s'acquitter de ses fonctions qu'en étudiant l'action des gaz sur l'organisme, et en particulier de ceux qui étaient encore mal connus. Les propriétés curieuses du protoxyde d'azote le frappèrent tout de suite, et il en fit l'objet de recherches et d'études approfondies dont il publia le résultat en 1800[1].

A peine l'action exhilarante et anesthésique du protoxyde d'azote fut-elle connue, que tout le monde fut curieux de respirer ce gaz, pour essayer d'éprouver les sensations agréables qu'il procurait; et alors ce furent des séances de chimie pneumatique, plus plaisantes que sérieuses, et pour lesquelles on montra le plus grand empressement. Le célèbre paléontologiste de Genève, Pictet, dans un voyage qu'il fit en Angleterre à cette époque, nous a laissé une très-intéressante relation d'une séance de ce genre, à laquelle le comte de Rumford son ami le fit assister à Royal Institution.

Nous laissons la parole au naturaliste gènevois.

« M. Davy se soumit le premier à l'essai, qui lui

[1] Researches chimical and philosophical, etc., etc. (Recherches chimiques et philosophiques, principalement sur l'oxyde nitreux et sa respiration, par Humphry Davy, professeur de chimie à Royal Institution); in-8° de 580 pages. London, 1800.

est très-familier. Je l'observais avec beaucoup d'attention. A la troisième et quatrième inspiration, je le vis pâlir et ses lèvres prendre une teinte violette; l'action de la poitrine devint de plus en plus fréquente et violente, et vers la fin, il inspirait et expirait à chaque fois tout le contenu de la vessie. Les muscles de son visage étaient en travail, on eût dit qu'il souffrait, et il s'en fallait de beaucoup, à ce qu'il paraît. Enfin, il abandonna la vessie, et après un moment d'extase, il se leva de sa chaise et se mit à parcourir le parquet en riant de si bon cœur que l'éclat de rire devint général; il frappait du pied, remuait les bras, et paraissait avoir besoin d'exercer l'action musculaire. Ces effets ne durèrent que quelques minutes, et le calme revint par degrés insensibles. Il nous décrivit, comme très-agréable, toute la suite des sensations qu'il avait éprouvées.

« Un amateur vint ensuite. J'observai les mêmes apparences extérieures que je viens de décrire, mais sur la fin des inspirations, il paraissait dans une agitation qui croissait par degrés si rapides, qu'on chercha à lui faire abandonner la vessie. Il la retenait opiniâtrément d'une main, tandis qu'il tenait de l'autre son nez serré; enfin, on la lui ôta. Il resta en extase sur sa chaise, les yeux levés au ciel, et continuant à tenir son nez, dans l'attitude la plus grotesque. L'éclat de rire de toute l'assemblée ne le dérangeait point. Enfin, il se leva en riant de tout son cœur, et parfaitement satisfait de ce qu'il avait éprouvé et de ce qu'il éprouvait encore.

« Un autre amateur se présenta. Les premiers effets furent les mêmes, seulement l'agitation encore plus marquée. Lorsqu'elle parut à son comble, on lui ôta la vessie, qu'il ne voulait pas quitter non plus. Il se leva d'abord après, et se mit à parcourir le parquet à grands pas et en chancelant. On ne fut pas à temps de le retenir, et il tomba tout de son long sur le tapis, sans connaissance. On le releva ; il reprit ses sens au bout de quelques secondes, et s'étonnait de notre air d'inquiétude sur son compte. « Je suis très-« bien, nous disait-il, je suis parfaitement ; seule-« ment, j'ai une petite douleur à la hanche, je ne « sais d'où elle vient. » — Nous le savions mieux que lui ; c'était l'effet de sa chute. Il reprit en peu de temps un état parfaitement naturel. »

Voici maintenant comment Pictet raconte la seconde séance.

« Nous étions cinq ou six disposés à faire l'essai, et ma qualité d'étranger me valut le privilége de commencer. A la troisième ou quatrième inspiration, j'entrai dans une série rapide de sensations nouvelles pour moi, et difficiles à décrire. L'effet principal était dans la tête ; j'entendais un bourdonnement ; les objets s'agrandissaient autour de moi ; il me semblait que ma tête grossissait rapidement. Je ne voyais plus qu'au travers d'un brouillard ; je croyais quitter ce monde et m'élever dans l'Empirée ; j'étais pourtant bien aise, par une arrière-pensée que je me rappelle distinctement, de sentir autour de moi des amis, et le comte de Rumford en particulier, qui observait, ainsi que nous en étions convenus, la marche de mon pouls, lequel devint de l'irrégularité la plus extrême, et telle qu'il était comme impossible de le compter. Je cessai alors de respirer le gaz, et j'entrai dans un état de calme, approchant de la langueur, mais extrêmement agréable. Loin de rechercher l'action musculaire, je répugnais à tout mouvement; j'éprouvais d'une manière exaltée le simple sentiment de l'existence, et ne voulais rien de plus. En peu de minutes, je revins à l'état tout à fait naturel.

« M. Blackford me succéda : ce fut tout un autre genre. Une activité extrême et qui approchait tout à fait de l'état de convulsions; ensuite, une gaieté bruyante, bientôt suivie d'une jouissance plus calme, et enfin de l'état naturel.

« M. Davy succéda à M. Blachford. J'observai moi-même son pouls, qui prit aussi une allure très-extraordinaire, tantôt très-lent, tantôt excessivement fréquent. Il éprouva d'ailleurs précisément les mêmes effets dont nous avions été les témoins; une grande exhilaration, une envie de se mouvoir, etc.

« Le docteur Woollaston vint ensuite. Il éprouva des effets très-ressemblants à ceux que j'avais sentis; seulement, de plus, le même mouvement dans les deux mains qu'on fait lorsqu'on frotte successivement contre le pouce les extrémités de tous les doigts; il les remuait aussi gravement pendant le paroxysme de langueur sans s'embarrasser de nos éclats de rire. Son pouls était extrêmement irrégulier.

« M. Tighe vint après. Celui-là n'était pas de la

classe des langoureux, Son agitation devint si grande sur la fin des inspirations, qu'on voulut lui ôter la vessie ; il la retint de toutes ses forces, puis lorsqu'elle fut épuisée, il se mit à rire, à parler avec beaucoup de vivacité, il disait que de sa vie il n'avait éprouvé rien d'aussi agréable.

« M. Blackford voulut en tâter une seconde fois. Il n'éprouva pas de convulsions, mais le paroxysme gai eut son plein effet.

« Le docteur Woollaston voulut aussi y revenir, en variant le procédé. Au lieu de faire un certain nombre d'inspirations et d'expirations successives dans la vessie, il se borna à une seule inspiration, qu'il garda aussi longtemps qu'il put la contenir dans ses poumons ; il l'aurait retenue davantage sans l'envie de rire, produite par l'influence du gaz, et à laquelle il ne put résister. Il éprouva les mêmes sensations que la première fois, et dans l'une et l'autre une soif marquée.

« Je répétai sur moi l'expérience par le même procédé, et j'obtins les mêmes effets que j'avais éprouvés de l'autre manière.

« M. Chenevix, habile chimiste, vint après. Il se trouva être de la classe active ; cependant dans un degré moindre que ce que nous avions observé dans les individus affectés de la même manière. Le plaisir qu'il éprouvait n'était précédé ni mêlé d'aucune sensation désagréable, et il en parlait avec une sorte d'enthousiasme.

« Le comte de Rumford termina cette curieuse

séance. Il éprouva à peu près les mêmes effets que le docteur Woollaston et moi ; et de plus, et assez longtemps après l'expérience terminée, une extrême envie de dormir. Tous remarquèrent que le gaz avait une saveur comme sucrée[1]. »

Toutes ces expériences, on le pense bien, excitèrent la plus vive curiosité. Sur tous les points du globe, des essais analogues furent tentés : Mitchill aux Etats-Unis, Pfaff à Kiel, en Russie, Wurzer en Allemagne, et autres répétèrent les expériences de Humphry Davy, et obtinrent des effets à peu près identiques, variant d'intensité, suivant le degré de susceptibilité des sujets. Jusque-là, on s'était assez bien accordé pour reconnaître au protoxyde d'azote une innocuité à peu près complète, bien entendu, à condition de n'en pas abuser. Mais voilà qu'en France il arriva pour ce gaz ce qui déjà était arrivé pour l'oxygène : on fut loin de le trouver aussi inoffensif qu'on le disait ; Vauquelin, Thénard, leurs préparateurs et quelques autres personnes éprouvèrent des accidents qui, pour être sans conséquence sérieuse, n'en effrayèrent pas moins, et suffirent pour faire considérer ce gaz comme dangereux et en proscrire l'emploi.

Comment expliquer des résultats en apparence aussi contradictoires ? Il est évident qu'une substance inoffensive de l'autre côté de la Manche ne peut pas devenir dangereuse en passant le détroit. Aussi sommes-nous de l'avis de Berzélius, à qui nous

[1] Biblioth. britan. (Sciences et arts), t. XVII, p. 407 et suiv.

empruntons les lignes suivantes, dans lesquelles on trouve résumée avec beaucoup de netteté l'action physiologique du protoxyde d'azote, et l'explication des accidents auxquels il peut donner lieu.

« Les animaux et les hommes qui respirent ce gaz éprouvent une saveur douceâtre, particulière et agréable, qui semble remplir tous les poumons. Quand il est exempt d'air atmosphérique, et qu'avant de le respirer on a bien vidé les poumons d'air, on tombe dans une ivresse agréable, qui dure une ou deux minutes, et qui disparaît sans laisser de suites fâcheuses... L'ivresse peut aller jusqu'à la perte de connaissance, lorsqu'on prolonge beaucoup l'inspiration. Du reste, on n'a pas observé que le gaz exerçât d'influence fâcheuse sur la santé, et les inconvénients que certains expérimentateurs ont éprouvés de sa part tenaient à du chlore, qui s'y trouve mêlé lorsqu'on s'est servi d'un sel impur pour le préparer, ou à du gaz oxyde nitrique, qui peut s'y trouver aussi, soit quand la chaleur a été trop forte pendant sa préparation, soit quand le sel contenait du nitrate argentique ou cuivrique. Dans tous les cas, il faut, avant de se livrer aux expériences inspiratoires, introduire une petite quantité de gaz dans le poumon, pour s'assurer s'il est exempt de chlore ou de gaz oxyde nitrique, dont la présence se décèle sur-le-champ par un sentiment désagréable d'âpreté ou même de suffocation dans la trachée-artère. En général, on doit poser en principe qu'il ne faut pas respirer un gaz qui n'est point pur dès l'origine, attendu que jamais on n'est certain de le purifier assez par les lavages, pour qu'il soit possible de le respirer sans inconvénient. La propriété qu'il a de causer l'ivresse lui a fait imposer le nom de *gaz hilariant*. Il est dissous par le sang auquel il communique une couleur purpurine. Une petite quantité de ce gaz est décomposée dans la respiration. Un animal qu'on y tient renfermé meurt par les effets prolongés de l'ivresse [1]. »

L'action physiologique du protoxyde d'azote ne resta pas longtemps une simple curiosité d'expérimentation. On songea tout de suite à utiliser ses propriétés pour la thérapeutique, et on eut l'idée d'abord de l'appliquer au traitement de maladies caractérisées par l'altération des propriétés vitales que le gaz semblait surexciter. Beddoës l'a prescrit, paraît-il, dans un cas de paralysie; mais nous n'avons pu retrouver en quel endroit de ses ouvrages il en est question. Humphry Davy s'était soumis une fois pendant une semaine, et une autre fois pendant deux mois consécutifs, à l'usage de ce gaz en inhalation, trois fois par jour, et en avait retiré un bien-être des plus marqués. Ce qui l'avait surtout frappé, c'est une surexcitation générale de tous les organes des sens qui se traduisait par des perceptions plus nettes, plus vives que de coutume. Il a même trouvé dans ce gaz le premier anesthésique général qu'on ait signalé ; il est dit, en effet, à la fin de son ouvrage : « Le protoxyde d'azote paraît avoir, entre autres propriétés, celle de détruire la douleur ; on pourrait probablement l'employer avec avantage

[1] Berzélius, Traité de chimie, trad. par Esslinger, t. II, p. 49.

dans les opérations de chirurgie qui ne s'accompagnent pas d'une grande effusion de sang. »

Riadore, qui a fait également une étude toute particulière de ce gaz, lui a reconnu toutes les propriétés et la même influence sur l'organisme qu'avait constatées Davy ; mais il l'a de plus étudié au point de vue thérapeutique d'une façon spéciale. Cette partie de son livre en est le morceau le plus neuf et le plus intéressant; ici, en effet, il ne se borne pas, comme pour l'air vital, à rapporter l'opinion et les faits des autres, appuyés par deux ou trois observations personnelles, ainsi que nous l'avons dit à la fin de l'historique de l'oxygène : il paraît avoir employé le protoxyde d'azote dans une foule de cas, et généralement avec succès. Les affections du système nerveux sont celles contre lesquelles le gaz a le plus souvent été administré ; mais bien d'autres maladies ont été traitées de même avec de bons effets. Nous n'osons pas ajouter une foi entière dans tous les heureux résultats obtenus ainsi par Riadore, mais nous serions assez disposé à y croire. Cependant les observations citées à l'appui sont par trop incomplètes pour apporter la conviction dans l'esprit de tout le monde, et c'est pour cette raison que nous n'en donnerons aucune ici, tout en engageant vivement nos confrères à vérifier les assertions de l'auteur anglais.

Dans ce cas, et c'est là ce qui rend très-vraisemblable cette action thérapeutique du protoxyde d'azote, il est probable qu'une partie de ce gaz est décomposée : il se produit de l'oxygène, qui agit comme nous l'avons exposé, et auquel est dû principalement l'effet curatif, et de l'azote, qui est probablement rejeté par les voies respiratoires. C'est à la partie du gaz non décomposée que sont dus les phénomènes d'excitation nerveuse, et quelquefois d'anesthésie que nous avons signalés.

Terminons en mentionnant l'application qui a été faite du protoxyde d'azote au traitement de l'épilepsie, et avec quelque succès paraît-il, d'après le mémoire lu en avril ou mai 1865 à l'Académie de médecine par M. Chapelle (d'Angoulême).

CHAPITRE III

HYDROGÈNE.

Désigné pendant longtemps sous le nom de *air inflammable*, l'hydrogène a dès les premiers temps de la chimie pneumatique attiré l'attention des savants. Priestley en fit respirer à de petits animaux, et vit que ceux-ci succombaient au bout de quelques instants; il admettait que ce gaz tuait aussi promptement que l'acide carbonique. Scheele, de son côté, fit des expériences physiologiques avec l'hydrogène, et, pour mieux juger du degré de respirabilité de cet air inflammable, il essaya d'en inhaler, Il en remplit une grande vessie, et fut frappé de voir qu'il pouvait le respirer sans inconvénient. L'abbé Fontana, en présence des résultats de Priestley et de Scheele, qui semblaient contradictoires, entreprit une série d'expériences nouvelles sur ce sujet, dont il fit l'objet d'un mémoire qu'il adressa à la Société royale de Londres[1]. Il résulta des recherches de Fontana que les animaux à respiration active, comme les oiseaux, mouraient dans ce gaz au bout de quelques minutes, mais sans convulsions. Ayant ensuite répété les expériences de Scheele sur lui-même à l'aide d'une vessie contenant 80 pouces cubes d'hydrogène, il vit qu'en respirant

[1] Philosophical Transactions abridged, t. XIV, p. 526, 1779.

dans la vessie, c'est-à-dire en inspirant le gaz qui y était renfermé et y rejetant les produits de la respiration, on pouvait en effet, sans inconvénient, respirer pendant un certain temps cet air inflammable, lequel, au bout de onze respirations, était encore assez peu altéré pour s'enflammer comme de l'hydrogène pur. Fontana trouva que ce gaz inhalé de cette façon était plus agréable à respirer que l'air atmosphérique ; il le sentait tout à fait léger, sa poitrine se dilatait mieux, comme sur les montagnes; il n'avait jamais, disait-il, éprouvé de sensations pareilles, pas même avec l'oxygène. Encouragé par ses premiers essais, il voulut varier le mode d'expérimentation. Il prépara une grande quantité d'hydrogène dont il remplit un récipient flottant sur l'eau, et se mit alors à respirer de nouveau l'hydrogène, mais de façon à ne pas mêler les produits de l'expiration avec le gaz ; mais il ne put aller au delà de trois inspirations, et même à la fin de la seconde, il éprouvait déjà une grande oppression.

Depuis Fontana, de nouvelles recherches ont été faites sur la respiration de l'hydrogène, soit pur, soit mêlé à de l'air ou de l'oxygène. D'après Nysten [1], il résulterait des expériences faites par Chaussier sur les animaux, que la respiration de l'hydrogène communique une teinte bleuâtre au sang, ainsi qu'à toutes les parties. MM. Regnault et Reiset ont fait respirer des animaux dans une atmosphère très-riche en hydrogène, et ont constaté les phénomènes suivants : « La respiration des animaux, au milieu d'une at-

[1] Dict. des sc. méd., art. *Gaz*.

mosphère où l'hydrogène remplace l'azote, se fait exactement de la même manière que dans l'air atmosphérique normal. La consommation d'oxygène paraît seulement plus grande ; ce qui tient, probablement, à ce que l'animal est obligé de respirer plus abondamment pour réparer une plus grande perte de chaleur qu'il fait au contact de l'hydrogène, dont le pouvoir refroidissant est beaucoup plus considérable que celui de l'azote. On retrouve, à la fin de l'expérience, la presque totalité du gaz hydrogène qu'on avait introduit dans la cloche ; la petite quantité de ce gaz qui disparaît, a probablement pénétré dans le corps de l'animal, et a remplacé de l'azote qui s'y trouvait : cette circonstance augmente l'exhalation apparente de l'azote, et se manifeste par une diminution correspondante dans l'hydrogène [1]. »

Ce refroidissement des animaux dans l'hydrogène tient-il à une action spéciale de ce gaz sur l'organisme ? Nous le croirions très-volontiers, et peut-être y aurait-il une relation étroite entre ce phénomène observé chez les animaux, et cette tendance au sommeil que produit chez l'homme la respiration de ce gaz, ainsi que l'ont constaté plusieurs savants. « Berzélius cite un essai fait à Stockholm par Charles de Wetterstedt sur une jeune fille phthisique, et dans lequel survint le sommeil. La malade ayant respiré, pendant un quart d'heure, un mélange de quatre cinquièmes d'hydrogène et de un cinquième d'oxygène, il s'ensuivit un sommeil paisible, bien qu'elle fût ha-

[1] Annales de chim. et de phys., 3e série, t. XXVI, p. 502, 1849.

bituellement tourmentée d'insomnie, et chaque fois que l'expérience fut renouvelée, on observa les mêmes effets[1]. » Du reste, Allen et Pepys avaient vu également des cochons d'Inde tomber rapidement dans le sommeil, en respirant un mélange gazeux d'air ordinaire et d'hydrogène.

Injecté dans le tissu cellulaire ou dans le péritoine, l'hydrogène a continué de présenter des propriétés toutes particulières, qui méritent d'attirer l'attention des physiologistes.

Absorption de l'hydrogène injecté. — D'une manière générale, l'hydrogène a la plus grande tendance à disparaître de l'organisme dès qu'il y a été introduit. La disparition a été parfois si rapide que dans un cas, une injection faite dans le péritoine à jeun ne nous a plus fourni de traces de ce gaz après deux heures. Dans tous les autres cas, et au même terme, nous en avons toujours retrouvé des quantités notables; au delà de vingt-quatre heures, si nous en exceptons une seule expérience dans le tissu cellulaire en digestion, il nous a été impossible de constater la présence de l'hydrogène.

« Il est un phénomène que nous ne devons point passer sous silence, et qui s'explique par l'exhalation de l'azote, c'est le volume que conserve l'animal pendant les premiers jours qui suivent l'injection. En effet, malgré la disparition du gaz injecté, l'animal ne perd que très-lentement les proportions que l'injection lui avait données; c'est ainsi que quinze jours

[1] Longet, Physiologie, 2e édit., t. I, p. 462.

après une injection d'hydrogène dans le tissu cellulaire d'un lapin, on retrouve encore une notable quantité d'un mélange qui se rapproche de plus en plus de la composition de l'air atmosphérique. La présence de ce mélange n'occasionne aucun dérangement dans les fonctions, et si l'on mesure la circonférence de l'animal produite par l'injection, on peut s'assurer qu'elle diminue lentement, mais de jour en jour, et que l'animal finit par recouvrer ses proportions normales après trois semaines ou un mois.

« Ce qui rend cette expérience sur les injections d'hydrogène plus intéressante encore, c'est la démonstration qu'elle donne de la grande solubilité de ce gaz dans le sang; l'eau n'en dissout que 15 volumes pour 1,000, tandis qu'elle dissout 25 volumes d'azote. Dans le péritoine comme dans le tissu cellulaire, ces deux gaz sont absorbés en proportion inverse de leur solubilité dans l'eau. L'azote, en effet, qui, selon l'analogie, aurait dû disparaître plus promptement que l'hyl'hydrogène, n'a été éliminé qu'avec une lenteur remarquable, puisque souvent, après quinze jours, les animaux en conservaient encore une assez grande quantité dans leurs tissus.

« Cette anomalie n'est cependant qu'apparente; car, en raison de la diffusion des gaz, l'hydrogène doit présenter une très-grande tendance à se répandre dans l'atmosphère qui n'en renferme pas; de son côté, l'azote doit, en raison du volume qu'il occupe dans l'air atmosphérique, tendre à se mêler en grande quantité à l'hydrogène; mais, quand l'hydrogène a été absorbé et exhalé au dehors, l'azote ne peut plus être absorbé qu'en raison de la différence des quantités de ce gaz qui existe dans l'air et dans le mélange résultant de l'injection que l'on a faite [1]. »

Voici maintenant quelle a été l'action de l'hydrogène sur la réparation des tendons dans les ténotomies sous-cutanées.

« Nos expériences relatives à l'action de l'hydrogène sur les ténotomies sous-cutanées, concourent à démontrer que de tous les gaz que nous avons essayés, l'hydrogène est celui qui offre l'action la plus fâcheuse sur l'organisation des plaies sous-cutanées.

« Quelquefois avec l'oxygène nous avons trouvé, après cinq jours, des traces d'organisation très-faible dans la lymphe épanchée entre les deux bouts des tendons, tandis qu'avec l'hydrogène il est le plus souvent complétement nul. Toujours, dans le foyer de la section, on trouve un peu de sang diffluent, les tissus sont infiltrés de sérosité, les veines sont devenues turgescentes, et, lorsqu'on examine ce travail dans une période plus avancée, on trouve que les mêmes altérations persistent.

« Nous avons vérifié un grand nombre de fois ces résultats de nos expériences, et nous avons constamment trouvé que l'hydrogène avait arrêté ou supprimé le travail d'organisation qui tend toujours à s'accomplir dans les plaies sous-cutanées. Dans ces expériences, plus encore que dans celles de l'oxygène, nous pensons

[1] Demarquay et Leconte, *loc. cit.*, p. 38 et 39.

que la rapidité avec laquelle l'hydrogène est absorbé et remplacé par un volume d'azote presque égal au sien, ainsi que le démontrent les analyses contenues dans notre premier mémoire, doit jouer un rôle important dans la production de ces congestions permanentes qu'offrent toujours les plaies sous-cutanées mises en contact avec l'hydrogène.

« On ne saurait, en effet, invoquer une action chimique ou toxique quelconque de l'hydrogène, dont la résistance aux combinaisons directes, lorsqu'il n'est pas à l'état naissant, est bien connue, et MM. Regnault et Reiset ont démontré, dans leurs expériences sur la respiration des animaux, que l'on pouvait remplacer, dans l'atmosphère, l'*azote* par l'*hydrogène*, sans que l'animal qui respire un semblable mélange pendant vingt-quatre heures en paraisse le moins du monde incommodé. Mais, dans ces expériences, l'autopsie des animaux n'ayant pas été faite, on ignore si, comme dans nos expériences, les capillaires des artères pulmonaires avaient acquis une dilatation exagérée. (*Loc. cit.*, p. 60 et 61.)

Ainsi donc, l'hydrogène possède une influence très-fâcheuse sur la réparation des plaies sous-cutanées, qu'il rend souvent impossible, par suite des phénomènes de *congestion spéciale* qu'il a déterminés; l'action de ce gaz se manifeste dès ses premières applications, et la turgescence qu'il produit dans les veines, qui toutes sont gorgées de sang noir, va en augmentant avec le nombre des injections.

Ce sujet, on le pense bien, n'est encore qu'ébauché; peut-être de nouvelles recherches viendront-elles mettre en relief d'autres propriétés particulières à l'hydrogène, ou bien, en confirmant les nôtres, mettront-elles sur la voie d'applications utiles à l'art de guérir.

En *inhalation*, l'hydrogène, comme nous l'avons déjà fait entrevoir, a été employé pour combattre des affections chroniques de la poitrine. C'est encore Beddoës qui s'est le plus occupé de cette question; aussi est-ce à cet auteur que nous emprunterons la plus grande partie de ce qui nous reste à dire sur l'hydrogène.

Après avoir cité un passage du livre de Goodwin (*The Connexion of life with respiration*), passage dans lequel sont énumérés les phénomènes physiologiques de la mort par submersion, Beddoës dit que les effets obtenus par la respiration de l'hydrogène sont tout à fait analogues, autant, ajoute-t-il, que les circonstances permettent la comparaison. Il les a constatés sur un grand nombre de personnes en bonne santé, curieuses de voir combien de temps elles pourraient respirer ce gaz. La fréquence et la petitesse du pouls, la cyanose des lèvres et des parties colorées de la peau, ont toujours été observées au bout d'une minute ou une minute et demie; en outre, il y a eu des vertiges et des troubles de la vue; de plus, chez les animaux, la cornée s'affaisse et se plisse. Quelques individus accusent aussi un certain degré d'insensibilité accompagnée de sensations très-agréables. Un phthisique à qui je donnais des soins, aimait beaucoup inhaler ce gaz, malgré ma défense; il avait pris l'habitude d'en respirer environ un pied cube à la fois : cette dose suffisait pour influencer son système nerveux; quelquefois, il est arrivé à une asphyxie presque complète. (Ire Partie, p. 41 et 42.)

Beddoës avait pensé qu'un air moins riche en oxygène que celui de l'atmosphère pourrait agir comme narcotique. Son induction fut confirmée par l'expérience. Un phthisique qui depuis plusieurs mois était obligé de prendre régulièrement tous les soirs de l'opium pour pouvoir dormir, s'abstint un jour de ce médicament et respira de l'hydrogène : son sommeil fut beaucoup plus profond que d'habitude; et ce qui paraît bien prouver que telle était l'influence de l'hydrogène, c'est que son domestique qui le veillait fut étonné de se sentir pris malgré lui d'un sommeil invincible; c'est qu'en effet la chambre était saturée d'hydrogène. On a vu, du reste, dans une des observations de Beddoës rapportée plus haut, qu'un malade affecté d'insomnie a été soumis avec le même succès à l'inhalation de l'hydrogène.

Beddoës pensait aussi pouvoir obtenir de bons résultats de l'emploi de l'hydrogène dans la période inflammatoire du catarrhe des bronches. Il avait d'ailleurs, dans un cas d'inflammation de la poitrine, en faisant respirer pendant un quart d'heure de l'air ordinaire additionné de 1/8 d'hydrogène, réussi à calmer les douleurs vives du malade et à faire tomber la fièvre. Il rapporte un autre cas d'affection non déterminée, suite d'un refroidissement, qui a été heureusement traité par l'hydrogène pareillement dilué; puis, dans la quatrième partie, une observation détaillée de catarrhe pulmonaire aigu, avec fièvre, etc.; l'hydrogène dilué n'avait pas amené d'amélioration sensible; mais le gaz respiré pur fit promptement disparaître la toux et la fièvre. Aussi l'auteur de cette observation, Thomas Rolph, qui avait déjà eu plusieurs atteintes de la même maladie et par suite avait pu étudier sur lui-même l'efficacité comparée des divers médicaments, dit qu'avec l'hydrogène il avait obtenu en douze heures autant de soulagement, il avait fait autant de progrès vers la guérison, qu'en une semaine avec tout autre agent thérapeutique.

Pour en terminer avec les cas dans lesquels on a employé l'hydrogène, nous mentionnerons une observation de phthisie, communiquée à Beddoës par le docteur J. Alderson, dans laquelle l'hydrogène paraît avoir exercé l'influence la plus salutaire. Malheureusement, le fait est raconté avec trop peu de détails pour qu'on puisse juger de sa valeur. Enfin, Burdin a aussi, paraît-il, traité avec succès par l'hydrogène un certain nombre de cas de phthisie pulmonaire[1]; mais, encore ici, les détails nous manquent, de sorte qu'il est sage de n'admettre ces faits que sous toute réserve.

[1] Journal de Sédillot, t. X, p. 144.

FIN.

www.ingramcontent.com/pod-product-compliance
Ingram Content Group UK Ltd.
Pitfield, Milton Keynes, MK11 3LW, UK
UKHW020125220726
13923UKWH00001B/3

9 782019 228910